Dieter C. Wirtz · Marc D. Michel · Erwin W. Kollig (Hrsg.)

DRG's in Orthopädie und Unfallchirurgie

Spannungsfeld zwischen High-Tech und Low Cost

Dieter C. Wirtz, Marc D. Michel,
Erwin W. Kollig (Hrsg.)

DRG's in Orthopädie und Unfallchirurgie

Spannungsfeld zwischen High-Tech und Low Cost

Mit 41 Abbildungen und 27 Tabellen

Springer

Dieter C. Wirtz
Priv.-Doz., Dr. med.
Universitätsklinikum Aachen
Leitender Oberarzt der
Orthopädischen Klinik
Pauwelstraße 30
52074 Aachen
dcwirtz@ukaachen.de

Marc D. Michel
Dipl.-Kaufmann (Univ.)
Uhlandstraße 14
90522 Oberasbach
marc.michel@t-online.de

Erwin W. Kollig
Priv.-Doz., Dr. med.
Bundeswehrkrankenhaus
Koblenz
Leiter der Abt. Unfallchirurgie
Rübenacherstraße 170
56072 Koblenz
erwinkollig@bundeswehr.org.de

ISBN 3-540-22548-X
Springer Medizin Verlag Heidelberg

Bibliografische Information der Deutschen Bibliothek
Die Deutsche Bibliothek verzeichnet diese Publikation in der Deutschen Nationalbibliografie; detaillierte bibliografische Daten sind im Internet über http://dnb.ddb.de abrufbar.

Springer Medizin Verlag.
Ein Unternehmen von Springer Science+Business Media
springer.de

Printed in Germany

Planung: Hanna Hensler-Fritton
Projektbetreuung: Thomas Günther
Design, Satz und Umschlaggestaltung: TypoStudio Tobias Schaedla, Heidelberg

SPIN 11304029
Druck: abcdruck GmbH, Heidelberg

Gedruckt auf säurefreiem Papier 33/3160/tg – 5 4 3 2 1 0

Geleitwort

Orthopädie und Unfallchirurgie haben derzeit wahrlich reichlich zu tun. Da ist zum einem die zunehmende Zahl von Erkrankungen und Verletzungen der Haltungs- und Bewegungsorgane, die Praxen und Kliniken füllt. Da ist zum anderen die banale alltägliche Berufspolitik; denn beide Fächer stehen unmittelbar vor der Zusammenführung ihrer Weiterbildung zu einem neuen Facharzt für Orthopädie und Unfallchirurgie. Da gilt es, die bisherigen und immer noch vorhandenen Spannungsfelder zwischen beiden Disziplinen abzubauen und schnellstmöglich zu einer konstruktiven Zusammenarbeit zu finden. Zu alledem kommen die Herausforderungen des sich ständig wandelnden Gesundheitssystems. Die DRG's sind dabei nur ein Ausschnitt aus der Vielzahl von Programmen und Verordnungen, die nur eines zum Ziel haben: die Kosten für das Gesundheitssystem zu senken.

Die Autoren dieses Buches erwarten, dass die so genannten „German Diagnosis Related Groups" (G-DRG's) die deutsche „Krankenhauslandschaft" tiefgreifend und nachhaltig verändern werden. Die Krankenhäuser werden davon betroffen sein; die Ärzte natürlich, die darin und mit dem DRG-System arbeiten müssen und die vorrangig für den Patienten da sind; die „Manager" und die Kostenträger, die ebenfalls mit dem DRG-System arbeiten und vor allem ökonomisch denken müssen; die niedergelassenen Orthopäden und Unfallchirurgen, die sich plötzlich einem veränderten Krankheitsspektrum gegenüber sehen und schließlich sogar die medizintechnische Industrie, die besorgt den Preisverfall ihrer Produkte beobachtet.

Aber ist dies schon die ganze „Krankenhauslandschaft"? Denn neben dem Bestand der Krankenhäuser und des Krankenhausumfeldes ist auch die Auswirkung des Abrechnungssystems für den Patienten und für die Qualität seiner Versorgung von immenser Bedeutung. Und so tun sich zahlreiche Spannungsfelder auf: zwischen „high-tech und low-cost" der rasch fortschreitenden, technologischen Medizin einerseits und deren Bezahlbarkeit andererseits, aber auch zwischen den ständig steigenden Ansprüchen des Patienten und den zugeteilten Budgets sowie zwischen den Auswirkungen der demographischen Entwicklung und der Einnahmeseite unseres Versicherungssystems.

Das Spannungsfeld zwischen „high-tech und low-cost" beschreibt damit die Quadratur des Kreises: mehr Leistung und höhere Qualität für deutlich weniger Geld. Dies wird bei steigenden Patientenzahlen für Orthopädie und Unfallchirurgie besonders relevant. Es ist nicht verwunderlich, wenn zahlreiche Stimmen das neue System für unausgegoren halten und Qualitätseinbrüche befürchten. Von einer „Industrialisierung der Patientenversorgung" (Jonitz) und „Ökonomisierung der Mitmenschlichkeit" (Gmelin) ist die Rede. „Der Kranke werde künftig zum abrechnungsfähigen Fall degradiert, es zähle lediglich der Vollzug der Behandlung. Danach werde er nach dem Motto „quicker and sicker" zwar schneller nach Hause geschickt, am Ende kränker sein" (Albrecht).

Ein Beispiel mag illustrieren, was durch ein stringentes Kostensystem angestoßen werden kann: In Rehabilitationsabteilungen der USA wird man überproportional häufig Querschnittgelähmte ohne Beine antreffen. Diese Patienten sind nicht etwa Opfer eines schweren Verkehrsunfalls, sondern meist infolge von Schussverletzungen des Rückenmarkes querschnittgelähmt. Die Beine wurden ihnen abgenommen, weil sie chronisch Druckulzera über den Trochanteren entwickelten, deren Behandlung im amerikanischen System nicht bezahlbar ist. DRG's werden also nicht nur die Krankenhauslandschaft beeinflussen, sondern auch stark in die medizinische Versorgung und das medizinische Denken der Ärzte, also in unsere „medizinische Kultur" eingreifen.

In die gleiche Richtung gehen die Bedenken bezüglich der Auswirkung der DRG's auf schwer Unfallverletzte, die Kinder- und Behindertenorthopädie. Alle diese Aspekte werden von den Herausgebern dieses Buches thematisiert und von kompetenten Autoren dargestellt. Die zahlreichen Probleme des DRG-Systems werden aufgelistet, z. T. werden Lösungsmöglichkeiten angeboten. Viele Fragen müssen jedoch offen bleiben. Die wissenschaftlichen Gesellschaften von Orthopädie (DGOOC) und Unfallchirurgie (DGU) werden daher die Entwicklungen des DRG-Systems sorgfältig beobachten und vertrauen derzeit in die politische Aussage, dass es sich um ein lernendes und damit entwicklungs- und anpassungsfähiges System handelt. Es ist sicher richtig, vor blindem Aktionismus oder gar Verweigerung zu warnen. Richtig ist aber auch, dass der Arzt die Interessen der Patienten im Auge behalten muss. Die Auswirkungen dieser gravierenden Veränderungen müssen laufend überprüft und im gegebenen Fall auch begrenzt werden. Eine schleichende Veränderung medizinischer Standards, des ärztlichen Bewusstseins und Ethos durch eine ausschließlich ökonomische Denkweise darf es nicht geben. Die Sicherung der Qualität ärztlichen Denkens und Handelns ist vor allem Sicherung der Qualität in Aus-, Weiter- und Fortbildung. Wer etwas richtig gelernt hat, kann es nicht falsch machen. Und er darf es auch aus ökonomischen Gründen nicht falsch machen.

Fritz Uwe Niethard
Orthopädische Klinik
Universitätsklinikum Aachen

Axel Ekkernkamp
Unfallkrankenhaus Berlin,
sowie
Ernst-Moritz-Arndt-Universität, Greifswald

Vorwort

> *„Der Intellekt hat ein scharfes Auge für Methoden und Werkzeuge, aber er ist blind gegen Ziele und Werte.*
> (Albert Einstein, 1879–1955)

Das Arbeitsumfeld des bisherigen Facharztes für Orthopädie und des Facharztes für Chirurgie mit Schwerpunkt Unfallchirurgie steht vor einem trendbruchartigen Wandel. Dies ist zum einen dadurch begründet, dass auf Beschluss des 106. Deutschen Ärztetages im Frühjahr 2003 beide Disziplinen zu einem gemeinsamen „Facharzt für Orthopädie und Unfallchirurgie" zusammengeführt wurden. Zum anderen haben sich die gesundheitsökonomischen Rahmenbedingungen in allen Sektoren des Gesundheitswesens spätestens durch die begonnene Umsetzung des Gesundheitsmodernisierungsgesetzes (GMG) massiv verändert. Immer häufiger rückt deshalb die Frage nach der Finanzierbarkeit des Gesundheitssystems und damit verbunden die Suche nach Wegen der Rationalisierung in den Mittelpunkt der öffentlichen Diskussion – auch und gerade in den beiden oben genannten Fachrichtungen.

Trendbruchartige Veränderungen im Gesundheitswesen hat es dabei schon immer gegeben. Aber sie kamen meist in überschaubaren Zeiträumen zu einem Abschluss. Die aktuellen, radikalen Veränderungen im Gesundheitswesen dagegen sind permanent und nehmen ständig an Geschwindigkeit zu. Ein Abschluss ist nicht in Sicht. Das ist neu. Wer versucht, notwendige Veränderungen aufzuhalten oder zu verzögern, wird sie am Ende nur umso schmerzlicher erfahren. Wissen vermehrt sich in großer Geschwindigkeit, und so hat auch die Kunst, Menschen zu heilen, in den letzten Jahren viele neue Wege und Möglichkeiten gefunden. Die moderne Orthopädie und Unfallchirurgie und mit ihr die Medizintechnik befinden sich heute in einem ökonomischen Spannungsfeld, in dem die Kluft zwischen dem medizinisch Machbaren und dem ökonomisch Finanzierbaren immer größer wird.

Vor allem die Einführung der so genannten German Diagnosis Related Groups (G-DRG's) wird die deutsche Krankenhauslandschaft tiefgreifend und vor allem nachhaltig verändern. Darüber sind sich alle Beteiligten im Gesundheitswesen weitestgehend einig. Sicher ist, dass die ökonomische Betrachtung ärztlichen Handelns Alltag in den Kliniken werden wird. Welche weiteren, konkreten Auswirkungen jedoch die DRG-Einführung mittel- und langfristig auf die Krankenhäuser und mit ihr auf die Medizinprodukteindustrie hat, darüber gibt es so gut wie keine öffentlichen Einschätzungen.

Die Leitidee dieses zukunftsorientierten Buches ist es, gestützt auf intensive praktische Erfahrungen, Antworten auf die für Orthopäden, Unfallchirurgen, Krankenhausmanager und Manager von Industrieunternehmen gleichermaßen drängenden Fragen zu entwickeln und so eine wertvolle Orientierungshilfe zur Lösung der aktuellen medizinischen und ökonomischen Probleme zu sein.

Alberto Moravia (ital. Schriftsteller, 1907–1990) hat einmal gesagt: „Wo Informationen fehlen, wachsen Gerüchte." Um dies zu vermeiden thematisieren in dem vorliegenden Werk renommierte Experten aus Orthopädie, Unfallchirurgie, Wirtschaft, Verwaltung und Politik vielschichtig Probleme, Methoden und Lösungsansätze, die sich gerade vor dem Hintergrund des Zusammenschlusses zwischen Orthopädie und Unfallchirurgie aus den DRG's ergeben. Auch soll dieses Buch einen bescheidenen Beitrag zur Aufhebung nach wie vor vorhandener Kommunikationsprobleme zwischen den einzelnen Professionen, hier

Mediziner, dort Ökonomen, leisten. Die Zusammensetzung der Herausgeber – ein Orthopäde, ein Ökonom aus der Industrie sowie ein Unfallchirurg – ist ein erster Schritt in die richtige Richtung, um vorerst das gegenseitige Verständnis, aber v. a. das interdisziplinäre Zusammenwirken in der Zukunft zu manifestieren.

Dabei sind sich die Herausgeber bewusst, dass aufgrund der relativ kurzen Halbwertszeit der gesundheitspolitischen und gesundheitsökonomischen Rahmenbedingungen das vorliegende Buch nur eine Momentaufnahme sein kann. Ein „Update" ist somit eine themenimmanente Forderung, die schon jetzt die Perspektive für eine 2. Auflage eröffnet.

Danken möchten wir unseren Mitautoren und allen, die zum Gelingen des Buches beigetragen haben. Dies sind vor allem die Firmen, ohne deren Unterstützung die Realisierung und Verbreitung dieses Werkes nicht möglich gewesen wäre. Unser Dank gilt auch dem Springer-Verlag, hier besonders Herrn Thomas Günther, der uns bei der Realisierung dieses Projektes mit großem Engagement stets tatkräftig unterstützt hat.

Im Oktober 2004

Dieter C. Wirtz
(stellvertretend für den Bereich ***Orthopädie***)

Marc D. Michel
(stellvertretend für den Bereich ***Ökonomie***)

Erwin W. Kollig
(stellvertretend für den Bereich ***Unfallchirurgie***)

Inhaltsverzeichnis

Teil II B
Aus Sicht der Industrie

Teil II C
Aus Sicht des Krankenhausmanagements

Teil II D
Aus Sicht der Kostenträger und der berufspolitischen Verbände

Teil II E
Konsequenzen aus Sicht des Niedergelassenen Arztes

Teil III Medizintechnische Innovationen – Quo Vadis?

Mitarbeiterverzeichnis

Herausgeber

Wirtz, Dieter C.
Priv.-Doz., Dr. med.
Universitätsklinikum Aachen
Leitender Oberarzt der
Orthopädischen Klinik
Pauwelstraße 30
52074 Aachen
dcwirtz@ukaachen.de

Michel, Marc D.
Dipl.-Kaufmann (Univ.)
Uhlandstraße 14
90522 Oberasbach
marc.michel@t-online.de

Kollig, Erwin W.
Priv.-Doz., Dr. med.
Bundeswehrkrankenhaus
Koblenz
Leiter der Abt. Unfallchirurgie
Rübenacherstraße 170
56072 Koblenz
erwinkollig@bundeswehr.org.de

Beitragsautoren

Arens, Stephan
Priv.-Doz., Dr. med.
Leitender Oberarzt
Unfallchirurgische Abteilung
Kliniken Bergmannsheil
Bochum
Bürkle-de-la-Camp Platz 1
44789 Bochum
stephan.arens@
ruhr-uni-bochum.de

Berndt, Alexandra
Dipl. Kauffrau
Deutsche Angestellten
Krankenkasse
Nagelsweg 29–35
20097 Hamburg
alexandra.berndt@dak.de

Blömer, Wilhelm
Bergstraße 42
88690 Unteruhldingen
wilhelm.bloemer@aesculap.de

Correll, Johannes
Dr. med.
Chefarzt
Orthopädische Klinik mit
Rehabilitations-Zentrum für
Kinder und Jugendliche
Bernauer Straße 18
83229 Aschau/Chiemgau
dr.correll@kjf-muenchen.de

Decking, Dieter
Dr. med.
Ärztlicher Direktor
St. Franziskus-Hospital GmbH
Hohenzollernring 72
48145 Münster
dieter.decking@sfh-muenster.de

Eichhorn, Christoph
Dr. med.
Gemeinschaftspraxis Benning-
Eichhorn
Friedrich-Wilhelm-Platz 5-6
52062 Aachen
info@benning-eichhorn.de

Fölsing, Ingo
Dr. med.
Unfallchirurgische Klinik für
Hand- u. Wiederherstellungs-
chirurgie
Klinikum der Johann-Wolfgang-
Goethe-Universität Frankfurt
Theodor-Stern-Kai 7
60590 Frankfurt a. M.
office@trauma.uni-frankfurt.de

Frank, Daniel
Dr. med.
Chefarzt der Abteilung
Orthopädie
Remigius-Krankenhaus
Opladen
St. Remigius 26
51379 Leverkusen
orthopaedie@remigius.de

Franz, Dominik
Priv.-Doz. Dr. med.
Diplom-Gesundheitsökonom (Oec. med.)
Stabsstelle Medizincontrolling
Universitätsklinikum Münster
Westfälische Wilhelms-Universität Münster
Domagkstraße 20
48149 Münster
dominik.franz@smc.uni-muenster.de

Gekle, Christoph
Dr. med.
Oberarzt der Unfallchirurgischen Abteilung
Kliniken Bergmannsheil Bochum
Bürkle-de-la-Camp Platz 1
44789 Bochum
christoph.gekle@bergmannsheil.de

Götte, Siegfried
Dr. med.
Vorsitzender des BVO
Berufsverband der Fachärzte für Orthopädie e.V.
Stiftung Akademie Deutscher Orthopäden
Kronprinzendamm 15
10711 Berlin
goette@bvonet.de

Greunig, Dirk
Dr. med.
Abt. Qualitätssicherung
Diagnoseverschlüsselung
BG Unfallkrankenhaus Hamburg (Boberg)
Bergedorfer Straße 10
21033 Hamburg
Dirk.Greunig@buk-hamburg.de

Günther, Klaus-Peter
Prof. Dr. med.
Direktor d. Orthopädischen Universitäts-Klinik
Carl-Gustav-Carus
Fetscherstraße 74
01307 Dresden
peter.guenther@uniklinikum-dresden.de

Hildebrand, Rolf
Prof. Dr.-Ing.
Dr. Hildebrand & Partner GmbH
Management und Beratung im Gesundheitswesen
Nestorstraße 11
10709 Berlin
hildebrand@hmanage.de

Ivens, Björn S.
Dr. rer. pol.
Friedrich-Alexander Universität Erlangen-Nürnberg
Lehrstuhl für Marketing
Lange Gasse 20
90403 Nürnberg
bjoern.ivens@wiso.uni-erlangen.de

Jerosch, Jörg
Prof. Dr. med.
Chefarzt
Johanna-Etienne-Krankenhaus
Klinik für Orthopädie und Orthopädische Chirurgie
Am Hasenberg 46
41462 Neuss
j.jerosch@jek-neuss.de

Jessel, Matthias
Dr. med.
Oberarzt Leitung Qualitätssicherung
BG Unfallkrankenhaus Hamburg (Boberg)
Bergedorfer Straße 10
21033 Hamburg
M.Jessel@buk-hamburg.de

Kaufmann, M.
Dr. med.
Universitätsklinikum Aachen
Orthopädische Klinik
Pauwelstraße 30
52074 Aachen
Michaelkfm@web.de

Kollig, Erwin W.
Priv.-Doz., Dr. med.
Bundeswehrkrankenhaus Koblenz
Leiter der Abt. Unfallchirurgie
Rübenacherstraße 170
56072 Koblenz
erwinkollig@bundeswehr.org.de

Kuhn, Elmar
Verwaltungsleiter
Orthopädische Klinik mit Rehabilitations-Zentrum für Kinder und Jugendliche
Bernauer Straße 18
83229 Aschau/Chiemgau
e.kuhn@kjf-muenchen.de

Kutscha-Lissberg, Fritz,
Dr. med.
Oberarzt der Unfallchirurgischen Abteilung
Kliniken Bergmannsheil Bochum
Bürkle-de-la-Camp Platz 1
44789 Bochum
friedrich.kutscha@bergmannsheil.de

Laer, von, Lutz
Prof. Dr. med.
Peter-Roth-Straße 98
4058 Basel
SCHWEIZ
lutzvl@bluewin.ch

Lauterbach, Karl
Prof. Dr. Dr.
Direktor des Instituts für Gesundheitsökonomie und Klinische Epidemiologie, IGKE der Universität Köln
Leiter der Klinischen Prüfung
Gleueler Straße 176–178
50935 Köln
lauterbach@igke.de

Lüngen, Markus
Dr. rer. pol.
Institut für Gesundheitsökonomie und Klinische Epidemiologie,
IGKE der Universität Köln
Klinische Prüfung
Gleueler Straße 176–178
50935 Köln
luengen@igke.de

Marzi, Ingo
Prof. Dr. med.
Direktor der Unfallchirurgischen Klinik für Hand- u. Wiederherstellungschirurgie
Klinikum der Johann-Wolfgang-Goethe-Universität Frankfurt
Theodor-Stern-Kai 7
60590 Frankfurt a. M.
office@trauma.uni-frankfurt.de

Michel, Marc D.
Dipl.-Kaufmann Univ.
Uhlandstraße 14
90522 Oberasbach
marc.michel@t-online.de

Mühlbauer, Bernd H.
Prof. Dipl.-Ökonom
FH Gelsenkirchen
Westendamm 1
58239 Schwerte
berndhmuehlbauer@aol.com

Müller, Ernst J.
Prim. Priv.-Doz. Dr. med.
Vorstand der Abteilung für Unfallchirurgie
Landeskrankenhaus Klagenfurt
St. Veiter Straße 47
9026 Klagenfurt
ÖSTERREICH
ernst.mueller@lkh-klu.at

Neubauer, Günter
Prof. Dr. rer.pol.
Fakultät für Wirtschafts- und Organisationswissenschaften
Institut für Volkswirtschaftslehre
Universität der Bundeswehr München
Werner-Heisenberg-Weg 39
85577 Neubiberg
guenter.neubauer@unibw-muenchen.de

Neumann, Ulrich
Vorsitzender der Arbeitgemeinschaft der Sozialleistungsträger im Ruhrgebiet
AOK
Uhlandstraße 30–34
44791 Bochum
ulrich.neumann@wl.aok.de

Oberender, Peter
Prof. Dr. rer. pol., Dr. h.c.
Lehrstuhl Volkswirtschaftslehre IV
Universität Bayreuth,
Raum RW 1.24
95440 Bayreuth
oberender@uni-bayreuth.de

Oezokyay, Levent
Dr. med.
Unfallchirurgische Abteilung
Kliniken Bergmannsheil Bochum
Bürkle-de-la-Camp Platz 1
44789 Bochum
friedrich.kutscha@bergmannsheil.de

Pape, Hans-Christoph
Prof. Dr. med.
Ltd. Oberarzt der Unfallchirurgischen Klinik
Med. Hochschule Hannover
Carl-Neuberg-Straße 1
30625 Hannover
pape.hans-christoph@mh-hannover.de

Peter, Klaus
Prof. Dr. med., Dr. h.c.
Direktor der Klinik für Anästhesiologie der LMU München
Marchioninistraße 15
81377 München
klaus.peter@ana.med.uni-muenchen.de

Raschke, Michael J.
Prof. Dr. med.
Direktor der Klinik für Unfall- u. Wiederherstellungschirurgie
Universitätsklinikum Münster
Waldeyerstraße 1
48149 Münster
michael.raschke@ukmuenster.de

Rebscher, Herbert
Dr. h.c. rer. pol
Stellv. Vorsitzender des Vorstandes der Deutschen Angestellten Krankenkasse Hamburg
Nagelsweg 27–31
20097 Hamburg
herbert.rebscher@dak.de

Riegl, Gerhard
Prof. Dr. rer. pol.
Prof. Riegl & Partner GmbH
Institut für Management im Gesundheitsdienst
Provinostraße 47
86153 Augsburg
prof.riegl@rz.fh-augsburg.de

Rochell, Bernhard
Dr. med.
Bundesärztekammer (BÄK)
Berlin
Dezernat V (Gesundheitsdienst,
Krankenhausfragen)
Herbert-Lewin-Platz 1
10623 Berlin
bernhard.rochell@baek.de

Roeder, Norbert
Prof. Dr. med.
Leiter der Stabsstelle
Medizincontrolling
Universitätsklinikum Münster
Westfälische Wilhelms-
Universität Münster
Domagkstraße 20
48149 Münster
nr@smc.uni-muenster.de

Rudolf, Thomas
Dipl.-Volkswirt
Abt. Gesundheitsökonomie
Lehrstuhl Volkswirtschafts-
lehre IV
Universität Bayreuth,
Raum RW 1.24
95440 Bayreuth
Thomas.Rudolf@uni-bayreuth.de

Schäffer, Christine
Dr. med.
Orthopädische Klinik mit
Rehabilitations-Zentrum für
Kinder und Jugendliche
Bernauer Straße 18
83229 Aschau/Chiemgau
cschaeffer@kjf-muenchen.de

Schelling, Gustav
Prof. Dr. med., Dr. med. habil.
Oberarzt der Klinik für
Anästhesiologie
Klinikum Großhadern der LMU
München
Marchioninistraße 15
81377 München
gustav.schelling@
med.uni-muenchen,de

Schulte, Thomas
Dipl.Kfm.
Deutsche Angestellten
Krankenkasse
Nagelsweg 29–35
20097 Hamburg
E-Mail: thomas.schulte@dak.de

Siebert, Christian H.
Priv.-Doz. Dr. med.
Annastift Hannover
Chefarzt der Orthopädischen
Klinik I
Anna-von-Borries-Str. 1–7
30625 Hannover
chsiebert@annastift.de

Siegling, Carl-Wilhelm
Prof. Dr. med.
Chefarzt Orthopädie I,
Allg. und spezielle Orthopädie
St. Willibrord-Spital
– Emmerich-Rees gGmbH
Willibrordstraße 9
46446 Emmerich
siegling@willibrord.de

Stenbock-Fermor, Nils
Graf Dr. med.
Gemeinschaftspraxis
Graf Dr. Nils Stenbock-Fermor
und Heinz Mangels
Wilhelmstraße 8
52070 Aachen
stenbock-fermor@t-online.de

Strauss, Georg
Dr. med.
Himmelsburger Straße 54
53474 Bad Neuenahr
georg-strauss@t-online.de

Thümler, Peter
Prof. Dr. med.
Chefarzt Orthopädie und
Orthopädische Chirurgie
St. Vincent-Krankenhaus
Schloss-Straße 85
40477 Düsseldorf
p.thuemler@t-online.de

Ujlaky, Raphael
Diplom-Volkswirt
Fakultät für Wirtschafts- und
Organisationswissenschaft
Institut für Volkswirtschaftslehre
Universität der Bundeswehr
München
Werner-Heisenberg-Weg 39
85577 Neubiberg
raphael.ujlaky@
unibw-muenchen.de

Windolf, Joachim
Prof. Dr. med.
Stellvertretender Direktor
Klinik und Poliklinik für Unfall-,
Hand und Wiederherstellungs-
chirurgie
Zentrum für operative Medizin
Universitätsklinikum Eppendorf
Martinistraße 52
20246 Hamburg
windolf@uke.uni-hamburg.de

Wirtz, Dieter C.
Priv.-Doz., Dr. med.
Universitätsklinikum Aachen
Leitender Oberarzt der
Orthopädischen Klinik
Pauwelstraße 30
52074 Aachen
dcwirtz@ukaachen.de

Teil I Der Weg zum „Medizin-Manager" – Das Ende des Nur-Arzt-Seins ?

Medizinische und ökonomische Zukunftsperspektiven eines neuen Faches „Orthopädie und Unfallchirurgie“

D.C. Wirtz, E. Kollig

Einleitung

Der im deutschsprachigen Raum bisher praktizierte Modus einer separaten Existenz von Orthopädie und Unfallchirurgie sieht sich mit einem existentiellen Paradigmenwechsel konfrontiert. Zwei Umwälzungen werden diesen Disziplinen als nahezu gleichzeitig auftretende Herausforderung zu bewältigen haben: Auf Beschluss des 106. Deutschen Ärztetages im Frühjahr 2003 werden beide Disziplinen im Rahmen einer neuen Musterweiterbildungsordnung zu einem gemeinsamen „Facharzt für Orthopädie und Unfallchirurgie“ zusammengeführt. Weiter haben sich die Rahmenbedingungen in Klinik und Praxis durch die begonnene Umsetzung des Gesundheitsmodernisierungsgesetzes (GMG) mit Einführung der Fallpauschalenregelung (G-DRG), des EBM plus 2000 (Einheitlicher Bewertungsmaßstab für Leistungen im niedergelassenen Bereich) und des Arbeitszeitgesetzes nahezu dramatisch verändert.

Das neue Fach Orthopädie und Unfallchirurgie

Das Bestreben, einen gemeinsamen Facharzt für die Erkrankungen der Haltungs- und Bewegungsorgane zu etablieren, hat mehrere Gründe:

1. Durch die Angleichung an die international gängige Facharztqualifikation des „Orthopaedic Surgeon“ soll der zunehmenden Europäisierung und auch der Migrationsfähigkeit gerade der „nachwachsenden“ ärztlichen Kollegen Rechnung getragen werden.
2. Bereits bestehende fachliche Überschneidungen der Gebiete sollen parallelisiert werden.
3. Unter wissenschaftlichen Aspekten soll eine synergistische Forschung erfolgen, um gerade auch im internationalen Vergleich konkurrenzfähiger zu sein.
4. Durch Nutzung gemeinsamer Ressourcen soll der gebotenen Kostenreduktion im Gesundheitswesen begegnet werden.
5. Durch eine umfassende Behandlungsqualifikation für die Erkrankungen des Haltungs- und Bewegungsapparates soll ein höherer Stellenwert des Faches in Medizin und Gesellschaft erzielt werden.

Unter Respektierung dieser durch die neue Weiterbildungsordnung (WBO) gegebenen Chancen ist jedoch auch die Frage zu beantworten, inwieweit damit die Zukunftsperspektiven der derzeit in beiden Gebieten arbeitenden Ärztinnen und Ärzte einerseits, als auch der in Weiterbildung befindlichen Mediziner andererseits klar definiert und vorhersehbar sind. Dies ist mit der neuen WBO in der aktuell vorliegenden Form noch nicht gegeben. Mit dem Beschluss zu einem gemeinsamen Fach „Orthopädie und Unfallchirurgie" steht man erst am Anfang des Prozesses der Zusammenführung. Die Denkweise des Orthopäden mit dem Ansatz für vornehmlich „langfristige Problemlösungen" muss sich der des Unfallchirurgen, die sich im Wesentlichen durch eine „akute Problemlösung" definiert, annähern und umgekehrt. Und dies braucht Zeit (■ Abb. 1.1).

Dabei liegt es gerade an den heutigen Orthopäden und Unfallchirurgen der jetzigen Generation, die Zeit zu nutzen und den richtigen Weg zum Ziel einzuschlagen, um das neue Fach „Orthopädie und Unfallchirurgie" zu einem Erfolgsmodell werden zu lassen. Dazu gehört vor allem der gegenseitig faire und respektvolle Umgang. Alt hergebrachtes Konkurrenzdenken ist abzulegen. Die mancherorts gehegte Selbstüberschätzung, man könne ohne entsprechenden Ausbildungsnachweis schon heute das komplette neue Fach „Orthopädie und Unfallchirurgie" vertreten, ist völlig abwegig und auch für den gemeinsamen zukünftigen Weg hinsichtlich der Qualität der Patientenversorgung nicht hilfreich. Diesbezüglich hat Kinzl (1999) sehr trefflich ausgeführt, dass nichts so ärgerlich wirkt und auch so gefährlich ist, wie ein ärztlicher Kollege, der sich selbst überschätzt und vor nichts mehr Angst hat.

Die Komplexität der Erkrankungen der Haltungs- und Bewegungsorgane ist so vielfältig, dass diese von einer einzigen Person – auch bei besten Ausbildungsbedingungen – nicht allumfassend beherrscht werden kann (■ Abb. 1.2). Da sich gerade auch die forensischen Rahmenbedingungen des ärztlichen und vornehmlich chirurgischen Handelns in den letzten 20 Jahren drastisch verändert haben, ist daher eine Subspezialisierung – wie dies im angloamerikanischen Raum schon lange umgesetzt ist – unumgänglich. Dieser Erkenntnis

Sensus traumatologicus

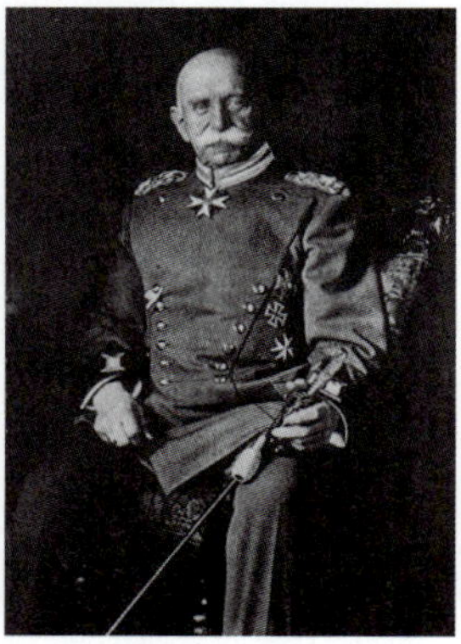

...die Tätigkeit des Chirurgen kann mit militärischem Handeln,

Sensus orthopaedicus

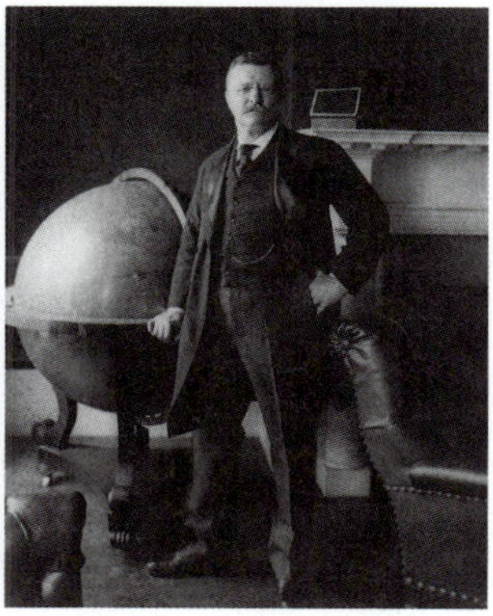

die des Orthopäden mit diplomatischem Agieren verglichen werden.

■ **Abb. 1.1.** Unterschiede im bisherigen Denken und Handeln von Orthopäden und Unfallchirurgen (Zitate nach Reichschauer)

Aseptische Prothesenlockerung mit Schaftbruch

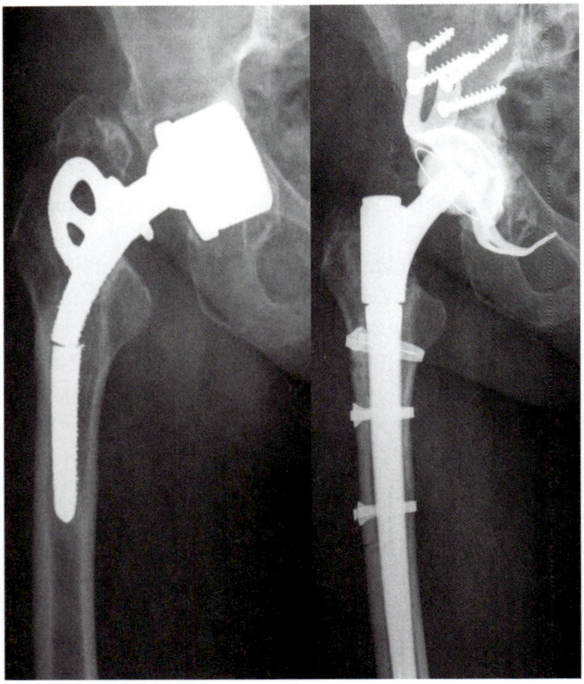

Pseudospondylolisthese L3-L4, schwere Spondylose L5-S1

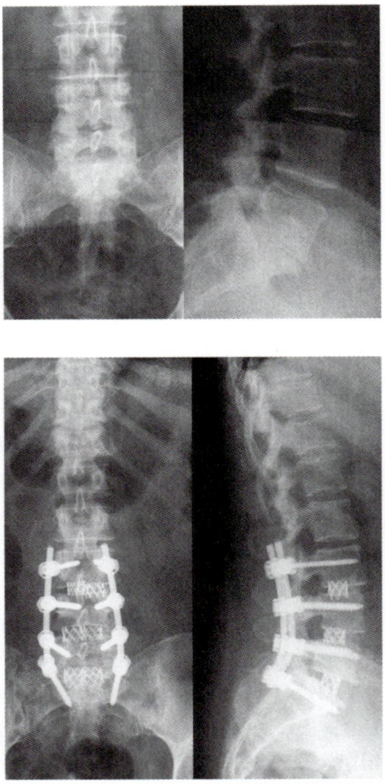

Mehretagenverletzung linke untere Extremität

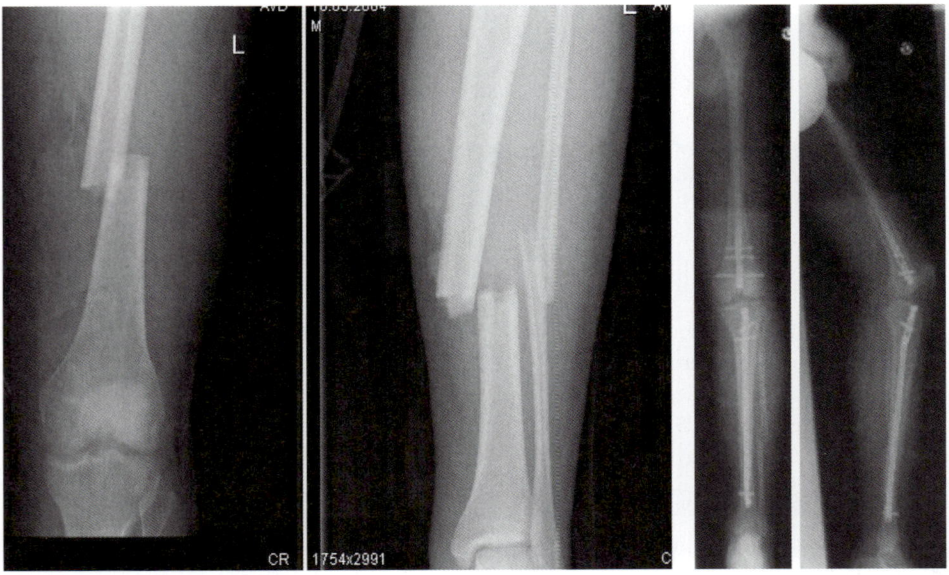

Abb. 1.2. Klinische Tätigkeitsfelder der Orthopädie und Unfallchirurgie

trägt auch die neue WBO Rechnung, indem nach der Ausbildung zum Basisfacharzt „Orthopädie und Unfallchirurgie" eine optionale Schwerpunktzusatzqualifikation in die Bereiche der „Speziellen Orthopädischen Chirurgie", der „Speziellen Unfallchirurgie", der „Kinderorthopädie", der „Orthopädischen Rheumatologie" und der „Handchirurgie" gegeben ist. Der neue gemeinsame Facharzt für „Orthopädie und Unfallchirurgie" ist also in der Tat nur als Basisfacharzt zu verstehen. Zumindest im klinischen Bereich wird es in Zukunft ohne eine entsprechende Spezialisierung nicht mehr möglich sein, einerseits den patientenseitig zu Recht gehegten Anforderungen zu genügen und andererseits die vom Gesetzgeber geforderten Mindestmengen zu erfüllen. Hierarchisch organisierte Kliniken mit monopolistischer Chefarztverantwortlichkeit werden deshalb von Kompetenzzentren mit kollegialem Departmentsystem abgelöst werden. Dies gilt zumindest für Kliniken der Maximal- und Schwerpunktversorgung.

Auswirkungen auf die künftige Klinik- und Praxislandschaft

In den Kliniken der Grund- und Regelversorgung wird voraussichtlich nur derjenige die Position des leitenden Arztes ausfüllen können, der die Schwerpunktqualifikation „Spezielle Unfallchirurgie" besitzt, da daran auch auf absehbare Zeit die persönliche Einbindung an die Zulassung der Institution zum Verletzungsartenverfahren der Berufsgenossenschaften (sog. § 6) gekoppelt ist, sowie die Zulassung als Durchgangsarzt, wobei seitens der Berufsgenossenschaften die Zulassungskriterien eine deutliche Einengung erfahren sollen. Zudem kann nur so dem Versorgungsauftrag zur Behandlung von akuten Verletzungen des Haltungs- und Bewegungsapparates flächendeckend auch und v. a. in ländlichen Gebieten entsprochen werden.

Darüber hinaus bleibt abzuwarten, inwieweit den Versorgungsanforderungen entsprechend Verletzungsartenverfahren der BG und/oder der Polytraumaversorgung voraussichtlich in Zukunft aufgrund der unrentablen ökonomischen Bedingungen im Rahmen der DRG-Fallpauschalenregelung nur noch in ausgewiesenen Zentren entsprochen werden kann. Eine Vorhaltung spezialisierter Leistungen bei der komplexen Unfallversorgung wird es daher nur noch in Kliniken der Maximal- und Schwerpunktversorgung geben. Aber gerade in Kliniken dieser Versorgungsstufen ist auch das Betätigungsfeld der „Speziellen Orthopädischen Chirurgen", der „Kinderorthopäden" und der „Orthopädischen Rheumatologen" zu sehen. Dabei wird es im Bereich der „Speziellen Orthopädischen Chirurgie" wahrscheinlich noch zu einer weiteren Differenzierung in die Bereiche „Gelenkchirurgie" und „Wirbelsäulenchirurgie" kommen.

Eine Spezialisierung in mehrere kollegial nebeneinander arbeitende Abteilungen in einem „Zentrum für Orthopädie und Unfallchirurgie" oder „Zentrum für Muskuloskeletale Erkrankungen" hätte demnach mehrere Vorteile:

1. Die hohe Leistungsdichte der einzelnen Abteilungen oder „Departments" garantiert ein breites Spektrum und hohe Attraktivität für Ärzte in der Ausbildung („leistungsbereite und leistungsfähige Ärzteschaft").
2. Eine differenzierte Spezialisierung mit entsprechender Behandlungskompetenz ist als Qualitätssiegel wichtig für das klinikspezifische Marketing inklusive der damit verbundenen Außendarstellung.
3. Ein kollegiales Departmentsystem kann optimal die Synergieeffekte als Voraussetzung für ökonomische Effizienz nutzen (z. B. gemeinsame Etablierung und Nutzung stations-

ersetzender Maßnahmen (§ 115b SGB V) mit additiver Verlagerung bisher stationärer Fälle in den ambulanten Bereich).

4. Die Vorhaltung mehrerer Spezialisierungen lässt schnell und variabel auf politisch gewollte Veränderungen reagieren (z. B. Verlagerungen stationärer Kapazitäten innerhalb der Departments in Abhängigkeit der aktuellen Entgeltsituation).

Neben diesen Auswirkungen auf die Akutkrankenhäuser stellt sich aber auch die Frage der künftigen Bedingungen im Bereich der konservativen Orthopädie (Rehabilitationskliniken, in freier Praxis nichtoperativ tätige Niedergelassene) nach Einführung der neuen WBO. Derzeit sind von den insgesamt ca. 7500 orthopädischen Fachärzten etwas mehr als 70% überwiegend nichtoperativ tätig (Casser 2004); davon arbeiten ca. 5000 Kollegen als selbständig Niedergelassene. Im stationären Bereich sind von den insgesamt 754 orthopädischen Kliniken 346 konservativ ausgerichtet (überwiegend Rehabilitationseinrichtungen) mit ca. 44.000 stationären Betten. Auch wenn sich sicherlich im Rahmen der künftigen gesundheitsökonomischen Bedingungen diese große Anzahl konservativ-stationärer Betten deutlich reduzieren wird, so wird dennoch klar, dass für die bisherige als auch zukünftige Versorgungsqualität der am Bewegungsapparat erkrankten Patienten – unabhängig ob angeboren, degenerativ erworben oder posttraumatisch entstanden – das konservative Behandlungsfeld von enormer Wichtigkeit ist. Dies gilt auch insbesondere unter Respektierung der demographischen Entwicklung mit einem höheren Anteil von älteren Menschen und der gesundheitspolitisch angestrebten Verlängerung der Lebensarbeitszeit (Rose et al. 2002). Ebenso berücksichtigt werden muss hier die zunehmende Bedeutung der Gerontotraumatologie mit allen Folgeerscheinungen.

Trotz dieser Fakten wurde in der neuen WBO keine Spezialisierung mit Schwerpunktbezeichnung „Orthopädische und Unfallchirurgische Rehabilitation" mit aufgenommen. Damit besteht leider keine Möglichkeit, über den Basisfacharzt hinaus einen weiteren qualifizierten Weiterbildungsgang anzustreben, der den konservativ interessierten „Facharzt für Orthopädie und Unfallchirurgie" besonders befähigt, die Leitung konservativer Kliniken zu übernehmen oder Schwerpunktpraxen (mit ausgewiesenen Leistungsspektren z. B. in der Schmerztherapie, der Manuellen Medizin, der Physikalischen Medizin und der konservativen Rheumatologie) zu führen. Durch diese fehlende Spezialisierungsmöglichkeit werden wahrscheinlich zunehmend andere Fachgruppen (z. B. Internistische Rheumatologen, Fachärzte für Physikalische und Rehabilitative Medizin) auf den Markt drängen und die konservative respektive rehabilitative Behandlung des ureigens orthopädischen und unfallchirurgischen Patientengutes übernehmen wollen (Casser 2004). Diese Entwicklung ist sicherlich nicht wünschenswert. Die mit dem Anspruch der qualitativ hochwertigen Versorgung des Patienten durch „Kompetenz aus einer Hand" initiierte neue WBO mit Etablierung eines neuen Facharztes für Orthopädie und Unfallchirurgie trägt diesbezüglich einen wesentlichen Schwachpunkt in sich, der einer dringenden Nachbesserung bedarf.

Zudem ist unter Berücksichtigung des Gesundheitsmodernisierungsgesetzes für den niedergelassenen Bereich zu berücksichtigen, dass viele heutige Fachärzte in Einzelpraxen, die nicht in strategische Netzwerke inkl. der daraus gleichermaßen resultierenden ökonomischen und medizinischen Synergien eingebunden sind, auf Dauer kaum noch konkurrenzfähig zu den neuen medizinischen Versorgungszentren sein können. Daran wird auch der neue Facharzttitel für „Orthopädie und Unfallchirurgie" nichts ändern. Es erscheint somit gerade auch für diejenigen, die künftig die Niederlassung anstreben, notwendig zu sein, eine weitere Spezialisierung über den Basisfacharzt hinaus zu erwerben, um dem Zielkonflikt des künftigen Gesundheitsmarktes aus Versorgungsqualität, Versorgungsgerechtigkeit und Finanzierbarkeit gerade in Abgrenzung zu anderen Fachgruppen standzuhalten.

Medizinische Zukunftsperspektiven

Angesichts der demographisch zu erwartenden Entwicklungen ist das Fachgebiet der Orthopädie und Unfallchirurgie als „der Wachstumsmarkt" im Gesundheitswesen anzusehen. Schon heute gehören die Erkrankungen der Haltungs- und Bewegungsorgane weltweit zu den häufigsten Ursachen für chronische Schmerzen und körperliche Behinderungen der Bevölkerung. Die Bedeutung dieser Erkrankungen für den Einzelnen, die Gesellschaft und die Gesundheitssysteme hat mit Unterstützung der Vereinten Nationen (UNO), der Weltgesundheitsorganisation (WHO) und der Weltbank zur Gründung der weltweiten Initiative „Bone and Joint Decade 2000–2010", dem Jahrzehnt der Knochen- und Gelenkerkrankungen, geführt.

In Deutschland stehen Erkrankungen und Verletzungen der Haltungs- und Bewegungsorgane an erster Stelle aller Arztkontakte. Jeder zweite Deutsche über 30 Jahre klagt über Rückenschmerzen, jede zweite Frau über 50 Jahre und 15% aller Männer erleiden eine osteoporotische Fraktur, jeder zweite Deutsche über 60 Jahre ist durch Arthrosebeschwerden erheblich in seiner Mobilität beeinträchtigt. Durch muskuloskeletale Erkrankungen und Verletzungen sind in Deutschland 40% aller Arbeitsunfähigkeiten und jede 4. frühzeitige Berentung bedingt. Die damit einhergehenden Gesamtkosten belaufen sich derzeit auf weit mehr als 40 Mrd. Euro im Jahr (http://www.orthopaedie-bewegt.de 2004).

Im Laufe der nächsten Jahre und Jahrzehnte wird es bedingt durch den demographischen Wandel zu einer deutlichen Veränderung in der Altersstruktur der Bevölkerung kommen. Während heute weniger als 40 ältere Menschen (60 Jahre und älter) auf 100 Menschen im erwerbsfähigen Alter von 20–60 Jahren kommen, sind es im Jahr 2030 rund 73 (http://www.bfa.de). Daraus abgeleitetet wird es zu einem enormen Behandlungsbedarf dieser alternden Gesellschaft gerade auf dem Sektor der Haltungs- und Bewegungsorgane kommen.

Dagegen nimmt in Folge der Optimierung passiver Sicherheitssysteme durch die Kraftfahrzeugindustrie der Anteil an schwer- und schwerstverletzten Verkehrsunfallopfern noch kontinuierlich ab. Ebenso verhält es sich mit den relevanten Arbeitsunfällen des berufsgenossenschaftlich versicherten Bereiches: Durch mannlose Produktionsprozesse, Abwanderung in Billiglohnländer wie auch Effizienz der Sicherheitsmaßnahmen und den Rückgang von Bergbau und Schwerindustrie ist ein stetiges Absinken dieser Verletzungsentitäten zu beobachten. Diese quantitative und qualitative Negativentwicklung wird durch die wachsende Zahl der Freizeit- und Sportunfälle nur teilkompensiert (Motorradfahrer, Risikosportarten).

Trotz dieser aus demographischer Sicht positiv anmutenden Zukunftsperspektiven im Fach „Orthopädie und Unfallchirurgie" wird das ärztliche Arbeitsumfeld durch die unterschiedlichsten gesetzlichen Vorgaben (u. a. Fallpauschalenentgeltsystem, integrierte Versorgung, Arbeitszeitgesetz, Qualitätsmanagement) zunehmend komplexer und die Zeit für ärztliche Tätigkeiten am bzw. mit dem Patienten deutlich reduziert. Und dies gilt für den Klinik- wie auch für den Praxisbereich. So werden die Patienten mit Einführung der Fallpauschalen aufgrund des bestehenden Kostendrucks häufig so frühzeitig entlassen, dass die weiterbehandelnden niedergelassenen Ärzte entweder überhaupt keine Budgetvalenzen zur Verfügung haben, den „blutig entlassenen Patienten" adäquat zu behandeln, oder sie sehen oftmals keine andere Möglichkeit, als die Patienten wieder ins Krankenhaus zurückzuschicken. Überspitzt formuliert bleibt der Patient hier gelegentlich, vor allem bei Entlassungen an Wochenenden und in der Urlaubszeit, dann im wahrsten Sinne des Wortes „auf der Strecke" (Spalinger 2004).

Dass das medizinische Tätigkeitsfeld des Arztes – und insbesondere auch des künftigen Facharztes für Orthopädie und Unfallchirurgie – im Zuge des Gesundheitsmodernisierungsgesetzes einem Paradigmenwechsel unterliegt, ist unzweifelhaft. Wenn früher ein Patient ins Krankenhaus kam, lautete die erste Frage: „Was hat er?" und „Was braucht er?" Heute ist die erste Frage: „Was kostet das?" Die DRG's zerlegen alle denkbaren Diagnosen in Kostenfaktoren, was zu einer rein ökonomischen Sicht aufs Kranksein führt (Ewerbeck 2004). Kritiker des DRG-Fallpauschalensystems (Hoppe 2004) führen an, dass wir auf dem Weg in die völlige Kommerzialisierung des Gesundheitswesens und in die Merkantilisierung des Arztberufes seien. Es werde nicht der Wettbewerb um Qualität, sondern der Wettbewerb um Profit gefördert. Der Patient mutiere quasi vom Kranken über den Diagnosebesitzer zur Fallpauschalennummer (◘ Abb. 1.3).

Auch wenn man dies als überzogene Darstellung der „DRG-Realität" ansehen mag, so ist dennoch zu berücksichtigten, dass die individuellen Leistungen, die persönliche Zuwendung, das Gespräch mit dem Patienten, die zum Teil sehr aufwendigen Angehörigengespräche nur unzureichend in der Bewertung der festgelegten Fallgewichte berücksichtigt sind. Der Handlungsspielraum, der bisher dem Arzt die Freiheit gegeben hat, auf individuelle Nöte und Probleme der Patienten einzugehen, wird deutlich eingeengt (Neumann u. Hellwig 2002).

Dazu tragen auch die indirekt mit der Einführung der DRG's einhergehenden Veränderungen des ärztlichen Arbeitsfeldes bei. Bisher wird an fast allen Kliniken die Kodierarbeit, d. h. die Verschlüsselung der Haupt- und Nebendiagnosen im DRG-System, praktisch ausschließlich von Ärzten durchgeführt. Dazu ist ein enormer Mehrzeitaufwand notwendig, der – auch unter den Restriktionen des Arbeitszeitgesetzes – die Zeit am Patienten absehbar auf ein unverantwortliches Minimum einschränkt (◘ Abb. 1.4).

Damit nimmt nicht nur die unmittelbare Patientenfürsorge, sondern auch langfristig die allseits geforderte Versorgungsqualität ab. Denn je weniger Zeit dem Arzt im Rahmen seiner Aus – und Weiterbildung am Patienten zur Verfügung steht, desto schlechter wird

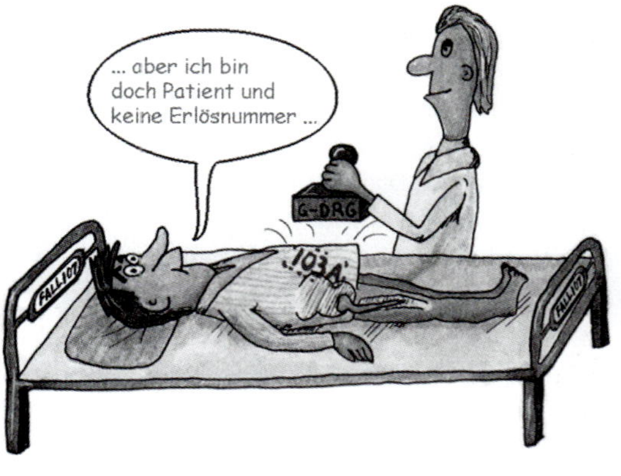

◘ **Abb. 1.3.** Der Patient als Diagnosebesitzer einer Fallpauschalennummer

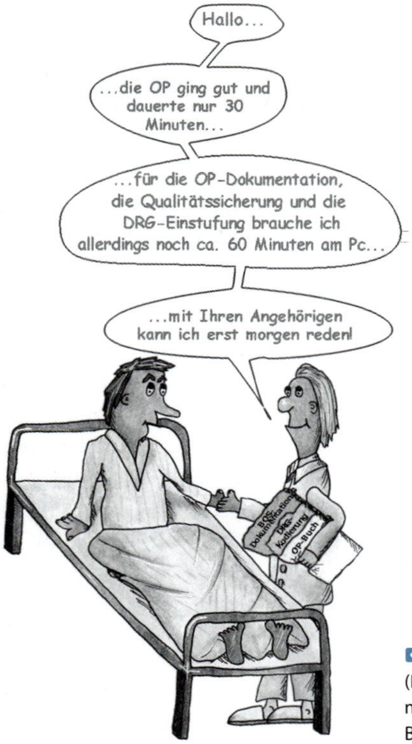

Abb. 1.4. Nach Angabe des Deutschen Krankenhausinstituts (DKI) verbringen Klinikärzte 25–40% der ärztlichen Arbeitszeit mit Dokumentationsaufgaben (ohne Arztbriefe und ärztliche Befunddokumentation) (Marlow 2004)

auch sein Erfahrungsschatz in der Diagnose- und Behandlungskompetenz sein. Dies trifft insbesondere den Bereich der Erkrankungen des Stütz- und Bewegungsapparates, da gerade hier die über Zeit und Fallzahl angesammelte persönliche Erfahrung in entscheidendem Umfang die Fähigkeit definiert, zuverlässig und den Erfordernissen entsprechend die vorliegende Gesundheitsstörung zu beurteilen.

Um das medizinische Arbeitsumfeld in den Kliniken auch für die Zukunft noch attraktiv, aber vor allem auch qualitätsorientiert im Sinne der Patientenfürsorge zu gestalten, sollten daher die zurzeit ausufernden Dokumentations- und Verwaltungsaufgaben deutlich eingeschränkt werden. Die Einstellung der Verwaltungen: „Ärzte müssen kodieren, wir unterstützen mit IT-Kodierhilfen" muss sich kurzfristig ändern – in Form einer weitgehenden Übernahme der Kodierarbeit durch fachspezifisch ausgebildete „DRG-Berater". Mittelfristig sollte es allerdings auch möglich sein, dass mit Hilfe einer elektronischen Patientenakte eine automatische Kodierung und damit die Abrechnung erfolgt (Giere 2003).

Ein weiterer wichtiger Aspekt, der das medizinische Arbeitsumfeld im Fach Orthopädie und Unfallchirurgie in Zukunft bestimmen wird, hängt mit der Verlagerung akut-stationärer in ambulante bzw. poststationär rehabilitative Leistungen zusammen. Nach Beendigung der sog. Konvergenzphase (vgl. Kap. 3) bei der Umstellung auf diagnosebezogene Fallpauschalen (Ende 2006) rechnen Experten damit, dass sich infolge der Verweildauerverkürzung im Akutsektor der Anteil der medizinischen Rehabilitation am Gesamtvolumen um 5–20% erhöhen wird. Damit steigt für die Leistungserbringer im Rehabilitationsbereich die Patientenfrequenz deutlich an, ohne dass die Finanzierung der dadurch ausgelösten erhöhten

Kosten und gesteigerten Ausgaben gedeckt sind. Der Lösung dieser Finanzierungsfragen ist die Politik bisher ausgewichen (Rose et al. 2002; Clade 2004). Eine Möglichkeit könnte hier ein auf die unterschiedlichen Rehabilitationsphasen abgestimmtes Entgeltsystem sein, das den Zustand des Patienten und die Schwere seiner Behinderung auch im zeitlichen Verlauf mitberücksichtigt.

Ökonomische Zukunftsperspektiven

Die ökonomische Zukunft im stationären Akutklinikbereich von Orthopädie und Unfallchirurgie ist eindeutig bestimmt von der vom Gesetzgeber eingeführten *G-DRG-Fallpauschalenregelung*. Dabei ist für eine bestimmte Erkrankung eine definierte Pauschalvergütung zu bezahlen, unabhängig von den individuellen Aufwendungen und unabhängig von dem Krankenhaus, in dem sie erbracht worden sind. Eines der wesentlichsten Ziel ist es, einen Anreiz für Leistungsanbieter durch Reduzierung der Fallkosten zu setzen. Für die Kostenträger sollen die Ausgaben kalkulierbarer werden, gleichzeitig sollen sich die Kliniken mehr marktwirtschaftlich ausrichten und leistungseffizienter arbeiten. Dabei geht das Morbiditätsrisiko auf das Krankenhaus über, wenn mit der Fallpauschale die Behandlungskosten nicht gedeckt werden können (Oberender 2004).

Diesem ökonomischen Hintergrund müssen sich auch die Abteilungen und Kliniken für Orthopädie und Unfallchirurgie stellen. Ein Zurück zum System der Vergütung nach tagesgleichen Tagessätzen wird es nicht mehr geben, da es der politische Wille aller derzeit im Parlament vertretenen Parteien ist. Auch im Gesundheitswesen ist trotz aller – berechtigter – sozialer Überlegungen den Grundsätzen wirtschaftlichen Handelns mit der Zielvorstellung einer angemessenen Rentabilität Rechnung zu tragen.

Da sich das G-DRG-System ausdrücklich als lernendes System definiert (Heimig u. Bauder 2003), in dem Fehler und Lücken nachgebessert bzw. korrigiert werden können, sollten wir in Verantwortlichkeit für unseren Berufsstand und unsere Patienten diese Herausforderung annehmen und aktiv gestalterisch dazu beitragen, dass die komplexen Behandlungsabläufe in Orthopädie und Unfallchirurgie zumindest weitgehend aufwandsgerecht abgebildet werden. Ein erster Schritt in die richtige Richtung wurde durch das sog. DRG-Evaluierungsprojekt Orthopädie/Unfallchirurgie geleistet (Franz et al. 2003; Roeder et al. 2003), in dem anhand einer retrospektiven/prospektiven Studie in 23 orthopädischen und unfallchirurgischen Kliniken die Datensätze von insgesamt 12.645 Fällen hinsichtlich ihrer Leistungs- und Verweildauerhomogenität wissenschaftlich ausgewertet wurden. Dabei zeigte sich, dass im G-DRG-System der Version 1.0 eine Vielzahl äußerst heterogener und komplexer Leistungen des orthopädisch/unfallchirurgischen Spektrums nicht mit dem notwendigen und sachgerechten Differenzierungsgrad abgebildet ist. Einer der Gründe für diese schlechte Abbildungsqualität liegt unter anderem darin, dass sich bei der Erstkalkulation nur wenige orthopädisch/unfallchirurgische Fach- und Universitätskliniken beteiligt haben. Für die Zukunft gilt es hier, sich im Sinne unseres Fachgebietes mehr zu aktivieren und entsprechend einzubringen. Andernfalls werden gerade die Krankenhäuser, die sich auf komplexe operative Eingriffe spezialisiert haben (u. a. Eingriffe bei behinderten Kindern, Polytraumaversorgung, Behandlung von Querschnittsgelähmten, Eingriffe bei Tumoren), durch das derzeitige G-DRG-System systematisch unterfinanziert werden.

Von besonderer Bedeutung ist es daher, die Schwächen aufzudecken und entsprechende Verbesserungsvorschläge beim Institut für das Entgeltsystem im Krankenhaus (InEK) einzureichen. Vorschlagsberechtigt im Rahmen dieses sog. „strukturierten Dialogs" sind primär die Organisationen und Institutionen des Gesundheitssystems (u. a. die medizinischen Fachgesellschaften wie DGOOC und DGU, die Bundesärztekammer, der Bundesverband der Medizinproduktehersteller). Die von den orthopädischen und unfallchirurgischen Fachgesellschaften eingereichten Änderungsvorschläge für 2005 werden vom InEK derzeit bearbeitet und sollen als Grundlage der neuen Bewertungsrelation bis Ende August 2004 vorliegen. Es wird dabei aber gerne übersehen, dass DRG-Systemverbesserungen des InEK auf einem System aufbauen, dessen Ausgangsbasis schon per se durch die mangelhafte Datenlage der Erstkalkulation schlecht ist („Syndrom des falsch geknöpften Hemdes"). Auch die Tatsache, dass die DRG-Kalkulation auf den Kosten und dem Leistungsspektrum von Kliniken in der Vergangenheit aufbaut, trägt einer Zukunft mit immer schnelleren Innovationszyklen, gerade im Gesundheitswesen, nicht Rechnung.

Sicherlich werden auch trotz aller Verbesserungen und Korrekturen in Zukunft nicht alle Leistungen im DRG-System korrekt abgebildet werden. Es werden ohne weiteres auch Leistungen erbracht werden müssen, die „sich nicht rechnen". Andererseits werden aber auch Behandlungen honoriert werden, deren Aufwand geringer war, als er mit der Fallpauschale vergütet wurde. Insofern ist der Kostenmix entscheidend, dass der Saldo unter dem Strich „im Plusbereich" liegt (Frank 2003).

Zukünftiges Steuerungselement in der klinikspezifischen Ausrichtung sind somit vornehmlich der „Casemix" (vgl. Kap. 3) und die Fallzahl. Geringe Fallzahlen trotz breitem Spektrum werden für Krankenhäuser sowohl aus Gründen der Wirtschaftlichkeit als auch der Qualitätssicherung existenzbedrohend sein. Bei den gegebenen Mechanismen ist deshalb unter ökonomischen Gesichtpunkten eine Konzentration bzw. Spezialisierung in den bisherigen Klinken für Orthopädie und Unfallchirurgie vorgezeichnet. Verstärkt wird dieser Effekt durch die *Mindestmengenregelung*, die einen monokausalen Zusammenhang zwischen Leistungsmenge und Qualität unterstellt. Neben einer Vielzahl von Argumenten für als auch gegen diese Form der Mindestmengenlogik erscheint doch ein wesentlicher Aspekt die zunehmende Komplexität des Gesamtsystems und den damit verbundenen massiven Ausbau der überwachenden Bürokratie zu sein. Es gibt seitens des Verordnungsgebers offensichtlich kein Vertrauen in den Markt und die unmittelbar steuernden Auswirkungen der angestrebten Leistungstransparenz über die Patientennachfrage (Bruckenberger 2004).

Neben der Mindestmengenregelung ist unter ökonomischen Gesichtspunkten auch die vom Gesetzgeber vorgegebene *integrierte Versorgung* (SGB V § 140a–h) für „Orthopädie und Unfallchirurgie" ausgesprochen kritisch zu bewerten. Der Anreiz für Kliniken und Praxen liegt hier in der Vergütung außerhalb der mit den Kassen vereinbarten Budgets. Dabei beinhalten die Verträge aber auch eine Garantieleistung, die sich für den klinischen Bereich an den Qualitätsanforderungen auf Basis der BQS-Auswertung nach § 137 SGB V orientiert. Obwohl vordergründig betrachtet durch diese vertraglich abverlangte Funktionsgarantie durch den Leistungserbringer (z. B. Gewährleistung für Endoprothesen von 10–12 Jahren) ein gewisses Qualitätsniveau eingehalten werden muss – was aus ärztlicher Sicht sowieso zum Berufsethos gehört – und für die Kostenträger eine erhöhte Transparenz und Kalkulierbarkeit der Folgekosten eines operativen Eingriffes garantiert, kann es bei im Medizinbereich nie zu 100% auszuschaltenden Komplikationen durchaus zu ausgeprägten Belastungen der Klinikbudgets kommen. Dies gilt sowohl für elektiv zu planende Eingriffe, wie Endoprothesenimplantationen oder Umstellungsosteotomien, aber noch um so mehr für Eingriffe bei akuten Verletzungen und deren möglicher Folgeerkrankungen (z. B.

posttraumatischer Deformitäten). Der Leistungserbringer ist somit zum Abschluss einer „Garantieversicherung" verpflichtet, wohingegen die Krankenkassen sich mit einer derartigen Vertragsregelung ihrer ureigensten Aufgabe entziehen, nämlich der Übernahme eines Gesundheitsrisikos, zu dem sie als Krankenversicherung angetreten sind (Frank 2004).

Zusammenfassend ist somit in der Beurteilung der medizinischen und ökonomischen Zukunftsperspektiven im neuen Fach Orthopädie und Unfallchirurgie festzuhalten, dass in einem solidarisch finanzierten Sozialsystem, wie in der Bundesrepublik Deutschland bestehend, die Art des Umgangs mit dem kranken Menschen immer noch als Kriterium für den Wert einer Gesellschaft gilt. Durch einseitige Veränderungen, die unter langfristigen Gesichtspunkten nicht an den Bedürfnissen und den Anforderungen der künftigen Gesellschaft ausgerichtet sind, wird dieses System Schaden nehmen. Die nächsten Jahre werden entscheidend sein, inwieweit die reine Ökonomie mit dazu beiträgt, es zu erhalten, oder zu destabilisieren. Gleichwohl liegen in der DRG-immanenten Förderung der Spezialisierung und Schwerpunktbildung sowie dem Aufbrechen starrer Fachgrenzen i. S. krankheitsorientierter Zentren große Chancen, die die Zusammenführung von Orthopädie und Unfallchirurgie eher unterstützen denn hemmen.

Literatur

Bruckenberger E (2004) Logik der Technokratie. Vorgaben von Mindestmengen planbarer Leistungen nach dem Fallpauschalengesetz. Nahdran 01/04: 44–47

Casser R (2004) Plädoyer für die konservative Orthopädie. Aus der Ansprache des Tagungspräsidenten des BVO Prof. Dr. Raimund Casser. Orthopädie Mitteilungen 1: 9

Clade H (2004) Der Schlüssel passt noch nicht ins Schloss. Diagnosebezogenes Fallpauschalensystem nicht transferierbar. Deutsches Ärzteblatt 101: B1014–B1015

Ewerbeck V (2004) Wollen wir eine Kranken-Fabrik? (Stand Juni 2004) http://www.orthoinform.de

Frank D (2003) DRG's – eine Chance für die Zukunft? Orthopädische Mitteilungen 4/03: 263–264

Frank D (2004) Integrierte Versorgung. Orthopädie Mitteilungen 1/04: 19–20

Franz D, Engels R, Juhra C, Roeder N (2003) DRG-Evaluierungsprojekt Orthopädie/Unfallchirurgie – Abbildungsqualität orthopädischer und unfallchirurgischer stationärer Therapien und Anpassungsbedarf des G-DRG-Systems. Schüling-Verlag, Münster

Giere W (2003) Kodieren ohne Ärzte? Bessere Resultate als die Verschlüsselung durch Ärzte. f&w 4: 357–361

Heimig F, Bauder D (2003) Aktueller Stand der Umsetzungen und Weiterentwicklung des G-DRG-Systems im InEK. f&w 4: 350–352

Hoppe JD (2004) Profit statt Patientenorientierung – ist das der Weg in die Gesundheitswirtschaft? Ärztezeitung – Klinikreport 5: 4

http://www.bfa.de. Sozialpolitische Informationen. (Stand Juni 2004)

http://www.orthopaedie-bewegt.de. Bone and Joint Decade. (Stand Juni 2004)

Kinzl L (1999) Festvortrag 48. Jahrestagung der Norddeutschen Orthopädenvereinigung e.V., Münster

Marlow SS (2004) Gegen unnötige Dokumentation. Rheinisches Ärzteblatt 7: 16

Neumann H, Hellwig A (2002) Das Ende der „Barmherzigkeit der Intransparenz". Deutsches Ärzteblatt 99: A3387–3391

Oberender P (2004) Herausforderung DRG – Wer gewinnt im Wettbewerb? Spezialisierung und Privatisierung als Überlebensstrategie. Nahdran 02/04: 6–9

Roeder N, Franz D, Siebert H, Frank D, Stücker R, Meiners T, Tempka A, Siebert CH (2003) DRG-Anpassungsvorschläge der Fachgebiete Orthopädie und Unfallchirurgie 2004. Z Orthop 141: 379–385

Rose S, Irle H, Korsukewitz C (2002) Orthopädische Rehabilitation der BFA – Stand und Perspektiven. DangVers 11: 1–10

Spalinger B (2004) Wilder DRG-Tourismus. An blutigen Entlassungen verdient nur das Rote Kreuz. Medical Tribune Klinikausgabe 27(5): 2

Gesundheitsökonomie – unnötiger Ballast oder unverzichtbarer Bestandteil zukünftigen ärztlichen Handelns?

M.D. Michel

Wie schön wäre die Welt, wenn jeder die Hälfte von dem täte, was er von anderen verlangt.
Curt Goetz

Aktuelle Rahmenbedingungen und Entwicklungstendenzen im Umfeld des Krankenhauses

Einschneidende gesundheitspolitische, technologische, ökonomische und demographische bzw. soziale Veränderungen stellen das Krankenhausmanagement und damit die Klinikärzte vor zunehmend komplexere Herausforderungen. Unter dem Druck der G-DRG's werden Krankenhäuser verschlankt, Versorgungsaufträge aufgekündigt, Stellen abgebaut und Kliniken geschlossen.

Vor allem der medizinische Fortschritt hat den Horizont des Machbaren weit über jeden Finanzierungsrahmen hinaus getrieben. Gemäß ■ Abb. 2.1 betrug im Jahr 2000 in der Bundesrepublik Deutschland der Anteil der Gesundheitsausgaben am Bruttoinlandsprodukt 10,6% Prozent. Im Jahr 2001 stieg dieser Wert sogar auf 10,7%, was einem Ausgabenvolumen von ca. 226 Mrd. Euro entspricht (Statistisches Bundesamt 2003a).

Gerade der Krankenhausbereich verursachte im Jahr 2002 mit Ausgaben in Höhe von ca. 64 Mrd. Euro (Statistisches Bundesamt 2003b) einen Großteil dieser Kostenentwicklung, die bereits zu Beginn der 70er-Jahre durch den Begriff *„Kostenexplosion im Gesundheitswesen“* (Adam et al. 1993) geprägt wurde. Man muss wohl konstatieren, dass die Medizin im neuen Jahrtausend aufgrund ihrer aktuellen diagnostischen und therapeutischen Möglichkeiten in einer zunehmend dynamischen „Fortschrittsfalle“ sitzt, aus der sie ohne umfassende Reformen nicht mehr herauskommt.

Seit über einem Jahrzehnt ist das deutsche Krankenhauswesen – quasi als Speerspitze des medizinischen Fortschritts – von Modernisierungsmaßnahmen besonders hart betroffen, da dessen Strukturen, Kapazitäten und Anreizsysteme so nicht mehr zeitgemäß bzw. finanzierbar sind. Schon seit geraumer Zeit mehren sich die Stimmen, die eine stärkere Patientenorientierung, Qualitätsmanagement, Wirtschaftlichkeit sowie Humanisierung im Krankenhaus anmahnen (Pfaff 1994).

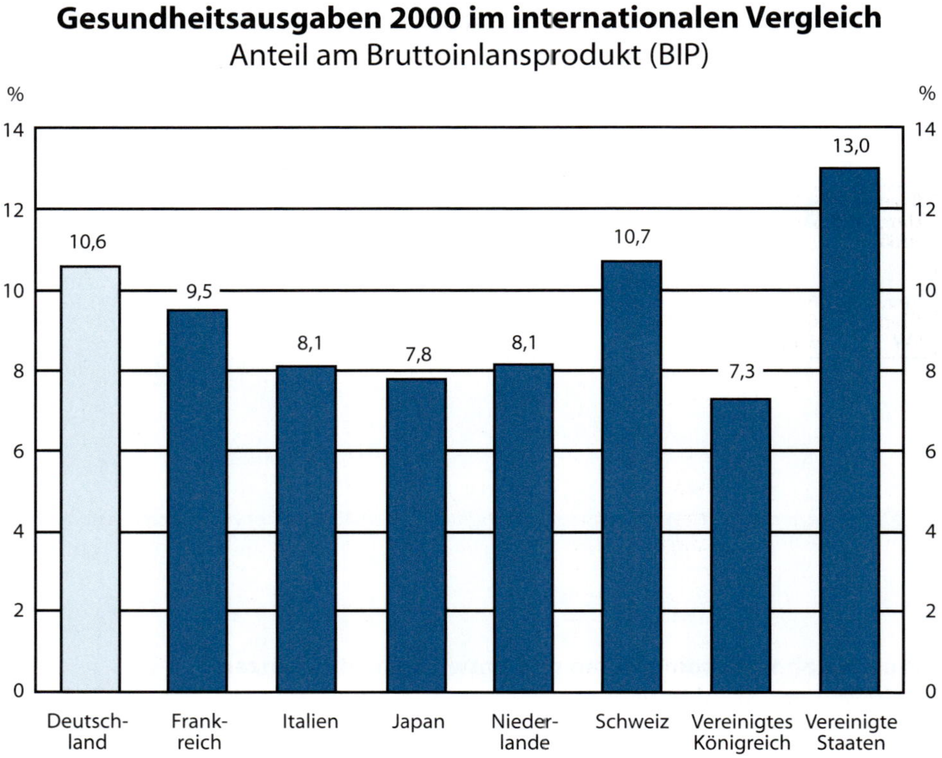

Abb. 2.1. Gesundheitsausgaben in Prozent der Wirtschaftsleistung

Abbildung 2.2 zeigt deutlich, dass in der vergangenen Dekade zwar schon einiges erreicht wurde, im internationalen Vergleich aber immer noch Optimierungspotential hinsichtlich einiger Kenngrößen besteht.

Nach Meinung des amerikanischen „Management-Gurus" Peter Drucker gehören Krankenhäuser zu den komplexesten Organisationsformen unserer Gesellschaft (Drucker 1981). Da Krankenhäuser – als hoch entwickelte Dienstleistungsbetriebe (Kapitza 1992) – ihre betrieblichen Aufgaben sowohl nach kaufmännischen Gesichtspunkten als auch unter Berücksichtigung humanitärer Aspekte erfüllen müssen, ist ein Weg zur nackten, ausschließlich rational orientierten Ökonomie sicher nicht erwünscht und auch nicht realisierbar. Allerdings ist es dringend erforderlich, dass Krankenhäuser nach modernsten Managementgesichtspunkten geführt werden müssen, und zwar von allen Beteiligten, also auch den (leitenden) Klinikärzten.

In Zukunft werden Anforderungen zu erfüllen sein, die durch komplexe Entscheidungen, medizinische Notwendigkeiten sowie zielgerichtetes Handeln geprägt sind. Alle Verantwortlichen im Trägerbereich und in den Krankenhäusern werden sich die Frage stellen müssen, wie Strukturen, Funktionen und Prozesse in den Kliniken auszurichten sind. Dabei wird *das* Krankenhaus die Veränderungsprozesse am besten bewältigen, das es schafft, in die Führungsentscheidungen medizinische und ökonomische Gesichtspunkte gleichermaßen einfließen zu lassen.

Krankenhausstatistik 2000 im Vergleich zu 1991

	2000	Vgl. 1991
Krankenhäuser	2.242	-169 KHs
Betten	559.651	-15,9%
Betten je 10.000 Einwohner	68,8	-1,1 Betten
Bettenauslastung	81,5%	-2,7%
Verweildauer (Tage)	10,1	-30,8%
Fallzahl	16.486.672	+2.561.768
Anzahl Patienten	16,50 Mio.	+18,4%
Anzahl Ärzte	112.899	+13,4%
Pflegepersonal	414.478	+6,4%

Betten je 10.000 Einwohner (Bundesländer):

Bremen	95,0
Hamburg	76,6
NRW	75,5
…	…
Bad.-W.	61,3
Nieders.	60,8
SW	60,0

Betten je 10.000 Einwohner (international):

F:	46 Betten
NL:	39 Betten
GB:	20 Betten

Verweildauer (international):

AUS:	6,3 Tage
DK:	5,4 Tage
F:	5,6 Tage
A:	7,1 Tage
USA:	6,1 Tage

(Daten 1997)

Quelle:
Statistisches Bundesamt,
KH-Statistik 2000

Abb. 2.2. Vergleich der Krankenhausstatistik 2000 zum Jahr 1991

Krankenhausmanagement und Berufsbild des Klinikarztes im Wandel

Obwohl man schon seit fast 15 Jahren darauf hinweist, dass die Organisation eines Krankenhauses nicht die Summe der um die Chefärzte gebildeten Abteilungen mit jeweils wucherndem personellem und medizintechnischem Apparat sowie einem unumgänglichen Verwaltungsappendix ist (Hildebrand 1989), herrschen in deutschen Krankenhäusern teilweise immer noch säulenartige, parallel ausgerichtete Hierarchiestrukturen, die eine effektive Zusammenarbeit eher hemmen als fördern. Zudem existieren in einzelnen Bereichen zu viele Entscheidungsebenen, wodurch viele Krankenhäuser unter einer geringen Flexibilität und Anpassungsfähigkeit an äußere Einflüsse sowie einer geringen Identifikation der Mitarbeiter mit ihrem Krankenhaus leiden. Abbildung 2.3 macht eindrucksvoll deutlich, in welchem Dilemma sich die Krankenhäuser gegenwärtig teilweise befinden:

Vergegenwärtigt man sich, dass z. B. am Klinikum Nürnberg, Europas größtem kommunalen Krankenhaus mit insgesamt 2300 Betten, die Krankenhausleitung einen Etat von ca. 400 Millionen Euro zu verantworten hat (von Gersdorf 2004), so ist es zwingend, dass neben humanitären Aspekten auch eine Führung nach betriebswirtschaftlichen und modernen Managementgesichtspunkten unbedingt sichergestellt ist.

Gerade durch die aktuell intensivierten Umstrukturierungen von kommunal getragenen Kliniken in privatwirtschaftliche (g)GmbHs muss ein Arzt auch wirtschaftliche (Mit-) Verantwortung für die Klinik übernehmen. Da der zukünftige wirtschaftliche Erfolg eines

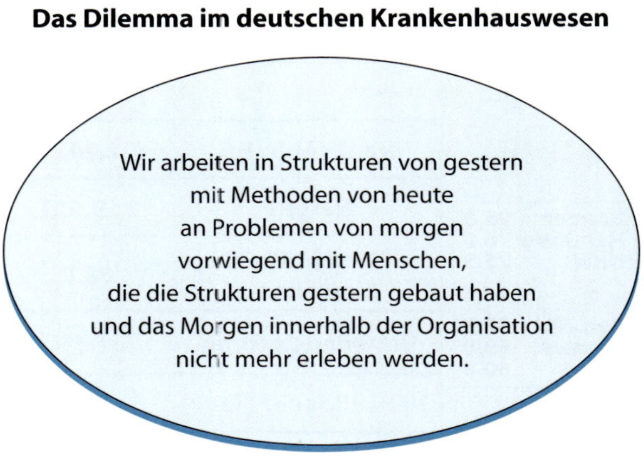

Abb. 2.3. Das Dilemma im deutschen Krankenhauswesen

Krankenhauses in erster Linie vom medizinischen Know-How *und* vom Kostenbewusstsein seiner Ärzte im diagnostischen und therapeutischen Bereich abhängt, werden Mediziner ihre Aufgabe auch darin sehen müssen, Patienten, wo immer möglich, auf kostensenkende Behandlungen aufmerksam zu machen (Wiedersheim 1989). Zeit- und Geldverschwendungen, z. B. durch Doppelarbeiten, überflüssige Diagnostik, Therapien nach dem „Schrotflintenprinzip" etc., müssen in Zukunft vermieden werden, allein schon um die Überlebensfähigkeit der Kliniken nicht zu gefährden.

Der Vorstandsvorsitzende der Rhön AG, E. Münch, hat erklärt, dass „mit dem Übergang von der durch Arzt- bzw. Personalinteressen gesteuerten Leistung zur patientengesteuerten Leistung der *Arzt nicht mehr Dreh- und Angelpunkt*, sondern prozessorientierter, interdisziplinär eingebundener Funktionsträger in einem vernetzten System ist, in welchem die Disposition der Leistung und nicht der Patient die variable Größe ist" (Fabian 2002). Im Klartext kann das nur heißen:

- Medizinischen Full Service am Patienten wird es nicht mehr geben.
- Nur noch Leistungen, die positive Deckungsbeiträge erwirtschaften, werden durch die Kliniken angeboten.
- Leistungen, die nicht wirtschaftlich erbringbar sind, werden entweder nicht angeboten, oder – wenn es zur Erfüllung der Primäranforderung notwendig ist – eingekauft.

Hieraus resultieren Anforderungen an den ärztlichen Dienst, die primär mit dem traditionellen Anforderungsprofil des Arztes nicht mehr identisch sind und den humanitären Auftrag des „Arztseins" deutlich in den Hintergrund drängen. Allerdings stehen die Aussagen von Münch stellvertretend für eine Entwicklung, die es kritisch zu hinterfragen lohnt und deren Nutzen für den bzw. die Patienten fragwürdig ist:

- Ist unsere Gesellschaft wirklich bereit, Krankenhäuser zukünftig als „Gesundungsfabriken", in denen es ausschließlich um Kosten-Controlling, Prozessmanagement und Erlösoptimierung und nicht um Ethik und Humanität geht, zu akzeptieren? Dies kann und darf nicht der Sinn und Zweck der Gesundheitspolitik sein. Vielmehr müssen die umfassende Qualität der Versorgung und mit ihr der mündige Patient im Mittelpunkt aller Bemühungen um ein modernes Krankenhauswesen stehen.

- Ist der leitende Arzt der Zukunft wirklich nur Funktionsträger in einem System, das vom Geschäftsführer, vom Verwaltungsdirektor oder welchem Ökonomen auch immer gesteuert wird oder ist er vielleicht nicht doch einer der Hauptleistungsträger in einem System, das ohne ihn – bei gegebenem ökonomischen Verantwortungsbewusstsein – seine ureigenen Aufgaben, nämlich das Behandeln von Patienten, nicht erfüllen kann?

Meines Erachtens ist keine der beiden oben skizzierten Fragen positiv zu beantworten oder gar politisch gewollt. Der Arztberuf wird auch in Zukunft attraktiv sein und die Patienten werden sich auch in Zukunft in erster Linie wegen des fachlichen, also des medizinischen Rufs zur Behandlung in eine Klinik ihrer Wahl begeben. Aber: Gerade ein Arzt kann und darf sich der Tatsache nicht verschließen, dass die Zeiten im Gesundheits- bzw. Krankenhauswesen stürmisch sind, die aufgrund der Mittelknappheit dazu führen, dass der medizinische Berufsstand neu zu definieren bzw. um die ökonomische Komponente zu erweitern ist.

Die neuen Aufgaben des leitenden Klinikarztes im Krankenhausmanagement – „Der Chefarzt muss rechnen können"

Der Weg zum Chefarzt ist zeit- und arbeitsintensiv, bedarf z. T. jahrzehntelanger Vorbereitung und ist geprägt von Erfolgs- und Misserfolgserlebnissen. Endlich bei der Wunschposition angelangt, ist es verständlich, dass kein Mediziner zu je einem Drittel Arzt, Administrator und Kostenoptimierer sein will (Anheier 1996). Leider muss man konstatieren, dass der Krankenhausarzt der Gegenwart mit (zu) vielen Tätigkeiten konfrontiert ist, die in der Praxis eines niedergelassenen Arztes häufig die Sprechstundenhilfe durchführt, wie z. B. Archivierung, Dokumentation, Verwaltung etc.! Neben der Behandlung von Patienten (seiner eigentlichen Hauptaufgabe!) befasst sich der Chefarzt heutzutage zu viel mit Prozessoptimierung, Kosten-Controllling, Qualitätssicherung und Mitarbeiterführung. Diese neuen Herausforderungen sind eine zusätzliche Belastung zu dem an sich schon fordernden Klinikalltag. Außerdem bringen die DRG's einen zu hohen Verwaltungsaufwand mit sich, den die Ärzte kaum noch bewältigen können. Hieraus resultiert immer weniger Zeit für den eigentlichen Primärkunden, also die Patienten. Der Marburger Bund spricht davon, dass mittlerweile im Durchschnitt ein Drittel der Arbeitszeit für Dokumentations- und Verwaltungsaufgaben verschwendet wird und fordert m. E. zu Recht, bürokratische Aufgaben auf das Notwendigste zu beschränken (Anonymus 2004).

Die Umstellung der Krankenhäuser auf mehr Marktwirtschaft und Wettbewerb bedingen trotzdem eine stärkere, aktivere Einbeziehung der Klinikärzte in das Krankenhaus-Management. Diese neue Rolle leitender Klinikärzte ergibt sich scheinbar direkt und unmittelbar aus dem Wandel der gesetzlichen Rahmenbedingungen der vergangenen Jahre: Mehr Marktwirtschaft und Wettbewerb führt zu mehr ökonomischer Mitverantwortung, aktivem Produkt- und Qualitätsmanagement sowie stärkerer Einbeziehung des leitenden Klinikarztes in die Betriebs- und Personalführung. So ist der Verwaltungsdirektor der Universitätsklinik Mainz überzeugt, dass „mit der zunehmenden Kompliziertheit der Krankenhausfinanzierung immer mehr Spezialisten mit betriebswirtschaftlichen Kenntnissen benötigt werden. Diese Spezialisten werden in Zukunft auch Ärzte sein" (Erens 2003). Damit steigen mit den wachsenden ökonomischen Herausforderungen auch die Anforderungen an die Qualifikation der Mitarbeiter in den Krankenhäusern, insbesondere die der leitenden Klinikärzte.

Fungierte bisher der Chefarzt als Krankenhausdirektor, der diese Aufgabe überwiegend fachlich geprägt (Kaltenbach 1990) und meist quasi nebenbei als Lobbyist erledigte, setzt sich heute mehr und mehr die Ansicht durch, dass professionell ausgebildete Mediziner, die neben Erfahrungen als Arzt über Kenntnisse der Betriebswirtschaft, der Sozialgesetzgebung, des Marketings, des Qualitätsmanagements und Führungsqualitäten verfügen, die immer anspruchsvolleren Aufgaben übernehmen sollten. Vor allem der Chefarzt wird sich zukünftig also verstärkt als *Mediziner mit Managementwissen* (Schlüchtermann 1996) zu betätigen haben.

Diese Aufgaben, aber auch die im Zuge der G-DRG's dringend erforderlichen Prozessoptimierungen im Krankenhaus, Veränderungen im Leistungsspektrum, Maßnahmen zur Kostenreduktion, aber auch Budgetverhandlungen mit den Kostenträgern werden wesentlich erleichtert, wenn Ärzte auch ihre nichtfachlichen Kompetenzen ausbilden bzw. beherrschen.

Der leitende Klinikarzt als Produktmanager

DRG's werden eine fachliche Spezialisierung bzw. die Konzentration auf Leistungen mit sehr gutem Deckungsbeitrag unterstützen. Strategische Leistungsplanung, die die Generierung und Pflege von Kern- und Schlüsselprozessen für die medizinische Patientenversorgung beinhaltet (Hensen et al. 2004), wird in Zukunft zum zentralen Erfolgsfaktor eines Krankenhauses. Eine neue konkrete Aufgabe für den Chefarzt ist die daraus resultierende Ertragsoptimierung durch ein gezieltes Portfolio-Management.

Die Tatsache, dass fachliche Schwerpunkte der Krankenhausleistung im Sinne eines Produktportfoliomanagements im wesentlichen von den leitenden Klinikärzten geprägt werden, macht es zwingend erforderlich, dass diese sich nunmehr wesentlich stärker als bisher um die Kosten- bzw. Effizienzseite ihres medizinischen Handelns kümmern bzw. in die betriebswirtschaftliche Steuerung des Krankenhauses mit einschalten müssen. Jeder Arzt trifft schließlich mit jeder Entscheidung über Diagnose- oder Therapieverfahren automatisch auch eine Festlegung der Kosten. Jede klinische Entscheidung, von der medizinischen Indikationsstellung bis hin zur Entlassung des Patienten, ist immer zugleich auch eine ökonomische Entscheidung, die neben den individuellen, persönlichen Konsequenzen für den Patienten auch Effekte auf die wirtschaftlichen Ressourcen und Geschäftsergebnisse eines Krankenhauses hat (Hensen et al. 2004). Kosten-Wirksamkeits-Betrachtungen neuer und alter Diagnose- und Therapieverfahren werden deshalb in der Zukunft im Sinne einer *evidenced-based medicine* unabdingbar sein.

Neu für den leitenden Klinikarzt ist daraus resultierend die wirtschaftliche Ergebnisverantwortung (Ergebnis = Erlös minus Kosten). Diese geht weit über die ausschließliche Verantwortung der Kosten hinaus und bezieht die interne Budgetierung sowie die Leistungs- und Erlössteuerung der Abteilung mit ein. Schon heute werden in Chefarztverträgen relevante Ergebniskomponenten z. B. in Form eines Bonus/Malus-Systems fixiert. Zur sauberen Ergebnisbestimmung ist hier m. E. ein dezentrales medizinisches Controlling notwendig, das aufzeigt, welche Leistungen mit welchem medizinischen Ergebnis veranlasst wurden und auf welche Leistungen verzichtet werden kann, ohne dem Patienten zu schaden. Der sichere Umgang des leitenden Klinkarztes mit den facheigenen DRG's ist dabei obligat.

Der leitende Klinikarzt als Marketingmanager

Die Rahmenbedingungen im Gesundheitswesen machen darüber hinaus erforderlich, dass Krankenhäuser – und damit auch die leitenden Klinikärzte – sich zunehmend mit Kunden- und Wettbewerbsaspekten i. S. eines proaktiven, professionellen Marketings beschäftigen. Dabei bedeutet Marketing in erster Linie *nicht* Werbung und Public Relations, sondern die Erfassung von externen und internen Kundengruppen sowie deren individuelle Ansprüche und daraus resultierend eine am Markt orientierte Klinikausrichtung. Gerade die Einweiser als primäre externe Kundengruppe haben in Folge des GSG den Erfolg einer Klinik noch mehr als bisher in ihrer Hand. Damit ist klar, dass der leitende Klinikarzt in Zukunft nicht nur eine Budgetverantwortung, sondern auch eine besondere Kooperationsverantwortung zu den Einweisern der Klinik hat. Unmittelbar damit ist die Ausrichtung der Klinik am Wettbewerb im jeweiligen Krankenhausumfeld verbunden. Ziel der leitenden Klinikärzte muss es sein, sich bzw. ihre Abteilung signifikant und wahrnehmbar besser zu positionieren als das konkurrierende Krankenhaus.

Hinzu kommt, dass das Anspruchsniveau der Patienten, aber auch deren Wissen über alternative Behandlungsformen im Zeitalter des Internet signifikant gestiegen ist. Die daraus resultierenden Bedürfnisse der Patienten müssen noch mehr beachtet werden, so dass die Notwendigkeit eines umfassenden Marketings, bei dem der Chefarzt quasi als „Marke" fungiert, zunehmen bzw. neue Dimensionen annehmen wird. Gezielte Patientengewinnungsmaßnahmen, wie z. B. die Integration der Klinik in ein Netzwerk von Ärzten, werden zum absoluten „Muss".

Der leitende Arzt der Zukunft fungiert also als „Chefverkäufer" seiner Klinik, der v. a. die Fähigkeit besitzt, durch wechselnde Kooperationen mit anderen Anbietern (Krankenhäusern, Niedergelassenen etc.) die Leistungen wirtschaftlich anzubieten, die von zunehmend unberechenbaren Patienten nachgefragt werden.

Der leitende Klinikarzt als Qualitätsmanager

Da der Gesetzgeber die Krankenhäuser seit dem 04. Dezember 1988 verpflichtet, an Maßnahmen zur externen Qualitätssicherung (§ 137 SGB V) teilzunehmen, gehört der Komplex Qualitätssicherung sicherlich zu den meistdiskutierten Themen der aktuellen Krankenhausdiskussion. Orientierte man sich allerdings bisher zu sehr an der externen (medizinischen) Qualitätssicherung, wird neuerdings das interne, umfassende Qualitätsmanagement – gerade in Zeiten der Kostenreduktion – als Herausforderung und Chance gesehen, um weitestgehend selbstbestimmt tief greifende Reorganisations- und Verbesserungsprozesse einzuleiten. Das derzeit noch wenig verbreitete interne Fehlermanagement, das auf Fehlervermeidung statt auf Fehlervertuschung angelegt ist, ist unabdingbar, um Patienten-, Mitarbeiter- und Organisationsinteressen in Einklang zu bringen. Wichtige Eckpfeiler sind hierbei die verstärkte berufsgruppen- und abteilungsübergreifende Zusammenarbeit und die Eigenverantwortung und Motivation der Mitarbeiter. Gelingt es, externe Qualitätssicherung durch konsequente, interne Qualitätssicherung zum umfassenden Qualitätsmanagement i. S. eines Total Quality Managements auszuweiten, vergrößert dies die Chance, Krankenversorgung nach dem Stand der Kunst und unter den Bedingungen der Gesundheitsreform bezahlbar zu halten.

Natürlich werden einige behaupten, dass die Sicherstellung der Qualität der medizinischen Leistung seit jeher Verpflichtung des leitenden Arztes gewesen ist. Dies ist auch richtig, wenn man sich auf die bisherigen Maßnahmen wie z. B. Visiten, Dienstanweisungen, klinische Studien oder Fortbildungsveranstaltungen bezieht. Neu ist allerdings die Ausweitung der Verantwortlichkeit um weitere interne Qualitätsdimensionen wie die Optimierung der Struktur-, Prozess- und Ergebnisqualität.

Der leitende Klinikarzt als Personalmanager

Nach Meinung von Professor Dr. Bernhard Güntert, Leiter der Forschungsgruppe „Management im Gesundheitswesen" an der Hochschule St. Gallen, scheinen Ärzte – entsprechend ihrem bisherigen Rollenverständnis – für die Entwicklung der Leistungsfähigkeit und der Leistungsbereitschaft ihrer Mitarbeiter nicht geschaffen: „Chefärzte sind nach eigenen Angaben in erster Linie Arzt, dann Fachspezialist, dann kommt für sie das Labor und die Forschung. Erst an nächster Stelle stehen für sie die Klinikleitung und ihre Vorbildfunktion für Mitarbeiter" (Erens 2003). Gerade jedoch die zielgerichtete Nutzung des Mitarbeiterpotentials, die verbindliche Vereinbarung von Zielen sowie die nachvollziehbare Zuordnung von Aufgaben sind zukünftig eine der wichtigsten Führungsaufgaben leitender Klinikärzte. So ist ein systematisches Personalentwicklungskonzept, das dem Klinikpersonal eine kreative, engagierte, eigenverantwortliche und damit motivierende Mitarbeit ermöglicht, dringend erforderlich. Schließlich hängt die Leistungs- und damit Überlebensfähigkeit einer Klinik von der Qualifikation und dem persönlichen Einsatz aller Mitarbeiter/innen ab.

Verbunden mit der Übertragung neuer Aufgaben ist zwingend auch die entsprechende Übertragung von neuen Rechten und Pflichten an den leitenden Klinikarzt, damit dieser die neuen Management-Aufgaben erfüllen und seine Verantwortung entsprechend wahrnehmen kann. Man bezeichnet dies als Kongruenz von Aufgabe, Kompetenz und Verantwortung (Braun 1996). Leider fehlt dem leitenden Klinikarzt auch heute noch häufig die Personal- und Budgetkompetenz bzw. -hoheit.

Der Weg zum Chefarzt – Das Ende des Nur-Arzt-Seins?

Gegenwärtig ist als Hauptproblem festzustellen, dass die Ärzte in ihrer Berufsauffassung zu sehr am Fachlichen ausgerichtet sind und Führungsaufgaben keine Bedeutung beimessen (Kaltenbach 1990), obwohl es, wie oben gezeigt, heute sicherlich nicht mehr ausreicht, allein die medizinisch-ärztliche Qualifikation auszubilden. Vielmehr ist es dringend notwendig, dass die Ausbildung der zukünftigen Ärzte zum *Medizin-Manager* (Braun 1996) zusätzlich auf ökonomische Aspekte der Gesundheitsversorgung ausgerichtet wird. Deshalb sollten Krankenhausärzte und -ärztinnen, die in ihrer Funktion als Chef- oder Oberarzt/-ärztin Managementaufgaben zu bewältigen haben, ihr Wissen über Finanz- und Personalmanagement, Klinikorganisation und Nachwuchsgewinnung, Projekt-Controlling und Change Management auf- bzw. ausbauen. Allerdings erfordert auch der steigende medizinische Anspruch eine permanente, hohe ärztliche Qualifikation und ist mit extremem Zeitaufwand verbunden.

Für die Besetzung von Chefarztpositionen wird in Zukunft von den Krankenhausträgern in hohem Maße und nach Meinung des Autors zu Recht Management-Kompetenz von den Bewerbern gefordert. Die Zeiten, in denen ausschließlich die rein fachliche, medizinische Qualifikation eines Arztes zu seiner beruflichen Reputation beiträgt, aber die Kompetenz als Führungspersönlichkeit überhaupt keine Berücksichtigung findet, dürften ein für alle mal vorbei sein. Klinikärzte, die die verantwortliche Leitung einer Klinik ernsthaft in Erwägung ziehen, sind gut beraten, wenn sie den jeweiligen Auswahlkommissionen nicht nur ihre unbestrittene Fachkompetenz, sondern darüber hinaus auch Management-Kompetenz nachweisen. Schließlich ist davon auszugehen, dass Krankenhausträger mehr denn je Management-Aufgaben als Dienstaufgaben eines neuen leitenden Arztes vertraglich fixieren werden. Es steht zu erwarten, dass innerhalb der nächsten Dekade in Deutschland niemand mehr Chefarzt einer Klinik ohne eine entsprechende Management-Ausbildung wird.

Die skizzierte, notwendige Verbindung von medizinischen Fähigkeiten und Management-Wissen ist bei Chefärzten im amerikanischen Gesundheitswesen bereits so weit verbreitet, dass in vielen amerikanischen Krankenhäusern Mediziner das Management sogar hauptamtlich übernommen haben (Schlüchtermann 1996). Aber auch in der Bundesrepublik Deutschland, z. B. bei den Schön-Kliniken, den Sana-Kliniken etc. ist dieser Trend, nämlich Mediziner als Geschäftsführer von Kliniken zu etablieren, im Ansatz zu verzeichnen. Dieser Trend dürfte sich nicht nur fortsetzen, sondern sogar an Intensität zunehmen. Dies ist nur konsequent und logisch, da sich Mediziner schnell das erforderliche juristische und betriebswirtschaftliche Wissen aneignen können. Umgekehrt erscheint es selbst für diplomierte Kaufleute und Juristen nahezu unmöglich, medizinische Erfahrungen und ärztliches Denken in die Tätigkeit als geschäftsführender Klinikmanager einfließen zu lassen.

Der moderne leitende Klinikarzt sollte sich immer bewusst sein, dass nur wirtschaftlich gesunde Krankenhäuser über die Strukturen bzw. Entscheidungsspielräume verfügen, die er sich zur ganzheitlichen Ausübung seiner ärztlichen Tätigkeit und damit gesunde Patienten wünscht – ein täglicher Spagat zwischen Medizin und Ökonomie.

Gesundheitsökonomische Denken und Handeln – Eine unablässige Herausforderung auch für den Arzt in Aus- und Weiterbildung

Die Motivation der jungen Mediziner für den Arztberuf ist klar: In erster Linie erwartet man eine ärztliche, patientenzugewandte Tätigkeit ohne große ökonomische und administrative Zwänge. Auch das Arztbild des Heilens und Helfens mit allen Möglichkeiten und um jeden Preis ist in der öffentlichen Meinung nach wie vor real existent. Gerade Universitätskliniken und Krankenhäuser der Maximalversorgung faszinieren die auszubildenden Ärzte geradezu als Stätten des medizinischen Fortschritts. Im Werdegang eines Arztes liegt der Fokus weiterhin klar auf medizinischer Spezialausbildung – ökonomische Denkweisen und betriebswirtschaftliche Grundlagen werden auch im Studium nicht vermittelt.

Aufgrund der oben skizzierten Rahmenbedingungen ist es jedoch m. E. unabdingbar, in die Ausbildung zusätzlich ökonomische Aspekte, die neben Krankenhausbetriebswirtschaft auch praktisch relevante Fragen des Umfassenden Qualitäts- und Personalmanagements sowie des Marketings beinhalten, zu integrieren. Gerade der berufliche Erfolg und die persönliche Zufriedenheit werden mehr denn je vom bewussten, kompetenten Umgang mit ökonomischen Fragestellungen sein. Diese sollten bereits im Medizinstudium vermittelt werden. Aber auch nach der Approbation gibt es schon heute zahlreiche Möglichkeiten, um sich die zweifelsfrei notwendigen betriebswirtschaftlichen Kompetenzen anzueignen. Es steht zu diskutieren, ob es dabei ein 4-semestriges berufsbegleitendes Postgraduierten-Studium „Betriebswirtschaft für Ärztinnen und Ärzte“, das mit einem „Master of Business

Administration (MBA)" abschließt, sein muss oder ob nicht – allein schon aus zeitlichen Gründen – ein Fernlehrgang ausreicht.

Fakt jedoch ist: Wer als Arzt in Zukunft beruflich tätig sein will, muss das betriebswirtschaftliche Knowhow erwerben, das die Möglichkeit schafft, nicht nur strategisch hervorgehobene Führungspositionen auf Abteilungsebene im Krankenhaus oder im übergeordneten Krankenhausmanagement (Ärztlicher Geschäftsführer) zu erlangen, sondern das unter Umständen auch für Berufsfelder außerhalb des Krankenhauses qualifiziert.

Es ist sicherlich richtig, wenn man behauptet, dass Gesundheitsökonomie gerade in Zukunft kein unnötiger Ballast, sondern unverzichtbarer Bestandteil zukünftigen ärztlichen Handelns ist – gewissermaßen eine „conditio sine qua non".

Literatur:

Adam D et al. (1993) Krankenhausmanagement. WISU 10: 822

Anheier H (1996) Arzt oder (und) Manager? Deutsches Ärzteblatt 93: A-2758–A-2762

Anonymus (2004) Verbürokratisierung des Arztberufes erschwert Patientenversorgung. http://www.journalmed.de/newsview.php?id=4476 (abgerufen am 21. Juni 2004)

Braun GE (1996) Mehr Kompetenzen für Leitende. Deutsches Ärzteblatt 93: A-2269

Drucker P (1981) The effective executive. In: Wieland G-F (Hrsg) Improving health care management – organizational development and organizational change, Health Administration Press, Ann Arbor/Michigan

Erens O (2003) Weiterbildung in Management, Wirtschaftswissenschaften und Marketing – Mit Zahlen operieren. http://www.thieme.de/viamedici/medizin/beruf/wiwi.html (abgerufen am 21. Juni 2004)

Fabian E (2002) Inwieweit ist der Krankenhausarzt heute noch Arzt? 37. Kongress der Ärztekammer Nordwürttemberg; Stuttgart, 1.–3. Februar 2002; http://www.aerztekammer-bw.de/25/ressourcen/medizin02/B16/1.pdf (abgerufen am: 10. März 2004)

Gersdorf A von (2004) Perspektive aus Franken. Die Welt, 26. Mai 2004, Weltreport WR 5

Hensen P et al. (2004) DRG-Kompetenz als Schlüsselqualifikation. Deutsches Ärzteblatt 1001: A557–A558

Hildebrand R (1989) Gedanken zum Krankenhaus der Zukunft. Arbeit und Sozialpolitik 8/9: 254–259

Kaltenbach T (1990) Qualitätsmanagement im Krankenhaus, Qualitäts- und Effizienzsteigerung auf der Grundlage des Total Quality Management. Dissertation, S 177

Kapitza T (1992) Neue Strategien sind erforderlich. Krankenhaus Umschau 12: 908

Pfaff H (1994) Lean Production – ein Modell für das Krankenhaus? Gefahren, Chancen, Denkanstöße. Zeitschrift für Gesundheitswesen 2: 61–80

Schlüchtermann J (1996) Integration des Arztes in das Krankenhausmanagement. In: Raem AM, Schlieper P (Hrsg) Der Arzt als Manager. Urban & Schwarzenberg, München Wien Baltimore, S 61–100

Statistisches Bundesamt (2003a) Gesundheit – Ausgaben und Personal 2001. Wiesbaden. http://www.destatis.de/presse/deutsch/pk/2003/gbe_2003.pdf (abgerufen am 20. Juni 2004)

Statistisches Bundesamt (2003b) Gesundheitsausgaben nach Einrichtungen. http://www.destatis.de/basis/d/gesu/gesutab6.htm (abgerufen am: 15. Juni 2004)

Wiedersheim R (1989) Studenten und Lehrer müssen umdenken. In: Mühlbauer BH (Hrsg) Das Krankenhaus der Zukunft. Ulm, S 22–25

G-DRG's: Definition, aktueller Stand und Zukunftsperspektiven

C.H. Siebert

Einleitung

Nachdem im Rahmen der Ersatzvornahme 2002* ein flächendeckendes, diagnoseorientiertes Fallpauschalensystem eingeführt wurde, hat sich in Deutschland seit dem 01.01.2004 die Abrechnung für stationäre Behandlungen erneut grundlegend geändert. Nun sind die Krankenhäuser zum Einsatz von diagnoseorientierten Fallpauschalen verpflichtet, und dies obwohl grobe Mängel in der sachgerechten Darstellung einzelner Krankheitsbilder weiterhin offenkundig sind (Franz et al. 2003). Ausgenommen sind hiervon lediglich psychiatrische und psychosomatische Abteilungen. Die als Basis dienende australische Version (AR-DRG-Version 4.1) wurde durch das Commonwealth Department of Health and Family Services als weiterentwickelte Fassung des bereits zweiten nationalen DRG-Klassifikationssystems (R = refined) des fünften Kontinents eingeführt. Dieses ursprüngliche Klassifikationssystem wurde 2004 erstmals durch eine deutsche Fassung oder German Modification (GM) abgelöst (Institut für das Entgeltsystem im Krankenhaus 2002). Zugrunde liegen derzeit die deutschen Kodierrichtlinien sowie die Klassifikationssysteme ICD-10-GM (Internationale statistische Klassifikation der Krankheiten und verwandter Gesundheitsprobleme, 10. Revision, Deutsche Modifikation) und OPS-301 (Operationenschlüssel nach § 301 SGB V; Deutsches Institut für medizinische Dokumentation und Information 2003; DGU-DGOOC-VLO-VLU 2003). Dieses vom Gesetzgeber favorisierte „lernende" System (Anpassung der Kostengewichte, Veränderungen bei Zu- und Abschlägen etc.) zwingt Ärzte und Krankenhausträger, aber auch Patienten und niedergelassene Kollegen, zu einem zum Teil radikalen Umdenkungsprozess, beginnend bei der Leistungssteuerung bis hin zur Krankenbetreuung. Die deutlich niedrigeren und komprimierten Relativgewichte in Deutschland im Vergleich zu den australischen Vergleichsdaten, trotz der längeren Verweildauern hierzulande, waren von Anfang an besorgniserregend (Bartkowski et al. 2003).

Für die Orthopäden und Unfallchirurgen steht nahezu zeitgleich eine weitere gravierende Veränderung im Rahmen der vom Deutschen Ärztetag beschlossenen Vereinigung der

* Das Fallpauschalengesetz sieht vor, dass das Bundesministerium für Gesundheit und Soziale Sicherung im Rahmen einer ministeriellen Ersatzvornahme alle jene Inhalte regelt, bei denen es nicht zu einer Einigung zwischen den Selbstverwaltungspartnern kommt

beiden Disziplinen bevor. Dies wird zusätzlich zu tiefgreifenden Veränderungen im Bereich der Leistungserbringung in den einzelnen Kliniken führen. Derzeit sind die Landesärztekammern noch mit der Umsetzung der neuen, gemeinsamen Weiterbildungsordnung beschäftigt, aber viele Krankenhausträger haben bereits begonnen, die Voraussetzungen für gemeinsame Kliniken für Orthopädie und Unfallchirurgie oder Unfallchirurgie und Orthopädie unter einer ärztlichen Leitung zu schaffen.

Um die viel beschworenen Synergieeffekte dieses Zusammenschlusses wirklich im Sinne des einzelnen Krankenhauses zu nutzen, sollten im Vorfeld eine klare Datenlage sowie ein klares Verständnis für die neuen Abrechnungsverfahren vorliegen. Die Probleme der Mindestmengenregelung, aber auch der Weiterbildungsinhalte, müssen bei einer solchen Umstrukturierung bei den Krankenhausträgern und bei der Ärzteschaft Berücksichtigung finden.

Definitionen

Diagnosen und Diagnosis-Related Groups

Die „diagnosis-related groups" oder DRG's teilen als Patientenklassifikationssystem Fälle mit ähnlichen Diagnosen in Gruppen mit vergleichbarem Aufwand und Kosten oder Ressourcenverbrauch ein. Der Belegungstag oder das „volle Bett" werden somit von dem „aufgenommenen Patienten" als Behandlungsfall im Sinne einer Recheneinheit abgelöst. Durch diese DRG-bedingte Leistungstransparenz kann in einem zweiten Schritt das Leistungsspektrum eines Krankenhauses dokumentiert und gemäß dieser kodierten Leistungen das Budget einzelner Kliniken oder Abteilungen ermittelt werden. Eine solche Kodierung von Diagnosen wird zukünftig vom Gesetzgeber auf Abrechnungsunterlagen, Arbeitsunfähigkeitsbescheinigungen und für die Krankenhausbehandlung verlangt.

Grundsätzlich wird gefordert, die Kodierung der Diagnosen und Leistungen im höchst möglichen Detaillierungsgrad („so genau wie möglich") zu erbringen (DGU-DGOOC-VLO-VLU 2003). Entsprechend sollte der Einsatz von unspezifischen Kodes nach Möglichkeit vermieden werden. Es sollte bei der Diagnose aber weiterhin der ursprüngliche Klartext mitverwendet werden, da bei der Kodierung Einzelinformationen verloren gehen können. Dasselbe gilt für die ICD- und OPS-Kodes. Jeder Controller muss also bemüht sein, die Menge an Formulierungen wie „Ohne nähere Angabe (o. n. A.)" oder „nicht näher bezeichnet (n. n. bez.)" als Hinweis auf nicht ausreichend differenzierte Diagnosen- oder Prozedurenangabe auf ein Minimum zu reduzieren.

Die Major Diagnostic Category (MDC) stellt eine Orientierungshilfe im Sinne einer themenbezogenen Bündelung für die DRG's dar. In der G-DRG-Version 2003/2004 gibt es 23 MDCs, die wiederum gemäß der kodierten Diagnosen und Prozeduren in sog. Partitionen unterteilt sein können. Hiervon gibt es innerhalb einer MDC wiederum bis zu drei Partitionen – operative (O: 01–39), „andere" (A: 40–59) und medizinische (M: 60–99). Die Zuordnung eines Datensatzes zu einer Partition ist abhängig von der kodierten Prozedur – die sog. OR- oder NonOR-Prozeduren. Aus der Bezeichnung oder Notation einer DRG, bestehend aus einem 4-stelligen alphanumerischen Zeichen, ist diese Zugehörigkeit zu erkennen. An erster Stelle steht die Hauptgruppe in Form eines Buchstabens (die Ziffer 9 weist auf eine Fehler-DRG hin), an zweiter und dritter Stelle der Kode für die Basis-DRG innerhalb der Partition und an der vierten und letzten Stelle der jeweilige Ressourcenverbrauch (Split). Für die Orthopädie und die Unfallchirurgie kommt unter den Hauptdiagnosekategorien hauptsächlich die MDC 8 – Krankheiten und Störungen an Muskel-Skelett-System und Bindegewebe – mit den DRG's I01A bis I78Z infrage und dort im Wesentlichen die O (operative) Partition.

Die sog. Hauptdiagnose ist in den meisten Fällen für die Zuordnung in DRG-Fallgruppen verantwortlich. In Einzelfällen kann auch eine Hauptprozedur gruppierungsrelevant sein. Die Festlegung der Hauptdiagnose führt in die jeweilige Hauptdiagnosekategorie oder Major Diagnostic Category. Anhand des OPS-301-Kodes kann eine Basisfallgruppe oder Basis-DRG definiert werden, die aber in sich noch nicht erlöswirksam ist. Die meisten Basis-DRG's sind nämlich noch einmal in Abrechnungseinheiten aufgeteilt oder gesplittet, für die wiederum zusätzliche Bewertungskriterien definiert worden sind.

„Die Hauptdiagnose ist die Diagnose, die rückblickend, also nach Abschluss des gesamten Krankenhausaufenthaltes, als diejenige festgestellt wird, die hauptsächlich für die Veranlassung des stationären Krankenhausaufenthaltes des Patienten verantwortlich war" (Deutsche Kodierrichtlinien 2003). Somit kann es nur eine Hauptdiagnose (HD) geben, die für den gesamten Aufenthalt in einem Krankenhaus Gültigkeit hat. Diese HD muss nicht der Aufnahme- oder Einweisungsdiagnose entsprechen, muss aber bereits bei Aufnahme bestanden haben und kann u. U. dazu führen, dass der im Einzelfall konkret erbrachten Krankenhausleistung nicht ausreichend Rechnung getragen wird.

Nach dieser Definition kann demnach nur *eine* Diagnose als Hauptdiagnose gewählt werden, die bei Aufnahme auch bestanden hat. Die Hauptdiagnose gilt weiterhin für den gesamten Klinikaufenthalt unabhängig davon, ob der Patient innerhalb des Krankenhauses verlegt oder andere Behandlungsmaßnahmen erforderlich werden. Somit kann mit diesem System nicht sicher ausgeschlossenen werden, dass diese Hauptdiagnose in Einzelfällen zu erheblichen Unterschieden zwischen erbrachter Leistung und Vergütung führt und im Verlauf der Behandlung hinzugezogene Abteilungen keine adäquate Abbildung ihrer Tätigkeit finden.

Die zur stationären Behandlung führende Diagnose entspricht der sog. Aufnahmediagnose und spiegelt den Wissenstand zum Aufnahmezeitpunkt wider – und ist somit häufig noch unspezifisch. Diese Information ist binnen drei Tage an die Krankenkassen zu melden, fließt aber nicht zwangsläufig in die DRG-Gruppierung mit ein. Die gruppierungsrelevanten Entlassungsdiagnosen spiegeln möglichst genau den eigentlichen Behandlungsverlauf wider, inklusive Komorbiditäten und Komplikationen und entsprechen somit häufig nicht (mehr) den Aufnahmediagnosen. Die Nebendiagnosen liegen neben der Hauptdiagnose vor, können sich aber auch erst während des Aufenthaltes entwickeln (Harnwegsinfekt, Pneumonie etc.). Eine Kodierung ist nur erforderlich, wenn diese Erkrankungen oder Beschwerden zu einem Mehraufwand z. B. in der Pflege, Diagnostik oder Therapie führen.

Die patientenbezogenen Komorbiditäs- und Komplexitätsstufe [Patient Clinical Complexity Level PCCL; Schweregrade 0–4 (4 entspricht als „äußerst schwere Komplikation oder Komorbidität" dem Höchstwert)] oder der Fallschweregrad, basierend u. a. auf Nebendiagnosen, Alter, und Grunderkrankungen, können hier ausschlaggebend sein. Diese CC-Kodes sind als Nebendiagnosen zu interpretieren, die in der Regel zu einem signifikant höheren Ressourcenverbrauch führen. Die Ergänzung der Basis-DRG mit Buchstaben von A–E weist auf gesplittete, abrechenbare DRG's hin, die diesem unterschiedlichen Ressourcenverbrauch Rechnung tragen soll. Der Buchstabe „A" kennzeichnet die höchste, das „E" die niedrigste Vergütungsstufe. So soll dem „ökonomischen Schweregrad" der Fälle Rechnung getragen werden. Die nicht gesplitteten DRG's sind durch den Buchstabe „Z" an der letzten Stelle des Kodes gekennzeichnet. In diesem Klassifikationssystem ist die Nebendiagnose definiert als Krankheit oder Beschwerde, die entweder gleichzeitig mit der Hauptdiagnose besteht oder sich während des Krankenhausaufenthaltes entwickelt.

Jede dieser vollständigen DRG-Gruppen ist mit einer Bewertungsrelation (Relativgewicht oder Kostengewicht) versehen, die den relativen mittleren finanziellen Aufwand für die Behandlung innerhalb des Fallpauschalensystems widerspiegeln soll. Eine Klinik kann durch die Addition ihrer fallbezogenen Bewertungsrelationen den eigenen Case Mix für ihr Patientengut ermitteln, der wiederum den gesamtökonomischen Aufwand innerhalb eines definierten Zeitraums darstellen sollte. Wenn man diesen ermittelten Wert des Case Mix durch die Anzahl der Behandlungsfälle teilt, erhält man den sog. Case-Mix-Index oder CMI. Der CMI stellt die mittlere Fallschwere aller behandelten Patienten auf DRG-Ebene dar. Mit diesem CMI-Wert können Krankenhäuser in Bezug auf den finanziellen Aufwand pro Fall verglichen werden.

Die Definition für Fehler-DRG lautet wie folgt: „Ein Datensatz mit klinisch untypischen oder ungültigen Informationen wird einer der sieben „Fehler-DRG's" der G-DRG-Version 2003/2004 zugeordnet (Deutsche Kodierrichtlinien 2003):

- 901Z Ausgedehnte OR-Prozedur ohne Bezug zur Hauptdiagnose,
- 902Z Nicht ausgedehnte OR-Prozedur ohne Bezug zur Hauptdiagnose,
- 903Z OR-Prozedur an der Prostata ohne Bezug zur Hauptdiagnose,
- 960Z Nicht gruppierbar,
- 961Z Unzulässige Hauptdiagnose,
- 962Z Unzulässige geburtshilfliche Diagnosekombination,
- 963Z Neonatale Diagnose unvereinbar mit Alter oder Gewicht".

Einen gesondert zu betrachtenden Sachverhalt stellt die Aufnahme von Begleitpersonen dar: Dann werden nämlich Patient und Begleitperson als zwei gesonderte Fälle betrachtet und auch getrennt kodiert (Hauptdiagnose Begleitperson Z 76).

Prozeduren

Gemäß des OPS-301 beinhaltete die angegebene Prozedur in den meisten Fällen alle Leistungen, die im Zusammenhang mit der Maßnahme stehen. Teilschritte sollten also nicht kodiert werden. Ausnahmen sind definiert und im Katalog vermerkt. Als signifikante Prozeduren oder Hauptprozeduren können generell alle Maßnahmen betrachtet werden, die mit einem Eingriffsrisiko einhergehen und dessen Durchführung spezielle apparative Ausstattung oder fachliche Kompetenz bedürfen. Alle während eines Aufenthalts erfolgten signifikanten Prozeduren sind gemäß OPS-301 zu kodieren. Der Zusammenhang mit den erfassten Diagnosen sollte bestehen, da sonst eine Fehler-DRG resultieren könnte. Bemerkenswert ist in diesem Zusammenhang, dass Prozeduren, wie Lagerungsbehandlung oder Schmerztherapie, die generell mehrfach im Rahmen eines stationären Aufenthaltes erbracht werden, nur einmal kodiert werden dürfen. Bei Blutprodukten zählt dagegen z. B. die Summe der Transfusionen. Die bilateral durchgeführten Prozeduren lassen sich zum Teil schwer darstellen, aber generell gilt, dass jede Inzision zur Kodierung führt, auch wenn kein gesonderter Kode vorliegt. Bei Wiederholung einer Prozedur zu unterschiedlichen Zeitpunkten ist eine mehrfache Kodierung erforderlich. Routinemäßig erbrachte Leistungen im Rahmen einer Versorgung, wie Verbandswechsel oder Thromboseprophylaxe werden nicht gesondert erfasst, sondern stellen Teile der Hauptleistung dar.

Daten und Berechnungen

Um eine deutsche Fortentwicklung des lernenden DRG-Systems zu gewährleisten, haben einige Krankenhäuser (Kalkulationshäuser) in der Vergangenheit freiwillig Behandlungsdaten beim Institut für Entgeltsysteme im Krankenhaus (InEK) eingereicht. Die ersten Berechnungen, die zur „German Modification" herangezogen wurden, erfolgten ohne Unterscheidung nach Herkunft der Daten. Dieser „Ein-Haus-Ansatz" hat jedoch zu extremen Ungenauigkeiten geführt, da die Auswahl der an der Kalkulation beteiligten Krankenhäuser nicht als repräsentativ einzustufen ist. Einzelne Versorgungsstufen, wie z. B. die Universitäts- und Spezialkliniken, sind hier nicht ausreichend berücksichtigt. Zusätzlich ergeben sich zurzeit noch wesentliche individuelle Unterschiede in der jeweiligen Erlössituation der Krankenhäuser aufgrund der Vereinbarung zur budgetneutralen Einführung, sodass in den Jahren 2003 und 2004 die Basisfallwerte zunächst noch krankenhausindividuell berechnet werden. Dazu werden die Behandlungsfälle des vergangenen Jahres und die Höhe des Vorjahresbudgets des jeweiligen Hauses herangezogen. Abhängig von dem individuellen Case-Mix-Index ergibt sich daraus der Basisfallwert. In Zukunft können Krankenhäuser verpflichtet werden Kalkulationsdaten abzuliefern, die in Verbindung mit den vorliegenden Kostenangaben zu einer besseren Preiskalkulation der Fallpauschalen im Sinne einer Anpassung an die deutsche Realität, führen könnten.

Aus diesen vorliegenden Kalkulationsdaten ermittelt das InEK im Rahmen der Auswertung u. a. die Durchschnittswerte und die Hauptdiagnosen, Nebendiagnosen oder Prozeduren, die sich in der jeweiligen Fallgruppe wiederfinden (◘ Abb. 3.1a).

Hier finden sich auch die relevanten Daten, die für den ärztlichen Controller zur Entscheidungsfindung beitragen können. Neben der Bewertungsrelation weist die für jede DRG von dem InEK berechnete mittlere Verweildauer die übliche Anzahl an Krankenhaustagen, die durch das Entgelt abgegolten sind, aus. Es gilt Folgendes: „Die Verweildauer eines Patienten wird durch Subtraktion des Aufnahmedatums vom Entlassungsdatum ermittelt. Alle Urlaubstage einschließlich des Tages, an dem der Patient in Urlaub geht, gehen nicht in die Berechnung ein. Bei Aufnahme und Entlassung am gleichen Kalendertag wird eine Verweildauer von einem Tag zugewiesen" (Deutsche Kodierrichtlinien 2003). Bei zu kurzem Aufenthalt, also unter der Mindestverweildauer, gibt es Abzüge, während bei Überschreitung ein Tagessatz im Sinne von Zuschlägen angeboten wird, der leider in den meist Fällen nicht kostendeckend ist. Es wird für jede DRG also der erste Tag mit Abschlag sowie der erste Tag mit zusätzlichem Entgelt klar definiert. Somit wird eine Entlassung innerhalb des vorgegebenen Fensters anzustreben sein – daher auch die medienwirksame Floskel der „blutigen Entlassung".

Ein weiterer kritischer Punkt dieses Abrechnungsverfahren sind die Verlegungen von stationären Patienten, ob von einer Fachdisziplin zur anderen, ggf. innerhalb eines Krankenhauses, oder in eine zweite Einrichtung. Hier kann die Teilung des Entgeltes einer DRG gemäß der zu definierten Hauptdiagnose des Gesamtaufenthaltes genauso spannend sein, wie die eigentliche Definition der HD selbst. Auch die Abrechnungsregeln bei Wiederaufnahme eines Patienten ist so komplex geworden und die ggf. dadurch bedingte Zusammenziehung von Behandlungen zu einem Fall so undurchschaubar, dass das Konfliktpotential auch zwischen Krankenhausträgern kaum zu übersehen ist.

Die tabellarische Darstellung der einzelnen Kostenverursacher innerhalb einer Behandlung täuscht eine Genauigkeit vor, die einer kritischen Überprüfung häufig nicht stand hält (◘ Abb. 3.1b).

I04Z Ersatz des Kniegelenkes und Replantation am Kniegelenk

08	MDC 08 Krankheiten und Störungen an Muskel-Skelett-System und Bindegewebe	Anz. DRGs:	86	N:	206.673

Fallzahl	
	8.584
v. MDC:	4,15%
v. gesamt:	0,51%
Bewertungsrelation	2,887

Verweildauer	
Kurzlieger	0,19%
Normallieger	94,57%
Langlieger	5,24%
1. Tag mit Abschlag	5
1. Tag zus. Entgelt	28
mittl. arithm. VWD	18,3
Standardabw. VWD	4,4

PCCL	
0	61,84%
1	0,00%
2	12,15%
3	18,93%
4	7,08%

Geschlecht	
Männlich	29,40%
Weiblich	70,60%
Unbestimmt	0,00%
Fallkosten	
Arith. MW	8.173,83
Std. Abw.	1.809,64

Altersverteilung			
< 28 Tage	0,00%	30 - 39 Jahre	0,27%
28 T. - < 1 Jahr	0,00%	40 - 49 Jahre	1,89%
1 - 2 Jahre	0,00%	50 - 54 Jahre	3,25%
3 - 5 Jahre	0,00%	55 - 59 Jahre	7,09%
6 - 9 Jahre	0,00%	60 - 64 Jahre	13,57%
10 - 15 Jahre	0,02%	65 - 74 Jahre	45,71%
16 - 17 Jahre	0,02%	75 - 79 Jahre	18,34%
18 - 29 Jahre	0,24%	80 Jahre u. älter	9,60%

Alle Angaben nur gültig in Verbindung mit der Originaldatenbank zum G-DRG V2004 - Projektbericht.

Download: www.g-drg.de
(c) 2003 InEK gGmbH

Code	Hauptdiagnose	Prozent
M17.1	Sonstige primäre Gonarthrose	56,72%
M17.9	Gonarthrose, nnbez	17,06%
M17.0	Primäre Gonarthrose, beidseitig	12,20%
T84.0	Mechan Komplikation durch eine Gelenkendoprothese	4,94%
M17.5	Sonstige sekundäre Gonarthrose	3,79%
M17.3	Sonstige posttraumatische Gonarthrose	1,36%
M05.86	Sonst seropos chron Polyarthritis Unterschenkel	0,64%
T84.5	Infektion/entzündl Rkt durch eine Gelenkendoprothese	0,61%
M17.4	Sonstige sekundäre Gonarthrose, beidseitig	0,51%
M17.2	Posttraumatische Gonarthrose, beidseitig	0,21%
T84.4	Mechan Komplik d so intern orthopäd Gerät/Impl/Transplant	0,16%
T84.8	So Komplik d orthopäd Endoproth/Implant/Transplantate	0,15%
T84.9	Nnb Komplikt d orthopäd Endoproth/Implant/Transplantate	0,14%
M05.80	Sonst seropos chron Polyarthritis, mehrere Lok	0,12%
C40.2	BNB lange Knochen untere Extremität	0,09%
M16.1	Sonstige primäre Koxarthrose	0,08%
M16.9	Koxarthrose, nnbez	0,07%
M22.2	KH im Patellofemoralbereich	0,07%
M87.06	Idiopath aseptische Knochennekrose Unterschenkel	0,06%
M87.96	Knochennekrose, nnbez, Unterschenkel	0,05%

Code	Nebendiagnose	Prozent
Z96.6	Vorhandensein orthopädische Gelenkimplantate	11,48%
I10	Essentielle (primäre) Hypertonie	11,19%
M17.1	Sonstige primäre Gonarthrose	5,87%
E66.0	Adipositas d übermäßige Kalorienzufuhr	3,42%
Z48.8	Sonst nb Nachbehandlung nach chirurgischem Eingriff	3,10%
M17.0	Primäre Gonarthrose, beidseitig	2,97%
E66.9	Adipositas, nnbez	2,77%
I83.9	Varizen unt Extremitäten oh Ulzeration od Entzündung	2,39%
D62	Akute Blutungsanämie	1,73%
M17.9	Gonarthrose, nnbez	1,60%
E11.90	N prim insabh DM [T-II-Db] oh Komplik, n entgl bez	1,56%
I50.9	Herzinsuffizienz, nnbez	1,37%
I25.9	Chronische ischämische HerzKH, nnbez	1,30%
I25.10	Atherosklerotische HerzKH, nnbez Gefäß	1,29%
Z48.0	Kontrolle Verbände u Nähte	1,20%
E79.0	Hyperurikämie oh Zeichen entzündl Arthritis/toph Gicht	1,01%
I49.9	Kardiale Arrhythmie, nnbez	1,01%
R26.8	So+nnb Störungen Gang u Mobilität	0,90%
I11.0	Hypertens HerzKH m (kongestiver) Herzinsuff	0,87%
E14.90	Nnb Diabetes mellitus oh Komplik, n entgl bez	0,77%

Code	Prozeduren	Prozent
5-822.11	Impl bikond OFErsProth, ungek, Kniegel, zem, oh PatErs	12,80%
5-822.12	Impl bikond OFErsPr ungek Knie Hybr (teilzem) oh PatErs	10,26%
8-930	Monit Atm Herz Kreisl oh Mess PulmArtDruck zent Venendr	6,29%
8-390	Lagerungsbehandlung	5,72%
8-800.2	Transfusion von Erythrozytenkonzentrat, 1-5 TE	4,86%
8-803.2	Masch Autotransfus (CellSav) oh Bestrahl	3,92%
5-822.21	Impl bikond OFErsProth, ungek, PatErs, Kniegel, zem	3,42%
8-803.0	Eigenblutspende	2,84%
5-822.10	Impl bikond OFErsProth, ungek, Kniegel, n zem, oh PatErs	2,74%
5-800.5h	Offen chirurgische Synovialektomie, total, Kniegelenk	2,31%
8-551	Frührehabilitation	2,09%
8-915	Injekt Medik and periph Nerv Schmerzther	2,06%
8-931	Monit Atmung, Herz u Kreisl Mess zentr Venendr (ZVD)	1,99%
5-804.0	Off chir RetinakSpalt, lat Patella	1,93%
5-784.0h	Transplantation von Spongiosa, autogen, Femur distal	1,92%
8-800.0	Transfusion von Vollblut, 1-5 TE	1,70%
5-804.5	Offen chirurgische Teilresektion der Patella	1,53%
8-910	Epidurale Injektion und Infusion zur Schmerztherapie	1,44%
8-810.0	Transfusion von Plasma, 1-5 TE	1,27%
5-800.4h	Offen chirurgische Synovialektomie, partiell, Kniegelenk	1,18%

a

Abb. 3.1a,b. Kalkulationsdaten am Beispiel Knieendoprothetik – I04Z (Abdruck mit freundlicher Genehmigung der InEK GmbH)

MDC MDC 08 Krankheiten und Störungen an Muskel-Skelett-System und Bindegewebe

I04Z Ersatz des Kniegelenkes und Replantation am Kniegelenk

	Personalkosten ärztlicher Dienst	Personalkosten Pflegedienst	Personalkosten med.-techn. Dienst/ Funktionsdienst	Sachkosten	Arzneimittel	Sachkosten Implantate/ Transplantate	Sachkosten übriger medizinischer Bedarf		Personal- und Sachkosten med. Infrastruktur	Personal- und Sachkosten nicht med. Infrastruktur	Summe:
	1	2	3	4a	4b	5	6a	6b	7	8	
Normalstation	358,20 €	1.149,82 €	84,81 €	106,36 €	19,04 €	54,57 €	78,34 €	25,69 €	130,38 €	700,85 €	2.708,08 €
Intensivstation	44,90 €	129,65 €	12,99 €	16,94 €	3,49 €	0,47 €	19,84 €	3,41 €	8,42 €	52,46 €	292,56 €
Dialyseabteilung	0,10 €	0,31 €	0,11 €	0,07 €	0,00 €	0,00 €	0,25 €	0,64 €	0,05 €	0,20 €	1,72 €
OP-Bereich	311,10 €	1,87 €	314,35 €	27,89 €	12,25 €	2.209,21 €	278,72 €	17,79 €	91,76 €	198,66 €	3.463,58 €
Anästhesie	205,00 €	0,73 €	152,01 €	17,32 €	6,55 €	0,01 €	58,75 €	1,37 €	21,95 €	44,96 €	508,64 €
Kreißsaal	0,00 €	0,00 €	0,00 €	0,00 €	0,00 €	0,00 €	0,00 €	0,00 €	0,00 €	0,00 €	0,00 €
Kardiologische Diagnostik / Therapie	1,00 €	0,00 €	1,10 €	0,04 €	0,00 €	0,08 €	0,38 €	0,00 €	0,13 €	0,24 €	2,93 €
Endoskopische Diagnostik / Therapie	0,70 €	0,00 €	0,58 €	0,02 €	0,00 €	0,10 €	0,19 €	0,01 €	0,14 €	0,15 €	1,87 €
Radiologie	18,40 €	0,01 €	46,48 €	0,62 €	0,10 €	0,11 €	13,35 €	0,93 €	10,10 €	19,38 €	109,52 €
Laboratorien	8,10 €	0,01 €	59,36 €	10,65 €	6,66 €	0,00 €	41,36 €	1,17 €	3,26 €	17,11 €	147,68 €
Übrige diagnostische und therapeutische Bereiche	14,30 €	0,90 €	246,18 €	1,98 €	0,18 €	0,01 €	9,20 €	3,09 €	10,09 €	101,38 €	387,36 €
Basiskostenstelle	0,00 €	0,03 €	1,24 €	0,09 €	0,00 €	0,00 €	0,07 €	0,00 €	0,27 €	548,15 €	549,87 €
Summe:	961,80 €	1.283,33 €	919,21 €	181,98 €	48,27 €	2.264,56 €	500,45 €	54,10 €	276,55 €	1.683,54 €	8.173,81 €

b

Abb. 3.1a,b. Fortsetzung

Erst bei Vorlage einer wirklichen, realistischen Kostenträgerrechnung sollte von solchen Ausführungen z. B. ein Stellenschlüssel hergeleitet werden. Auch die unterschiedlichen Grouper, die eigentliche Software, die zur sachgerechten Zuordnung von Behandlungsfällen zu den entsprechenden MDCs und DRG's führen soll, können nicht immer zeitnah den neuen Bestimmungen angepasst werden und weisen zum Teil erhebliche Diskrepanzen auf.

Aktueller Stand

Auch die anpasste Version G-DRG 1.0 stellt das heterogene Leistungsspektrum der Orthopädie und Unfallchirurgie noch unzureichend dar. Die zum Teil umfassenden Änderungen der Prozeduren- und Diagnosenklassifikationen haben aber, im Sinne eines ersten Schrittes auf einem langen Weg, zu einer Verbesserung der Lage geführt. Die Aktivitäten der „knochenchirurgischen" Fachgesellschaften haben hier einen wesentlichen Beitrag geleistet (Franz et al. 2003). Erhebliche Probleme gibt es weiterhin u. a. bei der Versorgung von polytraumatisierten Patienten, bei mehrzeitigen Eingriffen und bei interdisziplinären Behandlungsfällen, die weiterhin noch nicht adäquat zur Darstellung kommen.

Über Zusatzentgelte und Sonderimplantate bietet das System Möglichkeiten an, gewisse wirtschaftliche Härten aufzufangen – hier wird von vielen Fachgesellschaften, wie auch der gemeinsamen Kommission von Orthopädie und Unfallchirurgie (Röder et al. 2003), ein Ansatz gesehen, korrigierend einzugreifen. Diese Gelder werden additiv zur eigentlichen DRG-Pauschale vergütet, werden aber mit jedem Krankenhaus einzeln verhandelt und mit dem bestehenden Budget verrechnet – Zusatzentgelt entspricht also bei weitem nicht zusätzlichem Geld. Leider droht der Umfang dieser Spezialregelungen bereits jetzt das System unhandlich zu machen. Einfacher wäre es vielleicht, wenn die Einsicht sich durchsetzen würde, dass ein allumfassendes fallpauschalenorientiertes Abrechnungssystem nicht praxisnah umzusetzen ist. Warum müssen wir in Deutschland hier das Rad neu erfinden? Keine der Vorreiternationen hat einen 100%-Ansatz realisiert (Strehl 2002).

Nur im Rahmen einer Fortsetzung des eingeleiteten strukturierten Dialogs kann das System sinnvoll weiterentwickelt werden. Die Öffnung des Systems durch Zusatzentgelte erweckt Hoffnungen auf Korrekturmöglichkeiten, wobei deren Einführung für Tumorprothesen und Beckenimplantate nur ein erster Schritt seien kann. Die Auswertung der ersten „German modified" Datensätze aus dem Jahr 2004 wird zeigen, ob die Anpassungen ausreichend sind oder ob sogar unerwartete Schieflagen zur Darstellung kommen. Es muss berücksichtigt werden, dass der Lernprozess des Systems bestenfalls als zäh einzustufen ist, da die dargestellten Probleme von heute zu den Anträgen von morgen und den Änderungen von frühestens in zwei Jahren führen können.

Neben der Kürzung der Verweildauern und der dadurch erforderlichen Verbesserung der postoperativen Betreuung im niedergelassenen Bereich, ist die Verlagerung von operativen Maßnahmen in den ambulanten Bereich im Rahmen der Umsetzung von § 115 SGB V und der resultierenden Fehlbelegungsüberprüfung durch den Medizinischen Dienst der Krankenkassen Rechnung zu tragen. Auch hier werden das Krankenhaus und seine Ärzte sich umorientieren und konsequent zwischen ambulant sowie stationär durchzuführenden Leistungen differenzieren müssen. Auch die Schaffung von integrierten Versorgungsmodellen muss überwacht werden, da hier die Gefahr besteht, dass zu ehrgeizige Behandlungsergebnisse, im Sinne von niedrigen „Sonderangeboten" an die Kassen, langfristig dazu führt, dass die Krankenhausträger sich selbst die Preise verderben.

Eine vertrauensvolle und produktive Zusammenarbeit der Selbstverwaltung, bestehend aus der Deutschen Krankenhausgesellschaft und den Verbänden der gesetzlichen und privaten Krankenversicherung, ist derzeit dringend notwendiger denn je. Nur durch eine solche aktive Zusammenarbeit der Partner können Eingriffe, wie die Ersatzvornahme durch das Bundesministerium für Gesundheit und Soziale Sicherung (BMGS), in Zukunft vermieden werden. Auch die enge Kooperation der beiden Fachrichtungen innerhalb der ständigen Kommission der Bundesärztekammer und der Arbeitsgemeinschaft der Wissenschaftlichen Medizinischen Fachgesellschaften (AWMF) ist fortzusetzen.

Die sich in diesem Werk befindlichen Ausführungen beruhen auf Richtlinien für 2004, könnten aber bald bereits von der Realität eingeholt worden sein. Das „lernende" DRG-System zwingt alle – Beteiligte sowie Betroffene, aber auch Software-Anbieter – die Umstellung des Vergütungssystems als einen kontinuierlichen Prozess zu verstehen. Weitere Anpassungen des Systems sind im Interesse der Patienten zu fordern. Vor allem der Gesichtspunkt, dass die Daten aus diesem Jahr nächstes Jahr erst kalkuliert werden können, um frühestens in zwei Jahren überhaupt in einer Anpassung oder Korrektur zu münden, verlangt von allen Betroffenen einen langen Atem. Entsprechende Gesetzesänderungen sind bereits angedacht. Nur durch den strukturierten Dialog können wir uns aus dieser Gefahrenzone gemeinsam entfernen und eine sinnvolle Umstrukturierung des deutschen Gesundheitssystems erreichen.

Erfahrungen mit den DRG's in den USA

In den USA, wo ein ähnliches System bereits seit 1983 eingeführt ist, bewirkten die DRG's keine absolute Kosteneinsparung, sondern nur eine Abbremsung der Kostenanstiegsrate, die sich allerdings oberhalb des Inflationsniveaus einpendelte. Darüber hinaus gibt es Erfahrungen in den USA, die in bestimmten Bereichen von einer 35%igen Erhöhung der Mortalität 30 Tage nach Entlassung sowie einer 23%igen Steigerung der Wiederaufnahmerate wegen Rückfall berichten (Metersky et al. 2000).

Trotzdem sind auch positive Effekte zu verzeichnen. So konnten in den USA während des 18-jährigen Einsatzes von DRG's als Vergütungsinstrument eine signifikante Verkürzung der Verweildauer von 7,6 Tagen (1983) auf 6,2 Tage (1996) sowie weniger stationäre Aufnahmen (–12% im Zeitraum von 1983–1998) beobachtet werden. Durch die Verlagerung von Krankenhausleistungen in den ambulanten Sektor erfuhr das ambulante Operieren gleichzeitig eine starke Expansion in den Krankenhäusern (211% von 1980 bis 1993) bei gleichzeitig schwereren Fällen (Case-Mix-Index-Anstieg). Die signifikante Verlagerung in den ambulanten Sektor ist die logische Konsequenz, wenn man bedenkt, dass 1980 in den USA gerade 16,3% der Krankenhäuser ambulante Operationen angeboten haben, während 1996 dies bereits über 60% der Institutionen taten. Dabei sank die Kostenanstiegsrate beider Sektoren zusammen (ambulant und stationär) von 52% in den fünf Jahren vor der DRG-Einführung auf 19% für die ersten fünf DRG-Jahre (Knüppel 2003).

Aufgrund der Erfahrungen aus den USA, aber auch anderer DRG-Anwenderländer, muss wohl konstatiert werden, dass für die Steuerung und den Wettbewerb der Krankenhäuser die DRG's allein nicht ausreichen, die gewünschten Effekte herbeizuführen. Zwar konnte in allen DRG-Nationen eine Steigerung der Produktivität (Anstieg der Fallzahl bei gleichzeitiger Reduzierung der Kosten pro Fall) verzeichnet werden, allerdings sind die Kosten pro Behandlungstag und die Zahl der Wiederaufnahmen gestiegen. Somit scheint die Hoffnung, dass das

DRG-System eine Reduktion der Gesamtausgaben im Gesundheitswesen bewirken bzw. zu Kosteneinsparungen in der Orthopädie/Unfallchirurgie führen wird, derzeit unbegründet.

Zukunftsperspektiven

Auch mit der ersten German Modification ist das deutsche Gesundheitswesen weiterhin weit von einer Komplettlösung durch die DRG's entfernt. Trotzdem finden wir uns auf dem Weg zu einer leistungsgerechteren Vergütung für die erbrachten Leistungen. Auch wenn die GM-Versionen grundsätzlich eine Verbesserung darstellen, muss das System noch viel lernen. Darüber hinaus setzt die Pauschalierung potentiell Fehlanreize, finanzielle Aspekte über medizinische Notwendigkeiten zu stellen. So besteht die Gefahr, dass das DRG-System in eine Überversorgung mit weniger nützlichen Leistungen mündet, die eine gute bis sehr gute Kostendeckung aufweisen („Inflationierung renditeträchtiger Diagnosen"; Michel 2004).

Zunehmend wächst auch auf Seiten der Gesundheitspolitik die Realisation, dass das deutsche Bestreben nach einer Komplettlösung unrealistisch ist. Der vorgegebene Zeitplan im Sinne der Dauer der Konvergenzphase wird, auch nach Berücksichtigung der bereits angedachten Verlängerung, kaum zu halten sein (Rau 2004). Der Übergang von der budgetneutralen Phase zur eigentlichen „Scharfschaltung" des Systems steht derzeit kurz vor der (ersten) Verschiebung. Solange weder Spezialkliniken, Spezialfälle noch Spezialbehandlungen adäquat dargestellt werden können, dürfen Ärzte, Träger, Industrie und Patientengruppen nicht ruhen. Alle müssen weiter für qualitativ hochwertige, innovative und patientenorientierte Medizin in Deutschland kämpfen. Erst eine sachgerechte Leistungsabbildung und Vergütung gestattet dem Humanmediziner, weiter Arzt und nicht Betriebswirt zu sein.

Literatur

Bartkowski R, Hermanek P, Bauer H, Witte (2003) G-DRG Version 1.0 – jetzt wird es ernst. DGC-Mitteilungen 1: 38–43

Deutsches Institut für medizinische Dokumentation und Information (2003) ICD-10-GM 2004. Kohlhammer, Köln

Deutsches Institut für medizinische Dokumentation und Information (2003) Operationsschlüssel nach § 301 Version 2004. Kohlhammer, Köln

DGU-DGOOC-VLO-VLU (2003) Kodierleitfaden Orthopädie/Unfallchirurgie. Schüling, Münster

Deutsche Kodierrichtlinien – Version 2004 (2003) Deutsche Krankenhaus Gesellschaft mbH

Franz D, Rochell B, Roeder N (2003) Das G-DRG-System 2003/2004 aus Unfallchirurgisch-Orthopädischer Sicht. Unfallchirurg 106: 1057–1073

Franz D, Rochell B, Roeder N (2003) German-DRG's 2004: Erreichtes und Nichterreichtes. Chirurg BDC 4: M 97–109

Institut für das Entgeltsystem im Krankenhaus (2002) G-DRG German Diagnosis Related Groups, Version 2003/2004. Definitions-Handbuch

Knüppel D (2003) Die DRG-Einführung und ihre Folgen – Lehren aus den USA. Das Krankenhaus 5: 387–391

Metersky ML, Tate JP, Fine MJ, Petrillo MK, Mechan TP (2000) Temporal trends in outcomes of older patients with pneumonia. Arch Intern Med 160: 3385–3391

Rau F (2004) Änderung der Rahmenbedingungen der DRG-Einführung. Krankenhaus 6: 409–412

Roeder N, Franz D, Siebert H, Frank D, Stucker R, Meiners T, Tempka A, Siebert CH (2003) DRG-Anpassungsvorschläge der Fachgebiete Orthopädie und Unfallchirurgie für 2004. Unfallchirurg 106: 777–784 (Z Orthop 141: 379–385)

Strehl R (2002) Essentials für den DRG-Start in Deutschland. Chirurg BDC 7: 193–195

Michel MD (2004) Diagnosis Related Groups – Innovationskrieg und/oder Preiswettbewerb für Krankenhäuser und Endoprothetik-Industrie? In: Thümler P, Forst R, Zeiler G (Hrsg) Modulare Revisionsendoprothetik des Hüftgelenks. Springer, Heidelberg

Teil II Konsequenzen der DRG's in einem veränderten Krankenhausumfeld

Teil II A Aus Sicht des Klinikarztes

▼

Die Rolle der leitenden Klinikärzte unter DRG-Gesichtspunkten

D. Decking

Im Eid des Hippokrates wird unsere Verpflichtung zu ethisch fundiertem ärztlichen Handeln, aber nicht zu ökonomisch evidenzbasierter Medizin gefordert. Unsere verantwortungsvolle Tätigkeit in der Patientenbetreuung wurde, gefördert durch das existierende Sozialsystem, nicht von ökonomischen Zwängen, sondern von den durch uns selbst definierten Notwendigkeiten bestimmt. In einem auf Wachstum orientierten Gemeinwesen führte dies primär zu einer wunderbaren Diagnose- und Therapiefreiheit, die die Komponenten der Ökonomie nur am Rande berücksichtigte. Sicherlich hat dies auch dazu geführt, ausuferndes Anspruchsdenken von Patienten aufs Höchste zu befriedigen.

Nun hat sich die wirtschaftliche Situation aller Sozialsysteme aus den bekannten Gründen geändert, was, auf die leitenden Ärzte bezogen, zu einer intensiven Auseinandersetzung mit den vorhandenen finanziellen Ressourcen führt und maßgeblich in die Überlegung des Tagesgeschäftes mit eingebunden werden muss. Wir sprechen daher seit längerem schon über den Markt, an dem sich der Patient, Anbieter und Kostenträger beteiligen. Infolgedessen sind die medizinischen Leistungen in einem Gesundheitssystem mit begrenzten Ressourcen in einem enger werdenden Markt zu erbringen, dies wiederum ist ein Teil unserer Aufgabe als leitende Ärzte von Kliniken oder Abteilungen. Zusätzlich weist ein Blick in die Geschichte der Musterverträge der Deutschen Krankengesellschaft darauf hin, dass mit jeder Novelle die ökonomischen Verpflichtungen des Chefarztes zunehmen.

Nach der Einführung kostendeckender Pflegesätze und nachfolgender Budgetierung ist jetzt mit dem DRG-System ein Steuerungsmechanismus eingeführt worden, der versucht, die Vergütung für eine definierte Leistung zu erstatten.

So ist es unumgänglich, dass die Beteiligung des leitenden Arztes an der Definition wie an der Erbringung der Leistung von zentraler Bedeutung ist.

Ablaufpfade und Leitlinien dürfen u. a. nicht am Entlassungstag enden. Nicht nur die Integrierte Versorgung, auch Begriffe wie Disease-Management zwingen ohnehin dazu, den weiteren Weg des Patienten nach der Entlassung zu definieren und diesen definierten Behandlungsplan mit den nachbehandelnden Kollegen abzugleichen.

Dabei ist die Kommunikationskultur von großer Bedeutung. Um Zuweiser zu binden, ist z. B. eine regelmäßige Überprüfung der poststationären Abläufe über Befragung der Kollegen und Patienten sinnvoll, wie auch die Bereitstellung einer Krankenhaustelefonliste mit Fax-Nummern etc. Sinn macht.

Im Arztbrief ist die Substanz des benötigten Medikamentes zu benamen, dazu das eine oder andere Generikum, um so den weiterbehandelnden Kollegen unliebsame Diskussionen mit dem Patienten zu ersparen.

Auch ist die Öffnung für ambulante Tätigkeit im Krankenhaus erforderlich, wobei der Druck der Kostenträger dazu führen wird, dass allein aus wirtschaftlichen Gründen z. B. Prüfverfahren nach § 17 c KHG und die G-AEP-Prüfkriterien zu einer riesigen Veränderung der Krankenhausstrukturen führen wird.

In diesem Prozess hat der Chefarzt den Markt (Patientenfluss – niedergelassene Kollegen) zu beobachten und zu kennen. Ist es klug, bestimmte Leistungen in der Klinik anzubieten, die u. a. von wichtigen Zuweisern in der Peripherie erbracht werden? Ist es im Einzelfall nicht klüger, auf ambulante Leistungen zu verzichten, um ein Verhältnis mit den Zuweisern aufzubauen, um so das Kerngeschäft durch höhere Stückzahlen, die dann mit den Kostenträgern zu verhandeln sind, wirtschaftlich attraktiver zu gestalten?

Für eine solche Umstrukturierung muss m. E. die vorausliegende Konvergenzphase bei den DRG's genutzt werden

Wo hat der Chefarzt Einfluss auf die Ökonomie? Die Kostenanteile sind in ca. 70% Personal- und 30% Sachmittel aufzuteilen. Beispielhaft sei hier die Endoprothetik des Hüftgelenkes mit der DRG-Ziffer 103c genannt, die je nach Relativgewicht und Basisfallwert bei ca. € 6500,– bis € 7000,– angesiedelt ist.

Selbstverständlich ist der Einkauf der Endoprothetik ein großer Faktor in diesem Puzzlespiel. Unter dem Kostendruck ist es Aufgabe der leitenden Ärzte, bei den Trägern und den sie bedienenden Einkaufsgesellschaften dafür Sorge zu tragen, dass ein breites Spektrum an Implantaten mit einem akzeptablen Preisgefüge vorrätig bleibt.

Es ist m. E. nicht klug, dass z. B. bei einem Vertrag zur integrierten Versorgung nach § 140b SGBV ausschließlich aus Kostengründen der Wechsel zu einem anderen Implantat erzwungen wird, der eventuell in Folge der Learning Curve negative Auswirkung auf die Gewährleistung haben könnte.

Unter Berücksichtigung der Therapiefreiheit des Operateurs und seiner Erfahrung mit einem bestimmten Implantat wird der Kostenanteil sehr unterschiedlich sein. Kompensation in diesem limitierten Segment ist möglich durch Verbesserung der Operationsabläufe, z. B. einen Springer für zwei OP-Tische in einem Großraum-OP, und kürzere Wartezeiten zwischen den einzelnen Operationsschritten (◼ Abb. 4.1 und folgende Übersicht).

Personalressourcen: Optimierter Einsatz des ärztlichen Personals

- Beispielsweise zwei statt drei oder vier Operateure bei der Hüft-TEP, dann aber Seitenlagerung (Huber 2003)
- Erhöhter Zeitaufwand des Operateurs?
- Mehrbelastung des Chefarztes
- Wirtschaftlich sinnvoll?

Personalressourcen

- Arztminute ca. € 1,–
- Pflegeminute ca. € 0,50
- 10 Minuten Wartezeit (3 Ärzte und 3 Pfleger) € 45,–
- 5-mal täglich 10 Minuten an 300 Operationstagen € 67.500,–
- 5-mal 10 Minuten Wartezeit = 1 Arztstelle?

Personalressourcen

Definition:

Wartezeit auf „Operateur" (FB-Zeit)

Ende Narkoseeinleitung - Freigabe durch die Anästhesie

Operative Maßnahmen könnten beginnen

Beginn chirurgische Maßnahmen

erste Maßnahme am Patienten

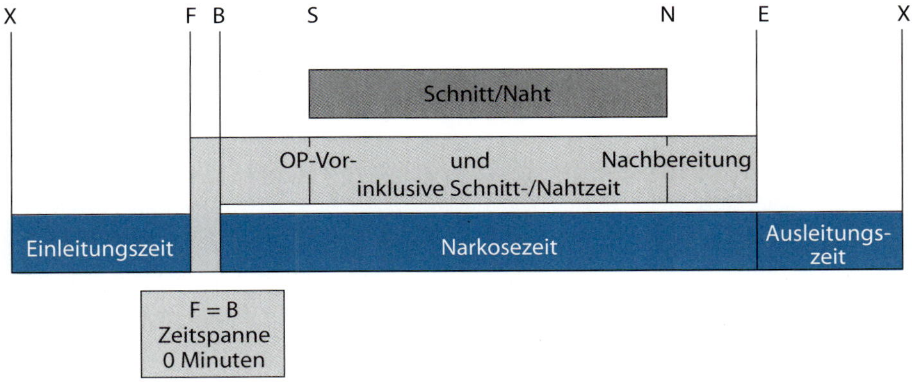

Abb. 4.1

Die Beschaffung von Sachmitteln und Medikamenten kann am sinnvollsten durch eine Sachmittel- und Arzneimittelkommission wirtschaftlich und medizinisch vertretbar gewährleistet sein. Die Satzung beider Kommissionen muss ganz klar definieren, welche Sachmittel und welche Arzneien nur mit Einverständnis des Chefarztes oder seines Vertreters eingesetzt werden können.

Die Dienstleistung am Patienten, bei Ärzten und Pflegern kann durch den Chefarzt wesentlich beeinflusst werden, weniger beeinflussbar sind bis heute die Dienstleistungen im Umfeld der ärztlichen Tätigkeit (Verwaltungskosten, Laborkosten, Technik, EDV, Telefonanlage, Wäschehol- und -bringdienst). Diese Bereiche sind von dem leitenden Arzt nur dann zu beeinflussen, wenn er anhand von validen Daten auch in diese Strukturen mit eingreifen kann. Fragen des „Make it" oder „Buy it" (Outsourcing) sind hier beispielsweise zu klären.

Auch kann es nicht sein, dass sich der Operateur in seiner Implantatwahl deshalb beschränken muss, weil eine nichtsuffiziente und ökonomisch nicht sinnvoll arbeitende Verwaltung mehr Kosten als nötig generiert.

Um hier zu einer strukturierten Einflussnahme auf die Abläufe im Krankenhaus zu gelangen, müssen klare Absprachen mit dem Medizin-Controlling bezüglich der Leistungserfassung pro Abteilung bestehen.

Die Gegenüberstellung von Verbrauchs- und Personalkosten sowie allgemeinen Kosten zu Erlösen bei definierter Leistung ist die Minimalvoraussetzung für den leitenden Arzt, eine Leistungssteuerung abrufen zu können.

Die Einflussnahme des Chefarztes auf Personal- und Sachkosten muss selbstverständlich abschließend in einer qualitativ hochwertigen Kodierung nach den DRG-Richtlinien erfolgen. Die Aufgabe des ärztlichen Leiters zur Sicherung der guten Kodierung ist absolute Voraussetzung für die Wirtschaftlichkeit eines Hospitals. Inwieweit die Abteilung sich Hilfskräften (z. B. Dokumentationsassistenten) bedient, ist ebenfalls unter Personalressourcen zu diskutieren. Die letztendliche Kontrolle obliegt jedoch dem leitenden Arzt.

Der Spagat zwischen den Anforderungen der Ökonomie und unseren ureigensten Aufgaben der Diagnostik und Therapie ist eine Herausforderung, die leider häufig die Grenzbereiche unserer ärztlichen Ethik tangiert. Der leitende Arzt ist hier besonders gefordert, vorbildlich ethische Grundsätze des ärztlichen Handelns trotz der ökonomischen Zwänge nicht zu verlassen.

Literatur

Huber JF, Rink M, Broger I, Zumstein M, Ruflin GB (2003) Optimizing primary total hip replacement – a technique to effect saving of manpower. Z Orthop Ihre Grenzgeb 141: 515–518

Auswirkungen der DRG's auf Behandlungsabläufe und -strategien in der Unfallchirurgie

J. Windolf

Einleitung

Leben ist Bewegung – Bewegung ist Leben. Diese Aussage spiegelt eindrucksvoll die Behandlungsziele der modernen Unfallchirurgie wider. Die schnellstmögliche Wiederherstellung von Mobilität und Funktion mit dem kleinstmöglichen Eingriff ist der Schlüssel zur erfolgreichen Behandlung unfallverletzter Patienten. Insofern ist die mit der Gesundheitsreform 2000 verknüpfte Maxime der Liegezeitverkürzung nicht nur ein rein ökonomisches, sondern auch ein originäres unfallchirurgisches Ziel. Dies bedeutet aber nicht, dass Liegezeitverkürzungen mit immer weniger Ressourcen erreichbar sind. Viele der modernen unfallchirurgischen Verfahren zur Wiederherstellung der Mobilität führen zwar schneller zum Ziel, sind aber mit einem hohen Aufwand verknüpft. Aktuellstes Beispiel ist die operative Versorgung der distalen Radiusfraktur mit einer winkelstabilen Plattenosteosynthese. Dieses für viele Frakturtypen beste Verfahren ist deutlich teurer als die Gipsruhigstellung oder die einfache Drahtosteosynthese. Das DRG-basierte Entgeltsystem zur pauschalen Abrechnung stationär erbrachter Leistungen verlangt nun aber die Quadratur des Kreises: Mit noch weniger Ressourcen soll in noch kürzerer Zeit ein noch Mehr bei gleicher Qualität erreicht werden. Die erklärten Ziele des Systems sind Verkürzung der Verweildauer, Verlagerung von Leistungen in den ambulanten Bereich, höhere Leistungsdichte während der stationären Behandlung, verstärkte Spezialisierung durch Verschlankung des Leistungsspektrums und Abbau der absoluten Krankenhausbettenzahlen (Wilke et al. 2001). Den einzelnen Krankenhäusern bleibt dabei keine andere Wahl, als sich hierauf mit klar definierten und standardisierten klinischen Behandlungspfaden einzustellen (Roeder et al. 2003b). Wollen sie wirtschaftlich erfolgreich bleiben, müssen sie darüber hinaus Leistungen, die nicht kostendeckend erbracht werden können, aus ihrem Leistungskatalog streichen. Für die Behandlungsabläufe und -strategien in der Unfallchirurgie bedeutet dies zwangsläufig eine Reihe von Veränderungen, die im folgenden Beitrag dargestellt werden sollen.

Behandlungspfade in der Unfallchirurgie

Anders als in der Orthopädie, in der die überwiegende Mehrheit der Behandlungen elektiv ausgeführt werden können, sind in der Unfallchirurgie nur die wenigsten Eingriffe elektiv planbar. Der Unfallverletzte gibt vielmehr seine unmittelbare Behandlungsbedürftigkeit individuell vor und lässt sich daher nur begrenzt in Mindestmengen oder Planbudgets abbilden. Eine gewisse „Planlosigkeit" wird es in der Unfallchirurgie trotz vieler Behandlungsalgorithmen immer geben. Nur wenn entsprechende Ressourcen unter diesen Voraussetzungen vorgehalten werden können, wird auch in Zukunft die sachgerechte Versorgung unfallchirurgischer Patienten sicherzustellen sein. Dennoch ist es auch in der Unfallchirurgie möglich, Patientengruppen zu identifizieren, bei denen eine Ökonomisierung des Ressourceneinsatzes ohne Qualitätsverlust möglich ist. Bei genauer Analyse lassen sich unfallchirurgische Patienten in zwei große Kategorien unterteilen: die gut planbaren „Standardverletzten" und die mehr oder weniger unklaren, d. h. „unberechenbaren" Patienten.

Die „Standardverletzten"

Als „Standardverletzte" lassen sich Patienten mit isolierten Monoverletzungen zusammenfassen, deren Behandlung nach ihrer Art und Häufigkeit sehr wohl standardisierbar und somit als Behandlungspfad abbildbar sind. Beispielhaft seien hier die Ruptur des vorderen Kreuzbandes, die mediale Schenkelhalsfraktur oder der isolierte Außenknöchelbruch genannt – Diagnosen, die im Übrigen auch im früheren Vergütungssystem bereits als Fallpauschale bzw. Sonderentgelt abgerechnet worden sind. Bei diesen Verletzungen wird es künftig darauf ankommen, die möglichst kurze stationäre Behandlung entlang eines straff gegliederten und regelmäßig reevaluierten Behandlungspfades zu organisieren (Roeder et al. 2003b). Bereits am Unfalltag sollte dieser durch den aufnehmenden Facharzt festgelegt werden können. Von der Diagnostik über den intraoperativen Materialverbrauch bis hin zum Verbandwechsel und zur Wundkontrolle muss die Behandlung transparent und planbar verlaufen, es sei denn, es treten unerwartete Komplikationen auf. In diesem Fall muss wiederum geprüft werden, ob diese Komplikationen zu einer Weiterbehandlung in einer anderen Disziplin des Krankenhauses führen sollte oder innerhalb der Unfallchirurgie zu Ende behandelt werden kann. Die hiermit verbundene Änderung des Behandlungspfades wird dann mit einer Änderung der Hauptdiagnose und somit auch der Gruppierung innerhalb des Entgeltsystems einhergehen. Die Eingruppierung sollte dabei innerhalb des Krankenhauses abteilungsübergreifend vorgenommen werden, um die Erlöse bestmöglich an den tatsächlichen Behandlungsaufwand anzugleichen.

Insgesamt ist zu erwarten, dass die Patientengruppe der „Standardverletzten" unter der Vorsaussetzung einer realistischen Basisrate und fairer Kostengewichte auf der Basis klar definierter und sauber kalkulierbarer Behandlungspfade auch in einem pauschalierten Entgeltsystem angemessen abzurechnen sein wird, sobald der im G-DRG-System der Version 1 noch unzureichende Differenzierungsgrad (Roeder et al. 2003a; Franz et al 2003) den vielfältigen unfallchirurgischen Leistungen angepasst worden ist. Anders verhält es sich dagegen bei den übrigen unfallchirurgischen Patienten, deren Verletzungsmuster individuelle Therapieoptionen erfordern.

Die „Unberechenbaren"

Patienten mit Polytrauma, Wirbelsäulenverletzung, Verbrennungstrauma oder posttraumatischer Osteitis sind viel zitierte Beispiele für all jene unfallchirurgische Patienten, deren aufwendige und häufig nicht kalkulierbare individuelle Behandlung sich nicht in standardisierten Behandlungspfaden abbilden lässt. Angesichts ihrer Komplexität werden sie im vorliegenden Buch an anderer Stelle ausführlich diskutiert. Die zugrunde liegende Problematik des nicht vorhersehbaren bzw. nur begrenzt planbaren Behandlungsverlaufes findet sich in der Unfallchirurgie aber bereits bei jeder Mehrfachverletzung und darüber hinaus bei einer ganzen Reihe weiterer Patienten: So können Hochrasanztraumen, Sturzverletzungen oder Auffahrunfälle Verletzungen verursachen, die zum Zeitpunkt der Erstversorgung unmittelbar nach dem Unfall noch nicht klinisch evident sein müssen. Bereits ein einfacher Fahrradsturz kann zu Verletzungen an Kopf, Thorax oder Abdomen führen, die zunächst als einfache Prellungen imponieren, im Verlauf aber durch einen Spannungspneumothorax oder innere Blutungen lebensbedrohlich werden können. Jede schwere Quetschverletzung der Gliedmaßen kann durch ein posttraumatisches Kompartmentsyndrom kompliziert werden. Ein direktes Anpralltrauma am Unterschenkel kann im Verlauf zu ausgedehnten prätibialen Nekrosen mit der Erfordernis aufwendiger operativer Rekonstruktionen führen. Bei Patienten mit Kopfverletzungen schließlich, deren Behandlung zur täglichen Routine in der Unfallchirurgie gehört, kann entweder eine einfache Schädelprellung bzw. eine Commotio cerebri ohne morphologisches Korrelat oder aber eine höhergradige Verletzung mit relevanter intrazerebraler Blutung und einem zunächst unauffälligem klinischen Intervall vorliegen. Diese Patienten sind durch posttraumatische Komplikationen bedroht, deren Ausmaß am Unfalltag nicht sicher kalkulierbar ist und daher unter stationären Bedingungen beobachtet werden muss. Gemeinsames Merkmal dieser Patientengruppe ist, dass zunächst nicht klar festgelegt werden kann, auf welchem klinischen Behandlungspfad sie letztlich behandelbar bzw. abrechenbar sein werden. Die stationäre Aufnahme erfolgt zunächst nur mit dem Ziel der stationären Bobachtung. Kommt es nicht zu einer Verschlechterung des Zustandes bzw. zu den im Einzelfall befürchteten Komplikationen, so kann die weitere Behandlung nach einem standardisierten Behandlungspfad bzw. im Falle einer Mehrfachverletzung auch nach mehreren standardisierten Behandlungspfaden entlang einer entsprechenden Prioritätenliste erfolgen. Andererseits kann es innerhalb der ersten Stunden oder Tage nach der stationären Aufnahme aber auch sein, dass der Patient notfallmäßig operiert oder auf die Intensivstation verbracht werden muss. Der weitere Behandlungsverlauf ist von der weiteren Entwicklung der einzelnen Verletzungsfolgen abhängig. Um diese „unberechenbaren“ Fälle greifbar zu machen, muss diese Unberechenbarkeit standardisiert werden, d. h. der unklare Patient sollte einem standardisierten Behandlungspfad mit dem Titel „Stationäre Beobachtung“ zugeordnet werden, der mit einem hohen Einsatz an diagnostischen und therapeutischen Ressourcen die weitere Entwicklung des Patienten betreut. Nur hierdurch lässt sich sicherstellen, dass die qualifizierte Versorgung dieser Patientengruppe trotz der engen ökonomischen Vorgaben des DRG-Systems erhalten werden kann.

Neustrukturierung der Behandlungsabläufe

Um die hier skizzierten beiden Typen unfallchirurgischer Patienten adäquat behandeln zu können, ist das zweidimensionale System von ambulanter und stationärer Behandlung nicht mehr ausreichend. Es bedarf vielmehr einer völligen Neustrukturierung der Behandlungsabläufe mit der Einführung mehrerer unterschiedlich intensiver Ebenen der medizinischen und pflegerischen Betreuung, die je nach Verletzungsschwere des Patienten

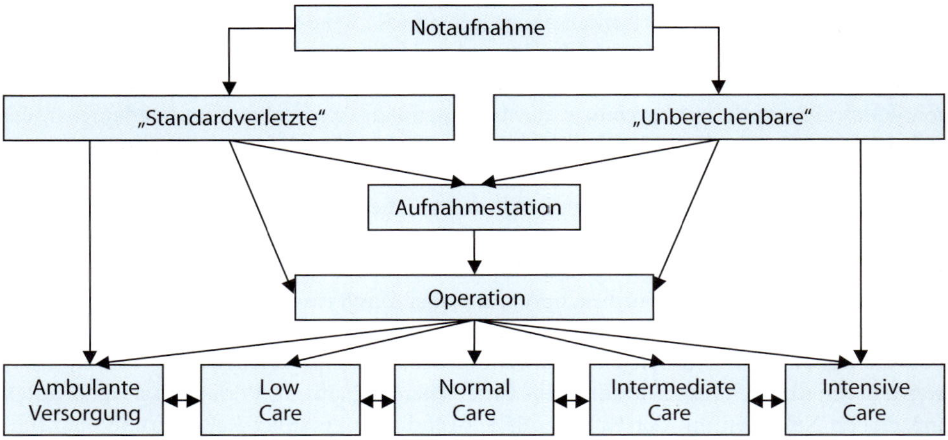

Abb. 5.1. Modell zur Neustrukturierung der Behandlungsabläufe

und seinen Komorbiditäten gezielt eingesetzt werden können. Diese Ebenen sollten sich in so genannte Low-Care-, Normal-Care- und High-Care-Stationen differenzieren. Letztere bestehen aus den Intermediate-Care- und Intensivstationen. Die Differenzierung in unterschiedliche Pflegestufen eröffnet die Möglichkeit, die vorzuhaltenden Ressourcen flexibel an die tatsächliche Pflegebedürftigkeit der Patienten anzupassen. Abbildung 5.1 illustriert ein Modell zur Neustrukturierung der unfallchirurgischen Behandlungsabläufe, das in der Lage sein sollte, den Spagat zwischen Qualitätsanspruch einerseits und Ökonomie andererseits zu schaffen.

Im Mittelpunkt steht die Notaufnahme, die durch eine Aufnahmestation ergänzt sein sollte und von einer ausreichenden Anzahl an qualifiziertem Fachpersonal aller Berufsgruppen betreut werden muss. Sie fungiert als zentrale Schaltstelle zu Beginn der Behandlung des Patienten, in der schnellstmöglich das exakte Ausmaß der Verletzung erfasst und die Weichen für die adäquate Behandlung gestellt werden.

Ergibt die Primärdiagnostik in der Notaufnahme die Diagnose einer Standardverletzung, so wird der jeweilige Behandlungspfad eingeleitet. Diese Pfade sollten, wenn irgend möglich, ohne präoperativen Vorbereitungstag auskommen. Ist eine schnellstmögliche operative Versorgung indiziert, wird der Patient auf die Aufnahmestation aufgenommen und, wenn möglich, innerhalb der ersten 24 Stunden operiert. Andernfalls erfolgt die Terminvergabe zur geplanten Operation. Postoperativ kann die Betreuung ambulant oder in einer der stationären Pflegestufen erfolgen. Die Entscheidung, ob die Behandlung ambulant oder stationär erfolgen kann, ergibt sich dabei aus der Gesamtschau der medizinischen und sozialen Erfordernisse. In Abhängigkeit vom Lebensalter und der Lebenssituation werden Patienten mit Verletzungen der unteren Extremitäten oder mit relevanten Begleiterkrankungen in der Regel häufiger stationär zu betreuen sein, als beispielsweise ansonsten gesunde Patienten mit Verletzungen der oberen Extremität. Die zu Beginn der Behandlung festgelegte Pflegestufe kann im Verlauf des Behandlungspfades an den jeweiligen Zustand des Patienten angepasst werden.

Ergibt die Primärdiagnostik in der Notaufnahme keine standardisierbare Verletzung (und liegt auch kein unauffälliger Normalbefund vor), so durchläuft der Patient zunächst den Behandlungspfad „Stationäre Beobachtung". Sofern keine unmittelbar vital bedrohlichen Verletzungen vorliegen, erfolgt die stationäre Aufnahme auf die Aufnahmestation, die wie eine Intermediate-Care-Station mit entsprechenden Überwachungsmöglichkeiten ausgerüstet sein muss. Andernfalls wird auf der Intensivstation behandelt. Zu Beginn eines jeden Tages muss eine entsprechend qualifizierte Visite entscheiden, ob der Patient von der Aufnahmestation verlegt und in einen standardisierten Behandlungspfad weiterbehandelt werden kann oder ob eine weitere stationäre Überwachung bzw. ergänzende diagnostische Maßnahmen erforderlich sind. Hierdurch wird sichergestellt, dass die erforderliche Behandlung optimal auf die individuelle Situation des jeweiligen Patienten angepasst ist und dennoch ein Höchstmaß an Standardisierung erreicht werden kann.

Ziel der Patientensteuerung innerhalb des Modells muss es sein, möglichst viele Patienten entlang der im Schema weiter links liegenden Pfade zu behandeln. Bei entsprechender medizinischer Notwendigkeit ist ein kurzfristiger Wechsel zwischen den Pfaden dabei jederzeit möglich. Die Flexibilität innerhalb der Behandlungspfade stellt sicher, dass etwaige Qualitätsverluste minimiert werden können. Patienten, bei denen im Verlauf die unfallchirurgische Diagnose in den Hintergrund tritt, sollten in eine andere Disziplin wechseln. Darüber hinaus sollte zu Beginn der Behandlung die Entscheidung gefällt werden, ob der Patient überhaupt im jeweiligen Krankenhaus behandelt werden kann oder besser in ein Haus mit einer höheren Versorgungsstufe verlegt werden sollte. Grundlage für diese Entscheidung werden künftig nicht nur medizinische, sondern durchaus auch ökonomische Aspekte sein. In der Unfallchirurgie sind es insbesondere die nicht so seltenen, aber aufwendigen Behandlungen, die in ihrer Summe durchaus budgetrelevante Ausmaße annehmen können. Beispielhaft seien hier die Behandlungen von komplexen Defektwunden oder aber die Replantation von amputierten Gliedmaßen genannt. Die Weiterverlegung solcher Patienten in ein besser ausgestattetes Zentrum kann somit von existentieller Bedeutung für die unfallchirurgische Abteilung einer kleineren Klinik sein.

Es liegt auf der Hand, dass das skizzierte Modell nur mit einer gut funktionierenden Notaufnahme und einer entsprechend ausgestatteten Aufnahmestation erfolgreich sein kann. Diese beiden Stationen rücken in den Mittelpunkt des Abteilungsgeschehens und sollten vom Leiter der Abteilung oder dessen Vertreter täglich visitiert werden. Für die Primärdiagnostik müssen dort alle personellen und logistischen Ressourcen vorgehalten werden, die zur adäquaten Versorgung der Unfallverletzten benötigt werden. Der zunehmende Kostendruck im Gesundheitswesen hat bereits vor Einführung der DRG's dazu geführt, dass vielerorts auch in den Notaufnahmen versucht wurde, Ressourcen einzusparen. Dies ist aber ein völlig falscher Ansatz. Durch primär übersehene Verletzungen entsteht rasch ein größerer ökonomischer Schaden als durch eine vermeintlich überflüssige Untersuchung. Für die Primärdiagnostik in der Unfallchirurgie muss auch im DRG-System der Anspruch gelten, alle erforderlichen Maßnahmen zu ergreifen, um die entstandenen Verletzungen schnellstmöglich korrekt zu diagnostizieren und der adäquaten Behandlung zuzuführen.

Konsequenzen der Neustrukturierung

Die Neustrukturierung der Behandlungsabläufe im stationären Bereich wird zweifelsohne zur wirtschaftlichen Konsolidierung einzelner Kliniken beitragen können. Zur Senkung der Gesamtkosten im Gesundheitssystem wird sie aber nicht führen (Arnold et al. 2000). Im Gegenteil: Die Umverteilung der Patienten aus der stationären in die ambulante Behandlung führt lediglich zu einer Umverteilung der Kosten in den ambulanten Bereich. Die Verkürzung der Liegezeit erhöht zwangsläufig den Aufwand, den die an der unfallchirurgischen Versorgung beteiligten niedergelassener Kollegen zur kompetenten Weiterbetreuung der Patienten betreiben müssen (Folk 2004).

Eine besondere Belastung wird darüber hinaus auf die Häuser der höchsten Versorgungsstufe zukommen. Wenn die Krankenhäuser der Grund- und Regelversorgung aus ökonomischen Gründen künftig kostenintensive Leistungen aus ihrem Leistungskatalog ausgliedern, werden diese zunehmend von Häusern der Schwerpunkt- und Maximalversorgung erbracht werden müssen. Dies wird dazu führen, dass solche Häuser in Zukunft derart mit kostenintensiven Fällen belastet werden, dass ihre wirtschaftliche Existenz gefährdet sein wird, sofern sie nicht eine besondere Vergütung hierfür erhalten. Eine höhere Auslastung der Traumazentren mit schwerverletzten Patienten verbessert zwar die Kosten-Nutzen-Relation, beraubt diese Häuser aber auch der Möglichkeit, die auf einer Mischkalkulation beruhenden Budgetvorgaben zu erfüllen. Ein denkbarer Ausweg könnte die abteilungsübergreifende Ressourcennutzung sein. Die Umwandlung eines traumatologischen Schockraumes in einen zentralen Akut-Diagnostik-Bereich für verschiedene Notfallindikationen würde sicher zu einer Ökonomisierung der vorgehaltenen Ressourcen beitragen (Wilke et al. 2001). Offen bliebe dabei allerdings, ob die Ergebnisqualität unter solchen Bedingungen tatsächlich gleich bleiben würde.

Schlussbemerkung

Das DRG-basierte Entgeltsystem zwingt die Krankenhäuser zur weitgehenden Standardisierung der stationären Behandlung. In der Unfallchirurgie ist die Forderung einer standardisierten Behandlung nichts wirklich Neues. Lange bevor der Begriff der Qualitätssicherung in den USA als Reaktion auf die Einführung der DRG's geprägt wurde, war es in der Unfallchirurgie vor allem die Arbeitsgemeinschaft für Osteosynthesefragen (AO) die bereits in den 60er- und 70er-Jahren Behandlungsstandards erarbeitete (Rüedi et al. 2000). In den Kliniken wurden diese Standards als „Schule des Hauses" weitergegeben. Morgendliche Übergaben, interdisziplinäre Röntgenbesprechungen, Chefvisiten und Indikationskonferenzen sind im klinischen Alltag jeder chirurgischen Klinik feste Bestandteile des Arbeitsablaufes und wirken als integrierte Qualitätssicherung. Darüber hinaus gibt es für viele Verletzungen bereits seit vielen Jahren medizinische Behandlungsalgorithmen, die zur optimalen Ablauforganisation beitragen (Ruchholtz et al. 1997). Neben dem Aspekt der Qualitätssicherung erhält die Standardisierung im DRG-System aber eine neue Dimension mit einer neuen Zielsetzung. Stärker als alle bisherigen Sparmaßnahmen zwingen die pauschalierten Entgelte die Krankenhäuser dazu, stationäre Behandlungsabläufe unter ökonomischen Gesichtspunkten zu standardisieren. Ziel dieser Standardisierung ist nicht Qualitätssicherung, sondern Ökonomisierung. Aus medizinisch-ethischer Sicht sollte die Priorität aber sowohl Qualitätssicherung als auch Ökonomisierung sein. Von den Ärzten allein wird dies nicht zu schaffen sein. Es bedarf hierzu vielmehr einer weitgehenden Umstrukturierung der gesamten Abläufe innerhalb des Krankenhauses.

Das im vorliegenden Beitrag vorgestellte Modell zur Anpassung unfallchirurgischer Behandlungsabläufe und -strategien an die engen ökonomischen Vorgaben eines pauschalierten Entgeltsystems dokumentiert eindrücklich, dass der Schlüssel zum Erfolg hierbei nicht allein in einer fachübergreifenden, sondern vielmehr in einer berufsgruppenübergreifenden Zusammenarbeit liegt. Nur wenn alle an der Versorgung des Patienten beteiligten Berufsgruppen einander zuarbeiten, wird auch künftig die hohe Qualität der unfallchirurgischen Versorgung in Deutschland aufrecht zu erhalten sein.

Literatur

Arnold M, Litsch M, Schwarz F (2000) Krankenhaus-Report 2000. Schwerpunkt: Vergütungsreform mit DRG's. Schattauer, Stuttgart

Folk M (2004) Unfallchirurgie – Chancen, Herausforderungen und Risiken in der Zukunft aus Sicht des niedergelassenen Chirurgen. Trauma Berufskrankh 6: S217–S220

Franz D, Rochell B, Roeder N (2003) Das G-DRG-System 2003/2004 aus unfallchirurgisch-orthopädischer Sicht. Eine Stärken- und Schwächenanalyse. Unfallchirurg 106: 1057–1073

Roeder N, Franz D, Siebert H, Frank D, Stücker R, Meiners A, Tempka A, Siebert CH (2003a) DRG Anpassungsvorschläge der Fachgebiete Orthopädie und Unfallchirurgie für 2004. Unfallchirurg 106: 777–784

Roeder N, Hensen P, Hindle D, Loskamp N, Lakomek HJ (2003b) Instrumente zur Behandlungsoptimierung. Klinische Behandlungspfade. Chirurg 74: 1149–1155

Ruchholtz S, Zintl B, Nast-Kolb D, Waydhas C, Schwender D, Pfeifer KJ, Schweiberer L (1997) Qualitätsmanagement der frühen klinischen Polytraumaversorgung, II. Therapieoptimierung durch Behandlungsleitlinien. Unfallchirurg 100: 859–866

Rüedi TP, Murphy WM et al. (2000) AO principles of fracture management. Thieme, Stuttgart New York

Wilke MH, Höcherl E, Scherer J, Janke L (2001) Die Einführung des neuen DRG-basierten Entgeltsystems in Deutschen Krankenhäusern – Eine schwierige Operation? Unfallchirurg 104: 372–379

5.2

Auswirkungen der DRG's auf die Behandlungsabläufe und Strategien in der Orthopädie

D. Frank

Paradigmenwechsel in der Krankenhausfinanzierung

Keine andere Systemänderung hat im klinischen Bereich eine derart gravierende Änderung der Arbeitsprozesse und Behandlungsabläufe ausgelöst, wie das DRG-Verfahren. Zu Zeiten der tagesgleichen Pflegesätze und später mit dem Fallpauschalsystem ab 1993 waren die Behandlungsabläufe von den medizinischen Notwendigkeiten und therapeutischen Möglichkeiten geprägt. Die finanziellen Belange hinsichtlich der Erlöse einer Abteilung wurden fast ausschließlich durch die Verwaltungen der Kliniken berücksichtigt. Termine und Inhalte der Budgetverhandlungen mit den Kostenträgern wurden den verantwortlichen Abteilungsleitern in der Regel nicht mitgeteilt. Zunehmend einbezogen wurden die Mediziner als die Leistungsmenge vor allem der Fallpauschalen als steuernder Faktor zur Leistungs- und Kostenbegrenzung Relevanz erhielten. Es mussten ungefähre Leistungsmengen vorausberechnet oder geschätzt werden, verbindlich waren die Zahlenmengen jedoch nicht.

Mit der Einführung der DRG's für die Optionshäuser im Jahr 2003 und verbindlich für alle Kliniken im Jahr 2004 erhielten die Leistungsmengen einen wesentlich höheren Stellenwert. Die Kalkulation des Abteilungsbudgets setzt sich aus drei Faktoren zusammen:

1. dem Basisfallwert,
2. dem Relativgewicht,
3. der Fallzahl.

Die Multiplikation der drei Faktoren ergibt den von den Kostenträgern zu erstattenden Betrag für die Leistung der Abteilung. Der Basisfallwert ist eine mehr oder weniger feste Größe, die sich aus dem Budget der vergangenen Jahre dividiert durch die Anzahl der behandelten Patienten ergibt. Dieser Faktor wird sich in den nächsten Jahren geringfügig verändern (Konvergenzphase) und soll bundeseinheitlich einen gleichen Wert für alle Kliniken darstellen. Kliniken, die zurzeit mit ihrem Basisfallwert unter dem Bundesdurchschnitt liegen, sollen im Betrag angehoben werden, Kliniken, deren Basisfallwert überdurchschnittlich ist, werden eine Kürzung dieses Betrages erwarten können. Einen direkten Einfluss auf die Größe des Basisfallwertes haben weder die Verwaltungen noch die Ärzte einer Klinik.

Dagegen kann das Relativgewicht, also die Fallschwere und die Fallzahl durch korrekte Kodierung sowie strategische Ausrichtung und organisatorische Maßnahmen in engen Grenzen beeinflusst werden. Orthopädie und Unfallchirurgie sind im Vergleich zu anderen Fächern in der Medizin in der Lage durch eine steigende Nachfrage, u. a. durch die demographische Entwicklung, bei immer knapperem Angebot an Klinikbetten die Art der Leistung, also Hüft- oder Knieendoprothetik, Umstellungsoperationen oder sonstige elektive Eingriffe, zu steuern. Hierzu ist eine wirkungsvolle Kooperation zwischen Klinikverwaltung und ärztlichem Bereich unabdingbar. Steuerung der Leistungsmenge setzt eine permanente und jederzeit verfügbare Information über den aktuellen Stand der Daten voraus.

Wieso ist eine ständige Berücksichtigung der budgetrelevanten Faktoren so wichtig?

Eine Unterschreitung der vereinbarten Fallzahlen und des geplanten durchschnittlichen Fallwerts aller Behandlungsfälle führt in der Multiplikation der drei Faktoren, Base-Rate, Case-Mix-Index und Fallzahl dazu, dass das geplante Budget nicht erreicht wird. Da vor allem das Budget für Technik – Energie, Entsorgung, medizinischer Gerätepark – und das Personal eine relative fixe Größe in der Kalkulation darstellt, sind bei einem Anteil von ca. 80–85% dieser beiden Kostenstellen wesentliche Teile der Ausgaben am Jahresanfang bereits festgelegt. Der variable Anteil des Gesamtbudgets ist nicht ausreichend hoch, um fehlende Erlöse zeitnah kompensieren zu können. Mit dem DRG-Vergütungssystem wurde mehr Marktwirtschaft im Gesundheitswesen eingefordert. Werden Minderleistungen und somit potentielle Verluste konsequenterweise nicht ausgeglichen, ist die Vergütung für Mehrleistungen unter marktwirtschaftlicher Betrachtung nicht nachvollziehbar. Hier greifen planwirtschaftliche Instrumente, um einer Ausuferung der Leistungsmenge entgegenzuwirken.

Das DRG-System sieht einen Ausgleich von Verlusten, wie sie in der Vergangenheit erfolgten, nicht mehr vor. Die Kostenträger können zu Erstattung von Unterdeckungen der Budgets nicht mehr veranlasst werden. Ziel ist es daher, eine Abteilung unter finanziellen Aspekten wirtschaftlich zu führen, das heißt, einen Gewinn, zumindest jedoch keinen Verlust zu erwirtschaften.

Zwar sieht das System vor, dass Überschüsse erwirtschaftet werden können und diese dem Unternehmen verbleiben, allerdings ist die Höhe der Vergütung außerhalb der vereinbarten Leistungsmenge vom Verordnungsgeber bewusst wesentlich geringer angesetzt worden. Hierdurch soll einer unkontrollierten Ausweitung der Leistungsmenge Einhalt geboten werden.

Die Vergütung eines über dem vereinbarten Budget erbrachten Falls wird wiederum durch Multiplikation des Falls mit dem Basisfallwert errechnet. Allerdings wird der Case-Mix nicht als individueller Fallwert in die Rechung einbezogen, sondern als Multiplikator des gemittelten Fallwertes der gesamten Klinik. Dieser Faktor dürfte in der Regel deutlich unter dem Index einer orthopädischen oder unfallchirurgischen Abteilung liegen. Zudem werden entsprechend der gesetzlichen Regelung nur 35% des Erlöses von dem Kostenträger erstattet. Somit dürfte ein Fall, der mit einem hohen Implantatkostenanteil versehen ist, nur schwerlich kostendeckend erbracht werden können.

Sind die vereinbarten Fallzahlen zukünftig realisierbar?

Verschiedene Kriterien haben Einfluss auf die Leistungserbringung. Die gesetzlichen Regelungen geben die äußeren Rahmenbedingungen vor. Die Strukturen der Kliniken ermöglichen, die Leistungsmenge sowohl aus Sicht der baulichen Voraussetzungen als auch des medizinischen Personals zu steuern.

§ 115b Sozialgesetzbuch V, ambulantes Operieren

Eine Reihe von gesetzlichen Regelungen, die schon länger im Sozialgesetzbuch V verankert sind, haben mit dem Jahreswechsel 2003/2004 Aktualität erhalten. Nach SGB V § 115 b ist in jedem Fall durch den behandelnden Krankenhausarzt abzuklären, ob die Behandlung auch ambulant erbracht werden kann. Der sog. Sternchenkatalog legt im Wesentlichen fest, was ambulant erbracht werden muss und welche Ausschlusskriterien für den Fall vorliegen sollten, damit der Patient unter stationären Bedingungen zu behandeln ist. Diverse Unternehmensberatungen, die im Gesundheitsmanagement tätig sind, schätzen den Anteil an potentiell ambulanten Eingriffen gemäß § 115 b SGB V auf ca. 30–35% aller bisher stationär durchgeführten Fälle. Die Ermittlung solcher Zahlen erfolgt in der Regel über die Auswertung der Kodierungen nach ICD 10 und OPS 301. Allerdings sind hier die Fälle, bei denen die sog. individuellen Gegebenheiten, wie fehlende häusliche Versorgung, mangelnde Compliance oder Kommunikationsfähigkeit, zum Ausschluss einer ambulanten Behandlung führen, nicht erfasst, da hierfür keine Verschlüsselungen existieren. Realistischer ist daher ein sog. „ambulantes Potential" von ca. 15%. Diese Fälle werden zukünftig bei den Verhandlungen mit den Kostenträgern zu berücksichtigen sein. Im Jahr 2004 wird eine zu oberflächliche Beachtung solcher „kleinen" Fälle zu erheblichen Verschiebungen im Budget führen. Im stationären Bereich brechen diese Fälle weg, was zu Mindererlösen führen wird. Eine Kompensation durch ambulante Erlöse ist in gleichem Umfang nicht möglich, da hier die Vergütung wesentlich geringer ausfällt, der Aufwand aber nur unterproportional reduziert ist. Fallen Eingriffe am Fuß, Metallentfernungen und Arthroskopien, die im ambulanten Katalog ausführlich aufgelistet sind, stationär weg, könnte der Zugriff auf den nächsten Fall der Warteliste als Ausweg in Frage kommen. In der Regel werden Endoprothesen und größere operative Maßnahmen über die Warteliste gesteuert. Hier ist zu berücksichtigen, dass zum einen der Ressourcenaufwand erheblich größer ist, d. h. Zeitaufwand, Personal, Implantate, stationäre Verweildauer, Krankengymnastik u. Ä., zum anderen die Multiplikatoren zur Ermittlung des Erlös sich entscheidend verschieben. Dies hätte zur Folge, dass die Fallzahl fällt und der Case-Mix-Index steigt. Da aber die kostenintensiven Fälle z. B. der Endoprothetik oder Wirbelsäulenchirurgie im System zusätzlich budgetiert sind, ist zudem mit einem niedrigerem Erlös zu rechnen. Der Ausgleich des Wegfalls eines in den ambulanten Bereich zu verlagernden Falles gestaltet sich schwierig und erfordert zeitnah genaue Kenntnis über die Erlöshöhe, die Mindererlöse im ambulanten Bereich sowie über die Verschiebung des Case-Mix-Index und die Gesamtfallzahl.

§ 140 Sozialgesetzbuch V, integrierte Versorgung

Eine weitere gesetzliche Regelung der § 140 SGB V, Integrierte Versorgung (IV), wird die Fallzahlentwicklung im stationären Bereich beeinflussen. Hat die Klinik mit den Kostenträgern Leistungen im Bereich der IV vereinbart, fallen diese Fälle zunächst in der vereinbarten Leistungsmenge der Jahresbudgets weg. Hier bedarf es einer genauen Steuerung sowohl der Operationskapazität als auch der Personalressourcen. Die Kliniken arbeiten fast ausschließlich am Rand ihrer personellen und räumlichen Möglichkeiten. Mehrleistungen müssen durch zusätzliche Bereitstellung von ärztlichem Personal, Schwestern und Operationszeiten seitens der Verwaltung ermöglicht werden. Fälle in der IV sind erlöstechnisch nur sinnvoll zu erbringen, wenn die Leistungen zusätzlich zum vereinbarten Budget erbracht werden. Die Steuerung des Falles, ob es nun ein IV oder Budgetfall ist, hat zu berücksichtigen, dass sich der Case-Mix-Index verändert, sobald man eine sog. Positivauswahl für die IV-Fälle vornimmt, was zu erwarten ist. Mit den vertraglichen Forderungen der Gewährleistung für den Behandlungsfall ist man eher geneigt, den „gesunden" TEP-Patienten im IV-Bereich zu erbringen und den mit Komorbiditäten versehenen Patienten im Budgetbereich abzurechnen. Für den Fall, dass zum Jahresende die Fallzahl im Budgetbereich nicht erreicht wird, sollte berücksichtigt werden, dass in der Regel der IV-Fall nicht die Erlöse in gleicher Höhe verspricht.

Mindestmengenregelung

Ein weiterer Aspekt, der die DRG-Problematik verschärft, ist die sog. Mindestmengenregelung. Unter dem Aspekt einer verbesserten Qualität wird man Mindestfallzahlen bei verschiedenen Therapien festlegen. Wer die Mindestmenge weder als Klinik noch mit ausreichender fachärztlicher Kompetenz erreicht, wird diese Art der Leistung nicht mehr mit den Kostenträgern abrechnen können. Als ein Vorläufer dieser Mindestmengenregelung, wenn auch nicht unter diesem Terminus, darf die Einrichtung von Kompetenzzentren für die Behandlung des Mammakarzinoms in NRW angesehen werden. Mindestens 50 Fälle pro Therapeut und 150 Fälle für die Klinik sind die geforderte Mindestmenge, neben weiteren Kriterien wie Pathologie oder Nachsorge.

Nach erheblichen Bedenken seitens der Fachverbände hinsichtlich der Definition einer Mindestmenge hat der Verordnungsgeber zunächst für Knochenmark-, Nieren- und Lebertransplantationen Mindestmengen festgelegt. Für die Orthopädie darf aber mit hoher Wahrscheinlichkeit eine Mindestmengenregelung erwartet werden, da hinsichtlich des Zeitpunktes eines Eingriffs für die meisten Behandlungen keine Dringlichkeit besteht. Auch unter volkswirtschaftlichen Aspekten dürften gegen einen zeitlichen Aufschub eines Eingriffs, der zwangsläufig zu erwarten wäre, keine Bedenken bestehen. Kostenintensive Behandlungen, die zudem noch über Wartelisten gesteuert werden, bieten sich für eine Mindestmengenregelung an, wenn zudem noch ein Rationierungspotential besteht. Wer sein Leistungsspektrum breit fächert und die Fallzahlen für einzelne, der Mindestmengenregelung wahrscheinlich zuzurechnenden Eingriffe hoch hält, dürfte strategisch sinnvoll handeln.

Besteht Rechtssicherheit in der Erlöshöhe?

Bereits im ersten Jahr der DRG's hat es gravierende Änderungen der Erlössituation einzelner Behandlungsfälle gegeben. So wurde die Knieendoprothese zunächst, in einem Split I0 4 A,B eingeteilt, höher und niedriger bewertet. Seit Beginn des Jahres 2004 wurde die I0 4 in eine sog. Z-DRG umgewandelt. Dies bedeutet, dass eine Differenzierung zwischen schwierigeren Fällen seitens der Einschätzung der Patienten oder der durchgeführten Therapie, nicht mehr möglich ist. Zudem wurde die I0 4 A um ca. 30% zur I0 4 Z im Erlös reduziert. Abteilungen mit einem hohen Anteil an Knieendoprothesen werden einen Teil ihrer Erlöse verlieren. Eine zeitnahe Gegenregulation ist wegen der kurzen Zeitvorgaben zur Änderung der DRG's kaum möglich. In Zeiten des gedeckelten Budgets sind die Auswirkung noch nicht so gravierend, sollte der Deckel allerdings geöffnet werden und Kliniken sich schwerpunktmäßig auf gewisse Versorgungen spezialisieren, werden derartige Systemänderungen einen durchgreifenden Effekt auf die Budgetplanung haben.

Anzahl ärztlicher Mitarbeiter als limitierender Faktor

Waren in der Vergangenheit Nutzungsgrad und Verweildauer Voraussetzung für eine wirtschaftliche Abteilungsführung, so ist heute der Blick vor allem auf die Fallzahl, die obere und untere Verweildauer sowie die Grenzverweildauer gerichtet. Abteilungsgrößen definieren sich nicht mehr über die Anzahl der Betten, sondern über die geleisteten Behandlungsfälle. Die Anzahl der ärztlichen Mitarbeiter trägt entscheidend zum wirtschaftlichen Erfolg der Klinik bei. In Zeiten der immer geringeren Präsenz der Assistenzärzte, veranlasst durch die Arbeitszeitgesetze und die tariflichen Bestimmungen, ist der Arzt die Schlüsselfigur, um das vereinbarte Budgetziel zu erreichen. Die Abschaffung des Arztes im Praktikum ist eine logische Konsequenz im Bestreben, die wirtschaftliche Situation der Kostenträger nicht auf dem Rücken von Berufsanfängern zu verbessern. Allerdings ist mit einer Aufstockung des Personalbudgets im ärztlichen Bereich nicht zu rechnen.

Die Behandlungsabläufe sind unter dem Aspekt einer „lean production" zu überdenken. Überflüssige Diagnostik, ob laborchemisch oder bildgebend, sind zu hinterfragen. Eindeutige Behandlungsrichtlinien, sog. „clinical pathways", vermeiden unterschiedliche Arbeitsweisen, die in einer Art Dominoeffekt die nachgeschalteten Arbeitsabläufe zu sehr individualisieren. Ohne den Blick auf den Patienten mit seinen ethischen und moralischen Ansprüchen zu verlieren, kann man aus der modernen, industriellen Fertigung und ihren Arbeitsabläufen sinnvolle Prozesse übernehmen und in den medizinischen Alltag überführen. Wer einen klar definierten Arbeitsgang vorgibt, spart Zeit und verschwendet keine knappen Ressourcen beim Personal und Verbrauchsmaterial. Die Arbeitsweise muss von oben vorgegeben und über alle Hierarchieebenen weitergereicht werden. Das ständige Hinterfragen einzelner Arbeitsschritte, die Einbeziehung der Mitarbeiter in die Abläufe und Entscheidungen strafft die Abläufe und vermittelt den beteiligten Personen ein Gefühl der Gemeinsamkeit und Identifikation in der Leistungserbringung im Sinne einer „corporate identity".

Orthopädische Behandlungsabläufe eignen sich wegen der großen Wiederholungsfrequenz idealerweise für stringente Arbeitsweisen. Der in die Klinik aufgenommene Patient durchläuft definierte Untersuchungszonen, die nach einer Checkliste abzuarbeiten sind. Die einzelnen Schritte einer Operation lassen sich soweit standardisieren, dass ein nahezu lautloser, also ohne vorherige Ansage den nächsten Schrittes zu erfolgender Ablauf einer Endoprothesenimplantation möglich ist. Instrumentenschwestern, Springer, Anästhesist und Assistenten können die nächsten Schritte im Prozessablauf vorhersehen und sich zeitgerecht hierauf einrichten. Die Erstellung der Operationsdokumentation ist durch moderne Informationssysteme so zeitnah fertig zu stellen, dass dem Patient vor Verlassen des Operationstraktes alle Berichte als Printversion zur Station oder als Daten im System mitgegeben werden. Kodierungen nach dem OPS 301 werden größtenteils durch die Erstellung der Dokumentation im System hinterlegt. Nachbehandlungsstandards ergeben sich automatisch, Abweichung können jederzeit vorgenommen werden. Entlassungsbriefe sind logische Folge aus der Operationsdokumentation und mit der Ergänzung einiger Variablen am Entlassungstag in der entgültigen Version verfügbar. Handschriftliche Kurzbriefe sind nicht mehr notwendig. Mit der anschließenden BQS-Kodierung und Validierung der Verschlüsselungen ist die Akte archivfähig.

Die DRG's werden die Abteilungsleiter vermehrt in die betriebswirtschaftliche Verantwortung nehmen, da sie es letztendlich sind, die die Zukunft der Abteilung durch Planung und Ressourcenverbrauch wesentlich beeinflussen. Verhandlungen mit den Lieferanten erhalten einen zunehmenden Stellenwert. Große Budgets, z. B. für Implantate, ergeben eine Handlungsmasse, die zunächst das Ziel von Preisverhandlungen sein wird. Die Implantathersteller haben den zunehmenden Druck der Kunden bereits zu spüren bekommen. Klinikketten versuchen durch „Gleichschaltung" der orthopädisch/unfallchirurgischen Abteilungen, den Ärzten die Implantate vorzugeben, indem das Gesamtvolumen über Ausschreibungen zentral und gelegentlich ohne medizinischen Sachverstand an den günstigsten Anbieter gegeben wird.

Der Systemwandel im Abrechnungswesen der Kliniken kommt einem Paradigmenwechsel gleich. Die DRG's beeinflussen die Kliniklandschaft, die ärztliche Entscheidungen und das therapeutische Handeln in einer derart umfassenden Art und Weise, wie wir Systemveränderungen des Gesundheitssystems in der Vergangenheit nicht erlebt haben. Der Kostendruck auf der Ausgabenseite, verringerte Einnahmen der Krankenkassen durch die schwierige wirtschaftliche Situation und eine immer teurer werdende Medizin durch hohe Ansprüche an das Machbare haben den Gesetzgeber veranlasst, über die Landesgrenzen hinweg zu schauen, um Lösungsmöglichkeiten in anderen Volkswirtschaften zu finden. Eine Ein-zu-eins-Umsetzung ist schon wegen der völlig unterschiedlichen gesetzlichen Vorgaben nicht zu erwarten gewesen. Startschwierigkeiten bringt jeder Systemwandel mit sich. Von den verantwortlichen Ärzten wird eine höhere Flexibilität bei der Personalführung, Budgetsteuerung und Leistungsplanung erwartet als dies in der Vergangenheit der Fall war. Die Orthopädie ist wie alle anderen Bereiche der Medizin vom Wandel betroffen, allerdings sind die Auswirkungen im täglichen Arbeitsablauf durch die hohe Zahl der wiederkehrenden, gleichartigen Eingriffe nicht so gravierend wie in anderen Fakultäten.

„Rentabilität" der Unfallchirurgie unter DRG-Bedingungen

Kosten-Nutzen-Analyse für Polytrauma und Mehrfachverletzte

E. Kollig, H.C. Pape

Die technologischen und infrastrukturellen Entwicklungen in der Traumatologie haben das Spektrum der therapeutischen Möglichkeiten erheblich erweitert und die Grenzen der behandelbaren Unfallfolgen weiter zu verschieben vermocht, sodass im vergangenen Jahrzehnt noch von der „Verführung durch das Machbare" gesprochen werden konnte.

Unter den drastischen Umwälzungen der Ökonomie im Gesundheitswesen wird die heutige Erörterung dagegen vermehrt hinsichtlich des finanziell Vertretbaren/Verkraftbaren definiert. Somit droht die Schere zwischen den zur Verfügung stehenden therapeutischen Optionen und den finanziellen Ressourcen zu deren Umsetzung in raschem Tempo immer weiter auseinanderzuklaffen.

Ab dem 01.01.2004 wurden die Diagnose- und Prozedurenklassifikationen ICD-10-GM-2004 und OPS-301-Version 2004 in den Krankenhäusern verbindlich.

Haben die Erfahrungen der Vergangenheit unter Nutzung der Pflegesatz- und SE-/FP-Entgelte für die Krankenhäuser gezeigt, dass die Versorgung von Schwer- und Schwerstverletzten in relevantem Umfang aus ökonomischer Sicht nur dann verkraftet werden kann, wenn eine „gesunde" Mischkalkulation zugrunde gelegt wurde, so steht angesichts der augenblicklichen Entwicklung zu befürchten, dass sich mit der konsequenten Umsetzung der DRG-Entlohnung die Versorgung dieser Patienten nicht nur ausgesprochen defizitär gestalten wird. Darüber hinaus besteht die Gefahr, dass sich zahlreiche Kliniken und Klinikverbunde unter existentiellem Druck der Ökonomie aus der Versorgung dieser Patientengruppe komplett abmelden werden. Einerseits wird eine solche Entwicklung aus fachlichen Überlegungen gefördert, wenn die Polytraumaversorgung in dafür speziell eingerichtete und ausgewiesene Kompetenzzentren verlagert werden soll, andererseits hieße die konsequente Umsetzung dieses Vorhabens, dass der Strom dieser sehr kostenintensiven Patienten in die Richtung solcher Kliniken polarisiert und damit auch die immensen Kosten, wogegen entsprechend DRG „gewinnträchtige" Eingriffe insbesondere von rasch und ohne großem logistischen Aufwand dafür „spezialisierten" Krankenhäusern der unteren und mittleren Versorgungsstufe in solch relevantem Umfang absorbiert werden, dass selbst Großkliniken im unfallchirurgischen Sektor Gefahr laufen, in eine ökonomisch gefährliche Schieflage zu geraten, wenn es an der finanziellen Kompensation ermangelt. In internationalen Studien konnte nämlich nachgewiesen werden, dass vor einem DRG-Hintergrund Schwerstverletzte nicht kostendeckend zu behandeln sind (Grotz et al. 2004). Es droht eine betriebswirtschaftliche Selektionierung dieser Patientengruppe mit entsprechenden Folgen für die Solidargemeinschaft, darüber hinaus ethische Probleme (Grotz et al. 2004).

Das im Nachhinein aus traumatologischer Perspektive in Deutschland als wirklichkeitsfremd zu wertende 2002 erstellte diagnoseorientierte Fallpauschalensystem (G-DRG-Version 1.0) zeigte sich beinahe unverändert zu der als Vergleichsbasis herangezogenen australischen AR-DRG-Version 4.1. Glücklicherweise konnte die erste freiwillige Anwendung der G-DRG-Version 1.0 durch die Kliniken in 2003 budgetneutral erfolgen. Dem initial bereits erkannten Änderungsbedarf wurde zunächst damit Rechnung getragen, dass das Institut für das Entgeltsystem im Krankenhaus (InEK gGmbH, Siegburg) mit der Systempflege und der Weiterentwicklung des G-DRG's beauftragt wurde. Der von dieser Instanz implementierte „strukturierte Dialog" wurde im Folgenden von medizinischen Fachgesellschaften dazu genutzt, um Diskrepanzen zwischen tatsächlicher Leistungserbringung und damit verbundenem Aufwand und dem G-DRG aufzuzeigen.

Solche Diskrepanzen zeigten sich aus traumatologischer Sicht rasch für Mehrfachverletzte und Polytraumatisierte: Unabhängig von der Beatmungsdauer werden sämtliche Fälle den DRG's der MDC 21 zugeordnet. Gemäß der Version 1.0 konnten polytraumatisierte Patienten abhängig von Verletzungsumfang, Eingriffsbedarf, Beatmungspflicht oder früher Verlegung unterschiedlichen G-DRG-Fallgruppen zugeordnet werden. Infolge der groben Einteilung der Polytraumatisierten in der Version 1.0 resultieren Inhomogenitäten bei Aufwand und Verweildauer. International anerkannte und verwendete Parameter zur Differenzierung der Verletzungsschwere, wie z. B. der ISS bleiben unberücksichtigt. Auch werden interdisziplinäre Behandlungsstrategien nicht abgebildet: der Polytraumatisierte besteht schließlich nicht nur aus seinem lädierten Achs- und Bewegungsorgan.

Eine weitere Validierung erfolgte für polytraumatisierte Patienten durch ein gemeinsames DRG-Evaluationsprojekt der DGU und DGOOC in Zusammenarbeit mit der DRG-Research-Group des Universitätsklinikums Münster mit Unterstützung durch die DKG und die BÄK (Grotz et al. 2004). Wissenschaftlich ausgewertet wurden 12.645 orthopädische und unfallchirurgische Fälle aus 23 Kliniken (11 universitäre und 12 nichtuniversitäre Institutionen).

Daneben wurde an der Medizinischen Hochschule Hannover an Polytraumatisierten dieser Klinik aus den Jahren 2000 und 2001 eine weitere Untersuchung inauguriert (Grotz et al. 2004). Ziel dieser Arbeit war es, die durch einen Berechnungsalgorithmus ermittelten Kosten mit den zu erwartenden Entgelten nach G-DRG zu vergleichen. Unter der Annahme eines Basissatzes von € 2900,– wurde die Differenz zu den anhand des Berechnungsmoduls erhobenen Krankenhauskosten als betriebswirtschaftliches Ergebnis angenommen. Die mittlere Vergütung nach G-DRG betrug € 21.380,– +/– € 12.300,–, die errechneten, durchschnittlichen Krankenhauskosten lagen bei € 34.274,– +/– € 22.502,–. Hieraus ergab sich eine mittlere Differenz von € 12.893,– +/– € 15.534,–. Besonders negativ hinsichtlich des betriebswirtschaftlichen Ergebnisses machten sich hier bemerkbar

- ISS >35 Punkte,
- Bedarf von >10 Blutkonserven,
- Mehrfachoperationen (verzögerte Definitivversorgung, Revisionsbedarf),
- Überlebende mit langem Krankenhausaufenthalt,
- spät verstorbene Patienten,
- Abrechnung nach G-DRG A06Z (Langzeitbeatmung >11 Tage).

In der Konsequenz bedeutet dies, dass nur 62,4% der tatsächlich entstehenden Kosten aus der Behandlung Polytraumatisierter durch die DRG-Vergütung gedeckt werden. Diese Erkenntnisse führten zu der Antragsstellung der DGU beim InEK am 31.03.2003, für die kostendeckende Behandlung von polytraumatisierten Patienten die G-DRG-Gewichtungen neu zu definieren.

Die abgeleiteten 14 Anpassungsvorschläge wurden im Rahmen des o. a. „strukturierten Dialogs“ beim InEK eingereicht und dort in eher geringem Umfang berücksichtigt. Dies hatte die nachstehenden Veränderungen zur Folge (Tabelle 6.1).

Die Basis-DRG's W01, W05, W40 und W60 werden demzufolge modifiziert bzw. neu eingefügt:
- die Differenzierung erfolgt bei der Basis-DRG W01 nun über die Beatmung wie über die PCCL und abhängig von der Durchführung einer Frührehabilitation,
- die G-DRG's W05 und W40 werden neu eingeführt und erweitern die Abbildungsdifferenzierung polytraumatisierter Patienten im G-DRG-System;
- die G-DRG's W01A, W05Z und W40 werden aus der Vergütung über den Fallpauschalenkatalog herausgenommen. Die Vergütung erfolgt über krankenhausindividuelle Entgelte nach § 6 Abs. 1 des KHEntgG.

An dieser Stelle ist anzumerken, dass die Abrechnung von Zusatzentgelten nicht zu einer Budgeterhöhung führen. Sollen die zusatzentgeltfähigen Leistungen – hier: auf dem Gebiet Polytraumaversorgung – gesteigert werden, ohne dass das jeweilige Krankenhaus defizitär wird, muss in Erwartung der anfallenden Quantitäten zuvor entweder eine Aufstockung des Budgets oder eine abweichende Mehrerlösausgleichsregelung ausgehandelt werden. Es droht ansonsten für schwerpunktmäßig auf Polytraumata ausgerichtete Kliniken möglicherweise die Handlungsunfähigkeit. Hier sind große Defizite zu erwarten.

Die Anwendung und Auswirkungen der durch die InEK vorgenommenen Anpassungen und abgeleiteten Kalkulationen, insbesondere in Richtung der auf die Behandlung von Polytraumatisierter spezialisierten Zentren, bleibt abzuwarten, Skepsis ist gerechtfertigt.

Der tatsächliche Ressourcenverbrauch wird weiterhin nicht abgebildet, eine Einstufung der Verletzungsschwere z. B. mittels ISS findet nicht statt. Auch lassen sich Mehrfachleistungen über DRG-Fallgruppen nicht oder sehr schwer abbilden, wobei dieses Manko auch dem G-DRG-System 2003/2004 weiter innewohnt.

Als relevante Sachgrundlage für notwendige Änderungen kann das seit 1992 geführte Traumaregister der DGU mit einer über 11.000 Patienten umfassenden Datenbank herangezogen werden (Pape et al. 2003), zumal seit 2002 hier über den ICD-10 und den OPS 301 der tatsächliche Verletzungsumfang wie auch der operative Aufwand dargestellt werden. In einer eigenen Studie wurden auf der Basis von 3702 Patienten mit einem ISS ab 16 die Kosten der Behandlung von Mehrfachverletzten evaluiert (Schwermann et al. 2004). Bei einem durchschnittlichen ISS von 30,6 (+/– 11,6) Punkten ergaben sich klinische Durchschnittskosten von € 32.166,– (+/– € 25.404,–). Die Hälfte der Kosten gründete sich auf der intensivmedizinischen Behandlung, ein Viertel auf chirurgische Interventionen. 30,6% waren variable Kosten, 69,4% fixe Kosten. Die Analyse erbrachte den Nachweis, dass die Kosten mit Zunahme des ISS und des Lebensalters anstiegen.

Ausblick: Die in der derzeitigen Version gültigen Anpassungen sind im Vergleich zu 1.0 grundsätzlich als Verbesserung oder Schritt in die richtige Richtung zu werten, weitere erscheinen bereits jetzt als conditio sine qua non: Eine Berechnung von 128 Patienten zeigte, dass die mittlere Unterdeckung nach den Kriterien 2002/03 knapp € 8000,–, nach der Modifikation vom Herbst 2003 aber immer noch knapp € 6000,– betrug (unveröffentlicht). Für die MDC 21A „Polytrauma“ bleibt zukünftig ein notwendiger Handlungs- und Veränderungsbedarf, da die bisherigen Anpassungen eine sachgerechte Abbildung der Realität vermissen lassen.

Tabelle 6.1. Veränderung auf G-DRG-Ebene: Basis-DRG's der Hauptdiagnosekategorie (MDC) 21A: Polytrauma

Basis-DRG	DRG-Bezeichnung	Änderung in der G-DRG-Version 2003/2004
W01	Polytrauma mit maschineller Beatmung oder Kraniotomie	Vierfach-Splittung in Abhängigkeit von Langzeitbeatmung, PCCL und Frührehabilitation; PCCL-Schwellenwert für DRG W01C: PCCL >3 DRG W01A wird aus Vergütung über Fallpauschalenkatalog ausgenommen (s. Anl. 3 KFPV 2004). Finazierung erfolgt über krankenhausindividuelle Engelte nach § 6 Abs. 1 KHEntgG DRG's W01B, W01C und W01D werden nach bundeseinheitlichem FP-Katalog abgerechnet
W05	Polytrauma mit signifikantem Eingriff ohne maschinelle Beatmung oder Kraniotomie mit Frührehabilitation	Neu eingeführte Z-DRG Basis-DRG wird aus Vergütung über Fallpauschalenkatalog herausgenommen (s. Anl. 3 KFPV 2004). Finanzierung über krankenhausindividuelle Entgelte nach § 6 Abs. 1 KHEntgG
W40	Frührehabilitation bei Polytrauma	Neu eingeführte Z-DRG Basis-DRG wird aus Vergütung über FP-Katalog herausgenommen (s. Anl. 3 KFPV 2004). Finanzierung über krankenhausindividuelle Entgelte nach § 6 Abs. 1 KHEntgG
W60	Polytrauma, verstorben <5 Tage nach Aufnahme	DRG-Bezeichnung geändert Basis-DRG von Fallzusammenfassung und Neueinstufung nach § 2 Satz 1 KFPV 2004 ausgenommen

Das deutsche DRG-System ist als lernendes System konzipiert, in das externer Sachverstand zur qualifizierten Weiterentwicklung einfließen muss. Ergo sind hier auch die Traumatologen gefordert, um z. B. durch Kompetenzgruppen (wie z. B. AG Polytrauma der DGU) diesen Sachverstand beizusteuern. Allerdings wirkt diese Erkenntnis umso ernüchternder, wenn nach Ansicht von Franz et al. aus der Münsteraner Arbeitsgruppe eine Innovation sich im G-DRG-System erst mit einer Verzögerung von 3–4 Jahren abbildet (Grotz et al. 2004).

Literatur

Grotz M, Schwermann T, Lefering R, Ruchholtz S, Graf v. d. Schulenburg JM, Krettek C, Pape HC (2004) DRG – Entlohnung beim Polytrauma. Unfallchirurg 107: 68–76

Pape H-C, Mahlke L, Schaefer O, Krettek C (2003) Gedanken zu ökonomischen Aspekten der Behandlung Schwerverletzter unter den Bedingungen der „diagnosis related groups" (DRG) – eine Initiative des Berufsständischen Ausschusses der DGU. Unfallchirurg 106: 869–873

Franz D, Rochell B, Roeder N (2004) German – DRG's 2004: Erreichtes und Nichterreichtes. Chirurg BDC 4 43: 97–109

Franz D, Rochell B, Roeder N (2003) Das G-DRG-System aus unfallchirurgisch-ortopädischer Sicht. Unfallchirurg 106: 1057–1073

Schwermann T, Grotz M, Blanke M, Ruchholtz S, Lefering R, v d Schulenburg JM, Krettek C, Pape HC (2004) Evaluation of costs incurred für paients with multiple trauma particularly from he perspective of the hospital. Unfallchirurg 4: Epub ahead of print

„Rentabilität" der Orthopädie unter DRG-Bedingungen – Ist eine Kosten-Nutzen-Analyse der Endoprothetik der großen Gelenke möglich?

M.M. Kaufmann, C.H. Siebert

Einführung

Mit der Einführung der nach DRG's fallpauschalierten Abrechnungen kommt der Endoprothetik für Orthopädische und Unfallchirurgische Kliniken eine zentrale Rolle zu. Ein wesentlicher Anteil der Krankenhausbudgets wird für diese Versorgungen zur Verfügung gestellt. In den noch darzustellenden Gruppen I01, I03, I04 und I05 verbergen sich derzeit noch sehr inhomogene Patientenkollektive. Entsprechend ist auch nur ein gemittelter Wert z. B. für Implantatmaterialien im DRG-Erlös enthalten. Dies führt dazu, dass einige Versorgungsformen zu den Gewinnern zählen, während andere zu den Verlierern gehören werden. Somit entstehen ungewollt durch das DRG-System für die Krankenhäuser und die behandelnden Ärzte Fehlanreize, kostengünstigere Versorgungsformen zu bevorzugen. Der zunehmende finanzielle Druck auf die behandelnden Abteilungen kann damit in sonst medizinisch fundierte Entscheidungsfindungsprozesse und Indikationsstellungen eingreifen. Diese äußeren Einflüsse auf die medizinische Versorgung werden im Folgenden anhand der einzelnen DRG's demonstriert.

Fallpauschalen in der Endoprothetik – ein bekanntes Werkzeug zur pauschalen Finanzierung

Durch die zum 01.01.1995 in Kraft getretene Verordnung zur Neuordnung des Pflegesatzrechts (vom 26.09.1994 – BGBl. I S. 2750) wurde die Vergütung der Krankenhausleistungen von leistungsgerechten Entgelten auf Fallpauschalen und Sonderentgelte (FP/SE) umgestellt. In der 3. Veränderungsverordnung zur BPflV sind 73 Fallpauschalen und 147 Sonderentgelte definiert (gültig ab 01.01.1996). Dadurch sollte ein Anreiz gesetzt werden, möglichst wirtschaftlich zu handeln. Durch die Einführung der Fallpauschalen liegen im Bereich der Endoprothetik bereits erhebliche Erfahrungen mit der Abrechnung durch Pauschalbeträge vor. Diese sind zumindest teilweise auf das in Deutschland neu eingeführte Fallpauschalensystem der diagnosebezogenen Gruppen (G-DRG's) übertragbar. Denn bereits hier wurden Festbeträge bundesweit gültig ausgehandelt, die die gesamte stationäre Behandlung inklusive der Mindestleistung innerhalb einer Mindestverweildauer beinhalteten. Bei Überschreitung der vereinbarten Verweildauer wurden entweder tagesgleiche

Pflegesätze für jeden zusätzlichen Behandlungstag gezahlt bzw. bei Erreichen der Verlängerungspauschale (B-Pauschale) ein zusätzlicher Festbetrag. Dieser Sachverhalt entspricht der Zuschlagsregelung bei Überschreiten der oberen Grenzverweildauer der jeweiligen DRG.

Im neuen Fallpauschalensystem existieren, wie bereits bisher, getrennte Gruppen für die Endoprothetik der Hüftgelenke (I03) und Kniegelenke (I04). Neu ist jedoch die Pauschalierung der anderen großen Gelenke (I05) sowie der Eingriff an mehreren Gelenken (I01). Eine Erweiterung der Fallpauschalen in der Form, dass die DRG's für die Endoprothetik nicht mehr auf die primäre Implantation beschränkt sind, sondern auch den Wechsel umfassen, sofern er einzeitig erfolgt, ist jedoch ein Novum. Bisher existierten getrennte Fallpauschalen für die primäre Implantation und die Wechseleingriffe. Im Jahre 2004 findet sich auch die gesamte Kniegelenkendoprothetik von unikompartimenteller Versorgung bis hin zur gestielten Endoprothese mit Patellaersatz bei einzeitigem Wechsel in einer Gruppe, wofür vorher mehrere Pauschalen galten.

Relevant für die Abrechnung der bisherigen Fallpauschalen waren eingehaltene Mindestverweildauern und Stichtage, wie der Fadenzug als Datum der abgeschlossenen Wundheilung. Letzteres spielt unter DRG's keine entscheidende Rolle mehr, vielmehr sind andere behandlungsspezifische Parameter berechnet worden, wie die durchschnittliche Verweildauer und die obere bzw. untere Grenzverweildauer, deren Über- und Unterschreiten mit Abschlägen ebenso sanktioniert wird wie eine frühzeitige Verlegung in ein anderes Krankenhaus.

Kosten-Nutzen-Analyse im DRG-System

Die Frage nach dem Nutzen der endoprothetischen Versorgung für ein Krankenhaus ist nicht mit einem Wort zu beantworten. Der Nutzen der sich aus der Vorhaltung der Endoprothetik ergibt, besteht in verschiedener Hinsicht. Beim wachsenden Druck auf dem Krankenhausmarkt durch den mündigen, informierten Patienten und den kostenbewussten zuweisenden niedergelassenen Arzt ist es unerlässlich, in dieser Sparte mit stetig wachsender Nachfrage die gefragte Leistung anbieten zu können. Zusätzlich eröffnet gerade die Endoprothetik den Zugang zu neuen Sektoren der Finanzierung im Gesundheitssystem, wie z. B. der Integrierten Versorgung.

Unter Berücksichtigung des Vorangestellten erfordert eine Kosten-Nutzen-Analyse unter ökonomischen Gesichtspunkten die genaue Gegenüberstellung der angefallenen Kosten des behandelnden Krankenhauses und des erzielten Erlöses andererseits. Dies setzt im jeweiligen Krankenhaus die Möglichkeit einer patientenbezogenen Erhebung der Behandlungskosten im Sinne einer Kostenträgerrechnung voraus. Diese ist in einem Großteil der betroffenen Akutkrankenhäuser in der erforderlichen Form jedoch nicht gegeben, da sie in der bisherigen Vergütungsmethode nach BPflV und FP/SE nicht erforderlich war.

Die im Kalkulationsbericht der Fa. 3 M für das Jahr 2003 und vom Institut für Entgeltsysteme im Krankenhaus (InEK) angegebenen Eurobeträge für einzelne Positionen der Kalkulation sind auf einen festen Basisfallwert bezogen, der für 2003 mit € 2892,– und für die Kalkulation 2004 mit € 2831,– berechnet wurde. Auf diese Werte bezogen finden sich dort einzelne Positionen zu Kosten im Personal- und Sachmittelbedarf. Um einzelne Posten mit den jeweiligen krankenhausspezifischen Kosten vergleichen zu können, ist neben einer detaillierten Aufstellung der krankenhausseitig tatsächlich entstandenen Kosten in Form

Tabelle 7.1. Übersicht Implantatkosten (in Euro) in der Endoprothetik für 2004

	I01	I03	I04	I05
A	1640,23	1236,75	–	–
B	1719,91	1219,23	–	–
C	–	1238,27	–	–
D	–	1381,76	–	–
Z	–	–	2209,21	1.776,85

einer Kostenträgerrechnung zu einzelnen Behandlungsfällen eine Umrechnung auf den jeweiligen individuellen Basisfallwert erforderlich. Leider verfügen nur wenige Krankenhäuser über eine detaillierte Abrechnung dieser Art. Es ist auch fraglich, ob im Rahmen der DRG-Kalkulation bundesweit entsprechende Systeme implementiert werden, da sie über das für das übliche Krankenhausmanagement Erforderliche hinausgehen.

Selbst bei vorhandener Kostenträgerrechnung ist von erheblichen Schwankungen zwischen den einzelnen Krankenhäusern auszugehen, sodass im Folgenden nur eine genaue Betrachtung der durch die Definitionen der DRG's und die Ergebnisse der Kalkulationsberichte veröffentlichen Ansätze erfolgen kann. Es sind allenfalls annähernde Vergleiche mit Preisspannen unterschiedlicher Hersteller von Endoprothesen und Leistungserbringern möglich. Zur besseren Übersicht sind in Tabelle 7.1 die für die jeweiligen DRG's kalkulierten Implantatkosten dargestellt.

Primäre Endoprothetik

I01 – Beidseitige oder mehrere große Eingriffe an Gelenken der unteren Extremität

Diese DRG umfasste bereits in der Version 1.0 des 2003er Systems der G-DRG die Operationen der Endoprothetik der großen Gelenke der unteren Extremität, sofern es sich um mehrere Eingriffe handelte, die bestimmte Bedingungen erfüllten. Die Definition erfordert neben einer Hauptdiagnose mit Zuordnung zur Hauptdiagnosekategorie (MDC) 8, die Nennung von zwei Prozeduren aus der Prozedurenliste der TAB I01–1, die die OPS-Codes 5-820 bis 5-823 bzw. 5-826 und 5-827 beinhaltet. Diese Codes beinhalten die Primärimplantation und die Wechsel-/Revisionseingriffe der Hüfte, des Kniegelenks und des oberen Sprunggelenks bzw. der Schulter und des Ellenbogens. Eine Unterscheidung der zunächst nicht nach Schweregrad gesplitteten DRG erfolgt im System 2004 nach PCCL >3 (Patient Complexity and Comorbidity Level, Schweregrade 0–4). Das jeweils betroffene Gelenk führt zu keiner unterschiedlichen Einteilung. Da die Grouper-Software zurzeit das Datum der Leistungserbringung nicht erfasst, sind folgende Szenarien der Behandlung denkbar, die in die DRG I01 führen:

a) Primäre Implantation einer zementierten Hüftprothese (5-820.01) mit nach wiederholter Luxation erforderlichem Pfannenwechsel (5-821.22) zu einem späteren Zeitpunkt im Rahmen desselben Aufenthaltes/Behandlungsfalles. Dies entspricht der im Titel der DRG vorliegenden Beschreibung mehrerer Eingriffe.

b) Implantation einer zementierten Hüftprothese rechts und links im Rahmen eines stationären Aufenthaltes, unabhängig vom Operationszeitpunkt (5-820.01, 5-820.01). Bei dieser Konstellation handelt es sich um die im Titel geforderten beidseitigen Eingriffe an Gelenken der unteren Extremität.
c) Implantation einer Hüftprothese und einer Sprunggelenksprothese ebenfalls während eines Aufenthaltes (5-820.01, 5-826.0). Dieser Fall entspräche Situation a) mit jedoch zwei Eingriffen an unterschiedlichen Gelenken.

Interessanterweise führt jedoch auch die Implantation einer zementierten Hüftprothese (5-820.01) mit Verwendung einer Schnapppfanne (5-820.71) bei entsprechend genauer Kodierung zum selben Ergebnis. Diese fälschlich in diese Kategorie eingruppierten Primärimplantationen, bei denen aufgrund der Verwendung eines besonderen Implantats zwei geforderte Codes angegeben wurden, führt zu einer deutlichen Unterdimensionierung der DRG I01.

Alle oben aufgeführten und hinsichtlich der Operationsverfahren und Implantatmaterialien stark variierenden Behandlungsfälle werden in der DRG I01 ebenso zusammengefasst, wie die mehrzeitig durchgeführte septische Revisionsendoprothetik. Obwohl sie in der Definitionstabelle aufgeführt sind, führen die Fälle mit einzeitigem Wechsel aufgrund der einfachen Nennung des OPS-Codes nicht in diese Fallpauschale, es sei denn, es erfolgt der theoretisch denkbare, medizinisch aber wohl sehr selten praktizierte Wechsel an mindestens zwei Gelenken im selben stationären Aufenthalt. Einen speziellen Split für Patienten mit septischer Situation bei Vorliegen von Problemkeimen (z. B. MRSA) gibt es derzeit auch nicht.

Hinsichtlich der Implantate wurden 2003 einheitlich € 1894,49 und für 2004, je nach Schweregrad, € 1640,23 (I01A) bzw. € 1719,91 (I01B) ermittelt. Hierbei fällt auf, dass beide Werte, auch der für den höheren Schweregrad, niedriger sind als der einheitliche Betrag zur ungesplitteten DRG im Vorjahr.

Das InEK wurde daher in einem Änderungsvorschlag für 2005 von DGU und DGOOC gebeten, durch eine Anpassung der Definition nur solche Fälle in diese DRG einzubeziehen, bei denen eindeutig ein zweizeitiger Eingriff (z. B. zweizeitiger Wechsel erkennbar durch das Datum der Leistungserbringung) oder ein Eingriff an mehreren Gelenken (erkennbar durch eine Lokalisationsangabe, sofern nicht schon im OPS-Code enthalten) durchgeführt wurde. Die Fachgesellschaften erwarten sich davon eine Verbesserung in der medizinischen Homogenität der Fälle und dadurch auch einen den realen Bedürfnissen entsprechenden Implantatpreis, der bisher durch Kalkulationseinflüsse aus den Daten der fälschlich in dieser DRG enthaltenen Fälle zu tief liegt.

I03 – Eingriffe am Hüftgelenk

In die DRG I03 werden alle Fälle mit Implantation einer Hüftprothese eingruppiert. Dabei wurde 2003 zwischen der primären Implantation ohne schwerwiegende Begleiterkrankung (I03C), der Revision ohne schwere Begleiterkrankung bzw. primärer Implantation mit schwerer Begleiterkrankung (I03B) und der Revision bei Vorliegen von schweren Begleitumständen (I03A) unterschieden.

Diese Systematik wurde beim Systemwechsel zu 2004 weitgehend beibehalten. Es wurde jedoch als weiteres DRG-Kriterium, die geriatrische Komplexbehandlung und Frührehabilitation hinzugenommen. Diese zusätzlich zur Prothesenimplantation durchgeführte

Tabelle 7.2. Schematische Darstellung der DRG-Splits I03 – Eingriffe am Hüftgelenk

	Primäreingriff	Revision	schwere Begleiterkrankung	Frühreha und geriatrische Komplexbehandlung
I03A	+	+	+	+
I03B	+	+	+	–
I03C	+	–	+	–
oder I03C	–	+	–	–
I03D	+	–	–	–

Leistung berechtigt zur Abrechnung des A-Splits der DRG I03. Die bisherigen Splits wurden jeweils eine Stufe nach unten verschoben. Das heißt, der ursprüngliche A-Split des 2003er Systems entspricht dem aktuellen B-Split. Die genaue Aufteilung dieser Splits, abhängig von der erbrachten Leistung, soll durch Tabelle 7.2 verdeutlicht werden.

Der leichteste Schweregrad I03D umfasst lediglich die Implantation einer Hüftendoprothese ohne gleichzeitiges Vorliegen von schweren oder besonders schweren Begleiterkrankungen. Der C-Split beinhaltet die Primäreingriffe mit relevanter Begleiterkrankung oder Revisionseingriffe ohne Begleiterkrankungen inklusive des einzeitigen Wechsels. Der B-Split gilt für Fälle mit Revisionseingriff und begleitender Erkrankung, während der A-Split als am stärksten bewerteter Schweregrad alle Fälle mit schweren Begleiterkrankungen und durchgeführter Rehabilitationsbehandlung abbildet.

Besondere Aufmerksamkeit verdient der neu eingeführte A-Split, der unabhängig von der Art des Eingriffs bei Durchführung einer Rehabehandlung während des stationären Aufenthaltes und schwerwiegender Begleiterkrankung automatisch angesteuert wird. Wegweisend ist auch die Tatsache, dass dieser Split nur für Patienten mit relevanter Begleiterkrankung kalkuliert wurde, ohne ein Pendant für ansonsten gesunde Patienten zu schaffen. Für diese Gruppe von Patienten ist eine Rehabehandlung im operierenden Krankenhaus nicht vorgesehen. Dies eröffnet Raum für Spekulationen über die zukünftige Form der Reha nach Implantation einer Endoprothese bei jüngeren, gesünderen Patienten.

Anhand der Daten von nur 89 Behandlungsfällen der Kalkulationshäuser aus 2002 wurden vom IneK stationäre Aufenthalte mit einer mittleren Verweildauer von 33,6 Tagen und durchgeführter Frührehabilitation oder geriatrischer Komplexbehandlung kalkuliert (s. oben). Bei den behandelten Patienten waren 80% älter als 75 Jahre und ca. 2/3 wiesen die Hauptdiagnose einer Schenkelhals- oder pertrochantären Fraktur auf. Durch Angabe eines OPS-Codes aus der Tabelle TAB-I03–3, die die Schlüssel aus der Rubrik 8-55, Rehabilitative Komplexbehandlung (8-550, geriatrische frührehabilitative Komplexbehandlung, und 8-551, Frührehabilitation), enthält, erfolgt hier die Eingruppierung in den A-Split. Dabei muss jedoch berücksichtigt werden, dass bestimmte Voraussetzungen erfüllt sein müssen, um diese Codes (8-550.0, 8-550.1 und 8-550.2) als Leistungsabbildung im Sinne der Mindestmerkmale benutzen zu dürfen:

- Rehateam unter fachärztlicher Leitung,
- standardisiertes geriatrisches Assessment in mindestens fünf Bereichen (Mobilität, Selbsthilfefähigkeit, Kognition, Emotion, soziale Versorgung),
- schriftlicher wöchentlicher Behandlungsplan mit Teambesprechung,
- therapeutische Pflege durch Fachpflegepersonal,

- Einsatz von mindestens zwei Therapeutengruppen (Physiotherapie, Ergotherapie, Logopädie, Neuropsychologie, physikalische Therapie),
- gleichzeitige (dauernde oder intermittierende) akutmedizinische Diagnostik bzw. Behandlung ist gesondert zu kodieren.

Für die Codes 8-551.0, 8-551.1 und 8-551.2 sind diese Mindestmerkmale etwas modifiziert:
- Rehateam unter fachärztlicher Leitung,
- standardisiertes Frührehabilitations-Assessment zur Erfassung und Wertung der funktionellen Defizite in mindestens fünf Bereichen (Bewusstseinslage, Kommunikation, Kognition, Mobilität, Selbsthilfefähigkeit, Verhalten, Emotion),
- schriftlicher, wöchentlich zu aktualisierender Behandlungsplan mit Teambesprechung,
- Frührehabilitationspflege entsprechend den Kriterien der Weiterbildung zur Rehapflegekraft,
- Vorhandensein und Einsatz von mindestens vier Therapiebereichen (Physiotherapie, Ergotherapie, Physikalische Therapie, Neuropsychologie, Psychotherapie, Logopädie, Schlucktherapie, Musiktherapie, Kunsttherapie) in patientenbezogenen unterschiedlichen Kombinationen und unterschiedlichem Zeitaufwand.

Die mittlere Verweildauer von 33,6 Tagen entspricht der derzeitig üblichen Aufenthaltsdauer von ca. 11 Tagen im Akutkrankenhaus und ca. 21 Tagen in der stationären Rehabilitation. Prinzipiell ist aber bereits eine Entlassung ohne Erlösabschlag nach zehn Tagen stationärer Behandlung möglich. Diese Mindestdauer deckt sich jedoch nicht mit den Vorraussetzungen zur Kodierung des nötigen OPS-Schlüssels. Dort ist eine Durchführung der Maßnahmen über mindestens 14 Tage gefordert.

Durch das hohe Relativgewicht von 4,033 und aufgrund der Möglichkeit, durch eine zeitige Entlassung bei korrekter Erbringung der o. g. Leistungen über den minimal erforderlichen Zeitraum von 14 Tagen eine günstige Erlössituation zu erreichen, sind sicher Anreize zur Erlösoptimierung auf Kosten des Patienten geschaffen. Genauso sind aber auch Anhaltspunkte für unberechtigte Kritik seitens des Medizinischen Dienstes entstanden, wenn Patienten bei gutem Verlauf relativ zeitig aus der stationären Behandlung entlassen werden.

Mit der DRG I03A können erstmals Akutkrankenhäuser mit entsprechenden Vorraussetzungen die stationäre Anschlussheilbehandlung selbst durchführen und abrechnen. Dies eröffnet die Möglichkeit einer Schwerpunktverlagerung aus dem Bereich der Reha-Einrichtungen in die Akutkrankenhäuser und damit auch der Kostenverlagerung von den Rentenversicherern auf die Krankenkassen. Es bleibt daher abzuwarten, welchen Einfluss die Erbringung der DRG I03A in den Akutkrankenhäusern auf die Genehmigungspraxis von stationären Anschlussheilbehandlungen durch die Rentenversicherer hat, da hierdurch die Möglichkeit zur Umschichtung von Kosten auf die Krankenkassen besteht, indem diese die Pauschale inklusive der Rehabehandlung bezahlen bzw. ein Patient nominell bei Abrechnung des A-Splits bereits eine Rehabilitation erhalten hat.

Die übrigen Splits der DRG I03 sind mit den kalkulierten Relativgewichten, den Implantatpreisen und den mittleren Verweildauern in ◻ Tabelle 7.3 dargestellt:

Dass für die einfache Implantation (I03D) ein ca. € 150,– höherer Betrag kalkuliert wurde als für den selben Eingriff bei Patienten mit schweren Begleiterkrankungen, könnte durch die häufigere Verwendung zementfreier und damit teuerer Implantate bei den gesunderen Patienten erklärt werden. Abgesehen von den Implantatkosten sind die Daten

Tabelle 7.3. Übersicht der Kalkulationsänderungen bei Relativgewichten, Implantatpreisen und Verweildauern der DRG I03 im Vergleich zwischen 2003 und 2004 (Beachte: Die 2003er Splits sind in der Neukalkulation alle um eine Stufe abgesenkt worden, damit der neue A-Split 2004 eingefügt werden konnte)

	Relativgewicht		Implantatpreis		Verweildauer	
	2003	2004	2003	2004	2003	2004
I03A	3,947	4,033	1.011,89	1.236,75	24,7	33,6
I03B	3,201	3,351	1.060,75	1.219,23	20,8	23,3
I03C	2,110	2,790	947,47	1.238,27	16,9	19,3
I03D		2,463		1.381,76		17,3

auch in anderen Bereichen der Kalkulation nicht schlüssig. So scheint die Durchführung einer Rehabilitationsbehandlung im selben Aufenthalt einen kostensenkenden Einfluss auf die anästhesiologische Leistung zu haben, denn die Gesamtkosten im Bereich Anästhesie wurden für die DRG I03B mit € 725,76 und für die I03A, die als einzige Unterscheidung die geriatrische Frührehabilitation und Komplexbehandlung aufweist, mit € 454,01 beziffert. Diese Unterschiede lassen Zweifel an der Konsistenz der Daten aufkommen.

I 04 – Ersatz des Kniegelenks und Replantation am Kniegelenk

In dieser DRG hat der Wechsel vom System des Jahres 2003 auf das Jahr 2004 die deutlichste Veränderung in Richtung Pauschalierung und Vereinfachung ergeben. Entgegen den Entwicklungen bei der Hüftendoprothetik wurden die existierenden Splits zusammengelegt. Die DRG I04Z vergütet nun jegliche Behandlungsfälle ohne weiteren Split. Sie beinhaltet alle Behandlungsfälle mit primärer Implantation jeglicher Form (unikondylärer Schlitten, vollständiger Oberflächenersatz mit und ohne „mobile bearing") und die Revisionsendoprothetik. Die Möglichkeit einer frührehabilitativen Behandlung in Krankenhaus analog zur I03A besteht hier nicht, obwohl diese Prozedur bei 2,09% aller Behandlungsfälle als Maßnahme angegeben wurde, was, bezogen auf die 8584 Kalkulationsfälle einer Anzahl von 249 Patienten entspricht, fast dreimal so viele wie zur Kalkulation der I03A vorlagen.

Die primäre Implantation eines bikondylären Oberflächenersatzes macht nahezu ein Drittel der in die Kalkulation eingegangenen Behandlungen aus. Der Wechsel, weder vom unikondylären Ersatz auf eine bikondyläre Prothese noch bei Lockerung der bikondylären Prothese, erscheint nicht in der Liste der häufigsten Prozeduren. Auch die Implantation eines unikondylären Ersatzes i. S. einer Schlittenendoprothese ist nicht erwähnt. Daher ist davon auszugehen, dass diese Fälle nur zu einem geringen Teil (<1,18%) in der Kalkulation berücksichtigt wurden.

Die Implantatkosten sind für 2004 mit € 2209,– angegeben. Dies entsprich bei Zusammenlegung der Splits nicht dem zu erwartenden Mittelwert der Vorjahreswerte, sondern liegt deutlich darunter (Tabelle 7.4).

Um einen gerechten Ausgleich zwischen den unterschiedlichen Behandlungen zu erreichen, ist es erforderlich, den Anteil der kostenaufwendigen Wechseloperationen gering zu halten. Über die prinzipiell bestehende Möglichkeit einer Gegenfinanzierung

Tabelle 7.4. Übersicht der Kalkulationsänderungen bei Relativgewichten, Implantatpreisen und Verweildauern der DRG I04 (Ersatz des Kniegelenks) im Vergleich zwischen 2003 und 2004

	Relativgewicht		Implantatpreis		Verweildauer	
	2003	2004	2003	2004	2003	2004
I04A/Z	4,166	2,887	2.616,61	2.209,21	22,4	18,3
I04B	3,299		2.123,06		18	

durch kostengünstigere Eingriffe wie die Schlittenendoprothese ist nur individuell krankenhausbezogen zu spekulieren, da hierfür keine detaillierten Daten aus der Kalkulation vorliegen.

I 05 – Anderer großer Gelenkersatz

Die in dieser DRG zusammengefasste Endoprothetik des oberen Sprunggelenks, der Schulter, des Ellenbogens und theoretisch der Bandscheibe stellt ein aus medizinischer Sicht wenig homogenes Behandlungsfeld dar. Mit ca. 37% stellen die Schultergelenksendoprothesen den wesentlichen Teil der Kalkulationsfälle dar, gefolgt von den Sprunggelenkseingriffen (3,74%), den Ellenbogengelenken (1,9%), den Wechseloperationen an der Schulter (1,25%) und den Bandscheibenendoprothesen (1,03%). Insgesamt wurden 648 Fälle kalkuliert. Durch die großen zahlenmäßigen Unterschiede der in der Kalkulation berücksichtigten Fälle ist von einer zunehmenden Kalkulationsunschärfe mit fallender Häufigkeit auszugehen. Da diese Eingriffe im Wesentlichen Operationen darstellen, die an spezialisierten Zentren durchgeführt werden, und auch an diesen Institutionen kein entsprechend der oben aufgeführten Reihenfolge ausgewogenes Patientenklientel vorhanden ist, ist eine korrekte Finanzierung der jeweiligen Behandlung fraglich. Für alle Fälle wurde ein mittlerer Implantatkostenpreis von € 1776,85 kalkuliert. Die stark variierenden Implantatpreise liegen aber für die gängigen Operationen sämtlich darüber (Tabelle 7.5).

Die neue Kalkulation hat im Vergleich der Jahre keine wesentlichen Unterschiede zu Relativgewicht und Verweildauer ergeben, der Implantatpreis wurde angehoben, was aber bei den gängigen Implantaten der großen Gelenke weiterhin nicht ausreichend ist (Tabelle 7.6).

Bandscheibenendoprothese. Die Implantation der Bandscheibenendoprothese wird an dieser Stelle aus Gründen der Vollständigkeit behandelt. Entsprechend den Definitionslis-

Tabelle 7.5. Implantatpreise anderer großer Gelenke

Gelenk	Preise [€]
Schultergelenk	ca. 2600–3000
Sprunggelenk	ca. 4900
Bandscheibe	ca. 2100

Tabelle 7.6. Übersicht der Kalkulationsänderungen bei Relativgewichten, Implantatpreisen und Verweildauern der DRG I05 (anderer großer Gelenkersatz) im Vergleich zwischen 2003 und 2004

	Relativgewicht		Implantatpreis		Verweildauer	
	2003	2004	2003	2004	2003	2004
I05Z	2,997	2,926	1.209,77	1.776,85	19,1	17,4

ten der DRG I05 führt nämlich die Angabe der Prozedur aus Kap. 5–839 des OPS in diese Fallpauschale. Folgt man den Vorgaben der Deutschen Kodierrichtlinien, ist der Zugang zur Wirbelsäule ebenfalls anzugeben. Dieser führt dann jedoch zur Eingruppierung in die Fallpauschale I10 – Andere Eingriffe an der Wirbelsäule.

Wesentliche Folge dieses Fehlers ist, dass die Behandlungsfälle mit Implantation einer Bandscheibenprothese bei Materialkosten in Höhe von ca. € 2100,– pro Segment nur durch eine eigentlich fehlerhafte Kodierung ohne Angabe des Zugangs mit ca. € 1776,85 erlöst werden (I01) bzw. im Falle einer korrekten Kodierung mit verschwindend geringen Beträgen entsprechend den Implantatkosten bei anderen offenen Wirbelsäuleneingriffen (I10) finanziert werden müssen. Dieser Fehler bei der Berechnung ist seitens des InEK bereits erkannt und wird in der folgenden Version der DRG's für 2005 entsprechend Berücksichtigung finden.

Revisionsendoprothetik

Medizinische vs. ökonomische Gesichtspunkte

Aus medizinischer Sicht sind unterschiedliche Vorgehensweisen bei der Revision und dem Wechsel von Endoprothesen, je nach zugrunde liegendem Sachverhalt denkbar. Während die Wechseloperation bei aseptischen Lockerungen in der Regel einzeitig durchführbar ist und damit in eine Partition der die Primärversorgung einschließenden DRG eingruppiert wird, ist bei septischen Zuständen mitunter ein mehrzeitiges Vorgehen mit wiederholten Revisionseingriffen und längerem stationärem Aufenthalt bis zur endgültigen Versorgung nötig. Diese Fälle werden entsprechend der Definition der DRG's in die I01 eingruppiert. Das führt dazu, dass die Wahl des Vorgehens indirekt über die Höhe des für das Implantat vorgesehenen Betrages entscheidet (s. Tabelle 7.1). Fehlsteuerungsanreize könnten darin bestehen, dass der zweizeitige Wechsel der Hüftendoprothese mit einem größeren Betrag für das Implantat bedacht wird als der einzeitige Eingriff. Genau umgekehrt verhält es sich beim Wechsel der Kniegelenksendoprothese. Den medizinisch sinnvollen und für den Patienten richtigen Entscheidungen können ökonomische Interessen des Krankenhauses entgegenstehen. Diesem Problem ist nur durch eine korrekte Abbildung der jeweiligen Behandlungsfälle und eine richtige Kalkulation der betroffenen DRG's entgegenzuwirken. Alternativ wurde seitens der Fachgesellschaften für Orthopädie und Unfallchirurgie beim InEK beantragt, die Liste der Zusatzentgelte zu erweitern, um hiermit die Implantatkosten aus dem Pauschalerlös auszukoppeln. Die Wahl des Vorgehens und des verwendeten Implantates unterläge damit nicht finanziellen Einflüssen.

Kalkulationsprobleme

Die Kalkulation des ersten Fallpauschalensystems für Deutschland, der Wechsel vom System 2003 auf das Jahr 2004, hat in allen Bereichen starke Änderungen des Fallpauschalenkatalogs ergeben. Die Kalkulation unter Berücksichtigung der zu simulierenden Fälle und Überprüfung von eingebrachten Änderungsvorschlägen stellte hohe Ansprüche an das DRG-Institut. Die entstandenen Veränderungen und Anpassungen sind vor diesem Hintergrund zu beurteilen. Zu zusätzlichem Zeitdruck hat die Notwendigkeit einer Ersatzvornahme des BMGS geführt, nachdem die Verhandlungen der Selbstverwaltungspartner gescheitert waren. Ein bereits im ersten Wechsel vollständig und korrekt angepasstes System zu erwarten, wäre unter den gegebenen Bedingungen unrealistisch gewesen. Es verdeutlicht aber die Notwendigkeit einer ausreichend dimensionierten, budgetangepassten Einführungsphase.

Die wesentlichen Veränderungen in der Hauptdiagnosekategorie der Erkrankungen des Bewegungsapparates haben neben der Trennung zwischen einfachen und komplexen Eingriffen an den Extremitäten vor allem zu Splitänderungen bei der Endoprothetik geführt. Erstmalig wurde neben der Fallpauschale für die Versorgung im Krankenhaus der Bereich der Rehabilitation mit einbezogen. Die für die Hüftendoprothetik geltende Aufteilung sollten sich dann jedoch zumindest auch für die Knieendoprothetik ergeben. Dass hierauf verzichtet wurde, ist allenfalls dadurch zu erklären, dass die Datenlage nicht ausgereicht hat, simultane Änderungen umzusetzen. Medizinisch ist eine analoge Behandlung sicher vertretbar und zu fordern.

Zusätzlich war die Datenlage wohl auch nicht ausreichend, um die medizinische und ökonomische Inhomogenität der in der DRG I05 zusammengefassten Behandlungen ausreichend nachweisen zu können bzw. um zu neuen Aufteilungen zu führen. Die Abgabe einer repräsentativen Stichprobe der in Deutschland behandelten stationären Krankenhausfälle unter Berücksichtigung und Einhaltung der Vorgaben aus den Kodierrichtlinien ist daher besonders wichtig, um die Datenlage zügig entscheidend zu verbessern. Dasselbe gilt für die Qualität der Daten entsprechend den Vorgaben des Kalkulationsverfahrens.

Der Ein-Haus-Ansatz stellt unverändert ein erhebliches Risiko im Rahmen der Kalkulation dar. Die Zusammensetzung der Kalkulationspatienten entspricht nicht der Fallmischung der jeweiligen Krankenhäuser. Daher wird es immer Krankenhäuser geben, die aufgrund von Spezialisierung oder auch wegen Besonderheiten ihrer Infrastruktur nicht über eine ausgeglichene Erlössituation verfügen. Für diese Einrichtungen besteht grundsätzlich die Möglichkeit, von den gültigen Fallpauschalen ausgenommen zu werden, entsprechend Fallpauschalenverordnung für besondere Einrichtungen (KFPVBE), was aber im Umkehrschluss für diese Krankenhäuser eine verpflichtende Teilnahme am Kalkulationsverfahren bedeutet.

Ein weiteres Kalkulationsproblem innerhalb der Endoprothetik stellen die Implantatpreise dar, da ihr Anteil an den Gesamtkosten vergleichsweise hoch ist. Im Schnitt betragen sie bis zu 20% des Pauschalerlöses. An Kliniken mit vielen Eingriffen mit teuren Implantaten können diese Kosten bis zu 15% des Gesamtbudgets ausmachen. Nach dem Personalkostenanteil im Krankenhaus ist hier einer der großen Bereiche mit entsprechendem Einsparpotential zu suchen. Die Auswahl kostengünstigerer, einfacherer Implantate bringt zunächst eine Verbesserung der Erlössituation, wird jedoch durch das lernende System, durch den Zyklus der Kalkulation in kürzester Zeit nur zu einer Senkung des Implantatkostenanteils am Kalkulationsergebnis führen, wodurch sich der Druck auf Einkäufer und

Industrie nur noch erhöht. Die Entwicklung hin zur Verwendung kostengünstigerer Implantate ist zwar politisch gewollt, jedoch nur solange dadurch keine qualitativen Einbußen für die Patienten entstehen, zu rechtfertigen. Die beantragte Möglichkeit der Entkoppelung von Implantatpreis und Pauschalerlös könnte eine sinnvolle Lösung zur sich zurzeit abspielenden Abwärtsspirale darstellen. Bisher ist im System nur ein Zusatzentgelt für die Tumorendoprothetik vorgesehen. Ähnliche Regelungen müssen nach Ansicht der Fachgesellschaften auch für die kostenintensiven und -variablen Bereiche der übrigen Endoprothesenversorgung getroffen werden.

Ausblick

Die Erfahrungen mit dem deutschen DRG-System G-DRG sind noch sehr gering. Der überschaubare Zeitraum beträgt nicht einmal zwei Jahre. In Anbetracht der massiven Veränderungen im Fallpauschalenkatalog beim ersten Anpassungsvorgang ist ein Ausblick nur sehr bedingt vorzunehmen. Daher war es auch eine der Forderungen der ständigen Kommission der Bundesärztekammer und der Arbeitsgemeinschaft der Wissenschaftlichen Medizinischen Fachgesellschaften, dass die zukünftigen Anpassungsschritte so vollzogen werden, dass die erforderliche Planungssicherheit für die Krankenhäuser gegeben ist. Änderungen in der erlebten Art und Weise machen eine prospektive Planung sehr schwer.

Alternativ ist die Verlängerung der budgetneutralen Phase oder zumindest die Verzögerung der Konvergenzphase zu fordern, wie es auf der DRG-Konferenz in Berlin im Mai 2004 von Krankenhausseite erfolgt ist. Die Reaktion des Gesetzgebers bleibt abzuwarten. Im Referentenentwurf des 2. Fallpauschalenänderungsgesetzes vom 28.05.2004 ist sowohl eine Verlängerung der Konvergenzphase bis zum Jahr 2008 als auch ein geringerer Anpassungsbetrag für 2005 und schrittweise Steigerung bis 2007 vorgesehen. Damit besteht zum Zeitpunkt des Überganges in den landesweiten ungeschützten Betrieb eine längere Phase zur Anpassung des Systems an die deutsche Realität.

Im Rahmen der orthopädischen und unfallchirurgischen Versorgung stehen die implantatträchtigen Eingriffe, insbesondere die Endoprothetik, bereits heute im Mittelpunkt des Interesses. Eine Reduktion der Sachkosten wird unter betriebswirtschaftlichen Gesichtspunkten von den meisten Krankenhausverwaltungen in zähen Verhandlungen mit der Industrie in den nächsten Jahren errungen werden. Dies führt zwar kurzfristig zu einer Entlastung der Krankenhausbudgets, wird aber langfristig durch die Einbeziehung der Daten zur Kalkulation der nachfolgenden Jahrgänge im DRG-System zu einer Reduktion der DRG-Erlöse führen. Nur durch eine zielgerichtete, vertrauensvolle Kommunikation kann eine funktionierende Partnerschaft zwischen Krankenhausträger, Kostenträger, Arzt und Industrie erfolgen und eine qualitativ hochwertige medizinische Versorgung in Deutschland gesichert werden.

Es bleibt zu befürchten, dass die aufgezeichnete Entwicklung unter wirtschaftlichen Aspekten nahezu zwangsläufig zu einer weiten Verbreitung von Primärversorgungen mit günstigeren Implantaten führen wird. Bei einer solchen Vorgehensweise könnte sich die primäre Endoprothetik der großen Gelenke, zumindest als kostendeckend, wenn nicht sogar gewinnbringend, erweisen. Probleme entstehen jedoch bei den Zweiteingriffen, hier insbesondere bei den Protheseninfekten, die mit aufwendigen z. T. mehrzeitigen Vorgehensweisen einhergehen. Hier müssen andere Regelungen angestrebt werden, um Versorgungslücken zu vermeiden. Es steht zu befürchten, dass viele Krankenhäuser aufgrund des

Kostendruckes zwar eine Primärendoprothetik anbieten, aber die Wechseleingriffe weiterleiten werden. Da in Anbetracht der Altersentwicklung unserer Gesellschaft und der ständig steigenden Anzahl von Primärendoprothesenimplantationen die Anzahl an Patienten, die einem solchen Endoprothesenwechsel zugeführt werden müssen, ständig steigen wird, muss hier frühzeitig gegengelenkt werden. Ob die angedrohte Mindestmengenregelung hier der richtige Steuerungsmechanismus sein wird, darf bezweifelt werden. Zur Diskussion stehen u. a. Modelle, bei denen eine überproportionale Belastung im Bereich der Sachkosten in Form von Zusatzentgelten für Implantate vermieden werden könnte. Alternativ können differenzierte DRG's zu einer Verbesserung führen.

Abzuwarten bleibt auch die Auswirkung der Integrierten Versorgung auf die Endoprothetik. Da die etablierten endoprothetischen Verfahren an der Hüfte und dem Kniegelenk bereits einer weit reichenden Standardisierung unterliegen und gute Daten zu Verlauf und Evidenz der durchgeführten Behandlung vorliegen, wird die Endoprothetik vielerorts als Einstiegsindikation zur Integrierten Versorgung gesehen und zwischen Leistungserbringern und Kostenträgern intensiv verhandelt. Die Rücklagenbildung für diese Versorgungsart durch Abzüge von 1% des Krankenhausbudgets hat bei den Trägern zu einem gewissen, zum Teil unreflektierten und kurzsichtigen Verhandlungseifer geführt. Derzeit werden vielerorts gerade für die oben beschriebenen DRG's I03, I04 und I01 Komplettangebote, die von der präoperativen Beratung über die stationäre Akutversorgung und Rehabilitation bis hin zu Nachuntersuchungen mit speziellen Scores im Sinne einer Outcome-Analyse reichen, vorgelegt. Um ein solches Paket anzubieten, müssen häufig erst Kooperationsmodelle zwischen Akutkrankenhäusern und Rehabilitationseinrichtungen entstehen. Um an diesem Marktsegment partizipieren zu können, werden den Krankenhäusern häufig „Kampfpreise" abgerungen, die mit „freiwillig" abgesenkten Basisfallwerten einhergehen.

Wenn der erfolgreiche Vertragsabschluss aber an eine Ergebnisgarantie in Form einer Gewährleistung über beispielsweise 10 Jahre geknüpft wird, liegen die Gefahren auf der Hand. Entsprechend weitsichtig müssen die Verträge verhandelt und ein erforderlicher Mindesterlös im Vorfeld durch das Krankenhaus definiert oder besser noch kalkuliert werden. Die Chance der Krankenhausträger liegt bei diesen Vereinbarungen in der Erschließung von extrabudgetären Einnahmequellen. Es darf aber nicht vergessen werden, dass die im Budget verhandelten Mengen trotzdem zu erbringen sind. So muss sich eine Klinik im Vorfeld fragen, ob entsprechende Ressourcen wie OP-Kapazität, Intensivplätze, Spezialsprechstunden und Personal zur Verfügung stehen oder gestellt werden können. Die Kassen versprechen sich u. a. eine Kostensenkung, während Patienten mit Vorteilen, wie z. B. dem Erlass der Selbstbeteiligung, motiviert werden könnten. Bei dem Modell der Integrierten Versorgung handelt es sich um einen prinzipiell viel versprechenden Ansatz, wenn sichergestellt wird, dass die Versorgungsqualität nicht leidet.

Ob eine Verwendung von preisgünstigeren Implantaten für diese Versorgungsformen mit einer Gewährleistung in Einklang zu bringen sein wird, wird erst der Alltag zeigen können. Auf jeden Fall darf dieser Preiskampf nicht zu einem unreflektierten Fortsetzen des Druckes auf die Implantathersteller führen. Nur durch eine enge Zusammenarbeit zwischen Ärzten, Krankenhausträgern und den Implantatherstellern im Vorfeld des Vertragabschlusses kann verhindert werden, dass diese Entwicklung zu Lasten der Patienten geht. Es bleibt abzuwarten, ob die Integrierte Versorgung die isoliert angebotene Endoprothetik irgendwann vollständig ablöst oder zum Instrument der Kostenverringerung durch Umkehrschlüsse auf die klassischen Fallpauschalen I01, I03 und I04 wird.

Die einzige Möglichkeit, Fehlentwicklungen in der Endoprothetik durch Kostendruck auf die Leistungserbringer (Krankenhäuser und Industrie) zu vermeiden, ist die Einführung eines kostendeckenden Pauschalsystems ggf. unter Einbeziehung eines Zusatzentgeltkataloges für Implantate über einen ausreichend budgetgeschützten Zeitraum.

Literatur

Projektbericht Band II (2002) Kalkulation der ersten deutschen Bewertungsrelationen für das G-DRG-System, 3M-HIS, Neuss

Abschlussbericht (2004) Weiterentwicklung des G-DRG-Systems für das Jahr 2004. InEK, Siegburg

OPS-301 Version 2004, DIMDI

G-DRG (2003) Fallpauschalenkatalog KFPV

G-DRG (2004) Fallpauschalenkatalog KFPV

Verordnung zur Bestimmung besonderer Einrichtungen im Fallpauschalensystem für Krankenhäuser für das Jahr 2004 (Fallpauschalenverordnung besondere Einrichtungen 2004 – FPVBE 2004)

„Rentabilität" der orthopädischen Eingriffe an der Wirbelsäule unter DRG-Bedingungen

P. Thümler, J. Jerosch, C.-W. Siegling

Der Begriff „Rentabilität" ist gegenüber unseren Patienten, dem medizinischen Personal und insbesondere im Hinblick auf die Qualitätssicherung nicht dienlich. Eine Vergütung nach den DRG's hat sich dem Krankheitsbild mit nachfolgender Therapie, dem aktuellen Wissensstand und der Qualitätssicherung anzupassen, wobei natürlich die gesamtökonomische Situation berücksichtigt werden muss.

Inadäquate Therapien aus Kostengründen führen zu erheblichen Negativfolgen für den Patienten, für die Gesellschaft und schließlich für den Kostenträger.

Da die DRG's als überschaubare Anzahl von diagnosebasierten Klassen definiert werden, die sich anhand ihres klinischen Inhalts und des Ressourcenverbrauchs unterscheiden, sollten orthopädische Kliniken auch in der Lage sein, eine betriebswirtschaftliche und für die DRG's relevante Kostenaufstellung vorzunehmen. Die Kosten werden heute nur grob geschätzt und einzelnen Bereichen oder Funktionseinheiten zugeordnet. Damit ist es fast unmöglich, Sachkosten direkt einem Patienten zuzuordnen (Frank 2004).

Beschwerden im Bereich der Wirbelsäule stellen ein Hauptproblem im Bereich des Haltungs- und Bewegungsorgans dar. Demoskopische Studien zeigen eine jährliche Prävalenz lumbaler Rückenschmerzen zwischen 2 und 5%.

Schon allein der Begriff „Wirbelsäule" ist falsch. Man sollte von einem „Achsenorgan" sprechen, um die Komplexität der angeborenen und erworbenen Erkrankungen hinsichtlich der sehr differenzierten therapeutischen Behandlungsverfahren richtig einzuordnen.

An der *Halswirbelsäule* sind die biomechanischen Vorgänge bis heute nicht vollständig abgeklärt. Bekannt ist, dass der Hauptkraftfluss auch in diesem Wirbelsäulenabschnitt über die vordere Wirbelsäule läuft, wobei die kräftige Nackenmuskulatur mit der entsprechenden Gelenkstellung im Bewegungsabschnitt zu einer relativ guten Zuggurtung führt. So ist bei Erkrankungen an der Halswirbelsäule in der überwiegenden Zahl der Fälle ein ausschließlich ventrales Therapieverfahren angezeigt.

Thorakal ist die „Wirbelsäule" insgesamt gesehen zusätzlich mit dem knöchernen Thorax und sehr speziell aufgebauten Muskelkräften „gesichert". Bei entsprechenden Indikationsstellungen ist ab etwa der Höhe des 3. Brustwirbelkörpers (BWK) bis etwa zum 10./11. BWK überwiegend ein ventrales Therapieverfahren möglich.

Die *Lendenwirbelsäule* ist in Statik und Funktion am besten erforscht. Es ist nachgewiesen, dass die ventrale Wirbelsäule 80% des Kraftflusses aufnimmt; 20% verlaufen dorsal, wobei im hinteren Anteil besonders der Zuggurtungsmechanismus eine Rolle spielt.

Derartige statische Betrachtungen sind wichtig, damit ein Therapieverfahren gewählt wird, bei dem mögliche Sekundärschäden vermieden werden können. Im Bereich der „Wirbelsäule" sollten DRG-Darstellungen sich weniger nach einzelnen Krankheitsbildern als mehr nach therapeutischem Vorgehen richten.

Halswirbelsäule

Die Bandscheibenausräumung erfolgt in der Regel von ventral mit verschiedenen Zugangswegen. Nur in Ausnahmefällen ist ein laterales Vorgehen erforderlich. Der laterale Zugang wird bei Einengungen der Arteria vertebralis und bei besonderen Formen der Neuroforamenstenose gewählt.

Eine Fusion ist erforderlich, um sekundäre Fehlstellungen zu vermeiden. Bei speziellen Spacer-Benutzungen ist eine ventrale Verplattung nicht erforderlich. Bei Verwendung von Knochenmaterial ist eine zusätzliche Plattenversorgung notwendig. Hinsichtlich der Operationsdauer ist von ca. 90 min bei monosegmentalem Vorgehen auszugehen. Werden mehrere Segmente versorgt, sollten jeweils 30 min für jedes Segment hinzugerechnet werden. Bei monosegmentalem Vorgehen ist für einen Spacer ventral ein durchschnittlicher Betrag von € 600,– und für eine Verplattung mit entsprechendem Platten- und Schraubenmaterial von € 640,– auszugehen. Bei mehrsegmentalem Vorgehen ist der Intervertebral-Spacer jeweils zusätzlich zu berechnen, eine mittlere Plattenlänge wurde berücksichtigt. Liegt ein enger Spinalkanal an der Halswirbelsäule vor, so ist evtl. noch von dorsal eine Durchtrennung oder Teildurchtrennung der Wirbelbögen zur Öffnung des Spinalkanals erforderlich. Es kommen meist keine zusätzlichen Instrumentationen zur Anwendung. Die Operationszeit ist im Durchschnitt – da meist mehrsegmental – mit 150 min zu berechnen.

In seltenen Fällen ist von dorsal eine Instrumentation erforderlich. Die Industriepreise schwanken sehr. Eine dorsale Schraube mit Mutternverbindung wird etwa mit € 100,–, Stäbe mit ca. € 200,– von der Industrie angegeben. Die Krankenhausverweildauer beträgt 8–12 Tage. Zervikale spinale Stenosen gehen oft mit ausgeprägten neurologischen Störungen einher. Eine Frührehabilitationsmaßnahme ist notwendig.

Bei Densfrakturen ist eine aufwendige Lagerung mit 2 Bildwandlern zur Operation erforderlich. Bei doppelter Densverschraubung ist die Operationszeit mit 120 min anzusetzen. 2 Spezialschrauben kosten etwa € 400,–. Die Verweildauer ist mit ca. 8–14 Tagen anzusetzen.

Instabilitäten an der Halswirbelsäule werden meist im Sinne der Fusion therapiert. Die Kosten entsprechen denen der ventralen Fusion nach Bandscheibenausräumungen.

Infektion, Tumoren und auch Trümmerfrakturen im Halswirbelsäulenbereich erfordern meist eine Wirbelkörperentfernung. Bei derartigen Krankheitsbildern ist der Wirbelkörperersatz mit € 600,– anzunehmen. Die Plattenschraubsysteme sollten mit etwa € 700,– veranschlagt werden. Die Verweildauer beträgt 12–14 Tage.

Sondervereinbarungen und Individualberechnungen sollten bei Erkrankungen vorgenommen werden, die ein transorales Vorgehen erforderlich machen. Diese Methode ist sehr unterschiedlich. Verschiedenste Implantate werden verwendet und ein hoher Schweregrad liegt vor. Es sollten hier „Einzelabrechnungen" möglich sein. Eine DRG erscheint nicht sinnvoll.

Gleiche Aussagen können für das ventrodorsale Vorgehen zwischen dem Schädel und dem 3. Halswirbelkörper gemacht werden.

Zum gegenwärtigen Zeitpunkt werden bei verschiedenen Indikationen Bandscheibenprothesen entwickelt. Für diese Prothesen sind nur wenige Indikationen gegeben. Die Operationszeit ist mit ca. 2 h zu berechnen. Die Kosten sollten nicht mehr als € 900,– betragen. Zum gegenwärtigen Entwicklungszeitpunkt wird jedoch auch für diese Indikation eine Individualvergütung empfohlen.

Bei speziellen Erkrankungen kann vor der Operation oder auch als Therapiemaßnahme eine HALO-Westen- oder HALO-Extensionstherapie notwendig sein. Auch hier sind Individualabrechnungen erforderlich. Neurologische Ausfälle beeinflussen den Krankheitsablauf erheblich. Hinsichtlich der Schweregrade im Bereich der Halswirbelsäule können folgende Einteilungen vorgenommen werden:

- Leicht: dorsale Operation von HWK III bis HWK VII ohne Instrumentation.
- Mittel: ventrale Fusionsoperation bei Instabilitäten und Bandscheibenentfernungen.
- Schwer: ventrodorsale Operationen in allen Segmenten, Vertebrektomien mit Wirbelkörperersatzfusionen bei Entzündungen, Tumoren und Trümmerfrakturen.
- Sehr schwer: transorale Operationen mit entsprechender Instrumentation und ventrale bzw. ventrodorsale Fusionen am zervikothorakalen Übergang.

Brustwirbelsäule

Am zervikothorakalen Übergang ist ein sehr individuelles Vorgehen erforderlich. Häufig reicht ein ventraler Wirbelkörperersatz oder Spacer – vereinzelt mit Instrumentation – aus. Der Wirbelkörperersatz ist mit ca. € 900,– zu berechnen. Bei Instrumentation kommen ca. € 640,– hinzu. Die Operationszeit ist mit 150 min anzusetzen. Der stationäre Aufenthalt sollte zwischen 8 und 12 Tagen kalkuliert werden.

Nur bei wenigen Erkrankungen und pathologischen Knochenstrukturen ist evtl. eine dorsale Instrumentation zusätzlich erforderlich. Es müssen 2 Operationsstunden hinzugerechnet werden. In diesen Fällen sind im Durchschnitt 8 Schrauben mit entsprechenden Verbindungen zu berechnen. Die Gesamtimplantation sollte mit ca. € 1100,– kalkuliert werden.

Bei Bandscheibenvorwölbungen, bei Blutungen, aber auch vereinzelt bei raumfordernden Prozessen (Infektion, Tumor) ist unter Umständen ein ausschließlich dorsales Vorgehen ohne Instrumentation ausreichend. Operationszeit und Dauer des stationären Aufenthaltes sind schwer kalkulierbar und richten sich sehr nach dem Krankheitsverlauf und nach der Neurologie. Die Operationszeit könnte im Durchschnitt mit 3 h kalkuliert werden, der stationäre Aufenthalt etwa mit 12 Tagen.

Instabilitäten treten im BWS-Bereich selten auf. Es handelt sich um Instabilitäten durch Wirbelkörperveränderungen wie Frakturen, Entzündungen und Tumoren. Häufig ist ein isoliertes ventrales Vorgehen mit Wirbelkörperersatz und evtl. zusätzlicher Instrumentation ausreichend. Betrifft die Destruktion einen Wirbelkörper, so sollte der Ersatz mit € 900,–, die Instrumentation mit € 1000,– kalkulierbar sein. Der Aufenthalt sollte im Durchschnitt mit 20 Tagen berechnet werden.

Hinsichtlich der Schweregradeinteilung kann folgende Graduierung festgelegt werden:

- Leicht: dorsale Verfahren ohne Instrumentation.
- Mittel: ventrale thorakale Fusionsoperationen, Wirbelkörperersatzimplantationen ausgenommen.
- Schwer: ventrale oder ventrodorsale instrumentierte Fusionen, bei denen gleichzeitig ein Wirbelkörperersatz erfolgt.
- Sehr schwer: Operationen mit ventralem und besonders mit ventrodorsalem Vorgehen im zervikothorakalen oder thorakolumbalen Lendenwirbelsäulenbereich.

Im Bereich der *Lendenwirbelsäule* werden Bandscheibenentfernungen, Foraminotomien und Flavektomien ohne Instrumentation durchgeführt.

Bei monosegmentalem Vorgehen kann eine Operationszeit von 1 h und eine Gesamtverweildauer zwischen 8 und 12 Tagen empfohlen werden. Wenn ein kurzer stationärer Aufenthalt gewählt wird, hat die Klinik auch ein entsprechendes Nachbehandlungskonzept vorzulegen.

Bei mehrsegmentalem Vorgehen ist etwa pro Segment eine Verlängerung der Operationszeit um 30 min hinzuzurechnen. Die stationäre Verweildauer sollte nicht weiter erhöht werden. Ist eine adäquate ambulante Rehabilitationsmaßnahme nach Entlassung nicht möglich, so sollte diese stationär gewährleistet werden. Letztere Aussage trifft besonders auf junge Patienten zu, die im Berufsleben stehen. Gerade nach Bandscheibenoperationen ist eine sehr exakte Nachbehandlung erforderlich, um weitere sekundäre Folgeerscheinungen möglichst lange hinauszuzögern.

Bei spinalen Stenosen ohne Instabilität und bei ausreichender ventraler Überbrückung ist im hohen Alter in Einzelfällen die komplette dorsale Dekompression mit In-situ-Instrumentation möglich. Es ist zu unterscheiden zwischen mono- bis zweisegmentalen Fusionen, die mit einer Operationsdauer von ca. 3 h zu kalkulieren sind. Implantatkosten liegen bei ca. € 3500,–. Der stationäre Aufenthalt kann mit ca. 17 Tagen veranschlagt werden. Bei langstreckigen Fusionen ist eine Kalkulation für die Instrumentation von bis zu € 7000,– möglich. Die Verweildauer sollte 20 Tage betragen.

Bei degenerativer Instabilität und Spondylolisthesis bis 2. Grades kann die ventrodorsale Fusion oder die posterolaterale/transforaminelle lumbale Fusion zur Anwendung kommen. Für die Instrumentation (ventraler Distanzhalter oder dorsal 2 Spacer) müssten € 1000,– kalkuliert werden. Die dorsale Instrumentation mit und ohne Dekompression ist mit € 2000,– zu veranschlagen. Die Operationsdauer bei ventrodorsalem Eingriff liegt bei ca. 4 h, die Verweildauer bei ca. 17 Tagen.

Bei jedem zusätzlichen Segment ist ventrodorsal eine Stunde hinzuzurechnen. Die Instrumentation erhöht sich jeweils um 1 bzw. 2 dorsale Spacer. Hinzuzurechnen sind für 2 weitere Schrauben mit verlängerter Verbindung € 1000,–. Die Krankenhausdauer sollte mit 19 Tagen berechnet werden.

Bei Spondylolisthesen >2. Grades bedarf es eines speziellen therapeutischen Vorgehens als posterolumbale oder als ventrodorsoventrale Reposition und Interbodyfusion. Die Operationsdauer ist mit 4,5 h zu kalkulieren. Die Implantatkosten in Form von Spacern betragen ca. € 1000,–, die dorsale Instrumentation € 3100,–. Der Krankenhausaufenthalt dauert ca. 17 Tage.

Instabilitäten, die einen Wirbelkörperersatz erforderlich machen, sind als ventrodorsale Operation zu planen (Wirbelkörperersatzkosten ca. € 1000,–, dorsale Instrumentation € 3100,–).

Ventrodorsoventrale oder dorsoventrodorsale spezielle Operationen, die bei gewissen Instabilitäten indiziert sind, haben eine Operationsdauerberechnung von ca. 5 h. Die Kostenberechnung ist wie bei den Spondylolisthesen zu kalkulieren.

Bei Reoperationen handelt es sich meist um sehr schwierige und individuell durchzuführende Operationsverfahren. Hier sind Sonderindividualabrechnungen präoperativ empfehlenswert.

Schweregradeinteilung:

- Leicht: dorsale Verfahren ohne Instrumentation.
- Mittel: dorsale Verfahren mit Instrumentation.

- Schwer: dorsoventrale oder ventrodorsale Verfahren zwischen dem 2. und 4. Lendenwirbelkörper.
- Sehr schwer: dorsoventrale und ventrodorsale Therapien am thorakolumbalen Übergangsbereich und im lumbosakralen Übergangsbereich ab 4. Lendenwirbelkörper.

Bei der operativen Behandlung von *Skoliosen* und *Hyperkyphosen* sind die ventralen Operationsmethoden sehr individuell festzulegen. Eine DRG-Kalkulation ist äußerst schwierig. Hier sollte ebenfalls, da es sich um elektive Eingriffe handelt, individuell verhandelt werden. Eine exakte DRG-Kalkulation ist gegenwärtig nicht möglich. Für die dorsale Instrumentation sind ca. 5 h Operationszeit einzuplanen. Die aufwendige und sehr unterschiedliche dorsale Instrumentation ist im Durchschnitt mit € 4000,– zu kalkulieren. Die durchschnittliche Krankenhausverweildauer sollte mit 14 Tagen berechnet werden.

Die dorsale Skolioseoperation ist als schwer, die ventrale als sehr schwer einzustufen.

Nach diesem Versuch einer Aufstellung der für die DRG's relevanten Kosten für orthopädische Eingriffe an der Wirbelsäule soll die Behandlung von Krankheitsbildern im Bereich der lumbalen Wirbelsäule unter dem Gesichtspunkt des DRG's-Systems analysiert werden.

Das deutsche DRG-System hat bekanntermaßen in seiner Version für 2003 mit dem Fallpauschalenkatalog Version 1.0 weite Teile des australischen Vorbildes unverändert übernommen. Dies wird zum Teil auf die sehr kurze Vorbereitungszeit zurückgeführt, mag jedoch auch an fehlenden Erfahrungen mit deutschen Besonderheiten liegen. Daher ist eine Weiterentwicklung des DRG-Systems in den Folgejahren zwingend notwendig und eigentlich auch vom Gesetzgeber vorgesehen. Für die Behandlung von Krankheitsbildern im Bereich der lumbalen Wirbelsäule haben sich aufgrund der bisher weitestgehend fehlenden Anpassung Probleme in der Therapie verschiedener Patientengruppen ergeben.

Die in der vorliegenden Arbeit verwendeten Daten zum G-DRG-System wurden dem Abschlussbericht G-DRG-V 2004, Band I und II, der im Rahmen der Ersatzvornahmen nach § 17b Abs. 7 KHG durch das Bundesministerium für Gesundheit und soziale Sicherung in Zusammenarbeit mit der InEK gGmbH (Institut für das Entgeltsystem im Krankenhaus) veranlasst wurde, den Definitionshandbüchern G-DRG Version 2004 sowie dem Fallpauschalenkatalog G-DRG Version 2004 entnommen. Der Abschlussbericht basiert auf etwa 2,1 Millionen Datensätzen aus 137 Krankenhäusern, darunter zwölf Universitätskliniken.

Unterschiede zur Kalkulation der DRG-Version 2003 lag insbesondere in folgenden Punkten:

- erstmalige Erhebung der Leistungsdaten,
- Zunahme der kalkulierenden Krankenhäuser (19 mehr als 2003),
- erstmalige Beteiligung von 12 Universitätskliniken,
- vollständige Daten für ein Kalenderjahr.

Alle Operationen an der Wirbelsäule werden in drei Basisgruppen zusammengefasst. Diese münden nach Ausmaß der Begleiterkrankungen in insgesamt sechs Abrechnungsfallpauschalen. In jeder DRG werden verschiedene Operationsmethoden zusammengefasst.

In ◘ Tabelle 8.1 sind die klinisch relevanten DRG's, das zugehörige Relativgewicht, Materialkosten und untere Verweildauer aufgelistet. Besonderes Augenmerk ist auf die Zeile 3 zu richten. Hier sind die vom InEK zugrunde gelegten Sachkosten für die jeweilige DRG aufgelistet.

Tabelle 8.1. Auflistung der klinisch relevanten DRG's, das zugehörige Relativgewicht, Materialkosten und untere Verweildauer

	DRG	Sachkosten [€] laut InEk-Kalkulation	RG	Codes	Material-kosten	UVD
Nukleotomie	I10 A+B	240,5 (A) 94,40 (B)	1,443 2,808	M51.1 5-032.00 Zugang 5-831.1 Seq + Nucleo 5-984 Mikroskop		4 6
Spinale Stenose LWS/Dekompression 1 Seg	I10 A+B			M48.06 5-032.20 Zugang 5-839.60 Dekompression 5-984 Mikroskopie		
Zervikaler Bandscheibenvorfall mit Radikulopathie, Cage-Fusion	B03 A+B	342,2 (A) 323,5 (B)	1,48 2,835	M50.1 5-836.x Spondylodese 5-831.0 Exzision BS 5–030.7 Zugang 5-984 Mikroskopie 5–835.x Osteosynthese	Cage € 320.– BS-Prothese ~€ 2000,–	3 5
Spondylodese bei Spondylolithese Pedikelsystem + TLIF (1 Segment)	I09 A+B	1024,9 (A) 1060,4 (B)	2,658 3,703	M43.16 lumb M43.17 lumb-sakral 5-836.40 Spondylodese komb., interkorporal 5-835.7 Fix int 5-839.60 Dekompression 5-032.00 Zugang 5-783.0 Spongiosaentnahme 5-784.0 Spongiosatransplantation 5-984 Mikroskopie	Fix int ~€ 1400,– Cage ~€ 1300,–	
Spondylodese mit gekreuzter Verschraubung	I09 A+B			M48.06 Stenose (ND) M43.16 od 17 (HD) Spondylolisthese 5-836.30 Spondylodese 5-835.2 Osteosynthese Schrauben 5-839.60 Dekompression 5-984 Mikroskopie 5-783.0 Spongiosaentnahme 5-784.0 Spongiosatransplantation	Schrauben ~€ 400,–	
Bandscheibenprothese (Pro-Disc)	I10 A+B			M42.16 oder 17 Osteochondrose 5-839.1 BS Prothese 5-032.a Zugang 5-831.0 BS-Exzision	Meveric (Medtronic) ~€ 2200,–	

Tabelle 8.1. Fortsetzung

	DRG	Sachkosten [€] laut InEk-Kalkulation	RG	Codes	Material-kosten	UVD
PDN (Prosthetic Disc Nucleus)	I10 A+B			M42.16 od 17 Osteo-chondrose M51.1 NPP 5-839.1 BS Prothese 5–032.20 Zugang 5-831.7 NPP-Rezidiv 5-984 Mikroskopie	PDN ~€ 1150,–	
DIAM oder X-Stop (manche Anwender kodieren als „Stabilisierung" und gelangen in I09)	I10 A+B			M48.06 od. 07 Stenose 5-839.x sonstige WS-OP 5-032.00 Zugang	~€ 1500,–	
Vertebroplastie	I10A+B			M80.08 5-839.90 Vertebroplastie 5-031.00 Zugang BWS 5-032.00 Zugang LWS		
Skoliose, Kyphose	I06 A+B	2134,9 (A) 1997,4 (B)	5,776 4,341		Ca. € 6000,–	6

Bei der Kostenkalkulation ist vielleicht auch zu berücksichtigen, dass überproportional viele Krankenhäuser mittlerer und größerer Bettenzahl teilgenommen haben (Abb. 8.1).

Im Rahmen des DRG-Evaluationsprojektes Orthopädie/Unfallchirurgie (Dominik et al. 2003) wurde eine prospektive Untersuchung der DRG-Research-Group durchgeführt und publiziert. Hierbei wurde die Abbildungsqualität orthopädischer und unfallchirurgischer stationärer Therapien und der hieraus resultierende Anpassungsbedarf des G-DRG-Systems ermittelt (Dominik et al. 2003). Für den Bereich der Wirbelsäule ergaben sich auszugsweise folgende Ergebnisse:

G-DRG I68A: Nichtoperativ behandelte Erkrankungen und Verletzungen im Wirbelsäulenbereich mit Schmerztherapie/Myelographie, Alter <75 Jahre mit CC oder Alter >74 Jahre.

Insgesamt wurden 321 Fälle aus 22 Kliniken in die DRG I68A eingruppiert. Die DRG I68A belegte damit den Platz 12 der Top-DRG's sowie Platz 11 der Top-DRG's der orthopädischen Fälle und Platz 17 der Top-DRG's der unfallchirurgischen Fälle. Fast zwei Drittel der Fälle (62,9%) waren weiblichen Geschlechts. Zum Zeitpunkt der Behandlung waren 40,9% der Patienten älter als 76 Jahre. Die mittlere Verweildauer der gesamten Stichprobe betrug 9,3 Tage und war damit um 0,8 Tage länger als die mittlere Verweildauer gemäß Fallpauschalenkatalog.

Mit 14,6% war die Lumboischalgie die häufigste Hauptdiagnose, gefolgt von Spinalstenosen im Lumbalbereich mit 9,3%. Der Anteil an Hauptdiagnosen aus den ICD-10-Grup-

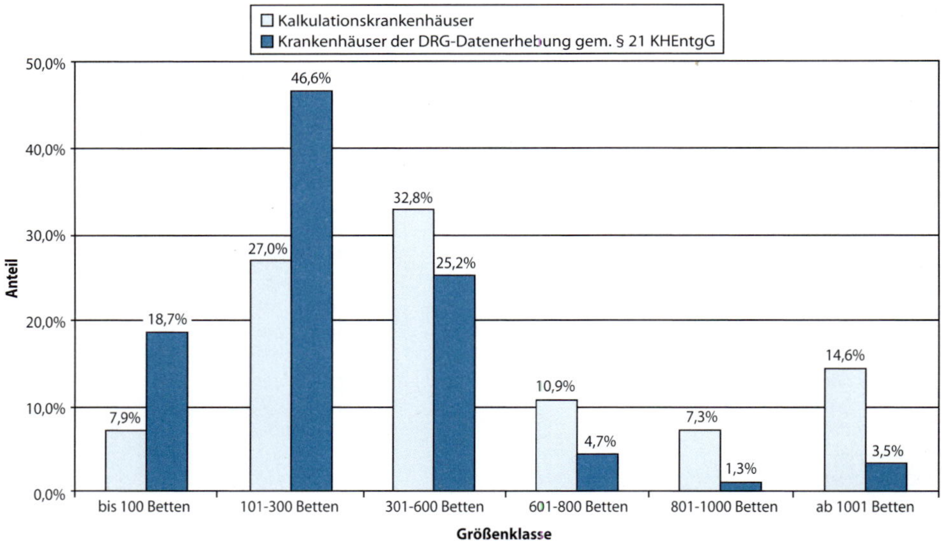

Abb. 8.1. Teilnehmende Krankenhäuser mit Bettenzahl für die Kostenkalkulation

8.1

pen M50–M54 „Sonstige Krankheiten der Wirbelsäule und des Rückens“, der bei den DRG's I68B und C jeweils mehr als die Hälfte beträgt, verringert sich bei der DRG I68A auf 36,8%. Weitere häufige Hauptdiagnosen kommen aus den ICD-10-Gruppen M40–M43 „Deformitäten der Wirbelsäule und des Rückens“ (28,7%) und S30–S39 „Verletzungen des Abdomens, der Lumbosakralgegend, der Lendenwirbelsäule und des Beckens“ (15,9%).

G-DRG I68B:
Nichtoperativ behandelte Erkrankungen und Verletzungen im Wirbelsäulenbereich ohne Schmerztherapie/Myelographie, Alter <75 Jahre ohne CC.

732 Fälle aus 23 Kliniken wurden in die DRG I68B eingruppiert. Es handelte sich um die dritthäufigste DRG. Bezogen auf die orthopädischen Fälle lag die DRG I68B auf Platz 3 der Top-DRG's. Bezogen auf die unfallchirurgischen Fälle war es Platz 15. 56,8% der Fälle, die in die DRG I68B gruppiert wurden, waren weiblichen Geschlechts. Zum Zeitpunkt der Behandlung waren 86,7% der Patienten zwischen 11 und 65 Jahre alt. Die mittlere Verweildauer betrug 6,5 Tage. Damit betrug der Unterschied zur mittleren Verweildauer gemäß Fallpauschalenkatalog (5 Tage) 1,5 Tage. Mit 16,6% war die Lumboischialgie die häufigste Hauptdiagnose, gefolgt von Kreuzschmerz (9,2%) und Instabilität der Wirbelsäule im Lumbalbereich (8,9%). Bei mehr als der Hälfte der Fälle (54,4%) wurde eine Hauptdiagnose aus den ICD-10-Gruppen „M50–M54 „Sonstige Krankheiten der Wirbelsäule und des Rückens“ kodiert.

G-DRG I68C:
Nichtoperativ behandelte Erkrankungen und Verletzungen im Wirbelsäulenbereich mit Schmerztherapie/Myelographie.

332 Fälle aus 12 Kliniken wurden in die DRG I68C eingruppiert. Die DRG I68C belegt Platz 11 der Top-DRG's sowie Platz 8 der Top-DRG's der orthopädischen Fälle. Unfallchi-

rurgische Fälle wurden nicht in diese DRG gruppiert. 50,9% der Fälle waren weiblichen Geschlechts. Zum Zeitpunkt der Behandlung waren 72,3% der Patienten zwischen 31 und 65 Jahre alt. Die mittlere Verweildauer der gesamten Stichprobe betrug 10,3 Tage; damit beläuft sich der Unterschied zur mittleren Verweildauer gemäß Fallpauschalenkatalog (8,6 Tage) auf 1,7 Tage. Mit 25,8% waren lumbale und sonstige Bandscheibenschäden mit Radikulopathie die häufigste Hauptdiagnose, gefolgt von Lumboischialgie mit 13,4%. Bei fast zwei Drittel der Fälle (62,7%) wurde eine Hauptdiagnose aus den ICD-10-Gruppen M50–M54 „Sonstige Krankheiten der Wirbelsäule und des Rückens" kodiert. Die Mehrzahl der Patienten wurden 7–14 Tage stationär behandelt.

G-DRG I10B: Andere Eingriffe an der Wirbelsäule ohne äußerst schwere oder schwere CC.

Die DRG I10B umfasste 436 Fälle. Diese DRG belegte unter den Top-DRG's der Stichprobe den Platz 7. 96,8% der Fälle (n=422) wurden in orthopädischen Fachabteilungen behandelt. Damit lag die DRG I10B auf Platz 6 der Top-DRG's der orthopädischen Fälle. Fast drei Viertel der orthopädischen Fälle wurden in zwei Kliniken therapiert. Die deutet darauf hin, dass die Therapie dieser Fallgruppe in hohem Maße durch spezialisierte Zentren erfolgt. Die Geschlechtsverteilung stellt sich nahezu ausgeglichen dar. 45,6% der Fälle waren zum Zeitpunkt der Behandlung zwischen 31 und 50 Jahre alt. Die mittlere Verweildauer der gesamten Stichprobe beträgt 12,7 Tage. Damit war sie um 1,9 Tage gegenüber der mittleren Verweildauer gemäß Fallpauschalenkatalog verlängert. Mit 50,0% sind lumbale und sonstige Bandscheibenschäden mit Radikulopathie (M51.1) die häufigste Hauptdiagnose, gefolgt von Spinalstenosen im Lumbalbereich (M48.06) mit einer prozentualen Häufigkeit von 22,3%. Dementsprechend sind Flavektomien über ein Segment (5-032.10) mit 20,0% die am häufigsten kodierte Prozedur, gefolgt von Exzisionen einer Bandscheibe mit Radikulodekompression (5-831.2) mit 15,1%.

Die *DRG I09B (Wirbelkörperfusion)* wurde als DRG aus der Top-30-DRG-Liste der Stichprobe herausgestellt, in der besonders aufwendige Implantate genutzt werden.

Unter der MDC (Major Disease Category) 08 – „Krankheiten und Störungen an Muskel-Skelett-System und Bindegewebe" – sind unter der Gruppe I09A und I09B die Wirbelkörperfusion mit äußerst schweren oder schweren CC bzw. ohne äußerst schweren oder schweren CC angeführt. Die DRG I06A/B – „komplexe Wirbelkörperfusion" – umfasst angeborene und erworbene Deformitäten der Wirbelsäule.

Die Fallkosten werden für die Fusion ohne CC im Mittelwert mit € 7525,83 (Std. Abw. € 3179,84) angegeben, für die Fusion mit CC werden diese mit € 10482,10 (Std. Abw. € 4733,13) beziffert. Die Geschlechterverteilung ist bei 2442 zugrundeliegenden Fällen (2034 ohne CC und 408 mit CC) nahezu 50:50, mehr als 50% der Patienten waren älter als 50 Jahre. Die dargestellten Fälle erstrecken sich auf die gesamte Wirbelsäule.

In der Gruppe ohne äußert schwere und schwere CC überwiegen Diagnosen auf der Basis von degenerativen Wirbelsäulenerkrankungen (M50.2 „Sonstige zervikale Bandscheibenverlagerung", M48.06 „Spinalstenose Lumbalbereich", M43.16 „Spondylolisthesis Lumbalbereich"). Angeführt wird die Liste von den Prozeduren Spondylodese monosegmental (5-836.0), Mikrochirurgische Technik (5-984), Exzision einer Bandscheibe (5-831.0), sowie Zugang zur HWS (5-030.7).

Betrachtet man den Sachkostenbedarf bei den operativen Verfahren, so zeigt sich bei den überwiegend (2/3 der Fälle lt. Sammelstudie) eingesetzten dorsalen Implanaten (Fixateur interne, dorsalen Schrauben-/Stabsystem) eine Spannbreite des Listenpreises für eine typische bisegmentale Stabilisierung mit Querstabilisator von ca. € 2300,– bis ca. € 2900,–. Wird zusätzlich eine ventrale Versorgung mit einem winkelstabilen Implantat durchgeführt, ist der Betrag quasi zu verdoppeln. Ein ventraler Wirbelkörperersatz neuerer Generation (expandierbar) ist mit einem Listenpreis von ca. € 1300.– bis 2600.- € zu veranschlagen. Stellt man diesen Kosten den in der Fallkostenermittlung eingesetzten Betrag von gut 1000.- € gegenüber, ergibt sich schon alleinig für die dorsale Instrumentierung ein Deckungsdefizit, das auch durch Sonderrabatte der Hersteller/Vertreiber und/oder Verzicht auf einen Querstabilisator nicht kompensiert werden kann. Bei dorsoventraler Stabilisierung kann man bei entsprechendem Materialeinsatz durchaus die mittleren Gesamtfallkosten alleinig mit den Implantataufwendungen überschreiten, die zusätzlichen sonstigen materiellen und personellen Ressourcen bleiben aufgrund der längeren Operationszeit noch unberücksichtigt.

Bei der Abbildung der *Bandscheibenendoprothesen* im G-DRG-System haben sich zwischen 2003 und 2004 ungünstige Änderungen ergeben: Im Jahre 2003 wurden Bandscheibenprothesen der DRG I09 A/B zugeordnet (Wirbelkörperfusion); hieraus ergab sich eine entsprechend hohe Bewertungsrelation. Im Jahr 2004 wurde die Bandscheibenprothese lediglich der DRG I10 A/B (I05Z; „Andere Eingriffe an der Wirbelsäule") zugeordnet, die prinzipiell die resezierende Bandscheibenchirurgie widerspiegelt. Hieraus resultierte eine erheblich geringe Bewertungsrelation.

8.1

Bandscheibenendoprothesen können aber auch unter der OPS 5-839.1 zur DRG I0.5Z führen und damit zu einem Ertrag von ca. € 8500,–. In einzelnen Fällen mit der Verschlüsselung der Diagnose einer Rückenmarkskompression – nicht näher bezeichnet – durch die ICD G95.2 oder Ähnlichem kann unter Berücksichtigung der Prozedur 5-839.1, die die Implantation der Bandscheibenendoprothese deklariert, auch eine Abbildung unter der DRG B 03 A/B, die mit ca. € 8000,–, bzw. € 4200,– vergütet wird, abgebildet werden.

Die Abbildung der Bandscheibenendoprothetik im D-DRG-System 2004 ist dennoch medizinisch und wirtschaftlich nicht sachgerecht. Beantragt für 2005 ist die Zuordnung zur DRG I09 A/B.

Für die *Vertebroplastie/Kyphoplastie* ergeben sich aus DRG-Gesichtpunkten ähnliche Überlegungen:

Es liegt die Hauptprozedur 5-839.9 (Implantation von Material in einen Wirbelkörper ohne vorherige Wirbelkörperaufrichtung) vor:

- .90.1 Segment
- .90 2 Segmente
- .92 3 Segmente
- .93 Mehr als 3 Segmente

Die Eingruppierung erfolgt dann laut InEk Definitionshandbuch 2004 in die DRG I10A oder B („Andere Eingriffe an der Wirbelsäule"; dieser DRG ist die Nukleotomie zugeordnet).

Die Erlösdifferenzierung erfolgt anhand der Fallschwere. Eine Differenzierung anhand verschiedener Operationsmethoden ist nicht vorgesehen.

Dies bedeutet ein Basisrelativgewicht von 1,443 Punkten. Bei entsprechenden Patienten wird evtl. eine Verschlüsselung in der DRG I10A erfolgen, die ein Relativgewicht von 2,808 hat. Dies würde bei einer Base-Rate von € 2500,– einen Erlös von € 7020,– ergeben. Die untere Grenzverweildauer beträgt dabei 5 Tage.

Vordergründig dabei ist die Eingabe und Erfassung „aller notwendigen Parameter", die nicht nur die Hauptdiagnose und Hauptprozedur (s. oben) beinhalten, sondern alle

Prozeduren, die im Zusammenhang mit den Verfahren durchgeführt werden. Ebenso entscheidend für die Gruppierung ist die Eingabe aller relevanten Nebendiagnosen.

Reine Materialkosten für diese Techniken:

- Vertebroplastik: € 500–1400,–
- Kyphoplastik: ca. € 3400,–.

Vertebroplastiken unter der Prozedur 5-839.90 führen zur DRG I10A/B und somit zum Erlös von ca. € 7900,– bzw. € 4100,–. Diese Erlöse ergeben sich unabhängig von der Anzahl der versorgten Etagen. Berücksichtigt werden muss, dass der Patient bei I10A sechs Tage im Krankenhaus verweilen muss, bei der I10B vier Tage. Wird der Patient also nach einem Tag entlassen, was unter Umständen medizinisch vertretbar ist, wird von der Klinik für die Unterschreitung der Mindestverweildauer eine Rückzahlung gefordert.

Da die Kyphoplastik zur gleichen DRG führt, ist sie unter Berücksichtigung der Materialkosten von ca. € 3400,– betriebwirtschaftlich nicht sinnvoll. Kann die Kyphoplastik unter der DRG I10A verschlüsselt werden, ist eine Erlös von ca. € 8000,– zu erreichen und dann wirtschaftlich vertretbar.

Unter Berücksichtigung der Erlössituation bei einer reinen Nukleotomie (s. oben) wird aus Sicht der Geschäftsführer von Krankenhauseinrichtungen natürlich diese zu bevorzugen sein. Insbesondere dann, wenn man bedenkt, dass auch diese DRG im jeweiligen Haus durch das Budget nur mit limitierter Anzahl zu erbringen sein wird. In einem solchen Szenario wird das Krankenhaus natürlich ein Interesse daran haben, die zu erbringenden DRG's I10A oder B mit dem geringsten finanziellen Aufwand zu erreichen.

Es wurden Vorschläge zur Anpassung des G-DRG-Systems am 31.03.2003 fristgerecht beim Institut für das Entgeltsystem im Krankenhaus (InEK) im Namen der Deutschen Gesellschaft für Orthopädie und orthopädische Chirurgie (DGOOC) und der Deutschen Gesellschaft für Unfallchirurgie (DGU), die die Vorschläge gegenseitig miteinander abgestimmt haben, unter Einbeziehung externen Sachverstandes eingereicht. Für den Bereich der Wirbelsäulenchirurgie betraf dies die DRG I09A/B „Wirbelkörperfusion".

Die Deutsche Gesellschaft für Unfallchirurgie und die Deutsche Gesellschaft für Orthopädie und orthopädische Chirurgie haben das InEK gebeten, eine Subgruppenanalyse der Patienten, die Sonderimplantate erhalten (für die Wirbelsäule I09A/B), mit dem Ziel durchzuführen, die adäquate Finanzierung dieser Leistung sicher zu stellen.

Aufgrund der geringen Fallzahl und der erheblichen Heterogenität der Fälle scheint eine angemessene vollpauschalierte Vergütung nicht erbracht werden können. Daher kann diese Leistung nur über ein Zusatzentgelt oder ein alternatives Entgelt nach §§ 6.1/6.2 KhEntG finanziert werden.

Die DRG-Research-Group empfahl, ein Zusatzentgelt oder ein alternatives Entgelt nach §§ 6 1/6.2 KhEntG für diese Leistung zu kalkulieren und einzuführen.

Orthopädie und Unfallchirurgie sind zwei hochspezialisierte Fachgebiete. Anhand des DRG-Evaluationsprojektes wurde die Problematik dargestellt, die äußerst heterogenen und komplexen Leistungen der Fachgebiete Orthopädie und Unfallchirurgie mittels eines nicht auf die deutsche Behandlungsrealität abgestimmten vollpauschalierten Finanzierungssystems abzubilden. Es wurde deutlich aufgezeigt, dass das G-DRG-System der Version 1.0 nicht über die ausreichende Differenzierung verfügt, um eine leistungsgerechte Finanzierung der vielfältigen Behandlungsverfahren zu gewährleisten. Im Bereich der Behandlung von Wirbelsäulenpatienten liegen vor allem zwei Probleme vor:

- Eine Fallgruppenbildung anhand nichtoperativer Prozeduren (z. B. Schmerztherapie bei I68C) ohne ausreichende Berücksichtigung und Differenzierung der Hauptdiagnose fördert die Heterogenität der Fallgruppe.
- Spezialisierungen einzelner Kliniken auf bestimmte Fallgruppen oder auf komplexe Therapien führen zu einer Akkumulation von Aufwand und Verweildauer, die durch Fallpauschalen, deren Kalkulation auch durch weniger aufwendige Fallgruppen beeinflusst wurde, nicht ausreichend berücksichtigt wird.

Auch die Industrie war in dieser Hinsicht nicht untätig. Der Bundesverband Medizintechnologie (BVMed) hatte am 31. März 2003 an das Institut für das Entgeltsystem im Krankenhaus (InEK) insgesamt 17 Anträge zur Weiterentwicklung des Fallpauschalensystems gestellt. Der BVMed kam damit einer Aufforderung des InEK nach. Das Spektrum der eingereichten Vorschläge reichte vom Dermis-Hautersatzverfahren über die Endoprothetik bis hin zur Herzunterstützungstechnologie. Ziel der BVMed-Anträge war es, im Rahmen der Neukalkulation der DRG's für 2004 eine sachgerechte Bewertung und Berücksichtigung der innovativen Produkte und Verfahren der Medizintechnologie zu ermöglichen.

Die BVMed-Vorschläge hinsichtlich der Wirbelsäule waren folgende:

- *Wirbelkörperfusion/Wirbelkörperfusion bei Wirbelsäulendeformität.* BVMed-Vorschlag: DRG-Splitt. Äußerst komplexe Wirbelsäulenfusion bei Wirbelsäulenerkrankungen mit äußerst schweren Komplikationen – primär stabil, nicht primär stabil.
- *Andere Eingriffe an der Wirbelsäule, Kyphoplastie, Vertebroplastie.* BVMed-Vorschlag: DRG-Splitt. Nach Segmenten und OPS gesteuert.

Zwischen den DRG Versionen 2003 und 2004 haben sich Änderungen ergeben. Für Wirbelsäulen-DRG's sind diese im Folgenden aufgelistet. Man darf hieraus jedoch nicht ableiten, dass sich die Erlössituationen hierdurch geändert haben, da durch andere Eingruppierungen die Patienten (Diagnosen) zwischen 2003 und 2004 anderen DRG's zugeordnet werden (Tabelle 8.2).

Tabelle 8.2. Änderungen der Bewertungsrelationen der DRG von 2003 zu 2004 hinsichtlich der häufigsten orthopädischen Wirbelsäulen-DRG's

Basis-DRG	DRG-Bezeichnung	2003 MIN CW	2003 MAX CW	2004 MIN CW	2004 MAX CW	Vergleich MIN	Vergleich MAX
I06	Komplexe Wirbelkörperfusion	5,633	5,633	4,391	5,777	**–22,05%**	**2,56%**
I09	Wirbelkörperfusion	2,875	4,193	2,655	3,707	**–7,65%**	**–11,59%**
I10	Andere Eingriffe an der Wirbelsäule	1,66	2,291	1,443	2,834	**–13,07%**	**23,70%**
I68	Nichtoperativ behandelte Erkrankungen und Verletzungen im Wirbelsäulenbereich, ein Belegungstag	0,773	1,049	0,201	0,993	**–74,00%**	**–5,34%**

Für das Jahr 2005 liegen zahlreiche Anträge der Fachgesellschaften vor. Hierzu zählen:
- Erweiterung OPS-Code,
- neuer endoskopischer OPS-Code,
- Kyphoplastie und Vertebroplastie als eigene DRG,
- zusätzliche Splitkriterien (z. B. orientiert an dem Prozedurencode Kyphoplastie).

Weitere Lösungsmöglichkeiten wären Zusatzentgelte für
- Kyphoplastie,
- Bandscheibenprothesen,
- Wirbelsäulenimplantate.

Das Vorschlagsverfahren für das System 2005 ist beendet. Die Fachgebiete Orthopädie und Neurochirurgie lieferten insgesamt 228 Vorschläge für das lernende System und zeigten damit ein weitaus größeres Interesse an der aktiven Mitgestaltung als die meisten anderen Fachgesellschaften. Für den 18. August 2004 ist die Vorlage des G-DRG-Katalogs 2005 bei den Partnern der Selbstverwaltung geplant. Der FP-Katalog für 2005 soll im vierten Quartal (Oktober/November) veröffentlicht werden. Es ist zu hoffen, dass auch – aber nicht nur – für den Bereich der Wirbelsäulenchirurgie die Kostenberechnungen der InEK auf eine realistischere Basis gestellt werden.

Literatur

DRG-Research-Group (2003) DRG Evaluationsprojekt Orthopädie/Unfallchirurgie. Schüling, Münster (http://drg.uni-muenster.de/de/projekte/uch_ortho.html)

Frank D (2004) Das DRG-System oder „warum meine Leistung nicht angemessen honoriert wird". Orthopädie-Mitteilungen 3/04: 179–180

Franz D, Engels R, Juhra C, Roeder N (2003) DRG-Evaluationsprojekt Orthopädie/Unfallchirurgie: Abbildungsqualität orthopädischer und unfallchirurgischer stationärer Therapien und Anpassungsbedarf des G-DRG-Systems. Schüling, Münster

Haddad GH (1987) Analysis of 2932 worker's compensation back injury cases. Spine 12: 765

InEK (2004) Definitionshandbücher G-DRG, Version 2004, Band 1–5. InEK gGmbH, Siegburg (http://inek.customer.msim.de/ersatzvor2004/drg_ersatzvor_2003_04_e.htm)

InEK (2004) Fallpauschalenkatalog G-DRG, Version 2004. InEK gGmbH, Siegburg (http://inek.customer.msim.de/ersatzvor2004/drg_ersatzvor_2003_04_e.htm)

8.2

„Rentabilität" unfallchirurgischer Eingriffe an der Wirbelsäule unter DRG-Bedingungen

E.J. Müller

Die Verletzungen der Wirbelsäule und deren Behandlung haben in den letzten 10 Jahren im deutschsprachigen Raum, insbesondere auch durch die Aktivitäten der Arbeitsgemeinschaft Wirbelsäule der DGU einerseits sowie durch Entwicklung von neuen Implantaten, wie beispielsweise expandierbaren ventralen Cages und winkelstabilen ventralen Fixationssystemen, andererseits als auch durch neue operative Techniken, wie dem endoskopisch assistierten ventralen Zugang zur thorakolumbalen Wirbelsäule, eine Steigerung des Interesses und der klinischen Relevanz erfahren. Dieses führt zu einem vermehrten Einsatz der neuen Techniken und Implantate, möglicherweise auch mit einer geänderten (erweiterten?) Indikationsstellung und zieht in der Konsequenz u. a. auch eine Kostensteigerung nach sich.

Im Folgenden soll einerseits die medizinische Entwicklung von ökonomischer Seite unter Zugrundelegung der DRG's dargestellt und abgebildet, andererseits aber auch die Zweckhaftigkeit der Behandlungsstrategien anhand von publizierten Daten auch im Hinblick auf ökonomische Aspekte beleuchtet werden.

Umfassende, repräsentative Daten über Epidemiologie, Therapie und Ergebnisse von Frakturen der Wirbelsäule sind nur spärlich oder nicht vorhanden. Während für die Halswirbelsäule zumindest im deutschsprachigen Raum keine hierzu relevante Arbeit vorliegt, können für die *Verletzungen der thorakolumbalen Wirbelsäule* die Daten der Arbeitsgemeinschaft Wirbelsäule der DGU zur Orientierung herangezogen werden, v. a. hinsichtlich der zum Einsatz kommenden therapeutischen Verfahren. Grundlage dieser Sammelstudie sind Daten von 682 Patienten mit operativ versorgten Frakturen der thorakolumbalen Wirbelsäule, die zwischen September 1994 und Dezember 1996 an 18 deutschen Klinken erfasst wurden (Knop et al. 1999, 2000, 2001).

Das Durchschnittsalter der Patienten betrug 39,5 Jahre, 64% waren männlichen Geschlechts, 65% hatten eine Kompressionsverletzung (Typ A) erlitten, wobei der erste Lendenwirbel mit 49% der Fälle am häufigsten betroffen war. In 16% der Fälle ging die Verletzung mit inkompletten neurologischen Ausfällen einher, bei 5% der Patienten waren die Ausfälle komplett.

Die operative Stabilisierung erfolgte bei zwei Drittel der Patienten nur von dorsal, bei 29% kombiniert dorsoventral und bei 5% nur von ventral. Als dorsales Implantat wurde überwiegend ein Fixateur interne eingesetzt, ventral kamen vornehmlich winkelstabile Platten- oder Stabsysteme zur Anwendung. 62% der kombinierten dorsoventralen Versorgungen wurden zweizeitig durchgeführt, die durchschnittliche Operationszeit war bei diesen Eingriffen signifikant länger im Vergleich zum dorsalen oder alleinigen ventralen Vorgehen.

Für der *Halswirbelsäule* sind korrelierende Daten aus dem deutschsprachigen Raum nicht abgebildet. Nach übereinstimmenden Angaben aus unterschiedlichen Studien entfallen ca. 20% der Läsionen auf die obere (C0–C2) sowie ca. 80% der Läsionen auf die untere Halswirbelsäule(C2/3–C7/Th1) (Müller u. Muhr 1997; Tscherne u. Blauth 1998). Die operative Versorgung der Verletzungen der oberen HWS erfolgt vornehmlich mit Schraubensystemen (z. B. die direkte Verschraubung, des Dens axis, die dorsale transartikuläre Verschraubung C1/2, die direkte Verschraubung der C2-Pedikelfraktur), in Ausnahmefällen sind dorsale okzipitozervikale Stabilisierungen indiziert, die dann mit aufwendigeren, winkelstabilen Schrauben-/Stabsystemen durchgeführt werden. An der unteren Halswirbelsäule hat sich bei der operativen Stabilisierung mehr und mehr die ventrale interkorporelle Spondylodese mit einem Schrauben-/Plattensystem durchgesetzt, die im deutschsprachigen Raum als Standardeingriff bezeichnet werden darf (Müller u. Aebi 1992; Stoll u. Morscher 1995; Tscherne u. Blauth 1998).

Die *Daten zum DRG-System* wurden dem Abschlussbericht G-DRG-V 2004 Band I und II (2204), der im Rahmen der Ersatzvornahmen nach § 17b Abs. 7 KHG durch das Bundesministerium für Gesundheit und soziale Sicherung in Zusammenarbeit mit der InEK gGmbH (Institut für das Entgeltsystem im Krankenhaus) veranlasst wurde, den Definitionshandbüchern G-DRG Version 2004 sowie dem Fallpauschalenkatalog G-DRG Version 2004 entnommen. Der Abschlussbericht basiert auf rund 2,1 Mio. Datensätzen aus 137 Krankenhäusern, darunter zwölf Universitätskliniken. In Band II des Berichts wird die Beschreibung der Methodik und der Ergebnisse durch die Darstellung der wichtigsten medizinischen und ökonomischen Daten zu jeder DRG der weiterentwickelten Klassifikation ergänzt.

Außerdem wurde der Ergebnisbericht des DRG-Evaluationsprojektes Orthopädie/Unfallchirurgie der DRG Research Group des Medizin-Controllings des Universitätsklinikums Münster herangezogen (www.drg.uni-muenster.de/de/projekte/uch_ortho.html).

Unter der MDC 08, Krankheiten und Störungen an Muskel-Skelett-System und Bindegewebe, ist unter der Gruppe I09A und I09B die Wirbelkörperfusion mit äußerst schweren oder schweren CC bzw. ohne äußerst schwere oder schwere CC angeführt. Unter dieser DRG werden auch die Verletzungen der Wirbelsäule als Hauptdiagnosen eingeordnet. Die DRG I06A/B, komplexe Wirbelkörperfusion, umfasst keine Wirbelsäulenverletzungen als Hauptdiagnose, sondern angeborene und erworbene Deformitäten der Wirbelsäule.

Die *Fallkosten* werden für die Fusion ohne CC im Mittelwert mit € 7525,83 (Std. Abw. € 3179,84) angegeben, für die Fusion mit CC werden diese mit € 10482,10 (Std. Abw. € 4733,13) beziffert. Die Geschlechterverteilung ist bei 2442 zugrunde liegenden Fällen (2034 ohne CC und 408 mit CC) nahezu 50:50, mehr als 50% der Patienten sind 50 Jahre und älter. Die dargestellten Fälle erstrecken sich auf die gesamte Wirbelsäule.

In der Gruppe ohne äußert schwere und schwere CC überwiegen Diagnosen auf der Basis von degenerativen Wirbelsäulenerkrankungen (M50.2 sonstige zervikale Bandscheibenverlagerung, M48.06 Spinalstenose Lumbalbereich, M43.16 Spondylolisthesis Lumbalbereich). Erst an vierter Stelle werden Frakturen des ersten Lendenwirbels mit einem Anteil von 4,57% angeführt, insgesamt repräsentieren Frakturen 10,03% der Hauptdiagnosen, Frakturen an der Halswirbelsäule erscheinen unter den Hauptdiagnosen nicht.

Bei den Prozeduren repräsentieren die Codes 5-834.4 und 5-834.6 (Off Repos Wirbelsäule Osy d SchraubStabsys bzw. Fixat int-Sys) 3,09% aller Prozeduren, eine Osteosynthese an der Wirbelsäule durch Fixateur interne bzw. SchraubStabsys (5-835.7 und 5-835.5) wurde in 3,43% der Fälle verschlüsselt. Angeführt wird die Liste von den Prozeduren Spondylodese monosegmental (5-836.0), mikrochirurgische Technik (5-984), Exzision einer Bandscheibe (5-831.0) sowie Zugang zur HWS (5-030.7).

Bei den Wirbelkörperfusionen mit äußerst schweren und schweren CC zeigt sich bei den Hauptdiagnosen eine Verschiebung zugunsten der Frakturen mit 14,38% der Fälle einschließlich HWS. Frakturen des ersten Lendenwirbels (S32.01) werden mit 6,57% an dritter Stelle liegend geführt. Bei den Prozeduren zeigen sich nur marginale Unterschiede zur Gruppe ohne CC.

Die Kostenaufschlüsselung weist unter der Rubrik *Sachkosten Implantate/Transplantate* in den beiden Gruppen € 1056,35 bzw. € 1018,42 aus. Der Unterschied bei den Fallkosten zwischen der Gruppe ohne bzw. mit äußerst schweren und schweren CC resultiert vornehmlich aus dem pflegerischen Bereich (Normalstation, Intensivstation), der Anästhesie sowie dem diagnostischen Bereich.

Stellt man nun die der Fallkostenermittlung zugrunde liegenden Daten den epidemiologischen Angaben aus der Sammelstudie der DGU gegenüber, so scheinen die traumatischen Wirbelsäulenläsionen in diesem Datenpool der Fallkostenermittlung unterrepräsentiert zugunsten der Eingriffe bei degenerativen Veränderungen. Dies ergibt sich einerseits aus den verschlüsselten Hauptdiagnosen, als auch den hinterlegten Prozeduren, möglicherweise ist hierbei jedoch auch die Verschlüsselungspraxis zu berücksichtigen. Wesentlich erscheint jedenfalls die Subsumierung von Prozeduren sowohl an der Hals- als auch an der thorakolumbalen Wirbelsäule sowie von stabilisierenden und nichtstabilisierenden Eingriffen v. a. in Bezug auf die Kosten im OP-Bereich im Allgemeinen, die Implantatkosten im Besonderen und die perioperativen Aufwendungen.

Betrachtet man den Sachkostenbedarf bei den operativen Verfahren der thorakolumbalen Wirbelsäule, so zeigt sich bei den überwiegend (2/3 der Fälle lt. Sammelstudie) eingesetzten dorsalen Implanaten (Fixateur interne, dorsales Schrauben-/Stabsystem) eine Spannbreite des Listenpreises für eine typische bisegmentale Stabilisierung mit Querstabilisator von ca. € 2300,– bis ca. € 2900,–. Wird zusätzlich eine ventrale Versorgung mit einem winkelstabilen Implantat durchgeführt, ist noch einmal der angeführte Betrag einzusetzen. Ein ventraler Wirbelkörperersatz neuerer Generation (expandierbar) ist mit einem Listenpreis von ca. € 1300.– bis € 2600.– zu veranschlagen. Stellt man diesen Kosten den in der Fallkostenermittlung eingesetzten Betrag von gut € 1000.– gegenüber, ergibt sich schon allein für die dorsale Instrumentierung ein Deckungsdefizit, das i. d. R. auch durch Sonderrabatte der Hersteller/Vertreiber und/oder Verzicht auf einen Querstabilisator nicht kompensiert werden kann. Bei dorsoventraler Stabilisierung kann man bei entsprechendem Materialeinsatz die mittleren Gesamtfallkosten allein mit den Implantataufwendungen erheblich überschreiten, die zusätzlichen weiteren materiellen und personellen Ressourcen allein von der Gesamtlogistik des größeren operativen Eingriffes gesehen bleiben unberücksichtigt.

Bei den Implantatkosten für die operativen Stabilisierungen an der Halswirbelsäule werden für monosegmentale Fusionen auch für winkelstabile Platten-/Schraubensysteme € 500,– i. d. R. nicht überschritten, eine Ausnahme bilden lediglich die winkelstabilen Schrauben-/Stabsysteme zur dorsalen okzipitozervikalen Versorgung, die aber, wie bereits dargelegt, zumindest in der Traumaversorgung eher als Ausnahmeverfahren anzusehen sind.

Bei den doch z. T. erheblichen Kosten, insbesondere für Versorgungen an der thorakolumbalen Wirbelsäule, erscheint angesichts des betriebenen Gesamtaufwandes eine kurze Fokussierung auf die Effizienz dieser Behandlung gerechtfertigt, wenn nicht notwendig.

In der Ergebnisabhandlung der Sammelstudie der DGU kommen die Autoren zu dem Schluss, dass mit dem kombinierten dorsoventralen Vorgehen zwar das beste radiologische Ergebnis zu erzielen ist, andererseits aber auch keine direkte signifikante Korrelation zwischen röntgenologischen und klinischen Parametern nachgewiesen werden kann (Knop et al. 2001). Inwieweit bei Typ-A-Verletzungen – die in der Sammelstudie immerhin 2/3 der operativ versorgten Frakturen repräsentieren – überhaupt eine operative Stabilisierung von Vorteil gegenüber der konservativ-funktionellen Behandlung ist, wird nach wie vor sehr kontrovers diskutiert (Resch et al. 2000; Wood et al. 2003).

Nicht berücksichtigt sind in der Kostenkalkulation Patienten mit neurologischen Ausfällen nach Trauma und hierbei insbesondere Patienten mit akuter Querschnittlähmung. Laut Daten aus der Sammelstudie der DGU betrifft dies 16% bzw. 5% der Patienten mit einer Fraktur der thorakolumbalen Wirbelsäule. Diese können derzeit drei unterschiedlichen DRG-Gruppierungen zugeordnet werden: Basis-DRG B61 A/B Erkrankung/Verletzung Rückenmark mit/ohne OR-Prozedur, sofern weder längere Zeit beatmet wurde, noch ein Polytrauma vorliegt; Operative Basis-DRG's der HDK 21 Polytrauma W01Z, W02Z, W03Z, W04Z, W60Z, W61Z; Pre-MDC-DRG's A06Z/A07Z in Abhängigkeit einer Beatmungspflicht >95 h oder einer Tracheotomie. Hierbei wird weder die Höhenlokalisation der Läsion berücksichtigt, die mit dem Behandlungsaufwand korreliert, noch ob eine Erst- oder eine Folgebehandlung vorliegt. Unter die DRG's B60 A/B werden auch viele Patienten eingeordnet, bei denen als Nebendiagnose eine Querschnittlähmung vorliegt, die jedoch aufgrund einer ganz anderen Erkrankung behandelt werden. Es werden also Patienten zusammengefasst, die als gemeinsames Merkmal eine Querschnittlähmung als Haupt- oder Nebendiagnose aufweisen, jedoch sehr unterschiedlich bezüglich Verweildauer und Aufwand der Therapie zu Buche schlagen.

Da einerseits eine breite Datenbasis fehlt und andererseits praktikable Lösungen bis dato nicht in Aussicht sind, schlägt die DRG Research Group als Ergebnis des DRG-Evaluierungsprojekts Orthopädie/Unfallchirurgie eine entsprechende Untersuchung der Problematik durch das InEK, zur sachgerechten Finanzierung der para-/oder tetraplegischen Patienten, vor (www.drg.uni-muenster.de/de/projekte/uch_ortho.html).

Zusammenfassend ergibt sich aus den vorliegenden Daten, dass die reine traumatologische Wirbelsäulenchirurgie in der aktuellen Fallkostenkalkulation nicht adäquat abgebildet wird. Die zugrunde liegende „Mischkalkualtion" ist dafür zu inhomogen, sowohl hinsichtlich der hinterlegten Diagnosen als auch der entsprechenden Eingriffe. Die Schlussfolgerung nach dem aktuellen Stand wäre, dass nur wirbelsäulenchirurgische Abteilungen, die das gesamte Spektrum der Wirbelsäulenchirurgie abdecken, mit dieser Mischkalkulation kostendeckend arbeiten können, oder umgekehrt, dass man sich als Anbieter auf ökonomisch interessante Diagnosen und Prozeduren konzentriert. Unfallchirurgisch scheint dies allenfalls für Verletzungen an der Halswirbelsäule ohne neurologische Ausfälle möglich. Die Versorgung von Rückenmarkverletzten ist nach dem derzeitigen Stand ökonomisch nicht sinnvoll.

Der Begriff „Rentabilität" kann sicherlich nicht als wertneutral angesehen werden, und gerade unter medizinischen Gesichtspunkten wird dem Ausdruck eher ein negativer Beigeschmack zu Teil, der einer objektiven Diskussion der Problematik nicht förderlich ist. Dennoch muss man sich der ökonomischen Folgen ärztlichen Handelns bewusst werden und diese letztlich auch in der Entscheidungsfindung zur Behandlung berücksichtigen, wenn auch noch nicht unter DRG-Bedingungen, so zumindest unter dem Aspekt der Effektivität der geplanten Maßnahme unter evidenzbasierten Gesichtspunkten.

In der Konsequenz entsteht ein klarer Wettbewerbsvorteil für Abteilungen an großen Häusern, an denen das komplette Spektrum der Wirbelsäulenchirurgie angeboten wird, sowie auch für „Großanbieter" von Gesundheitsdienstleistungen, die einerseits entsprechend Preise bzw. Vergütungen, sowohl bei den Herstellern als auch den Kostenträgern erzielen, und die andererseits das Gesamtspektrum ggf. auch über mehrere Standorte anbieten können.

Literatur

Definitionshandbücher G-DRG (2004) Band 1–5. InEK gGmbH, www.g-drg.de/ersatzvor2004/drg_ersatzvor_2003_04_e.htm

Fallpauschalenkatalog G-DRG (2004) InEK gGmbH, www.g-drg.de/ersatzvor2004/drg_ersatzvor_2003_04_e.htm

Knop C et al. (1999) Operative Behandlung von Verletzungen des thorakolumbalen Überganges. Teil 1: Epidemiologie. Unfallchirurg 102: 924–935

Knop C et al. (2000) Operative Behandlung von Verletzungen des thorakolumbalen Überganges. Teil 2: Operation und röntgenologische Befunde. Unfallchirurg 103: 1032–1047

Knop C et al. (2001) Operative Behandlung von Verletzungen des thorakolumbalen Überganges. Teil 3: Nachuntersuchung. Unfallchirurg 104: 583–600

Müller EJ, Aebi M (1992) Anterior fusion of the cervical spine. Spine 6: 459–474

Müller EJ, Muhr G (1997) Wirbelsäulenverletzungen. Thieme, Stuttgart New York

Resch H et al. (2000) Operative vs. konservative Behandlung von Frakturen des thorakolumbalen Überganges. Unfallchirurg 103: 281–288

Stoll TM, Morscher E (1995) Die zervikale interkorporelle Spondylodese mit der Titan-Verriegelungsplatte. Operat Orthop Traumatol 7: 75–87

Tscherne H, Blauth M (1998) Unfallchirurgie-Wirbelsäule. Springer, Berlin Heidelberg

Wood K et al. (2003) Operative compared with nonoperative treatment of a thoracolumbar burst fracture without neurological deficit. A prospective, randomized study. J Bone Joint Surg 85-A: 773–781

„Rentabilität" der Kinderorthopädie unter DRG-Bedingungen

J. Correll, C. Schäffer

Vorbemerkung

Die Einführung eines neuen Abrechnungssystems führt zu einer grundlegenden, inzwischen auch allgemein akzeptierten Veränderung unseres Gesundheitssystems (Hensen et al. 2004). Die Frage muss jedoch gestellt werden, ob nicht in wichtigen Bereichen die Qualität der Versorgung trotz aller Anstrengungen, sie auf einem international vergleichbar hohen Niveau zu halten, sich notgedrungen verschlechtert, da eine kostendeckende und zeitgemäße Behandlung bestimmter Patienten nicht mehr möglich ist (Reineke et al. 2003). Bei diesen Überlegungen darf vorausgesetzt werden, dass ein funktionierendes Qualitätsmanagement eingerichtet und Behandlungspfade erarbeitet wurden, worauf schon Bauer (2003) hinweist. Im Folgenden sollen die Besonderheiten der Kinderorthopädie und ihre Veränderungen durch die DRG angesprochen werden.

Stellenwert der Kinderorthopädie in der Orthopädie

Wenn auch die Kinderorthopädie von Anbeginn an ein integraler Bestandteil der allgemeinen Orthopädie war, so hat sie sich in den letzten Jahren zu einem immer umfangreicher und dank der Fortschritte in den vergangenen zwei Jahrzehnten stets wichtiger werdenden Spezialgebiet entwickelt. Ein großer Teil der orthopädischen Kliniken hat keine eigene kinderorthopädische Abteilung, sondern behandelt, wenn überhaupt noch, nur wenige Kinder. In der Regel beschränkt sich das Spektrum der an diesen Kliniken behandelten Kinder auf einige wenige Erkrankungen, bei denen standardisierte Behandlungsverfahren erfolgreich eingesetzt werden können.

Veränderungen durch DRG

Die Einführung der DRG gibt über die Abrechnung durch Fallkostenpauschalen einen Anreiz, die Kosten, die für den einzelnen Krankheitsfall entstehen, betriebswirtschaftlich genauer als in der Vergangenheit zu kalkulieren und zu verringern. Dies soll durch eine Verkürzung der Verweildauer, durch eine Optimierung der ablaufenden Prozesse und durch klinische Behandlungspfade geschehen, die die Behandlung eines Patienten überschaubarer und planbarer machen als vor der DRG-Einführung, wo die Verweildauer der bestimmende Parameter für die Kostenerstattung der stationär behandelten Patienten war. So war es betriebswirtschaftlich nicht nachteilig, eine ohnehin erforderliche zweizeitige ausgedehnte Operation (beispielsweise: Hüftrekonstruktion bei spastischer Hüftluxation) in zeitlichem Abstand von zwei Wochen zu machen, um das Kind nicht durch den Blutverlust und die Größe der Operation zu gefährden. Wenn heute eine solche zweizeitige Operation erfolgt, so wird trotz des großen Aufwandes, der für die Operation erforderlich ist, und der hohen Kosten, die entstehen, die zweite Operation mit allen begleitenden Maßnahmen nicht bezahlt, es sei denn, die obere Grenzverweildauer (oGvD) wird überschritten. In diesem Fall erhält das Krankenhaus ein geringes Zusatzentgelt, das bei weitem nicht die anfallenden Kosten deckt.

Unzureichende Abbildung der Kinderorthopädie in den DRG

Die Einordnung in 820 Diagnosegruppen erlaubt es nicht, jeden Einzelfall im Rahmen der DRG richtig abzubilden (Mühlnikel 2004). Dies wird auch von Seiten der Kostenträger nicht bestritten (Rebscher 2004).

Ebenso wie die Kinderheilkunde ist die Kinderorthopädie in manchen Bereichen in den DRG's nicht richtig abgebildet (Brand et al. 2004; Rabbata 2004). Dies bedeutet, dass manche Patienten betriebswirtschaftlich nicht kostendeckend behandelt werden können. Durch einen Case-Mix soll das Krankenhaus die Möglichkeit haben, nicht kostendeckende Behandlungen durch Behandlungsverfahren, in denen sich ein Überschuss erwirtschaften lässt, auszugleichen, sodass letztendlich eine kostenneutrale Versorgung aller Patienten möglich ist und das Krankenhaus ein betriebswirtschaftlich ausgeglichenes Ergebnis erzielen kann.

Auch im OPS 301 Vers. 2004 ist die Kinderorthopädie nicht ausreichend berücksichtigt worden. Viele Prozeduren können nicht verschlüsselt werden. Besondere kinderorthopädische Verfahren gehen in anderen Prozeduren auf und sind nicht gesondert kodierbar.

Unzureichend oder nicht erfasste Prozeduren

Besonderheiten bei Neugeborenen, Säuglingen und Kleinkindern

Bei der Einstufung von Kindern gibt es bisher nur eine Abstufung für Neugeborene, die jünger als 28 Tage sind. Der erhöhte Pflege- und Betreuungsaufwand für Säuglinge, Kleinkinder oder auch geistig behinderte kindliche oder jugendliche Patienten kann entweder gar nicht verschlüsselt werden oder ist in der Einstufung zu wenig berücksichtigt worden. Hierunter fällt auch beispielsweise das Wechseln der Windeln für Kinder, die kleiner als 4 Jahre oder geistig behindert sind. Diese Kinder können manchmal nur sehr schwer und mit großem Aufwand, oft auch nur unter Zuhilfenahme mehrerer Personen gepflegt werden. Dies Problem stellt sich besonders dar, wenn die Kinder eingegipst sind oder Orthesen tragen müssen.

Ein besonderes Problem stellt die Mitaufnahme von Bezugspersonen, meist der Mutter, dar. Der Gesetzestext sieht vor, dass bei „medizinischer Notwendigkeit" der Aufenthalt der Bezugsperson vom Krankenhaus selbst zu finanzieren ist. Diese Formulierung ist in höchstem Maße unglücklich, da eine rein medizinische Notwendigkeit fast nie gegeben ist. Hingegen ist es in fast allen Fällen, besonders bei Kindern unter 10–12 Jahren, medizinisch sinnvoll, dass das Kind von einer Bezugsperson begleitet wird (dies gilt natürlich nur dann, wenn unter medizinisch sinnvoll nicht nur die reinen technisch-medizinischen Maßnahmen subsummiert werden, sondern auch die Psyche des Kindes berücksichtigt werden soll. Dies ist ein elementarer Grundsatz der Kinderorthopädie!).

Besonderheiten in der operativen Kinderorthopädie (▪ Tabelle 9.1)

Viele Operationstechniken, die in der Kinderorthopädie gang und gäbe sind, können nicht adäquat verschlüsselt werden. Ein Großteil der Patienten in der Kinderorthopädie ist mehrfach behindert. Neuroorthopädisch erkrankte Kinder, beispielsweise solche, die an einer infantilen Zerebralparese leiden, haben oft ein ganzes Bündel an Begleitproblemen, die von der Grunderkrankung nicht zu trennen sind und einen erheblichen Aufwand erfordern. So haben diese Kinder häufig Sprach-, Ess-, Seh- und Hörstörungen und sind nicht nur in den ersten Lebensjahren inkontinent. Oft können sie nur schwer gelagert werden. Bei diesen Kindern ist eine extrem hohe ärztliche und pflegerische Kompetenz alleine für die Basisversorgung erforderlich. Die Behandlung dieser Kinder nach Fallpauschalen kann nicht praxisnah abgebildet werden (Mühlnikel 2004). Die erwähnten Nebendiagnosen erhöhen zwar den Wert der Fallpauschale, gleichzeitig verlängert sich aber auch die oGvD. Hierdurch hat man *zunächst* einen dem erhöhten Aufwand entsprechenden finanziellen Vorteil, der sich bei längeren Liegezeiten verliert und später sogar durch die frühere Zuzahlung bei einfachen Diagnosen in ein geringeres Entgelt umschlägt. Da diese schwer behinderten Patienten in der Regel lange Verweildauern haben, ist ein echter betriebswirtschaftlicher Ausgleich der höheren Belastung durch diese Bestimmungen nicht möglich.

Eine Reihe von Operationen lässt sich nicht adäquat verschlüsseln: Die offene Einstellung einer angeborenen Hüftgelenkverrenkung kann nicht adäquat kodiert werden. Sie ist in ihrem Aufwand und in ihren Schwierigkeiten nicht mit einer Arthrolyse der Hüfte, wie sie beispielsweise bei Kontrakturen oder rheumatischen Erkrankungen auftritt, zu vergleichen. Ebenso erfordert sie einen grundsätzlich anderen Aufwand als die offene Reposition einer traumatischen Hüftluxation. Nach einer offenen Einstellung einer Hüftgelenkverrenkung muss ein sehr aufwendiger beidseitiger Hockgips angelegt werden, der zwar als sog. aufwendiger Gipsverband kodiert werden kann. Für die Bewertung hat dies jedoch keine Konsequenzen. Dies bedeutet, dass die arbeitsintensive und zeitaufwendige Gipsversorgung bei der Einstufung nicht ins Gewicht fällt.

Doppelseitige Hüftoperationen gehen oft mit einem hohen Blutverlust einher und müssen deshalb zweizeitig erfolgen. Die in diesen Fällen erforderliche frühzeitige Wiederaufnahme zur Folgeoperation innerhalb der jeweiligen oGvD kann nicht gesondert abgerechnet werden, sodass diese Wiederaufnahme stark zu Lasten des Krankenhauses geht.

Die gleichen Probleme ergeben sich bei den beidseitigen angeborenen Kniegelenkluxationen oder bei der Operation des beidseitigen Klumpfußes, der bei vielen kinderorthopädischen Krankheitsbildern nicht beidseitig in einer Sitzung operiert werden kann, oder des beidseitigen echten Plattfußes (Talus verticalis) sowie anderen schweren doppelseitigen Fußdeformitäten.

Tabelle 9.1. Krankheitsbilder und Prozeduren in der Kinderorthopädie, bei denen Eingriffe nicht leistungsgerecht vergütet werden

Allgemeine Kinderorthopädie	Neuroorthopädie	Deformitätenkorrektur
Hüftluxation bds. (offene Reposition, Beckenosteotomie/Pfannendachplastik, DVO)	ICP (Mehretageneingriffe, knöchern und/oder weichteilig und/oder beidseitige Eingriffe)	Dysmelie, z. B. Fibuladefekt, Tibiadefekt, Femurdefekt (Korrektur der komplexen Deformitäten mit Fixateur externe)
Hüftdysplasie bds. (Beckenosteotomie/Pfannendachplastik, DVO)	MMC (dito)	Osteogenesis imperfecta (multiple Osteotomien und Korrektur mit intramedullärer Schienung)
Morbus Perthes bds. (VO, Beckenosteotomie)	AMC (dito)	Stoffwechselerkrankungen, z. B. Phosphatdiabetes, Rachitis (Korrektur der komplexen Deformitäten mit Fixateur externe)
Epiphyseolysis capitis femoris (Verschraubung/Drahtung)	Neurogene Fußdeformität (Friedreich-Ataxie, HSMN I)	Syndrome, z. B. Achondroplasie, spondyloepiphysäre Dysplasie, diastrophische Dysplasie (Korrektur der komplexen Deformitäten mit Fixateur externe)
Angeborene Knieluxation bds.		Morbus Erlacher-Blount (Korrektur der komplexen Deformitäten mit Fixateur externe)
Patellaluxation bds.		Posttraumatische Deformitäten, z. B. Radiusköpfchenluxation nach Monteggiafraktur, Z. n. Epiphysenfugenschädigung (Korrektur der komplexen Deformitäten mit Fixateur externe)
Klumpfuss bds.		Kongenitale Tibia-/Unterschenkelpseudarthrose (Korrektur der komplexen Deformität mit Fixateur externe)
Klumpfußrezidiv mit IM (häufig mit Unterschenkeltorsionsosteotomie)		
Talus verticalis bds.		
Muskeldystrophie		

IM Ilisarov-Methode, *DVO* Derotationsvarisationsosteotomie, *VO* Varisationsosteotomie, *ICP* Infantile Zerebralparese, *MMC* Meningomyelozele, *AMC* Arthrogryposis multiplex congenita

Mehrere Operationen, die während eines einzigen Aufenthaltes erfolgen, sind nicht gruppierungsrelevant. Gleichartige Operationen, beispielsweise beim beidseitigen Klumpfuß, die in einer Sitzung durchgeführt werden, fallen bei der Gruppierung nicht ins Gewicht, obwohl sie doppelte Zeit und doppelten Aufwand erfordern. Dies gilt auch für Repositionen von Fehlstellungen mit liegendem Fixateur externe im Knie- oder Fußbereich, wo lang dauernde und aufwendige Umbauten geplant und durchgeführt werden müssen.

Gliedmaßenrekonstruktionen

Die Fortschritte der Versorgung bei komplexen angeborenen Fehlbildungen der Arme, besonders aber auch der Beine, haben dazu geführt, dass die in der Erwachsenenorthopädie immer noch vorzugsweise eingesetzte innere Fixation beispielsweise durch Metallplatten verlassen wurde, hingegen die äußere Fixation mit den teils sehr komplexen Fixateurs externes immer mehr favorisiert wird (Correll 1998a, b). Der Vorteil dieser Verfahren, die letztendlich alle auf der Ilisarov-Methode beruhen, besteht in erster Linie darin, dass auch extrem komplexe Deformitäten in sämtlichen Ebenen des Raumes einschließlich einer notwendigen Verlängerung in einem einzigen Verfahren korrigiert werden können. Bei dieser Methode werden überwiegend externe Fixateure verwendet, die aus einer großen Anzahl von Einzelteilen (bis zu mehr als 100) zusammengesetzt und an der betroffenen Extremität mittels Drähten und Schrauben befestigt werden. Hierfür ist ein enormer zeitlicher Operationsaufwand erforderlich. Komplexe Operationen blockieren häufig einen Operationssaal ganztägig, da die reine Operationszeit (gerechnet vom Schnitt bis zum Wundschluss bzw. dem Fertigstellen der Fixateur-externe-Konstruktion) nicht selten bis zu 8 Stunden dauert. Nicht gerechnet ist die noch teils sehr aufwendige Verbandanlagerung, da bis zu 40 (!) Einzelverbände angelegt werden müssen. In der Kinderorthopädie können bei komplexen Rekonstruktionen die in der Erwachsenenorthopädie und der Traumatologie vorzugsweise angewandten monolateralen externen Fixateure nicht eingesetzt werden.

Bei diesen komplexen Rekonstruktionen, deren Zeitaufwand durch die heute mögliche, wissenschaftlich aber auch geforderte Exaktheit in den letzten zwei Jahrzehnten immens gestiegen ist, sind teils lang dauernde und häufige Umbauten der Fixateure erforderlich. Diese können oft mehrere Stunden pro Woche in Anspruch nehmen und nur durch erfahrene Ärzte erfolgen. Weiterhin ist nicht berücksichtigt, dass erhebliche Kosten für die häufigen und aufwendigen Röntgenaufnahmen, bei denen zur genauen Einstellung immer ein Arzt anwesend sein muss, entstehen. Ebenfalls nicht berücksichtigt ist, dass präoperativ eine aufwändige Planung des operativen Vorgehens und ein ebenso aufwendiger präoperativer Aufbau des Fixateur externe erforderlich sind. Planung und Aufbau können jeweils mehrere Stunden in Anspruch nehmen.

Multiple Osteotomien, also gleichzeitig durchgeführte Osteotomien in mehreren Etagen (beispielsweise jeweils 2 Osteotomien am Ober- und am Unterschenkel) werden nicht berücksichtigt. Eine Einstufung erfolgt nur nach der „wertvollsten" Osteotomie. Diese Osteotomie überdeckt in der Regel sämtliche anderen Prozeduren, sodass die zusätzliche Anlage eines Fixateurs nicht mehr ins Gewicht fällt, obwohl diese alleine bereits mehrere Stunden dauern kann. Ebenso werden sämtliche zusätzlichen Weichteiloperationen (z. B. bei Klumpfußkorrekturen oder bei einer notwendigen Fußstellung bei der Fibulahypoplasie) nicht berücksichtigt. Die Mehretageneingriffe, bei denen ein Fixateur beispielsweise an Oberschenkel, Unterschenkel und Fuß angelegt wird, entspricht immer einer einfachen Fixateur-Anlage, sofern sie überhaupt eingestuft werden kann. Dabei wird der hohe zeitliche Aufwand für den Fixateur externe in mehreren Etagen in keiner Weise berücksichtigt.

Die Entfernung des Fixateur externe am Oberschenkel wird zurzeit mit 1,031 etwas höher bewertet als die Entfernung sämtlicher sonstiger Fixateure, die mit 0,732 bewertet sind. Dies entspricht der Entfernung eines simplen Kirschnerdrahtes! Weder wird der Aufwand für die notwendige Anästhesie, noch der Gips, noch die durch die anschließend notwendige Orthesenversorgung verlängerte stationäre Aufenthaltsdauer in irgendeiner Weise berücksichtigt.

Die betriebswirtschaftlich sinnvolle, jedoch ethisch, medizinisch und volkswirtschaftlich nicht vertretbare Alternative bestünde darin, die komplexen Korrekturen gänzlich aufzugeben und stattdessen wieder herkömmliche Verfahren, z. B. Plattenosteosynthesen einzusetzen. Für die Kinder würde dies bedeuten, dass einerseits eine optimale Korrektur überhaupt nicht mehr möglich ist und dass darüber hinaus mehrere (bis zu 10) einzelne operative Eingriffe mit entsprechenden Krankenhausaufenthalten erforderlich würden.

Bei der Osteogenesis imperfecta können ebenfalls multiple Osteotomien der großen Röhrenknochen, die mit Marknägeln versorgt werden, nicht kodiert werden. Sie fallen unter die Rubrik „Fixation mit Marknägeln" und „einfache Osteotomie", obwohl bei diesen Verfahren aufwendige und langwierige Operationen erforderlich sind. Diese können in keiner Weise mit dem Einbringen eines Marknagels, beispielsweise nach einer Fraktur, oder auch in Verbindung mit einer einfachen Osteotomie verglichen werden.

Besondere Narkosen und Untersuchungen

Die kinderorthopädischen Patienten benötigen häufig Narkosen, die bei erwachsenen Patienten nicht erforderlich sind. Die aufwendigen Untersuchungen, die erforderlich sind, um die Art und das Ausmaß einer Erkrankung der Bewegungsstörung bei einem Kind zu definieren und eine Therapie einleiten zu können, werden nicht ausreichend berücksichtigt. Hierzu zählen beispielsweise Funktionsuntersuchungen der Bewegungsorgane oder/und ein kompletter Gelenkstatus mit Messung des Bewegungsumfanges einschließlich der Winkelangaben der Gelenke. Berücksichtigt werden muss auch der besondere Aufwand bei den erforderlichen Untersuchungen, da die Anamnese durch Fremdpersonen erhoben werden muss, sich sehr viele Kinder gegen die Untersuchung wehren und die Kinder beispielsweise häufig auch Schmerzen nicht anatomisch korrekt angeben können, sondern fehlerhaft projizieren. Die präoperative Diagnostik sowie die Operationsplanung und -vorbereitung müssen gerade auch bei neuroorthopädischen Kranken häufig stationär erfolgen.

Kombinationseingriffe

Ein Großteil der Prozeduren, die bei behinderten Kindern und Jugendlichen anfallen, können nicht adäquat verschlüsselt werden. Dies gilt insbesondere für Kinder mit

- Zerebralparese,
- Spina bifida,
- Arthrogryposis multiplex congenita,
- Muskelerkrankung (z. B. Muskeldystrophie).

Bei diesen Patienten muss in aller Regel an mehreren Gelenken gleichzeitig operiert werden, wobei häufig Kombinationseingriffe aus weichteiligen und knöchernen Operationen erfolgen. Diese Operationen werden aus medizinischen Gründen meist doppelseitig im Rahmen einer einzigen Narkose, häufig mit zwei Operationsteams durchgeführt. Beispielsweise werden beide Hüften, beide Kniegelenke und beide Füße in einer einzigen Sitzung operiert. Nach den DRG-Vorgaben wird nur die „ergiebigste" Prozedur gewährt. Die Vielzahl der Eingriffe kann nicht als verschiedene Operationen gekennzeichnet werden oder sie fällt bei der Einstufung nicht ins Gewicht. Dies gilt natürlich auch für artgleiche Operationen wie multiple Sehnenverlängerungen oder Tenotomien beim Spastiker.

Nachbehandlung

Ein bisher ebenfalls nicht gelöstes Problem sind die Besonderheiten der Nachbehandlung bei behinderten Kindern. Nach den teils sehr aufwendigen Operationen (s. oben) müssen die Patienten erstmals oder wieder zum Sitzen, Stehen oder Laufen gebracht werden. Teilweise werden die Kinder auch operiert, um überhaupt erstmals nach einer solchen Operation vertikalisiert werden zu können. In der Regel müssen dazu auch Hilfsmittel verordnet und benützt werden. Die Verordnung und Anpassung dieser Hilfsmittel ist bei diesen Patienten sehr aufwendig und auch von ärztlicher Seite sehr arbeitsintensiv. Der Aufwand ist nicht zu vergleichen mit der Versorgung mit technischen Hilfsmitteln bei Patienten, die beispielsweise nur eine Lagerungsschiene benötigen. Die Hilfsmittel müssen mehrfach täglich an- und ausgezogen werden, da sie unterschiedlichen Zwecken dienen und regelmäßige Kontrollen auf Druckstellen u. Ä. erforderlich sind. Das Anziehen der Orthesen bindet meist mehrere Pflegepersonen, der Zeitaufwand kann bis zu einer Stunde allein für das jeweilige Anziehen betragen.

Bei dieser postoperativen Behandlung handelt es sich nicht um Rehabilitationsmaßnahmen, da die Kinder nicht selbständig sind. Die nach der Operation einsetzende Mobilisation ist aufwendig und muss unter Aufsicht des Operateurs in enger Zusammenarbeit mit der Physio- und Ergotherapie erfolgen. Die Einweisung der Bezugspersonen in die Besonderheiten der postoperativen Behandlung ist in aller Regel sehr zeitintensiv. Bisher kann die Vertikalisierungsbehandlung nach Operationen für den Erwerb oder den Erhalt der Sitz-, Steh- oder Gehfähigkeit nicht kodiert werden. Es sollte unterschieden werden zwischen weniger schwer und schwer behinderten Patienten. Die Nachbehandlung kann teilweise lange dauern und sehr intensiv sein. Die postoperative Behandlung, die immer wieder fälschlicherweise mit einer Rehabilitationsmaßnahme verwechselt wird, kann nicht in eine Rehabilitationsklinik verlagert werden, da die enge tägliche Zusammenarbeit zwischen den operierenden und behandelnden Kinderorthopäden einerseits sowie den Physiotherapeuten bzw. Ergotherapeuten andererseits unerlässlich ist.

Versorgung mit Schienen, Orthesen und Orthoprothesen

Die technische Orthopädie nimmt bei den Patienten verständlicherweise einen hohen Stellenwert ein. Die Versorgung bei behinderten Kindern mit Gliedmaßenfehlbildungen und neuroorthopädischen Krankheitsbildern ist sehr aufwendig und lässt sich in einer Vielzahl von Fällen nur stationär durchführen. Während dieser Zeit findet neben der täglichen

Therapie auch ein steter Kontakt zwischen Arzt, Physiotherapeut und Orthopädietechniker statt, der für die optimale Versorgung unerlässlich ist. Diese Maßnahmen können nicht ausreichend abgerechnet werden. Gerade bei neuroorthopädisch kranken Kindern muss häufig die obere Grenzverweildauer überschritten werden, wodurch eine kostendeckende Behandlung der Patienten nicht mehr möglich ist. Die generelle Verringerung der Verweildauer, die durch die DRG angestrebt wurde, ist sicherlich erreicht worden. In vielen Fällen geht dies jedoch mit einer eindeutigen Qualitätseinbuße einher, die zu Lasten der Patienten geht.

Zusammenarbeit mit dem Medizinischen Dienst der Krankenkassen (MDK)

Obwohl generell sicherlich guter Wille von Seiten der Mitarbeiter des MDKs vorausgesetzt werden kann, sind den dort tätigen Ärzten die komplexen Behandlungsverfahren der Kinderorthopädie im Allgemeinen nicht oder nur unzureichend geläufig. Die Qualifikation dieser Ärzte muss oft gemeinsam in lang dauernden Gesprächen, Telefonaten oder umständlichen Briefwechseln gefördert werden.

Die Dezentralisierung der MDK ist ebenfalls ein Problem, das nur mit großem zeitlichen Aufwand einigermaßen gelöst werden kann. Hat man einen MDK von der Notwendigkeit der erforderlichen Maßnahmen überzeugt, so wird beim nächsten Patienten ein anderer MDK in der Regel gänzlich anders argumentieren und wieder erheblichen Verwaltungsaufwand einfordern.

Psychosoziales Umfeld kinderorthopädischer Patienten

Überhaupt nicht wurde bei den Fallpauschalen berücksichtigt, dass in der Kinderorthopädie teils sehr lange Beratungsgespräche zu führen sind. Gerade bei schwer kranken Kindern mit verschiedenartigen Behinderungen sind oft sehr lange Gespräche nötig, um die Eltern überhaupt dazu zu bringen, ihr Kind zu akzeptieren. Unabhängig davon muss die weitere medizinische Planung für das Leben des Kindes – also nicht nur von Eingriff zu Eingriff – gemeinsam mit den Eltern erarbeitet und geplant werden. Hierfür ist ein erheblicher Zeitaufwand erforderlich, der den Rahmen der normalen Orthopädie bei weitem sprengt. Dass die Gesprächsmedizin eine wichtige Rolle spielt, die der Gesetzgeber offensichtlich erkannt hat, zeigt sich darin, dass er beispielsweise die Psychosomatik aus dem DRG-System ausgenommen hat (Graupner 2004). Von Seiten des Gesetzgebers fehlt das Verständnis für die Situation einer Mutter, deren Kind sich einer Reihe von aufwendigen Operationen unterziehen muss, ohne dass es Schmerzen hätte oder subjektiv krank wäre. Die Lebensplanung eines Kindes kann nicht in den 15 Minuten, die für Patientengespräche pro Tag zur Verfügung stehen, erfolgen!

In den USA ist es selbstverständlich, dass Kinder mit besonderen Krankheitsbildern an Spezialkliniken („Referral-Hospitals") zur Behandlung geschickt werden, auch wenn diese Krankenhäuser weit entfernt liegen. Zu Recht wird argumentiert, dass die optimale Behandlung für diese Kinder letztendlich auch volkswirtschaftlich sinnvoll ist.

In der Bundesrepublik Deutschland haben sich nur sehr wenige orthopädische Kliniken auf die Kinderorthopädie spezialisiert. So gibt es beispielsweise nur eine einzige eigenständige Klinik, die ausschließlich Orthopädie und orthopädische Chirurgie des Kindes und des Jugendlichen betreibt, sowie einige kleinere Abteilungen, die teilweise hochspezialisiert ebenfalls hervorragende Leistungen erbringen. Selbstverständlich ist zu fordern, dass Patienten mit komplexen Krankheitsbildern nicht an die nächstgelegene orthopädische Klinik überwiesen werden, da diese besonders mit seltenen Erkrankungen oder mit aufwendigen Verfahren überfordert sein muss. Wird den Kindern verwehrt, sich in fachgerechte Behandlung zu begeben, drohen erhebliche gesundheitspolitische Konsequenzen, die letztendlich auch finanziell erhebliche Auswirkungen haben.

Fazit

Die Basisfinanzierung (Base-Rate) für die Kinderkliniken, jedoch auch für die orthopädischen Kinderkliniken muss generell erhöht werden, um dem erhöhten Kostenaufwand für die Grundpflege in der Kinderorthopädie Rechnung zu tragen. Eine kostendeckende Versorgung ist sonst nicht möglich. Die Besonderheiten der OP-Verfahren in der Kinderorthopädie, die teilweise gänzlich andere Behandlungsgänge erfordern als in der Erwachsenenorthopädie, müssen berücksichtigt und kodierbar gemacht werden.

Die hohe Leistung der Fachkliniken, die sich ausschließlich auf die Orthopädie des Kindes und des Jugendlichen konzentrieren, muss entsprechend dem notwendigen Aufwand vergütet werden. Es droht sonst ein Rückfall der Kinderorthopädie auf das Niveau von vor 20 Jahren. Gerade in der Kinderorthopädie darf und kann nicht rein betriebswirtschaftlich gedacht werden. Dies gilt in viel größerem Maße für Kinder mit komplexen Erkrankungen, wie beispielsweise für neuroorthopädisch kranke Kinder oder Kinder mit Gliedmaßenfehlbildungen.

Es stellt sich die Frage, welcher Stellenwert den Kindern, besonders den behinderten Kindern in unserer Gesellschaft bei der Einführung der DRG zugemessen wurde. Es wurde immer wieder betont, dass die DRG ein lernendes System sind. Dies sollte nicht nur unausgesprochen bedeuten, dass in Bereichen, wo kostendeckend gearbeitet wird, die Vergütung verringert wird, sondern soll vielmehr bedeuten, dass in den Bereichen, wo eindeutige Defizite bestehen, eine menschliche, ethisch vertretbare und moderne Behandlung ermöglicht werden muss.

Bei den rein kinderorthopädisch tätigen Einrichtungen ist ein Ausgleich durch einen Case-Mix so gut wie unmöglich. Aus diesem Grund werden früher oder später betriebswirtschaftlich notwendige, jedoch ethisch zweifelhafte Überlegungen angestellt werden müssen, um das Überleben dieser Einrichtungen zu sichern. Dass dies nicht im Sinne der betroffenen Patienten und ihrer Eltern ist, ist jedem eingängig. Natürlich ist es auch volkswirtschaftlich auf Dauer nicht vertretbar, eine schlechte medizinische Behandlung anzubieten, da nicht nur die Betroffenen die Folgen, sondern auch der Staat die Folgelasten zu tragen haben. Der Gesetzgeber sollte sich seiner Verantwortung bewusst sein und dort nachbessern, wo offensichtliche Mängel bestehen.

Literatur

Bauer H (2003) Krankenhäuser/Finanzierung: Chefärzte unter dem Druck des Pauschalentgeltsystems. Deutsches Ärzteblatt 100: A-94

Brand J, Knothe A, Böhles H, Kieslich M (2004) Fallpauschalen: Steuerungselemente des Klinikbudgets unter DRG-Bedingungen. Deutsches Ärzteblatt 101: A-1241

Correll J (1998a) Korrektur von Fehlstellungen und Kallusdistraktion in der Kinderorthopädie. In: Rüther A, Kohn D, Correll J, Brutscher R (Hrsg) Kallusdistraktion. Urban & Schwarzenberg, München

Correll J (1998b) Kallusdistraktion und Anwendung des Ringfixateurs in der Fußchirurgie. In: Rüther A, Kohn D, Correll J, Brutscher R (Hrsg) Kallusdistraktion. Urban & Schwarzenberg, München

Graupner H (2004) Die Fallpauschale – ein Behandlungsfall. Süddeutsche Zeitung, 27./28.03.2004: 40

Hensen P, Schwarz T, Luger TA, Roeder N (2004) Krankenhäuser: DRG-Kompetenz als Schlüsselqualifikation. Deutsches Ärzteblatt 101: A-557

Mühlnikel I (2004) Notverband Zoff und DRG: wie die DKG eine Zerreissprobe umging. Klinik Management Aktuell 4: 94

Rabbata S (2004) Fallpauschalen: Pädiater fordern Zuschläge. Deutsches Ärzteblatt 101: A-761

Rebscher H (2004) Erwartungen und Auswirkungen der DRG's auf Krankenhäuser und Kostenträger. Chefarzt aktuell 1: 1

Reinecke H, Bunzemeier H, Breithardt G, Scheld HH, Roeder N (2003) Krankenhäuser/Fallpauschalen: Schlecht abgebildet, nicht abgebildet und überhaupt nicht abbildbar. Deutsches Ärzteblatt 100 A-2205.

„Rentabilität" der Kindertraumatologie unter DRG-Bedingungen

L. von Laer, I. Fölsing, I. Marzi

Bevor auf die Bedeutung der DRG's in der Kindertraumatologie eingegangen werden soll, seien ein paar wesentlichen Eigenarten der Kindertraumatologie erwähnt, die bei der Formulierung von Kostenerstattungen berücksichtigt werden müssen:

- Im Gegensatz zu der Erwachsenentraumatologie besteht bei Kindern kein gesellschaftlicher Auftrag zur raschen Wiederherstellung der Arbeitsfähigkeit und zum Verhindern von Invaliditäten. Bei Heranwachsenden geht es im Prinzip „nur" um einen Individualauftrag der Wiederherstellung der altersentsprechenden Spiel- und Sportfähigkeit, als Basis ihres steten Lernprozesses. Selbstverständlich geht es aber auch um den Anspruch, dass dies ohne Spätschäden zustande kommen müsse. Damit gibt es für Kinder auch keine „wirtschaftliche oder sozioökonomische" Indikation zur Anwendung operativer Techniken, um einen raschen Wiedereintritt in das Arbeitsleben zu ermöglichen. Bei der Behandlung von Kinderfrakturen handelt es sich um eine rehabilitative Medizin. Die rein patientenorientierte Indikation steht im Vordergrund.
- Aufgrund der Besonderheiten des wachsenden Skeletts und der Stereotypie von Verletzungen im Kindesalter müssen in der Therapie sämtliche Methoden und Materialien zur Anwendung gebracht werden, angefangen von vielfältigen konservativen Ruhigstellungsverfahren bis hin zu zahlreichen operativen Retentionsmethoden, wie ESIN, Fixateure, Schrauben, Platten, Kirschnerdrähte, Zuggurtungen etc. Selbst wenn man dem heute deutlichen Trend vom „Unfallchirurgen für Erwachsene" folgen und analog dem Erwachsenen sämtliche Frakturen auch bei Kindern und Jugendlichen operieren wollte, verbleiben immer noch ca. 60% von Frakturen, die gar nicht operiert werden können, sondern weiterhin konservativ behandelt werden müssen. Also kommen in der Kindertraumatologie sämtliche Behandlungsmethoden (konservativ und operativ) zur Anwendung und müssen beherrscht werden.
- Im Gegensatz zur Erwachsenenmedizin müssen bei Kindern nicht nur Therapiekontrollen (bis zur freien Funktion), sondern auch Wachstumskontrollen bis mindestens 2 Jahre nach Trauma durchgeführt werden. Dies gilt vor allem für alle Gelenkverletzungen der oberen und der unteren Extremitäten und für die Frakturen der unteren Extremitäten. Diese Kontrollen stellen einen Teil der Behandlungsqualität und eine conditio sine qua non der Behandlung von Frakturen im Wachstumsalter dar.

- Die Behandlung von Extremitätenfrakturen im Wachstumsalter stellt keine Spitzenmedizin dar, sondern ist qualifizierte Grundversorgung bis auf spezielle Verletzungsformen. Dies entbindet die Behandelnden keineswegs davon, sich die dementsprechende technische, indikative und kommunikative Kompetenz auch anzueignen, die zur Behandlung notwendig ist.

Notwendigkeiten und Kostenstruktur

Wenn man von bisherigen wirtschaftlichen Anreizen absieht, so wären – aus rein medizinischer Sicht – ca. 70–80% sämtlicher Extremitätenfrakturen im Wachstumsalter ambulant oder tageschirurgisch zu behandeln, konservativ wie operativ. Nur für 20% bis maximal 30% wäre eine stationäre Behandlung notwendig, dann aber mit längerem Aufenthalt wegen der Schwere der Verletzung.

Wie ist die Situation heute? Aus historischen Gründen besteht heute immer noch ein erheblicher Anreiz zur stationären Behandlung, jedoch mit dem Trend, die Aufenthaltszeiten kurz zu halten. In zahlreichen größeren Kliniken zeigt sich das Bestreben, die Behandlung von Kinderfrakturen als eine Art ergänzende Spezialität nachzuweisen, ohne sich um die dazu notwendige Fachkompetenz und Infrastruktur zu bemühen. Die Kinder werden hier teilweise nach einem Erwachsenenschema mitbehandelt. Dies äußert sich beispielsweise in der Definition von Notfällen oder der Durchführung von Übertherapien, da das Korrekturpotential des Wachstums schwierig einzuschätzen ist. Die Forderungen der EACH Charta werden zum größten Teil vernachlässigt.

Bislang wurden die für Erwachsene entwickelten DRG's – für den stationären Bereich – bei Kindern angewendet. Damit wird ein deutlicher Anreiz zur operativen und zur stationären Behandlung gesetzt, ohne dass der rehabilitative Charakter der Behandlung und die Vielfalt der Behandlungsmöglichkeiten berücksichtigt werden würde. Somit müssen die Kinder die Misere des Einzelleistungstarifs und des Versuchs, sich von ihm via DRG's zu lösen, teilweise in nicht angemessener Weise ausbaden.

Unbestritten ist der prägende Einfluss der DRG's für die Krankenhäuser in den nächsten Jahren. Offen ist jedoch, welche Auswirkungen sich für die ambulante Versorgung in Deutschland ergeben. Ausgehend vom Effizienzdruck (Verweildauerverkürzung, Bettenabbau) im Krankenhaus wird dieser sich auf den Ambulanzbereich auswirken.

Durch die Einführung der DRG's wurde es nicht geschafft, den ambulanten Bereich mit in das DRG-System einzubinden. Daher ist es zwingend notwendig, dass medizinisch angemessene Behandlungsabläufe (erbrachte Leistung) in den Ambulanzen auch korrekt finanziert werden: „Qualität hat ihren Preis" und muss auch so vergütet werden.

Wie bereits oben dargestellt, zeigt sich in der Kindertraumatologie eine ambulante Versorgungsmöglichkeit in ca. 70–80% der Fälle. Da ein Teil hiervon bislang keiner adäquaten Finanzierung zugeführt wurde und somit meist zwangsläufig – stationär überversorgt – behandelt werden muss, kann hier in keiner Weise von einer rentablen oder sinnvollen Versorgung von Kindern gesprochen werden. Die Behandlung folgt ökonomischen Zwängen, die heute nicht durch sinnvolle Änderungen, sondern meist durch Sanktionen des MDK bestraft werden.

Die Hochschulambulanzstudie des Bundesministeriums für Bildung und Forschung erhob für 2003 prospektiv die Forschungs- und Lehrrelevanz der Fälle sowie die entstandenen Kosten bei über 25.000 Konsultation an sechs Standorten. Hiernach beträgt innerhalb

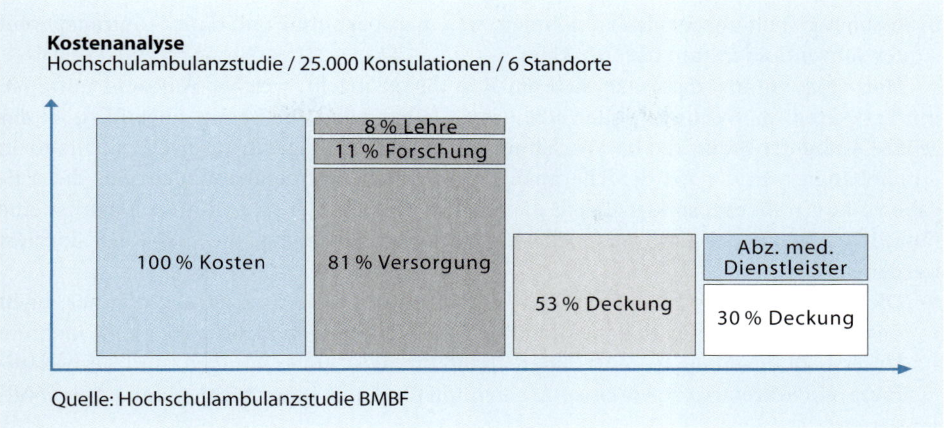

Abb. 9.1. Kostenanalyse Hochschulambulanzen des BMBF

der Ambulanz das Verhältnis des Aufwands zwischen Versorgung, Forschung und Lehre 81:11:8. Dies bedeutet, dass die gesetzlichen Kernaufgaben Lehre und Forschung knapp 20% des Aufwands ausmachen. Bezogen auf die Primärkosten liegt der Kostendeckungsgrad über alle ausgewerteten Fachrichtungen durchschnittlich bei 53% (Abb. 9.1).

Die Kostendeckung der kindertraumatologischen Ambulanz, um die Gesamtkosten vermindert und unter Berücksichtigung der Overheadkosten sowie der innerbetrieblichen Leistungsverrechnung der medizinischen Dienstleister in einer kindertraumatologischen Ambulanz, lässt nach unserer Einschätzung nur mehr eine Deckung der Kosten um ca. 30% zu.

Dies bedeutet, dass einer Klinik mit pauschaliertem Entgeld für die ambulante Behandlung von Kindern ein Betrag zur Verfügung steht, der es in keinem Fall erlaubt, eine von allen Seiten gewünschte medizinisch, qualitativ, ökonomisch hochwertige ambulante Behandlung sicher zu stellen. Weiter werden durch bevorstehende Budgetkürzungen durch die Einführung der DRG im stationären Bereich die Kliniken sich nicht länger in der Lage sehen, ihre defizitären Ambulanzen aus dem stationären Budget zu subventionieren.

Die bisherige Praxis der Patientenbehandlung in den defizitär arbeitenden Polikliniken zeigt, dass Versorgungsaufgaben durchaus von diesen übernommen werden können. Nur steht dieser Dienstleistung am Patienten keine adäquate Vergütung gegenüber, da dies zu steigenden Kosten auf Seiten der Kostenträger führen würde, die nur die bisherigen Defizite decken können. Zum Betreiben einer effektiven und qualitativ hochwertigen, teilweise die stationäre Behandlung ersetzenden, Kinderambulanz ist eine leistungsgerechte Vergütung zwingend notwendig. Dies wiederum würde zu steigenden Kosten auf Seiten der Kostenträger führen, die andererseits jedoch in der Kindertraumatologie im stationären Sektor entlastet werden würden.

Rentabilität und Anforderungen

Wollte man die Behandlung von Frakturen im Wachstumsalter rentabel machen, so müsste man kostentransparente DRG's für den ambulanten und den stationären Bereich erstellen. Dies würde voraussetzen, dass man – ein Novum im Gesundheitswesen – die Kosten in Rechnung stellt anstatt das zu nehmen, was man bekommt und dann – intransparent – quer subventioniert und darüber klagt.

Dies setzt voraus, dass man sich ein Bild davon macht, welcher Aufwand nötig ist, um Frakturen im Wachstumsalter adäquat zu behandeln. Wie bereits angeführt, ist der größte Anteil der Frakturen im Wachstumsalter ambulant/tageschirurgisch zu behandeln – unabhängig von der Art der Therapie. Die Ambulanz hat demnach nicht nur die Aufgabe zu kontrollieren, sondern auch die primäre Therapie durchzuführen. Dazu ist eine räumliche, technische und personelle Infrastruktur notwendig, die hier kurz skizziert werden soll.

- Die *räumliche Struktur* umfasst Gips-/Verbandsraum/Wundversorgungszimmer, einen Besprechungsraum für Patienteninformation, Indikationsgespräche etc., u. U. mehrere Untersuchungsräume (je nach Patientenaufkommen), einen Röntgen- und Ultraschallraum, ein Sekretariat sowie einen Archivraum für Krankengeschichten und Röntgenbilder etc.
- Die *technische Struktur* erfordert Gips und Kunststoffmaterialen für die konservative Behandlung sowie sämtliche für Kinder in Frage kommenden Osteosynthesematerialien, Röntgen- und Ultraschallgeräte sowie PCs und Digitalkameras zur Dokumentation von klinischen und radiologischen Befunden.
- Dementsprechend erfordert die *personelle Struktur* eine „Gips-Equipe", eine radiologische Equipe, eine Pflege-Equipe, eine ärztliche Equipe sowie Sekretärinnen. Da das Ambulatorium, die Poliklinik, das Aushängeschild der jeweiligen Klinik darstellt, ist es eigentlich selbstverständlich, dass vor allem das ärztliche Personal kompetent ist in Fachwissen und Kommunikation (erfahrene Assistenten und Oberärzte) und nicht von Tag zu Tag wechselt.

9.2

Das Einführen von DRG's in Deutschland hat nicht zu einer klaren Finanzierung des Gesundheitswesens im sozialisierten Krankenversicherungssektor geführt oder eine grundsätzliche Ordnung hineingebracht. Anstatt Kostentransparenz einzuführen, wird die Intransparenz vergrößert und hinter Pauschalpreisen versteckt. DRG's könnten Sinn machen, wenn damit tatsächlich die anfallenden Kosten gedeckt werden würden und eine hohe Behandlungskompetenz damit belohnt würde. Sie machen keinen Sinn, wenn damit diffuse, ungezielte Anreize zur Senkung von Kosten gesetzt werden.

Um in Zukunft weiter kindertraumatologische Leistungen anzubieten und diese rentabel zu gestalten, ist es notwendig, den bisherigen Versorgungsauftrag zu überdenken und weiter zu entwickeln. Versorgungsmodelle wie die integrierte Versorgung, Kooperationen oder das ambulante Operieren sind hier nur ein Anfang.

Krankenhäuser befinden sich im Bereich der integrierten Versorgung grundsätzlich in einer guten Ausgangsposition. Sie verfügen über die erforderlichen infrastrukturellen und organisatorischen Voraussetzungen, durchgängige Versorgungskonzepte zu koordinieren und umzusetzen. Zukünftig wird es eine Verlagerung der Leistungen vom niedergelassenen Sektor hin zum Krankenhausektor geben, durch den es zwangsläufig zu neuen Vergütungsformen im Bereich der Kindertraumatologie kommen wird. Gerade in der Kindertraumatologie ist eine enge Vernetzung von großer Erfahrung in der Indikationsstellung, Primärbehandlung und langfristigen Verlaufskontrolle überaus wünschenswert, v. a. um die Wachstumsfolgen nach Verletzungen kompetent und rechtzeitig zu erkennen.

Für die zukünftige Ausrichtung der kindertraumatologischen Ambulanz, ist es zwingend erforderlich, sich einer Geschäftsfeldanalyse zu unterziehen. Hierbei sollten in erster

Linie die stationären DRG's auf die Möglichkeiten der ambulanten Versorgung überprüft werden.

Hier stehen die folgenden Fragen im Vordergrund:

- Welche Leistungen kann ich zu welchem Preis anbieten? Hierbei muss zwingend auf eine Kostendeckung der Leistung geachtet werden.
- Identifikation und transparente Darstellung der Patientenströme, um Kooperationspartner zu identifizieren.
- Hinterfragung und Optimierung von Prozessqualität/Leitlinien in den Ambulanzen.
- Welche Kostenträger haben ein gesteigertes Interesse an Kosteneinsparungen bei Verletzungen im Kindesalter (Unfallversicherung, Krankenversicherung)? Hierbei spielen die Kosten, die mit den Kostenträgern zu verhandeln sind, kurzfristig keine Rolle, da sich längerfristig durch eine schlüssige Dokumentation der erbrachten Leistungen eine solide Verhandlungsbasis gegenüber den Kostenträgern ergeben wird.

Schlussfolgerung

Es bleibt festzuhalten, dass die Kindertraumatologie in den derzeitigen Umstrukturierungskonzepten des Gesundheitswesens noch nicht (kind-)spezifisch berücksichtigt worden ist. Die Entwicklung muss auf eine solide finanzierte und eine dem realen Aufwand entsprechende Finanzierung von integrierten klinisch-ambulanten Versorgungseinrichtungen abzielen, um eine kindgerechte und qualitativ-hochwertige Behandlung in der Zukunft zu gewährleisten.

Literatur

EACH (European Assosiciation of Children in Hospital), The EACH Charter & Annotations, Leiden/NL 1988 and 7th EACH Conference 2001 Brüssel. Zit. nach Leitlinien für Qualitätsstandards und Qualitätssicherung (2002) Schweizerischer Verband Kind und Spital

von Laer LR (2000) Ist klinische Effizienz effektiv? In: Hubs I (Hrsg) Orthopädie an der Schwelle. Huber, Bern, S 103–112

Lüngen M, Lauterbach K (2003) Konsequenzen der DRG-Einführung für die ambulante Versorgung. In: Klauber (Hrsg) Krankenhaus-Report 2003. Schellschmidt, Robra, S 174–186

www.bmbf.de

Septische Chirurgie im DRG-Zeitalter

F. Kutscha-Lissberg, L. Oezokyay, C. Gekle, S. Arens

Einleitung

Die Wiederherstellung einer möglichst regelrechten Extremitätenfunktion stellt eine der zentralen und grundeigensten Zielsetzungen unfallchirurgischen und orthopädischen Handelns dar. Kommt es im Rahmen operativer oder anderer invasiver therapeutischer Maßnahmen (intraartikuläre Injektion) zur Infektion, stellt dies eine überaus folgenschwere Komplikation dar. Gelingt es nicht, die Entzündung im frühen Stadium zu beherrschen, kommt es wie bei jeder anderen Infektion zur zeitabhängigen (ir)reversiblen Gewebsdestruktion und im Falle der Weichteil- und Knocheninfektion zur Chronifizierung. Jedem unfallchirurgisch oder orthopädisch tätigem Arzt sind die für den Patienten zum Teil verheerenden Konsequenzen gegenwärtig. Die signifikante Einschränkung der Lebensqualität und die psychosozialen Auswirkungen bis hin zur sozialen Desintegration können wir von chirurgischer Seite leider nur allzu gut feststellen und die therapeutischen Maßnahmen oftmals nur unzureichend adaptieren. Über die wirtschaftlichen Auswirkungen, betreffen sie nun den Krankenhausträger, die Kostenträger oder die Volkswirtschaft, sind allerdings keine validen Gesamtkosten oder gar Fallkosten bekannt (Arens et al. 2002). Verschiedene Arbeitsgruppen haben versucht, derartige Kalkulationen vorzunehmen, die aber letztlich im besten Fall als Hochrechnungen, basierend auf Einzelfallanalysen, anzusehen sind (Heitemeyer u. Hax 1990; Muhr 1996; Nast-Kolb et al. 1991). Dieses Informationsdefizit hatte, medizinisch gesehen, auch große Vorteile. Die zum Teil chirurgisch komplexen und langwierigen Therapieschemata wurden überwiegend nach medizinischen Gesichtpunkten erstellt, was zwar noch nichts über die medizinische Qualität des Behandlungsplanes aussagt. Dennoch spielten krankenhausökonomische Überlegungen zumindest nur eine untergeordnete Rolle. Durch das Einführen der DRG-bezogenen Entgeltregelung wird nun der wirtschaftliche Druck, entstanden durch zunehmend erschöpfte finanzielle Ressourcen, von den Kostenträgern auf die Krankenhausbetreiber und damit auf die Ärzte übertragen. Vom ärztlichen Standpunkt aus ist dies eine grundsätzlich sinnvolle Maßnahme, da wir durch unser tägliches Handeln an der Mobilisierung von Wirtschaftlichkeitsreserven der Krankenhäuser maßgeblich beteiligt sind. Allerdings liegt es in unserer ureigensten Verantwortung gegenüber den uns anvertrauten Patienten, eine Einschränkung der Behandlungsqualität aus wirtschaftlichen Gründen zu erkennen und aufzuzeigen. Ob gewisse kostenintensive Prozeduren in unterschiedlichem Ausmaß nicht mehr angeboten werden (können), muss eine gesundheits- und sozialpolitische und keine ärztliche Entscheidung sein. Der von den Kostenträgern derzeit geforderte und initiierte Konkurrenzkampf (Scheinert u. Riegel 1995) verschiedener Krankenhäuser, frei nach dem „bewährten" Führungsprinzip der „Selbstreinigung der Gruppe", darf nicht die Ebene der medizinischen und chirurgischen Patientenversorgung treffen.

Auf dem Gebiet der „septischen Chirurgie" fallen einige bekannte Schwachstellen des DRG-basierten Verrechnungswesens in der Art zusammen, dass es dem für die Wirtschaftlichkeit der Heilbehandlung verantwortlichen Krankenhausträger unmöglich ist, die erforderlichen Leistungen kostendeckend anzubieten.

Die Gründe für diese geplante Unterdeckung werden im Folgenden ausgeführt, wobei auf Vollständigkeit kein Anspruch erhoben werden kann. Vor dieser Analyse muss allerdings zu der entscheidenden Frage Stellung bezogen werden, ob das Auftreten der Komplikation selbst durch die geänderten Bedingungen positiv oder negativ beeinflusst wird.

Beeinflusst die DRG-bezogene Finanzierung die Häufigkeit postoperativer Infektionen?

Grundsätzlich ist es äußerst schwierig, die Behandlungsqualität zu beschreiben oder gar zu quantifizieren. Für das Zielkriterium „postoperative Infektion" gilt dies in doppelter Hinsicht. Erstens unterliegt die Diagnosestellung dieser Komplikation einer nicht unbeträchtlichen, untersucherabhängigen Varianz, und zweitens müssen auch andere postoperative Komplikationen, die wiederum als klarer Risikofaktor für das Entstehen einer Infektion anerkannt sind, berücksichtigt werden. Anhand einer Erhebung der Ärztekammer Westfalen-Lippe unter der Tracer-Diagnose „Schenkelhalsfraktur" konnten nicht nur mögliche Folgen des Vergütungssystems, sondern auch typische Fehlerquellen derartiger qualitätsbeurteilender Untersuchungen dargestellt werden. Die Vergleichbarkeit zur heutigen Situation (DRG-basierte Abrechnung) ist insofern gegeben, da für die Tracer-Diagnose eine Fallpauschale relevant war und diese Verrechnungsart zu denselben Änderungen medizinischer Prozeduren (möglichst niedrige Behandlungskosten, Vermeiden von Komplikationen, kurze Verweildauer) führen sollte. Das kontinuierliche Absinken der postoperativen Komplikationen von 29,2% (1993) auf 21,7% (1999) war bis auf die Infektionsrate durchaus erfreulich. Allerdings war im selben Beobachtungszeitraum die stationäre Verweildauer und damit auch die Erfassungsdauer von 30,86% (1993) auf 22,3% Tage (1999) gesunken (Smektala et al. 1999). Bei den erfassten Komplikationen (kardiovaskulär, respiratorisch, Wundheilung, Hämatom/Serom, Harnwegsinfektion, Fieber, Dekubitus, Prothesenluxation, Niereninsuffizienz) ist für einige ein postoperativer Gipfel innerhalb von 72 Stunden nach der Operation zu erwarten. Gerade aber für die implantatassoziierte Knochen- und Weichteilinfektion liegt die Erstmanifestation selten vor dem 12.–14. postoperativen Tag. Die Wahrscheinlichkeit des Auftretens einer Komplikation nach diesem Zeitraum könnte sich gleichmäßig verteilen. In diesem Fall kommt es schon allein durch Senkung der Erfassungsdauer um 8,63 Tage zu einer Reduktion der beobachteten Komplikationen. Deswegen dient die Dauer des stationären Aufenthaltes nur dann als indirektes Qualitätskriterium, wenn postuliert wird, dass eine verlängerte stationäre Behandlung Ausdruck von Komplikationen ist. Da aber in diesem Zeitraum offensichtlich die Reduktion der Behandlungstage geänderte Rahmenbedingungen (Fallpauschale, vermehrte Bereitstellung von Pflege- und

Rehaplätzen) widerspiegelt und nicht Folge niedriger Komplikationsraten ist, muss es sich um einen klassischen Randeffekt handeln, der keinen Indikator für besseres medizinisches Handeln darstellt.

In einer Publikation von 1999 (Smektala et al. 1999) wurde auf eine im Beobachtungszeitraum signifikant steigende Infektionsrate hingewiesen. Die Infektionsrate stieg 1993–1997 von 4,9% auf 6,0% an, wobei der Durchschnitt bei 5,28% lag. In der Publikation von 2000 (Smektala et al. 2001) wurden die Infektionsraten nicht explizit dargestellt. Es wurde lediglich vermerkt, dass sich die ermittelte Infektrate mit der Darstellung in der Literatur decken würde, nicht weiter reduziert wurde und für den Beobachtungszeitraum 1993–1999 bei durchschnittlich 5,6% lag. Es mussten die Infektionsraten in den Jahren 1998 und 1999 folgerichtig so hoch gewesen sein, dass der Durchschnitt der Jahre 1993–1997 um weitere 0,4% anstieg. Es verwundert, dass diese Entwicklung nicht weiter analysiert wurde, wenn man bedenkt, dass ein direkter Zusammenhang mit erfolgten gesundheitspolitischen Maßnahmen nicht auszuschließen war. Beide hier zitierten Arbeiten bescheinigen, dass es zu einer erhöhten Operationsfrequenz außerhalb der Kernarbeitszeit gekommen ist. In der ersten Arbeit von 1999 wurde erwähnt, dass dies durch die verbesserte Infrastruktur einiger Abteilungen mit deutlich erhöhtem Kostenaufwand erreicht wurde. Trotzdem sollte eine nähere Analyse der Komplikation „Infektion" in Bezug auf die Veränderungen des Operationsverhaltens erfolgen. Es muss ausgeschlossen werden, dass die Forderung nach Verkürzung der präoperativen Liegezeit und Reduktion der stationären Behandlungsdauer sowohl die personellen Ressourcen als auch die organisatorische Infrastruktur derart überfordert haben, dass ein wesentlicher Parameter chirurgischer Behandlung negativ beeinflusst wurde. Es müsste ein grundlegendes Bedürfnis der an der Studie beteiligten Organisationen sein, diese oder ähnliche Tendenzen im Ansatz zu erkennen, um im Bedarfsfall adäquat reagieren zu können.

Es lässt sich zum jetzigen Zeitpunkt nicht sicher beurteilen, ob die geänderten Rahmenbedingungen tatsächlich wie erwünscht eine Verbesserung der Behandlungsqualität bewirken oder ob der wirtschaftliche Druck mit einer messbaren Qualitätseinbuße vergesellschaftet sein wird. Es bleibt abzuwarten und kritisch zu prüfen, ob die Datenanalyse aus dem DRG-Datenpool ähnliche schwerwiegende Lücken aufweisen wird, wie viele der bis jetzt erfolgten Untersuchungen (Wenning et al. 2000).

Warum lässt sich die Kostenstruktur der „septische Chirurgie" nicht realitätsbezogen im DRG-System abbilden?

Für eine realitätsbezogene Abbildung der Behandlungskosten müssen mehrere Bedingungen erfüllbar sein:

1. Die zugrunde liegende Diagnose muss in ICD 10 abbildbar sein.
2. Die ICD-10-Diagnose muss operative Prozeduren plausibel erscheinen lassen.
3. Die daraus resultierende DRG-Zuordnung muss ein möglichst kostenhomogenes Kollektiv beschreiben.

Neben diesen grundsätzlichen Voraussetzungen zeigt das DRG-System zwei weitere bekannte Schwachstellen auf:

1. die „Wiederkehrerproblematik" des chronisch Kranken,
2. Abbildungen der Leistungen in „besonderen Einrichtungen".

ICD – OPS – DRG

Betrachtet man diese Bedingungen, so werden viele Probleme klar ersichtlich. Während sich einige Diagnosen eindeutig dem ICD-Katalog zuordnen lassen, wird die korrekte Kodierung gängiger Operationsindikationen zum EDV-Spießrutenlauf. Gut abbilden lassen sich z. B. Infektionen nach Implantation von Gelenkendoprothesen (T84.5). Anders hingegen verhält es sich mit anderen postoperativen und posttraumatischen Zuständen. Die Unsicherheit mit der ICD-Kodierung lässt sich schon daran ersehen, dass die Osteomyelitis offensichtlich nicht so recht in das Schema von ICD passt und deshalb unter der Rubrik „sonstige Osteopathien" (M86.0) wiederzufinden ist. Um einen „Klassiker", die infizierte, avitale Pseudarthrose des Unterschenkels mit Weichteildefekt nach operativer Frakturbehandlung, zu kodieren bedarf es viel Einfühlungsvermögen, Verständnis und Geduld. Neben der M86.66 (Schlüsselnummer für Lokalisation, s. Kapitelanfang) für die Osteomyelitis bedarf es der M84.16 für die Pseudarthrose; die Suche nach dem Weichteildefekt endet meist bei M79.9 plus Lokalisationsnummer (Krankheiten des Weichteilgewebes, nicht näher bezeichnet) und unter M87.2 (Knochennekrose durch vorangegangenes Trauma) lässt sich der Vitalitätsgrad des Knochens kodieren. Hilfreich und empfohlen ist auch die Kodierung des Keimes (B95.0). Weitere relevante Diagnosen des Lokalbefundes wie Gelenkkontrakturen (M21.2) oder Nervenschäden (z. B. M21.3) lassen sich ebenfalls separat erfassen. Schwierig wird es allerdings im Falle einer Defektpseudarthrose. Hier muss auf die M21.9 (erworbene Deformität einer Extremität, nicht näher bezeichnet) zurückgegriffen werden. Sollte noch Osteosynthesematerial einliegen, muss unbedingt die T84.6 (Infektion durch interne Osteosynthesevorrichtung) angeführt werden. Diese möglichst exakte Darstellung des Ist-Zustandes ist aus mehreren Gründen unbedingt erforderlich. Erstens können weitere Erkenntnisse und Modifikationen vielleicht sogar Verbesserungen des ICD-Katalogs nur erfolgen, wenn die „Rohdaten" stimmen, zweitens muss die ICD-Verschlüsselung logisch zum Prozedurenschlüssel führen und drittens sollte allen Vorbehalten zum Trotz die ICD-Kodierung auch der medizinischen Dokumentation dienen.

Dasselbe gilt auch für die Verschlüsselung der operativen Maßnahmen. Die häufigsten Prozeduren, die im Rahmen septischer Eingriffe Anwendung finden, betreffen sowohl das Weichteil- als auch Knochendébridement, die Osteosynthesen und die Weichteil- und Knochenrekonstruktion. Im Gegensatz zu den Diagnosen lassen sich nun die posttraumatischen und postoperativen Komplikationen besser und mit etwas Enthusiasmus lückenlos erfassen. Schlecht abgebildet sind hingegen die spezifischen operativen Maßnahmen im Rahmen prothesenassoziierter Infektionen. Vor allem die kostenrelevante Differenzierung des prothesenerhaltenden Vorgehens mit oder ohne Komponentenwechsel und der zweizeitige Prothesenwechsel sind ungenügend kodierbar.

Zum jetzigen Zeitpunkt, mit der für 2004 relevanten Version, lassen sich nun nach möglichst exakter Kodierung mehrere ökonomisch desaströse Gruppierungen finden. Beispielhaft sei die Versorgung einer infizierten Pseudarthrose des Unterschenkels mit Fistel und Weichteildefekt genannt (M86.46: Osteomyelitis mit Fistel, M84.16: Pseudarthrose, B95.6: Nachweis Staphylococcus aureus, M79.96: Weichteildefekt). Die Spongiosaplastik und Plattenosteosynthese mit freiem Haut-Muskel-Transplantat findet sich in DRG I02A wieder, wenn als Hauptdiagnose der Weichteildefekt gewählt wurde (Basisbetrag unter Verwendung der BR der referierenden Klinik € 14.363,70). Wird die Pseudarthrose als Hauptdiagnose gewählt, resultiert I02B (€ 10.425,50) für dieselbe chirurgische Maßnahme am selben Patienten. Überraschenderweise ergibt sich eine identische Gruppierung, wenn an Stelle des freien Lappens eine kleinflächige Spalthauttransplantation durchgeführt wird (5–902.0f).

Dieser Zusammenschluss von ökonomisch höchst inhomogenen Prozeduren in einer DRG ist ein zentrales Problem. Ein weiteres liegt in der Tatsache, dass in der septischen Chirurgie erforderliche Prozeduren grundsätzlich nicht allein an die abbildbare Diagnose geknüpft sind, sondern viele Detailinformationen erfasst werden müssen. Grundsätzlich sind deeskalierende Therapiekonzepte, wie die symptomatische infektionsberuhigende Therapie ohne Sanierungsanspruch, naturgemäß deutlich weniger aufwendig und demnach kostengünstiger. Deswegen ist die identisch abgebildete chirurgische Behandlung der Diagnose „akuter Schub einer chronischen Osteomyelitis mit Fistel am Unterschenkel" bei Patienten >74 Jahre wesentlich „billiger" als bei jüngeren Patienten, da sich das Ausmaß eines Débridements mit Radikalitätsanspruch in DRG nicht vom „symptomatischen" Débridement trennen lässt. Die eigene Kostenanalyse (s. ◘ Tabelle 10.1) zeigt für beide Fälle identische Behandlungskosten, da über das Alter eine medizinisch nicht relevante Kostenabschätzung erfolgt. Jeder Chirurg weiß, wie komplex die Wahl eines individuell abgestimmten Therapievorschlages sein kann. Es werden daher immer unter ein und derselben Diagnose unterschiedlichste Kosten entstehen.

Eine unterschiedliche ökonomische Gewichtung von Diagnosen in Haupt- und Nebendiagnosen sollte nur dann erfolgen, wenn irgendeine medizinische Sinnhaftigkeit erkennbar ist. Sind zur Abbildung der Diagnose mehrere ICD-Schlüssel erforderlich, was regelhaft der Fall ist, ist es medizinisch nicht möglich, den Weichteildefekt oder den Knochendefekt als Hauptdiagnose auszuweisen, falls eine Sanierung geplant ist. In oben genanntem Beispiel entstehen signifikante Erlösdifferenzen bei gleicher Kodierung nur durch den medizinisch nicht nachvollziehbaren Wechsel der Hauptdiagnose.

Es sollte allerdings davon auszugehen sein, dass durch entsprechende Änderungen der zur Verfügung stehenden Kataloge die kostenadäquate Abbildung von bestimmten Prozeduren ermöglicht werden kann. Aber selbst dann wäre nur ein Teil der Prozeduren realitätsnah abgebildet.

Sonderimplantate, Medikamente

Gerade in der septischen Chirurgie besteht ein regelhafter Bedarf an speziellen Implantaten, die bei der Standardversorgung nicht zum Einsatz kommen. Insbesondere in der Hüft- und Knieendoprothetik sind durch postentzündliche und lockerungsbedingte Knochendefekte derartige Implantate unumgänglich. Aus nicht nachvollziehbaren Gründen wird die gesamte Knieendoprothetik derzeit in einer „Z"-DRG zusammengefasst. Die Abgeltung einer primären Prothesenimplantation und der zweizeitige Wechsel einer infizierten Prothese unter Verwendung einer Rekonstruktionsprothese werden demnach ökonomisch gleich bewertet.

Ein weiterer prozedurenunabhängiger Kostenfaktor stellt die adjuvante Chemotherapie dar. Gerade in der Therapie des implantatassoziierten Infektgeschehens hat die Langzeitantibiose nach wie vor ihre Berechtigung. Selbst die Kodierung von Methicillin-resistenten Keimen wird hier nicht weiterhelfen. Für derartige Erreger stehen derzeit Substanzen zur Verfügung, deren Tagestherapiekosten zwischen € 30,– und € 176,– differieren. Welches Medikament indiziert ist, lässt sich unter anderem an der Nierenfunktion entscheiden, nicht aber durch das Vorliegen eines Methicillin-resistenten Keimes.

Tabelle 10.1. Kostenrechnung 2003 der Abteilung für Osteomyelitiden

G-DRG 2004	Text	Fälle	G-DRG-Erlös	Kosten	G-DRG-Erlös	Überschuss/ Unterdeckung	Kosten	Erlöse/Fall	Überschuss/ Unterdeckung	Kosten/ Fall
			Gesamt	Gesamt	Gesamt	Gesamt	/ Fall		/ Fall	lt. InEK 2002
I12A	Knochen- und Gelenkinfektion/-entzündung mit verschiedenen Eingriffen am Muskel-Skelett-System und Bindegewebe mit äußerst schweren CC	65	527.301 €	480.970 €	467.714 €	-13.256 €	7.400 €	7.196 €	-204 €	
I02A	Gewebe- und Hauttransplantation mit äußerst schweren CC	50	888.174 €	999.630 €	787.808 €	-211.822 €	19.993 €	15.756 €	-4.236 €	6.831 €
I13B	Eingriffe an Humerus, Tibia, Fibula und Sprunggelenk ohne Frührehabilitation und geriatrische Komplexbehandlung, mit äußerst schweren CC	43	397.387 €	394.452 €	352.481 €	-41.971 €	9.173 €	8.197 €	-976 €	14022,42
I64A	Osteomyelitis, Alter <16 Jahre oder >74 Jahre oder äußerst schwere oder schwere CC	35	148.630 €	91.147 €	131.834 €	40.687 €	2.604 €	3.767 €	1.162 €	7.589 €
I04Z	Ersatz des Kniegelenkes und Replantation am Kniegelenk	33	361.833 €	481.790 €	320.945 €	-160.845 €	14.600 €	9.726 €	-4.874 €	4.815 €
I03C	Eingriffe am Hüftgelenk, Ersatz des Hüftgelenkes ohne Frührehabilitation und geriatrische Komplexbehandlung, mit äußerst schweren oder schweren CC oder Revision des Hüftgelenkes ohne Frührehabilitation und geriatrische Komplexbehandlung, ohne äußerst schwere CC	28	360.989 €	547.678 €	320.196 €	-227.482 €	19.560 €	11.436 €	-8.124 €	8.174 €
I08B	Andere Eingriffe an Hüftgelenk und Femur mit äußerst schweren CC, ohne Frührehabilitation und geriatrische Komplexbehandlung	27	294.7 29 €	363.731 €	261.424 €	-102.307 €	13.472 €	9.682 €	-3.789 €	7.899 €

Tabelle 10.1. Kostenrechnung 2003 der Abteilung für Osteomyelitiden

G-DRG 2004	Text	Fälle	G-DRG-Erlös	Kosten	G-DRG-Erlös	Überschuss/ Unterdeckung	Kosten	Erlöse/Fall	Überschuss/ Unterdeckung	Kosten/ Fall
			Gesamt	Gesamt	Gesamt	Gesamt	/ Fall		/ Fall	lt. InEK 2002
I73Z	Nachbehandlung bei Erkrankungen des Bindegewebes	27	70.431 €	86.079 €	62.472 €	-23.607 €	3.188 €	2.314 €	-874 €	7.602 €
I12B	Knochen- und Gelenkinfektion/-entzündung mit verschiedenen Eingriffen am Muskel-Skelett-System und Bindegewebe mit schweren CC	23	152.415 €	153.947 €	135.192 €	-18.755 €	6.693 €	5.878 €	-815 €	2311,3
I12C	Knochen- und Gelenkinfektion/-entzündung mit verschiedenen Eingriffen am Muskel-Skelett-System und Bindegewebe ohne äußerst schwere oder schwere CC	22	90.107 €	64.608 €	79.925 €	15.317 €	2.937 €	3.633 €	696 €	5.196 €
J64B	Infektion/Entzündung der Haut und Unterhaut ohne äußerst schwere CC	17	37.169 €	40.675 €	32.969 €	-7.706 €	2.393 €	1.939 €	-453 €	3879,33
I64B	Osteomyelitis, Alter > 15 Jahre und < 75 Jahre, ohne äußerst schwere oder schwere CC	16	38.649 €	41.334 €	34.282 €	-7.052 €	2.583 €	2.143 €	-441 €	2.060 €
I13C	Eingriffe an Humerus, Tibia, Fibula und Sprunggelenk ohne Frührehabilitation und Geriatrische Komplexbehandlung, mit schweren CC	14	96.680 €	94.987 €	85.755 €	-9.232 €	6.785 €	6.125 €	-659 €	2283,83
I08D	Andere Eingriffe an Hüftgelenk und Femur ohne äußerst schwere CC, ohne Frührehabilitation und Geriatrische Komplexbehandlung	13	88.235 €	78.361 €	78.264 €	-97 €	6.028 €	6.020 €	-7 €	5.767 €

Tabelle 10.1. Fortsetzung

G-DRG 2004	Text	Fälle	G-DRG-Erlös	Kosten	G-DRG-Erlös	Überschuss/ Unterdeckung	Kosten	Erlöse/Fall	Überschuss/ Unterdeckung	Kosten/ Fall
			Gesamt	Gesamt	Gesamt	Gesamt	/ Fall		/ Fall	lt. InEK 2002
I13D	Eingriffe an Humerus, Tibia, Fibula und Sprunggelenk ohne Frührehabilitation und Geriatrische Komplexbehandlung, ohne äußerst schwere oder schwere CC	13	58.366 €	73.984 €	51.770 €	-22.214 €	5.691 €	3.982 €	-1.709 €	5611,92
I23Z	Lokale Exzision und Entfernung von Osteosynthesematerial außer an Hüftgelenk und Femur	13	34.765 €	46.335 €	30.836 €	-15.499 €	3.564 €	2.372 €	-1.192 €	3.989 €
I02B	Gewebe- und Hauttransplantation mit schweren CC oder CC	9	109.780 €	85.744 €	97.375 €	11.631 €	9.527 €	10.819 €	1.292 €	1.792 €
I03B	Eingriffe am Hüftgelenk, Revision des Hüftgelenkes ohne Frührehabilitation und Geriatrische Komplexbehandlung mit äußerst schweren oder schweren CC	9	103.023 €	111.932 €	91.381 €	-20.551 €	12.437 €	10.153 €	-2.283 €	10.176 €
I09A	Wirbelkörperfusion mit äußerst schweren oder schweren CC	7	97.141 €	155.095 €	86.164 €	-68.931 €	22.156 €	12.309 €	-9.847 €	9.486 €
I01A	Beidseitige Eingriffe oder mehrere große Eingriffe an Gelenken der unteren Extremität mit äußerst schweren CC	6	101.414 €	161.110 €	89.954 €	-71.156 €	26.852 €	14.992 €	-11.859 €	10.482 €
	Summe Top 20	470	4.057.218 €	4.553.589 €	3.598.741 €	-954.848 €	9.688 €	8.632 €	-1.056 €	12.287 €
	Rest	127	1.002.444 €	1.003.407 €	889.165 €	-114.242 €	7.901 €	7.893 €	-8 €	
	Gesamt	597	5.059.662 €	5.556.996 €	4.487.906 €	-1.069.090 €	9.308 €	7.517 €	-1.791 €	

Fallzusammenführung („Wiederkehrer")

Die „Wiederkehrerproblematik" des chronisch Kranken zeigt zwei weitere systemimmanente Schwachstellen. Zum ersten ist es nicht immer möglich, zwischen einer Komplikation der Behandlung und einer Komplikation der Erkrankung zu unterscheiden. In ersten Fall würde es bei Wiederaufnahme innerhalb der Grenzverweildauer zu einer Zusammenführung der Fallpauschalen kommen. Erfolgt die Wiederaufnahme aber wegen einer Komplikation der Erkrankung, müsste die Abrechnung getrennt erfolgen.

Diese Problematik führt zur zweiten Schwachstelle. Die Abbildung der geplanten mehrzeitigen Therapie ist derzeit nicht möglich. Die zweizeitige Therapie von Knochen- und Weichteilinfektionen stellt allerdings noch immer eine häufige Notwendigkeit dar. Vor allem die implantatassoziierten Infektionen und Rekonstruktionen von postentzündlichen Knochendefekten bedürfen oftmals eines geplanten mehrzeitigen Vorgehens.

Das „umgekehrte" Phänomen tritt auf, wenn innerhalb eines stationären Aufenthalts mehrere Infektionen mit unterschiedlicher Lokalisation erfolgen. Die multifokale Endoprotheseninfektion stellt somit nicht nur für den betroffenen Patienten eine schwerstwiegende Komplikation dar, sondern auch für die Kostenstruktur der leistungserbringenden Einheit.

Leistungserbringung in besonderen Einrichtungen

Grundsätzlich ist oder sollte Spezialisierung gewünscht und gefördert werden, sodass diese konsequenterweise auch sachgerecht zu finanzieren ist. Die Spezialisierung bleibt aber in den DRG-Gruppen unberücksichtigt, da sie nicht Fachgebiete, sondern Erkrankungsgruppen abbildet. Gerade auf dem Gebiet der septischen Chirurgie werden Subgruppen einer DRG, die nicht als solche in DRG erkennbar sind, seit Jahrzehnten an spezialisierte Einrichtungen überwiesen. Diese Behandlungen gestalten sich in fast allen Fällen deutlich aufwendiger und kostenintensiver. Als Beispiel sei nochmals die Unterschenkelpseudarthrose genannt. Die aufwendige mikrovaskuläre Weichteilrekonstruktion durch Gewebetransfer lässt sich weder in der ICD noch in der DRG-Kodierung von der Spalthautdeckung trennen. Dieser nicht abgebildete finanzielle Mehraufwand kommt in allen kritischen Bereichen (Medikamente und Implantate) zur Geltung.

Die Ermittlung der Bewertungsrelationen erfolgte für das Jahr 2004 nach dem „Einhaus-Modell". Es wurden die Kostendaten aus allen Fallkosten liefernden Krankenhäusern zusammengelegt, als würden sie alle aus einem Krankenhaus stammen. Verschiedene Versorgungsstufen und Spezialisierungen wurden bei dieser Analyse nicht berücksichtigt. Abhängig von der Dominanz einer Versorgungsstufe innerhalb einer DRG wird das Ergebnis in die eine oder andere Richtung verfälscht. Dominieren regelversorgte Fälle die Auswertung mit einem weniger komplexen Patientenspektrum, wird die resultierende Bewertung für den Standardfall zu gering, bezogen auf die komplexeren Fälle, die vorrangig – nicht ausschließlich – in Krankenhäusern höherer Versorgungsstufe behandelt werden. Grundsätzlich ist davon auszugehen, dass in diesen Krankenhäusern selbst der Standardfall unterfinanziert ist.

Zusätzlich ist die Ermittlung der fallbezogenen Kosten in kaum einem der teilnehmenden Krankenhäuser lückenlos und konsequent möglich. Üblicherweise ist eine fallbezogene Kostenrechnung nur in den Funktionsbereichen (Operation), für gewisse therapeutische Maßnamen (Bluttransfusion) und diagnostische Leistungen (CT etc.) möglich. Alle anderen Kosten werden meist über eine Kostenstelle auf die Fälle, also DRG-unabhängig gemittelt.

Im Jahr 2003 wurden an der eigenen „septischen Station" 728 Patienten behandelt. Für die weiteren Ausführungen wurden jene 597 Patienten berücksichtigt, die nach den Richtlinien der GKV abgerechnet wurden. Die Kostenanalyse ergibt sich aus einer fallbezogenen, damit DRG-relevanten Ermittlung für alle Kosten während der Operationen (Implantate, Medikamente, Arbeitszeit des gesamten medizinischen Personals), für alle diagnostischen Maßnamen (Radiologie, Mikrobiologie etc.) und für Kosten durch Ersatz von Erythrozytenkonzentraten und Plasmaderivaten. Lediglich die auf der Station verabreichten Medikamente, hier allerdings auch die Antibiotika, wurden auf die Gesamtpatientenzahl gemittelt. Da die „septische Station" über eine eigene Kostenstelle abgerechnet wird, kann aber eine Vermischung mit anderen Patienten der referierenden Klinik ausgeschlossen werden (◘ Tabellen 10.1 bis 10.3)

Neben dem Gesamtverlust im Sinne einer finanziellen Unterdeckung von über 1 Mio. Euro zeigen die Daten einige der oben genannten Probleme. Auffällig sind die deutlich höheren stationären Kosten im Vergleich zum Bundesdurchschnitt. Hierfür dürften mehrere Gründe verantwortlich zeichnen. Das Vorhalten einer separaten Station ist kostenintensiv. Die hohen Personalkosten zeigen die aufwendige prä- und postoperative Versorgung, nicht nur im ärztlichen und Pflegebereich, sondern auch auf physikalisch therapeutischem Gebiet. Die Mehrkosten werden auch durch die Isolierungsmaßnahmen bei MRSA-Infektion oder Kolonisation hervorgerufen. Neuere Kostenanalysen der Abteilung gehen von einem finanziellen Mehraufwand von € 250,– bis € 300,– pro Isolationstag aus. Die deutlich erhöhten Kosten auf der Intensivstation reflektieren die Schwere der Erkrankung genauso wie das Ausmaß der operativen Interventionen, ebenso wie die höheren Operationskosten, die im Wesentlichen durch längere Operationszeiten und das Vorhalten eines räumlich getrennten „septischen" Operationssaales verursacht werden. Die Analyse der Top-10-DRG zeigt eine gute Korrelation des CMI mit der Verweildauer. Liegt der CMI unter dem erwarteten Schweregrad (lt. Katalog), zeigt sich auch eine kürzere Verweildauer. Dies spricht erstens für eine gute Kodierqualität und zweitens für wenig behandlungsassoziierte Komplikationen, die zu einer Verlängerung der Behandlungszeit führen würden.

Diese Analyse des Patientenkollektivs zeigt deutlich, dass der um den Faktor 3 höhere Basiswert spezialisierter Einrichtungen (errechnet 2003) auf eine nicht abbildbare Subgruppenbildung, Vorhaltekosten und eine Erfassung der tatsächlichen („septischen") Stationskosten und nicht auf die Ineffizienz derartiger Institutionen zurückzuführen ist.

Zusätzlich bestätigen sich die oben beschriebenen Fehlerquellen der Falldarstellung. Alle DRG-Sparten mit Eingriffen an Endoprothesen sind inakzeptabel unterbewertet, wobei hier das Subgruppenproblem, vor allem in Kombination mit den Fehlern der Einhauskalkulation zum Tragen kommt. Es verwundert nicht, dass gerade diese Fälle in den letzten drei Jahren einen jährlichen Zuwachs von 10–15% erfahren. Die eklatante negative Fehlfinanzierung von DRG I02A entsteht durch aufwendige Knochenrekonstruktionen und die Verwendung von Sonderimplantaten nach Knieprotheseninfektionen, da 2003 in 24% aller Knieprotheseninfektionen eine Muskellappenplastik (lokal, gefäßgestielt, Gastroknemius) durchgeführt werden musste. Immerhin konnte durch diesen vergleichsweise „billigen" Operationsschritt (kalkulierte verlängerte Operationszeit von 40–60 Minuten) die I04Z (Knieprothesen) vermieden werden, wodurch der Gastroknemiuslappen mit € 6030,– belohnt wird. Die kostengünstige Spalthaut (s. Beispiel oben) konnten wir leider nur 9-mal durchführen. Sollte das Kostengleichgewicht hergestellt werden, müsste dieser Eingriff bei sonst unveränderter Darstellung 825-mal durchgeführt werden.

Tabelle 10.2. Fallbezogen Kostenanalyse im Vergleich mit dem bundesweiten Durchschnitt (Kostenverteilung innerhalb der Station unabhängig von der DRG-Bewertung).

Kostenstellengruppen	Kostenartengruppen											
Osteomyelitiden 2003 – nur GKV	Personalkosten ärztlicher Dienst	Personalkosten Pflegedienst	Personalkosten med.-techn. Dienst/Funktionsdienst	Sachkosten Arzneimittel		Sachkosten Implantate/ Transplantate	Sachkosten übriger medizinischer Bedarf		Personal- und Sachkosten med. Infrastrukrur	Personal- und Sachkosten nicht med. Infrastruktur	Summe	Differenz gegenüber InEK-Fallkosten
Gesamtkosten der Kalkulation in T€	1	2	3	4a	4b	5	6a	6b	7	8		
Normalstation	654	975	117	187	1	0	95	28	206	1.051	**3.313**	**1.234**
Intensivstation	54	143	8	37	3	4	33	5	18	58	**365**	**74**
Dialyseabteilung	0	0	0	0	0	0	0	23	0	0	**23**	**9**
OP-Bereich	159	0	223	30	0	195	113	0	40	184	**946**	**143**
Anästhesie	163	0	117	12	0	0	48	0	30	33	**402**	**119**
Kardiologische Diagnostik/Therapie	0	0	1	0	0	2	0	0	0	0	**4**	**-2**
Endoskopische Diag nostik/Therapie	0	0	0	0	0	0	0	0	0	0	**1**	**-7**
Radiologie	33	0	58	0	0	3	19	0	16	24	**153**	**40**
Laboratorien	28	0	70	0	0	0	39	0	3	19	**160**	**-5**
übrige Diagnostik und Therapie	15	1	127	2	0	0	4	0	4	38	**189**	**-8**
Total	**1.108**	**1.119**	**721**	**269**	**4**	**205**	**350**	**57**	**318**	**1.407**	**5.557**	**1.596**
Diff. gegenüber InEK-Fallkosten	**543**	**251**	**188**	**122**	**-36**	**-4**	**45**	**6**	**107**	**373**	**1.596**	
597												
Ø Kosten pro Patient in €	1	2	3	4a	4b	5	6a	6b	7	8		
Normalstation	1.096	1.633	196	313	1	0	159	48	345	1.761	**5.550**	**2.067**
Intensivstation	91	239	14	63	6	7	55	9	30	97	**611**	**124**
Dialyseabteilung	0	0	0	0	0	0	0	38	0	0	**38**	**14**
OP-Bereich	267	0	374	51	0	327	189	0	68	308	**1.584**	**1.584**
Anästhesie	274	0	196	19	0	0	80	0	50	54	**673**	**200**

Tabelle 10.2. Fortsetzung

Kostenstellengruppen	Kostenartengruppen											
Osteomyelitiden 2003 – nur GKV	Personalkosten ärztlicher Dienst	Personalkosten Pflegedienst	Personalkosten med.-techn. Dienst/Funktionsdienst	Sachkosten Arzneimittel		Sachkosten Implantate/ Transplantate	Sachkosten übriger medizinischer Bedarf		Personal- und Sachkosten med. Infrastrukur	Personal- und Sachkosten nicht med. Infrastruktur	Summe	Differenz gegenüber InEK-Fallkosten
Kardiologische Diagnostik/Therapie	1	0	1	0	0	4	1	0	0	1	**7**	-4
Endoskopische Diagnostik/Therapie	0	0	1	0	0	0	0	0	0	0	**1**	-11
Radiologie	56	0	96	0	0	5	31	0	27	41	**256**	66
Laboratorien	48	0	117	1	0	0	66	0	6	32	**269**	-8
übrige Diagnostik und Therapie	26	2	212	3	0	0	6	0	6	63	**317**	-13
Total	**1.856**	**1.874**	**1.207**	**450**	**6**	**343**	**587**	**95**	**532**	**2.357**	**9.308**	**2.674**
Diff. ggü. InEK-Fallkosten	**910**	**420**	**316**	**205**	**-59**	**-6**	**75**	**10**	**179**	**625**	**2.674**	
Ø prozentualer Anteil	1	2	3	4a	4b	5	6a	6b	7	8		
Normalstation	12%	18%	2%	3%	0%	0%	2%	1%	4%	19%	**60%**	
Intensivstation	1%	3%	0%	1%	0%	0%	1%	0%	0%	1%	**7%**	
Dialyseabteilung	0%	0%	0%	0%	0%	0%	0%	0%	0%	0%	**0%**	
OP-Bereich	3%	0%	4%	1%	0%	4%	2%	0%	1%	3%	**17%**	
Anästhesie	3%	0%	2%	0%	0%	0%	1%	0%	1%	1%	**7%**	
Kardiologische Diagnostik/Therapie	0%	0%	0%	0%	0%	0%	0%	0%	0%	0%	**0%**	
Endoskopische Diagnostik/Therapie	0%	0%	0%	0%	0%	0%	0%	0%	0%	0%	**0%**	
Radiologie	1%	0%	1%	0%	0%	0%	0%	0%	0%	0%	**3%**	
Laboratorien	1%	0%	1%	0%	0%	0%	1%	0%	0%	0%	**3%**	
übrige Diagnostik und Therapie	0%	0%	2%	0%	0%	0%	0%	0%	0%	1%	**3%**	
Total	**0**	**0**	**0**	**0**	**0**	**0**	**0**	**0**	**0**	**0**	**1**	

Tabelle 10.3. Vergleich der TOP 10 DRG (CMI, Verweildauer und Erlöse in Abhängigkeit der geänderten Basiswerte)

G-DRG 2004	Text	Ø VVW	Ø VVW	CMI	CMI	Ø Erlöse BH	Ø Erlöse BH	Ø Erlöse BH	Ø Kosten INEK	Kosten/ Fall
		Tage/BH	Katalog	BH	Katalog	2003	2004	2005	2002	lt. InEK 2002
I12A	Knochen- und Gelenkinfektion/-entzündung mit verschiedenen Eingriffen am Muskel-Skelett-System und Bindegewebe mit äußerst schweren CC	16,43	21,80	2,36	2,41	9.548 €	7.154 €	6.139 €	6.831 €	6.831 €
I02A	Gewebe- und Hauttransplantation mit äußerst schweren CC	39,78	39,90	5,14	4,95	18.984 €	15.571 €	13.361 €	14.022 €	14.022 €
I13B	Eingriffe an Humerus, Tibia, Fibula und Sprunggelenk ohne Frührehabilitation und Geriatrische Komplexbehandlung, mit äußerst schweren CC	20,63	20,60	2,67	2,68	1.023 €	8.090 €	6.942 €	7.589 €	7.589 €
I64A	Osteomyelitis, Alter <16 Jahre oder >74 Jahre oder äußerst schwere oder schwere CC	7,93	15,30	1,20	1,70	4.853 €	3.857 €	3.310 €	4.815 €	4.815 €
I04Z	Ersatz des Kniegelenkes und Replantation am Kniegelenk	28,02	18,30	3,21	2,89	9.007 €	9.725 €	8.345 €	8.174 €	8.174 €
I03C	Eingriffe am Hüftgelenk, Ersatz des Hüftgelenkes ohne Frührehabilitation und geriatrische Komplexbehandlung, mit äußerst schweren oder schweren CC oder Revision des Hüftgelenkes ohne Frührehabilitation und geriatrische Komplexbehandlung, ohne äußerst schwere CC	43,8	19,30	3,80	2,79	10.044 €	11.498 €	9.866 €	7.899 €	7.899 €
I08B	Andere Eingriffe an Hüftgelenk und Femur mit äußerst schweren CC, ohne Frührehabilitation und geriatrische Komplexbehandlung	29,13	19,60	3,16	2,69	10.257 €	9.575 €	8.216 €	7.602 €	7.602 €
I73Z	Nachbehandlung bei Erkrankungen des Bindegewebes	7,64	9,80	0,75	0,82	2.836 €	2.256 €	1.936 €	2.311 €	2.311 €
I12B	Knochen- und Gelenkinfektion/-entzündung mit verschiedenen Eingriffen am Muskel-Skelett-System und Bindegewebe mit schweren CC	16,02	16,80	1,85	1,84	7.839 €	5.618 €	4.820 €	5.196 €	5.196 €
I12C	Knochen- und Gelenkinfektion / -entzündung mit verschiedenen Eingriffen am Muskel-Skelett-System und Bindegewebe ohne äußerst schwere oder schwere CC	6,49	12,80	1,22	1,37	3.865 €	3.718 €	3.190 €	3.879 €	3.879 €

BH = Bergmannsheil, CMI = Case-Mix-Index, INEK = ermittelter bundesweiter Durchschnitt

Zu der DRG I01A (mehrere große Eingriffe an Gelenken der unteren Extremität) mit € 11.859,– Unterdeckung pro Fall erübrigt sich aus medizinischer Sicht jede Stellungnahme.

Sind die Voraussetzungen für einen zuverlässigen Einstieg in die gesetzliche vorgesehene Konvergenzphase gegeben?

Damit die gesetzlich vorgesehene Konvergenzphase am 01.01.2005 beginnen kann, müssen die DRG-Pauschalen in Kombination mit ergänzenden Vergütungselementen die Leistung deutscher Krankenhäuser, unabhängig von der Versorgungsstufe und anderen Kriterien, sachgerecht abbilden. Wie ausgeführt wurde, bildet das DRG-System 2004 weder die Standardleistungen noch die komplexen Fälle der „septischen Chirurgie" sachgerecht ab. Die Fallkomplexität ist über die zur Verfügung stehenden DRG-Fallgruppen nicht hinreichend abgebildet und differenziert außerdem nicht zwischen der notwendigen und sinnvollen Aufgabenteilung der Regel- und Spezialversorgung. In einem zu großen Teil der Fallgruppen mischen sich hochkomplexe und „einfache" Fälle. Die eigentlichen Parameter der Komplexität der Erkrankung, d. h. Art und Ausmaß des Weichteilschadens (klare Trennung vom Weichteilschaden in der Akuttraumatologie) sowie Art, Ausmaß und differenzierte Angabe des Knochendefektes, sind nicht schlecht, sondern gar nicht abbildbar. Ebenso fehlt die Unterscheidung in Sanierungskonzepte und Deeskalationskonzepte, wobei dies schon aus chirurgischer Sicht äußerst schwierig ist. Die Mischung im Fallspektrum der einzelnen Krankenhäuser unterscheidet sich wiederum stark in Abhängigkeit vom Spezialisierungsgrad und der Fachausrichtung (Orthopädische vs. Unfallchirurgische Abteilungen). Diese Problematik existiert in jeder Fachrichtung in unterschiedlichem Ausmaß. Die Besonderheit der septischen Chirurgie ist darin zu sehen, dass es sich ja schon um ein stark selektioniertes Kollektiv handelt. Der DRG-Standardfall existiert in diesem Kollektiv eigentlich nicht, sodass die oben ausgeführten Fehlerquellen bei nahezu allen Patienten zum Tragen kommen. Werden die unterschiedlichsten Therapieoptionen auch 2005 so wenig differenziert wie bisher im DRG-System abgebildet, resultiert eine Um(Fehl-)verteilung der Mittel von der spezialisierten Abteilung zur Regelversorgung, wobei die in den spezialisierten Einrichtungen erbrachten Leistungen wirtschaftlich gesehen nicht angeboten werden können.

Fazit

Die oben genannten Defizite sind derart eklatant und offensichtlich, dass eine zufällige Schwachstelle des DRG-Systems aus chirurgisch ärztlicher Sicht nicht wahrscheinlich ist. Am derzeit gültigen DRG-System lässt sich die Absicht der Kostenträger nicht ausschließen, ein zahlenmäßig kleines, aber ausgesprochen kostenintensives Patientenkollektiv durch wirtschaftliche Maßnahmen zu eliminieren.

Es ist erstaunlich, dass im Bereich der septischen Chirurgie von Seiten der Kostenträger die Notwendigkeit der „besonderen Einrichtungen" mit entsprechender finanzieller Abdeckung nicht zur Kenntnis genommen wird. Die Notwendigkeit oder besser die Sinnhaftigkeit lässt sich nicht nur durch Zahlen belegen, sondern ergibt sich schon aus der Tatsache, dass diese Einrichtungen schon Jahrzehnte existieren. Kommt es im nächsten Jahr zum geplanten Beginn der Konvergenzphase, wird sich die finanzielle Unterdeckung des Bereichs septische Chirurgie nicht nur an der referierenden Klinik vervielfachen. Selbst wirtschaftlich starke Träger, wie die Berufsgenossenschaften, werden an die Grenzen des Machbaren kommen. Aus ärztlicher Sicht ist dies eine ernste Situation. Gerade im Bereich der „septischen Chirurgie" entspricht das Evidenzniveau medizinischer Handlungen, oftmals dem einer Expertenmeinung, gestützt durch pathophysiologische Überlegungen und Verlaufsbeobachtungen. Durch den zunehmenden wirtschaftlichen Druck wird die Verschreibungs- und Verordnungsfreiheit aus rein wirtschaftlichen Gründen mehr als nur in Frage gestellt. Die Frage, welches Antibiotikum in welcher Applikationsform und für wie lange eingesetzt werden soll, wird häufig diskutiert. Ebenso die Wahl des Implantats bei Reimplantation nach septisch bedingter Explantation von Endoprothesen. Neben vielen anderen Entscheidungsparametern spielt gerade in der septischen Chirurgie die spezifische institutionelle und individuelle Erfahrung mit unterschiedlichen Implantaten oder Konzepten eine wesentliche Rolle, die letztlich die jahre- und jahrzehntelange Erfahrung widerspiegelt. Werden diese Fragen durch wirtschaftliche Überlegungen nicht nur beeinflusst, sondern maßgeblich getroffen, kann die Qualität der Versorgung nicht aufrechterhalten werden. Zusätzlich besteht die Gefahr, dass gewisse Prozeduren nicht angeboten werden. Dass selbst renommierte Kliniken gezwungen sind, die Fallzahl pro Jahr (Endoprotheseninfektion) zu deckeln und darüber hinaus z. B. MRSA-Infektionen grundsätzlich keiner Behandlung zuzuführen, lässt sich derzeit zumindest inoffiziell bestätigen.

Sollte es nicht gelingen, für die aufwendige und teure Behandlung der Osteitis eine adäquate Kostenerstattung zu erreichen, wird es unmöglich sein, den derzeitigen Standard der Osteitistherapie zu halten oder gar zu verbessern. Allerdings sind die in die Behandlung eingebundenen Ärzte unterschiedlicher Fachrichtungen aufgefordert, das DRG-Evidenzniveau der unterschiedlichen diagnostischen und therapeutischen Maßnahmen durch exakte Kodierung derart zu erhöhen, dass ein verantwortungsvoller Umgang mit den eingeschränkten finanziellen Ressourcen möglich wird und eine solide Verhandlungsbasis mit den Kostenträgern besteht.

Aber schon nächstes Jahr wird sich auch herausstellen, ob die Kostenträger tatsächlich an einer möglichst kostengünstigen, aber bezüglich der Standards und der Ergebnisqualität uneingeschränkten Versorgung interessiert sind, oder ob das Prinzip der Wirtschaftlichkeit überwiegt.

Literatur

Arens S, Kutscha-Lissberg F, Hebler U, Wingenfeld C, Kalicke T, Muhr G (2002) Pyogenic infection after joint replacement operations: incidence and economic effects. Kongressbd Dtsch Ges Chir Kongr 119: 738–742

Heitemeyer U, Hax P (1990) Wirtschaftliche Aspekte bei der Knocheninfektion. In: Burri C, Neugebauer R (Hrsg) Infektion von Knochen und Gelenken. Prophylaxe, Therapie, soziale, wirtschaftliche und rechtliche Aspekte. Huber, Bern Stuttgart Toronto, S 162–164

Muhr G (1996) Deutsche Gesellschaft für Unfallchirurgie. Chirurg 62: 846–851

Nast-Kolb D, Betz A, Schweiberer L (1991) Der Wandel in der Unfallchirurgie der letzten 10 Jahre – ein Beitrag zur Infektionsprophylaxe. Chirurg 62: 846–851

Scheinert H, Riegel T (1997) Qualitätssicherung bei Fallpauschalen und Sonderentgelten. In: Scheibe W (Hrsg) Qualitätsmanagement in der Medizin; Handbuch für Klinik und Praxis. ecomed, Landsberg am Lech, S 1–5

Smektala R, Wenning M, Ekkernkamp A (1999) Schenkelhalsfraktur: Analyse der Ergebnisse externer Qualitätssicherung. Chirurg 70: 1330–1338

Smektala R, Wenning M, Paech S, Windhorst T (2001) Schenkelhalsfraktur – Resultate externer Qualitätssicherung an 32.000 Patienten. ZÄFQ 95: 209–218

Wenning M, Smektala R, Hupe K (2000) Risikoadjustierung in der externen Qualitätssicherung mit multivariaten Analyseverfahren. Zentralbl Chir 125 [Suppl 2]: 127–129

Teil II B Aus Sicht der Industrie

DRG-immanente Anforderungen an die Entwicklung von orthopädisch/unfallchirurgischen Medizinprodukten

W. Blömer

Medizinischer Fortschritt ist heute eng verbunden mit den Innovationen in der Medizintechnik. Medizinprodukte und Medizintechnologie tragen zur Erhaltung der Gesundheit bei, stellen Mobilität und Vitalität wieder her und können Leben retten. Künstliche Hüft-, Knie- oder Schultergelenke ermöglichen wieder ein schmerzfreies und mobiles Leben und Biotechnologien ermöglichen den Ersatz von Gewebe, wie z. B. Knorpelstrukturen oder Bandscheibenzellen, und vielleicht auch bald ganzer Organe. Die Medizintechnologie, und hier ganz besonders der Bereich orthopädischer/unfallchirurgischer Medizinprodukte, ist ein weltweiter Wachstumsmarkt und der medizintechnische Fortschritt, die demographische Entwicklung mit immer mehr älteren Menschen und die Ausweitung des Gesundheitsbegriffs durch die beanspruchte Lebensqualität werden dies auch zukünftig sicherstellen.

Die steigende Nachfrage nach Gesundheitsleistung wirft jedoch zwangsläufig die Frage nach der Finanzierung unseres Gesundheitssystems auf. Dabei wird oftmals angenommen, dass innovative Verfahren und Therapien gleichbedeutend sind mit steigenden und von der Solidargemeinschaft zu erbringenden Kosten. Jedoch darf dabei nicht übersehen werden, dass innovative Medizintechnologien sehr oft ganz bedeutend zur Qualitätsverbesserung der Gesundheitsversorgung bei gleichzeitig gesamthaft niedrigeren Ausgaben beitragen – auch bei häufig höheren Einführungskosten und innovationsbedingter Zunahme von speziellen Eingriffen. So führen beispielsweise minimal-invasive Operationstechniken in der Wirbelsäulenchirurgie oder auch ganz aktuell in der Hüft- und Knieendoprothetik zu einer schnelleren Mobilisation und reduzierter Krankenhausaufenthaltsdauer und damit zu einer wirtschaftlicheren und verbesserten Versorgung der Patienten.

Auswirkungen des DRG-Systems

Mit Einführung der DRG-Entgelte wird zukünftig ein durchgängiges Entgeltsystem für alle voll- und teilstationären Krankenhausleistungen zur Verfügung stehen, das das bisherige Vergütungssystem – aufgegliedert in Fallpauschalen, Sonderentgelte und Pflegesätze – ersetzt. Mit einer pauschalen, durchschnittliche Fallkosten beinhaltenden Vergütung zielt das DRG-System auf eine gesamthafte Kostendämpfung bzw. Beitragsstabilität, eine Wettbewerbsintensivierung durch Leistungsorientierung, erhöhte Versorgungsqualität, unter anderem auch durch eine Mindestmengenregelung und eine Erhöhung der Aufwand-/

Nutzentransparenz bei Reduzierung der Krankenhausverweildauer. Insgesamt ist dadurch mit einer Leistungszunahme im ambulanten Bereich und einer entsprechenden Umverteilung der Mittel zu rechnen. Entsprechend dem Versorgungsauftrag der jeweiligen Kliniken wird ein konsequentes strategisches Controlling die optimale Nutzung vorhandener Ressourcen zur Leistungserbringung unter strengen Kostenaspekten zum Ziel haben müssen. Qualitätsmanagement, Leistungsdokumentation, Prozess- und Ablaufoptimierungen werden im klinischen Alltag zunehmend in den Vordergrund rücken. Mit Einführung der DRG's wird insbesondere die Klarheit in der Leistungserbringung – wo wird welche Leistung erbracht – die Dokumentation von Diagnosen und Prozeduren und eine durch die DRG's beeinflusste Portfoliogestaltung in den Krankenhäusern zu den vordinglichen Aufgaben zählen. Dennoch bleibt das DRG-System auch ein lernendes System, was sich kontinuierlich der Leistungswirklichkeit anpassen wird. So wurde z. B. für die Orthopädie und Unfallchirurgie im Jahr 2004 das DRG-System um einige Vergütungsgruppen ergänzt, womit die Leistungswirklichkeit dieser Fächer in ihrer Komplexität heute deutlich besser – wenn auch noch nicht optimal – abgebildet wird.

Dessen ungeachtet ist und bleibt das DRG-System eine große Herausforderung, auch für die medizintechnische Industrie. DRG's werden retrospektiv ermittelt und die DRG's im Jahr 2004 basieren auf Zahlen aus dem Jahr 2002. Dies bedeutet, dass innovative Therapien und Produkte im jeweils aktuellen DRG-System nicht abgebildet und bestenfalls mit einer Verzögerung von 2–4 Jahren integriert werden können (■ Abb. 11.1). Hier sind Strategien und Ansätze wie z. B. die Aufnahme vom Innovationen in integrierte Versorgungsformen zu erar-

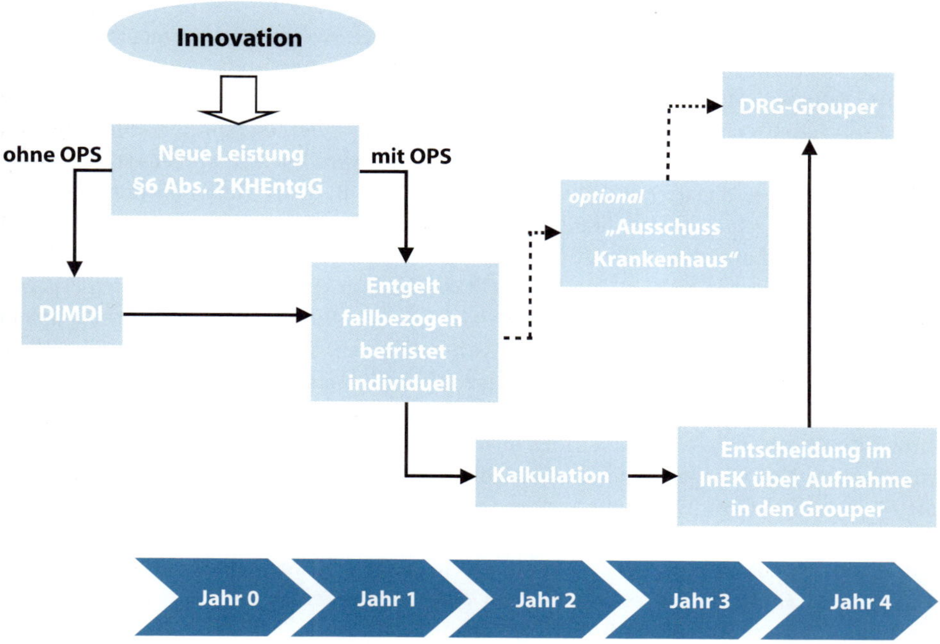

■ **Abb. 11.1.** DRG-Anpassung durch technische/therapeutische Innovationen. Bei vorgesehener Innovationsklausel kann es bis zu 4 Jahre dauern, bis eine Innovation im DRG-System abgebildet ist [Definition eines neuen Operationsschlüssel-Codes (OPS), indikationsbezogene Bewertung durch den gemeinsamen Bundesausschuss, Kalkulation durch das Entgeltinstitut]

beiten, die zukünftigen Innovationen eine realistische Chance auf eine klinische Anwendung im Sinne eines gesteigerten Patientennutzens sowie deren Finanzierbarkeit einräumen.

Ziel muss es sein, medizintechnische Innovationen allen Patienten, die sie benötigen, ohne Zeitverzögerung zur Verfügung zu stellen, da nur so eine qualitativ hochwertige Gesundheitsversorgung der Bevölkerung gewährleistet werden kann. Um auch weiterhin neue Behandlungsmethoden und Produkte entwickeln zu können, benötigen wir innovationsfreundlichere Rahmenbedingungen. Innovationen in der Medizintechnik müssen stärker gefördert und schneller in die Leistungskataloge der Kostenträger aufgenommen werden. Als ein Beispiel sei die volkswirtschaftlich nutzvolle autologe Chondrozytentransplantation (ACT) genannt. Nach weltweit mehr als 15.000 Anwendungen ist die ACT inzwischen ein klinisch etabliertes Verfahren, dessen Kostenerstattung allerdings völlig uneinheitlich geregelt ist. Während in Österreich und Italien eine geregelte Kostenerstattung für die ACT existiert, werden die Kosten in Deutschland von den gesetzlichen Krankenkassen bestenfalls nach Einzelfallverhandlung übernommen. Dies obwohl Wirksamkeit, Zweckmäßigkeit und Wirtschaftlichkeit nach Literaturdaten und Expertenangaben als gegeben anzusehen sind (Richter 2004). Neue Produkte und Verfahren der Medizintechnologie, wie z. B. die ACT, müssen schneller in den Markt eingeführt werden können. Dafür werden flexible Instrumente anstatt langwieriger Bewertungsprozesse benötigt.

Anforderungen an die Produktentwicklung

Die Neuentwicklung oder Verbesserung von Medizinprodukten hat in der Vergangenheit erheblich zur Verbesserung unserer Gesundheitsversorgung beigesteuert. Dennoch wird der Medizintechnik nachgesagt, dass sie durch die Entwicklung neuer Therapien und Verfahren maßgeblich zur Kostenexplosion im Gesundheitswesen beiträgt. Effizienzvorteile sind nicht immer unmittelbar erkennbar und werden häufig erst bei längerer Betrachtung von Behandlungsabläufen deutlich. Somit wird auch entsprechend den DRG-Gesetzmäßigkeiten das einzelne Medizinprodukt, wie z. B. die Hüftendoprothese oder der Verriegelungsnagel, zugunsten einer Prozessbetrachtung in den Hintergrund treten. Die Innovationshöhe und damit auch die Finanzierbarkeit wird nicht mehr am einzelnen Produkt gemessen werden können, sondern stellt sich als Ergebnis einer umfassenden Prozessoptimierung im Sinne einer verbesserten Patientenversorgung bei gleichzeitig gegebener Wirtschaftlichkeit dar. Neben den bisherigen Attributen, wie Funktionalität, Sicherheit, Haltbarkeit und Qualität eines Produkts, wird zukünftig dessen Einflussnahme auf Qualität und Kosten im Gesamtprozess als weiterer Parameter hinzukommen. Damit muss die Neuentwicklung und Produktoptimierung in der Orthopädie und Unfallchirurgie zukünftig vornehmlich als Teilaspekt einer umfassenden Prozessgestaltung betrachtet werden. Nicht die Frage, was ein Produkt leistet, sondern was dessen Einsatz im gesamten Behandlungsprozess bewirkt, wird die Antwort auf eine DRG-kompatible Produktentwicklung sein. Somit werden zukünftige Neuentwicklungen an mehreren, verschiedenen Punkten einer Prozesskette angreifen müssen und neben einer singulären Produktentwicklung immer auch eine Prozessentwicklung zum Inhalt haben.

Der Zwang zu einer immer effizienteren Arbeitsweise in den operativen Disziplinen macht darüber hinaus die Erarbeitung von Ablaufpfaden zur Standardisierung der Vorgehensweisen notwendig (Dietrich et al. 2004). Durch eine strukturierte Prozessanalyse können Kenntnisse über die Behandlungsabläufe gewonnen und durch die Verzahnung einzelner

Prozessschritte erhebliche Kosten eingespart werden (Rübenstahl 2003; Pearson et al. 2001). So müssen beispielsweise auch bei veränderten Erlössituationen – wie mit Festlegung neuer DRG-Fallgewichte möglich – Prozesse zeitnah angepasst werden, um wieder einen akzeptablen Deckungsbeitrag zu erwirtschaften, wobei die Qualitätsziele zuvor festzulegen sind. Die die Prozessoptimierungen begleitenden Produktentwicklungen können selbst bei Routineeingriffen erheblich dazu beitragen, ein erforderliches Einsparpotential zu erreichen.

Prozessmanagement in der Hüftendoprothetik

In der Orthopädie und Unfallchirurgie ist z. B. die primäre Hüftendoprothetik ein solcher Routineeingriff. So werden in Deutschland jährlich ca. 175.000 primäre Hüftendoprothesen implantiert, wobei die Überlebensrate der Hüftendoprothesen in den zurückliegenden Jahren durch innovative Lösungen in Design und Material kontinuierlich verbessert werden konnte. Zahlreiche klinische Dokumentationen zeigen eine Erfolgsrate von über 90% auch nach 10–15 Jahren, womit zukünftige Innovationsaufwendungen mit der Zielsetzung eines verbesserten Langzeitergebnisses durchaus fraglich erscheinen (Niethard 2003). Andererseits ist bei anhaltendem Kostendruck auf die Implantate der heute erreichte hohe Qualitätsstandard dauerhaft nicht aufrecht zu erhalten. Die scheinbar diametral sich gegenüberstehenden Parameter – Kostenreduktion und Qualitätserhalt – können nur dann einer Lösung zugeführt werden, wenn die erforderlichen Kosteneinsparungen von den Sachkosten auf die gesamten Prozesskosten verlagert werden, denn die hohe Qualität in der Hüftendoprothetik ist nicht zuletzt auf die hochwertigen und damit auch kostenintensiveren Implantatsysteme zurückzuführen. Ein naheliegendes Optimierungspotential würde in einer weiteren Reduzierung der stationären Verweildauer liegen, die möglicherweise sogar zusätzliche Aufwendungen für eine weitere Qualitätssteigerung erlauben würde.

Genau hier setzen heute die Entwicklungen zur minimal-invasiven Hüftendoprothetik an, die eine Kostenreduktion durch geringe Morbidität der Patienten, schnellere Rehabilitation und kürzere stationäre Verweildauer anstreben. Dem entgegen stehen zumindest für die Einführungsphase längere Operationszeiten („learning curve"), Kosten für speziell zu entwickelnde Instrumentarien und zur Gewährleistung einer hohen Implantationsqualität die Einführung der Navigationstechnologie. Aus diesem Ansatz der DRG-bezogenen Kostenoptimierung ergibt sich somit eine Vielzahl von Aufgaben, die weitere Innovationen und Produktneuentwicklungen herausfordern. So lassen sich z. B. durch spezielle Lagerungshilfen und Retraktorinstrumente die Assistenzzeiten um mehr als 50% reduzieren, womit Hüftendoprothesenoperationen bei nicht veränderter Operationszeit personalschonend durchgeführt werden können (Huber et al. 2003). Auch in der Navigationstechnologie sind insbesondere die bildfreien Navigationssysteme in ihrer Entwicklung voranzutreiben, um Zusatzkosten beispielsweise durch CT-Aufnahmen und zeitintensive Bildverarbeitungsprozesse zu vermeiden. Auf die Minizugänge abgestimmte Spezialinstrumente und Implantate müssen entwickelt werden, da die Übersicht bei der Implantation der Prothesenkomponenten eingeschränkt ist und möglicherweise die weniger invasiven Zugänge eine ganz neue Generation von Hüftendoprothesen hervorbringen werden. Diese Entwicklungen sind ausgelöst und getrieben durch die Zielsetzung einer kürzeren Krankenhausaufenthaltsdauer und der damit verbundenen Kostenreduktion.

Im Sinne einer wirklichen Prozessoptimierung muss jedoch der Anspruch deutlich weiter gefasst werden und z. B. Aspekte der Anästhesie/Schmerztherapie, Wundversor-

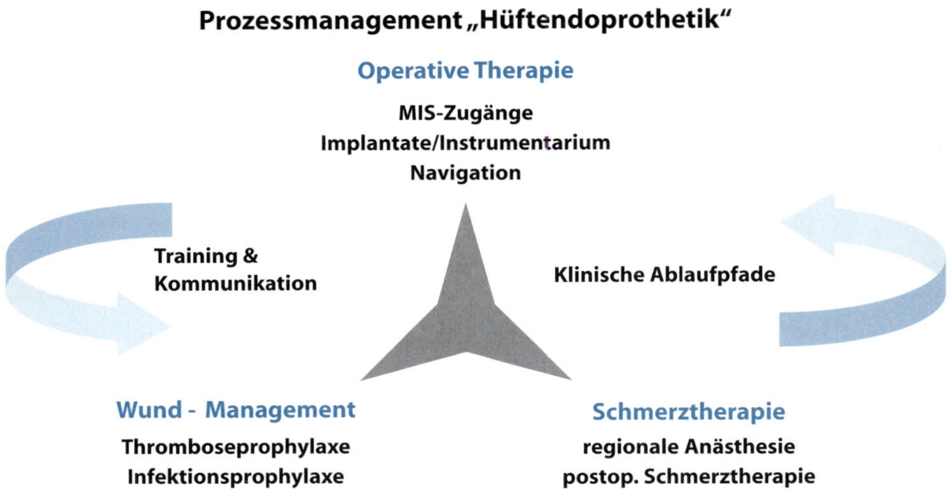

Abb. 11.2. Interdisziplinäres Prozessmanagement „Hüftendoprothetik". Produktneuentwicklungen beeinflussen den gesamten Prozess der Hüftendoprothesenimplantation. Optimierungen in diesem Prozess müssen angrenzende Bereiche, wie z. B. die Anästhesie und die Wundbehandlung, mit berücksichtigen und in klinischen Ablaufpfaden Ausdruck finden

gung, Mobilisation und insgesamt standardisierter Abläufe beinhalten (Abb. 11.2). Nur eine exakte Abstimmung aller den Prozess beeinflussenden Parameter gewährleistet ein optimales Ergebnis.

Detaillierte Prozessanalysen lassen die Hauptkostentreiber, wie z. B. die Zeit bis zur Mobilisation, OP-Zeit, Intensivpflege, Blutspende, Komplikationen, Schmerzbehandlung und Rehabilitationszeit, unter Einbeziehung aller relevanter Funktionsbereiche deutlich werden und zeigen Ansätze zur Optimierung und Verzahnung einzelner Prozessschritte im Sinne einer Kosteneinsparung (Guerra u. Cuckler 1995). Erforderliche Veränderungen im Prozess sind jedoch jederzeit nach den Kriterien Wirksamkeit, Sicherheit, Wirtschaftlichkeit und Zweckmäßigkeit zu beurteilen. Hieraus wird deutlich, dass punktuelle Einspareffekte, wie die Kostensenkung bei Implantaten, nur noch einen geringen Einfluss auf die Gesamtprozesskosten haben. Auch kann eine hochpreisige Hüftendoprothese mit hoher Überlebensrate kosteneffektiver sein als ein kostengünstigeres Implantat mit höherer Versagensrate (Faulkner et al. 1998). Nur durch den Gesamtprozess berücksichtigende Neuentwicklungen und Innovationen wird es möglich sein, das Behandlungsergebnis zu verbessern und gleichzeitig die Prozesskosten im Krankenhaus dauerhaft zu senken. Zur Absicherung der Optimierungsschritte sind diese zu standardisieren und in klinische Ablaufpfade zu verankern (Healy et al. 1998; Kim et al. 2003). So konnte z. B. gezeigt werden, dass allein durch die Einführung von klinischen Ablaufpfaden für die Implantation von Hüftendoprothesen die durchschnittliche Verweildauer im Krankenhaus um 15–30% verringert werden konnte (Card et al. 1998).

Fazit

Zielsetzung der DRG-Entgelte ist eine leistungsbezogene Mittelverteilung im Krankenhaus und eine höhere Transparenz des Leistungsgeschehens bei Verbesserung der Wirtschaftlichkeit. Dies führt insgesamt zu einem gesteigerten Kostenbewusstsein, einer Reduktion der Krankenhausaufenthaltsdauer und insbesondere zu einer hochgradigen Prozessorientierung in den Bereichen der Leistungserbringung. Medizintechnische Innovationen und Neuentwicklungen in Orthopädie und Unfallchirurgie werden auch weiterhin zur Qualitätsverbesserung und wirtschaftlichen Patientenversorgung einen erheblichen Beitrag leisten, sofern diese weniger das einzelne Produkt in den Fokus stellen als vielmehr den Gesamtprozess in seinen interdisziplinären Strukturen und Kostensituationen berücksichtigen. Bisher aufwendige Operationen werden durch immer weniger invasive und patientenschonende Eingriffe abgelöst, wobei neuartige Instrumentierungen und Implantatsysteme, aber auch die Navigationstechnologie eine zentrale Rolle spielen werden (DiGioia et al. 2003). Dadurch werden einerseits die Belastungen für den Patienten reduziert, andererseits können Liegezeiten im Sinne eines effektiven Kostensparansatzes verkürzt werden. Dies wird umso besser gelingen, je mehr einzelne und scheinbar unabhängige Prozessschritte, wie z. B. die Anästhesie und Schmerztherapie in die Optimierung einbezogen und wenn nötig neu verzahnt werden. Darüber hinaus wird dem Nachweis durch evidenzbasierte Analysen und Dokumentation der erreichten Ergebnisoptimierung zur Anerkennung eines neuen bzw. modifizierten Verfahrens eine zentrale Bedeutung zukommen (Bozic 2004).

Literatur

Bozic KS (2004) Economic evaluation in total hip arthroplasty. J Arthroplasty 19: 180–189

Card SJ et al. (1998) Impact of clinical pathways for total hip replacement: a community-based analysis. J Nurse Care 13: 67–76

Dietrich HJ et al (2004) Hüftendoprothetik – ein interdisziplinärer Ablaufpfad. Zentralbl Chir 129: 45–63

DiGioia AM et al. (2003) Mini-incision technique for total hip arthroplasty with navigation. J Arthroplasty 18: 123–128

Faulkner A et al. (1998) Effectiveness of hip prostheses in primary total hip replacement: a critical review of evidence and an economic model. Health Technology Assessment 2: 1–133

Guerra JJ, Cuckler JM (1995) Cost effectiveness of intraoperative autotransfusion in total hip arthroplasty surgery. Clin Orthop Rel Research 315: 212–222

Healy WL et al. (1998) Impact of a clinical pathway and implant standardization on total hip arthroplasty. J Arthroplasty 13: 266–276

Huber JF et al. (2003) Prozessoptimierung in der primären Hüftarthroplastik – ressourcenschonende Operationstechnik? Z Orthop 141: 515–518

Kim S et al. (2003) Effectiveness of clinical pathways for total knee and total hip arthroplasty. J Arthroplasty 18: 69–74

Niethard FU (2003) Minimal-invasive Zugänge zum Hüftgelenk – pro und kontra. Implant 2: 3–6

Pearson SD et al. (2001) Critical pathways intervention to reduce length of hospital stay. Am J Med 110: 175–180

Richter J (2004) Volkswirtschaftlicher Nutzen der autologen Chondrozytentransplantation. Implant 1: 13–14

Rübenstahl T (2003) Existenzsicherung im DRG-System durch Prozesskostenoptimierung. Implant 2: 13–14

Konsequenzen der DRG's für Marketing und Vertrieb der Medizintechnikunternehmen

M.D. Michel, B.S. Ivens

> *„Marketing is the whole business seen from the point of view of its final result, from the customer's point of view."* (Peter F. Drucker, 1954)

Medizinprodukte-Unternehmen im Zangenwettbewerb zwischen Preisschlacht und Innovationskrieg

Knappe Krankenhausbudgets, rückläufige Margen und das Auseinanderbrechen etablierter Geschäftsbeziehungen führen dazu, dass innerhalb der Medizinprodukte-Industrie tiefgreifende Anpassungsprozesse notwendig werden. Der aus der Krise des Gesundheitssystems generierte ökonomische Druck der Kostenträger auf die Leitungserbringer trifft auch in erheblichem Umfang die Unternehmen der Medizinprodukte-Industrie. Für die Hersteller von Endoprothesen drückt sich dies aufgrund weiter steigender Fallzahlen und damit verbundener Absatzsteigerungen nicht so sehr im Umsatz, sondern vielmehr in einer nachhaltig verminderten Ertragssituation aus. Dies geht einher mit einem veränderten Nachfrageverhalten ihrer Kunden, das aus einer sprichwörtlichen „Ökonomisierung der Medizin" resultiert.

Alle Unternehmen der Medizinprodukte-Industrie müssen sich besser, schneller und vor allem abteilungsübergreifend über den bevorstehenden Wandel in der Krankenhauslandschaft informieren und gezielt vorbereiten. Je nach Produkt müssen in Zukunft Zielkunden und damit das Marketing völlig neu definiert und der Kunde „Krankenhaus" nach neuen Kriterien segmentiert werden. Allein schon durch die Mindestmengenregelung – sofern sie denn wie vorgesehen und im vollen Umfang umgesetzt wird – kann man davon ausgehen, dass von derzeit ca. 1300 Einrichtungen, die endoprothetische Versorgungen anbieten, nur mehr ca. 500 Kliniken übrig bleiben. Die daraus entstehenden Friktionen der Endoprothesenhersteller im Wettbewerb um weniger Kunden sind bereits vorhersehbar.

Eine noch so kreative Preispolitik allein dürfte dieses Mal für den wirtschaftlichen Erfolg der im drittgrößten Orthopädiemarkt der Welt agierenden Unternehmen sicher nicht genügen – dafür sind die Anpassungsprozesse der Kliniken zu radikal, zu umfassend und zu konsequent.

Kleine und mittelständische Unternehmen, aber auch Großkonzerne müssen – analog zu den Kliniken – die Fähigkeit erwerben, sich in losen oder festen Verbänden zusammenzuschließen, um durch diese Vernetzungsfähigkeit den überlebenswichtigen Aufbau von strategischen Allianzen voranzutreiben. Das autarke „Allround-Unternehmen" mit großer Fertigungstiefe und allumfassendem Produktportfolio stirbt mit Sicherheit aus, da die Dynamik des Wandels im Orthopädiemarkt zu groß ist.

Mit innovativen Ideen und einem guten Markenkonzept können Unternehmen auch in wirtschaftlich schwierigen Zeiten überleben und müssen nicht nur aus den Erfolgen der Vergangenheit schöpfen. Grundvoraussetzung hierfür ist jedoch eine Neudefinierung von Marketing und Vertrieb von Produkten hin zu produktergänzenden Dienstleistungen. Dies ist nur die logische Konsequenz, sind doch viele Medizinprodukte ohne Dienstleistungen gar nicht mehr verkäuflich, weil ihre Funktionsfähigkeit nicht gewährleistet wäre, wie z. B. bei der computergestützten Chirurgie oder der Telemedizin.

Marketing und Vertrieb im Wandel oder: „Vom Nutzen wird die Welt regiert"

Die Auswirkungen, die sich durch die verbindliche DRG-Einführung für Marketing wie Vertrieb der Medizinprodukte-Hersteller ergeben, werden sich, wie oben skizziert, als signifikant und nachhaltig erweisen. Sie lassen sich anhand der ◘ Abb. 12.1 verdeutlichen.

Unterscheiden lassen sich Primär- und Sekundärprozesse in Marketing und Vertrieb. Die Primärprozesse beinhalten solche Aktivitäten, die direkt der Wertschöpfung am Markt dienen, also bei den Abnehmern medizintechnischer Produkte. Sekundärprozesse unterstützen die Abwicklung der Primärprozesse auf Seite der Industrie.

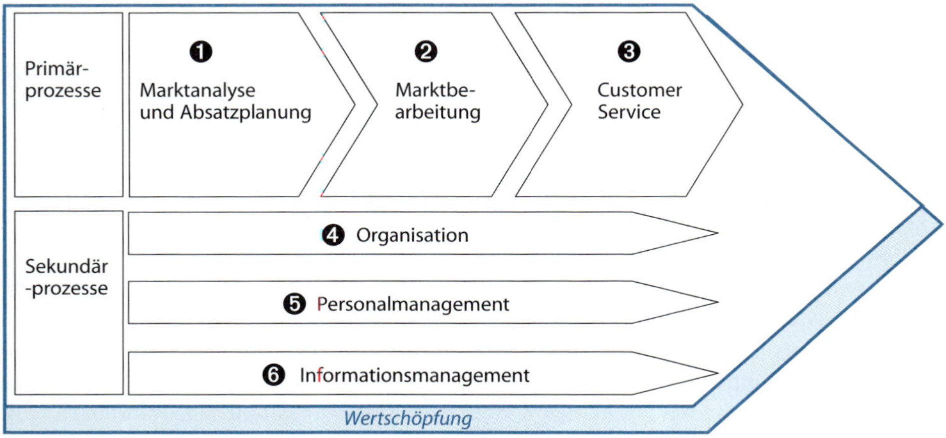

◘ **Abb. 12.1.** Schlüsselprozesse in Marketing und Vertrieb

Marktanalyse und Absatzplanung

Die DRG-Einführung zwingt die Unternehmen der Medizinprodukte-Industrie zu einer detaillierten, zeitnahen und allumfassenden Marktanalyse sowie zu einer darauf aufbauenden strategischen Planung der Produktportfolios, Marktstrategien inklusive deren Absatzmengen und -wegen. Da sich die Kundenseite in ihrer Struktur, beispielsweise durch Privatisierungen, Fusionen oder Einkaufsverbünde, nicht schlagartig wandeln wird, sondern ein über mehrere Jahre reichender Veränderungsprozess stattfinden wird, lassen sich bedeutsame Umgestaltungen innerhalb der Entscheidungsstrukturen, der Beschaffungslogistik etc. einer Klinik nicht stets als klare Konturen identifizieren. Die Anpassungen der Kunden an die DRG-Bedingungen erfolgt in vielen Bereichen eher schleichend. Zum Beispiel verschiebt sich das relative Entscheidungsgewicht von Ärzten und administrativem Personal bei Einkaufsentscheidungen nicht in allen Krankenhäusern gleich schnell und nirgendwo zu einem fixen Zeitpunkt. Daher ist ein ständiges Tracking von Veränderungen und deren Dokumentation erforderlich, um langfristige Trends aus den zahlreichen Detailinformationen des Tagesgeschäfts herausfiltern zu können. Alle in Kundenkontakt stehenden Mitarbeiter (Außendienst, Marketing, Service, Logistik etc.) müssen relevante Informationen zentral, z. B. im Rahmen eines Customer-Relationship-Management-(CRM-)Systems, zusammenführen.

Die Professionalisierung der Marktanalyse wird sich in der Datensammlung zeigen. Innerhalb der Unternehmen wird der Außendienst systematischer hinsichtlich seines Informationspotentials zu erschließen sein. Bislang waren wesentliche Kundeninformationen Teil des persönlichen Erfahrungsschatzes der Vertriebsmitarbeiter und wurden innerhalb der Unternehmen bestenfalls mündlich, sicherlich aber immer lückenhaft kommuniziert. Geschäftsbeziehungen zu Kliniken bzw. Geschäftspartnern innerhalb eines Krankenhauses wurden oft wie persönliche Pfründe behandelt. Diese für die Ausrichtung der Vertriebsstrategie unabdingbaren Informationen müssen künftig zunehmend systematisch erschlossen und dokumentiert werden.

Neben dieser internen Datensammlung wird aber auch stärker auf spezialisierte externe Dienstleister, z. B. Marktforschungsinstitute für Medizintechnik, zugegriffen werden. Sie haben aufgrund ihrer Erfahrung und ihrer Spezialisierung Kostenvorteile bei der Generierung von Marktdaten. Zudem verfügen sie über wesentliche Kontakte zu Entscheidungsträgern sowie über Methodenkompetenz, die insbesondere kleinen und mittelständischen Anbietern von Medizinprodukten üblicherweise fehlt. Auch hinsichtlich der Absatzplanung werden eine Formalisierung und ein stärkerer Einsatz von Planungsmethoden zu beobachten sein.

Eine wesentliche Rolle für die Hersteller wird die Kundenwertanalyse i. S. einer „customer value“ spielen. Um den z. T. massiven Forderungen der Kundenseite nach Preissenkungen folgen zu können, müssen Anbieter verstärkt Effizienzüberlegungen in den Vordergrund rücken. Dies impliziert, jene Kunden zu identifizieren, mit denen Geschäftsbeziehungen am ökonomisch vorteilhaftesten verlaufen oder aber in Zukunft verlaufen können. Anstatt ein gegebenes Vertriebsbudget auf eine Vielzahl von Kunden zu verstreuen, wird in Zukunft eine Priorisierung rentabler Kundenbeziehungen unablässig. Hierzu werden die klassischen ABC-Analysen der Ist-Umsätze nicht ausreichen. Stattdessen wird zunehmend eine kundenorientierte Kosten-Erlös-Rechnung (z. B. Kundendeckungsbeitragsrechnung) erforderlich sein, die es erlaubt, über die ökonomische Profitabilität der Bearbeitung einzelner Kunden zu entscheiden (Krafft u. Rutsatz 2003). Der Druck zu einer solchen Kundenerfolgsrechnung wird sich allein schon einerseits daraus ergeben, dass die Bedeutung privater Krankenhäuser mit hoher wirtschaftlicher Kompetenz und extremer Kostensensibilität zunehmen wird (Schroeter 2003). Zum anderen werden sich aber auch nicht nur Krankenhäuser in öffentlicher Trägerschaft zu Einkaufsverbünden zusammenschließen, um bessere Konditionen zu erzielen. Für die Anbieter von Medizinprodukten erfordert dies eine gezielte Auswahl von Kunden, die groß genug sind, um die aufwendige persönliche Betreuung durch den Außendienst zu rechtfertigen. Andererseits werden zu große Kunden aber u. U. ebenfalls unrentabel, da sie vor dem Hintergrund hoher Abnahmemengen von den Anbietern besonders niedrige Konditionen fordern können, bei denen eine Kostendeckung oder gar Gewinnerzielung nicht mehr sichergestellt ist.

Im Kern wird es zu einer stärkeren Differenzierung des Kundenmanagements kommen, da sich im Zuge der Veränderungen der Marktstrukturen die Anforderungen kleiner und großer, privater und öffentlicher sowie spezialisierter und generalistischer Krankenhäuser stärker profilieren werden. Eine exakte Marktsegmentierung wird erforderlich, bei der Kunden mit homogenen Anspruchsprofilen zu Kundengruppen gebündelt werden, die anschließend mit zielgruppenspezifischen Marketingkonzepten zu bearbeiten sind (Hippner u. Wilde 2001). Praktikable Segmentierungsansätze basieren dabei auf der Identifikation der für die einzelnen Zielgruppen relevanten Nutzendimensionen. Es ist sicherlich richtig, wenn man behauptet, dass eine private Klinikkette, wie z. B. die Rhön AG, andere Anforderungen an einen Lieferanten stellt wie ein Krankenhaus der Maximalversorgung in öffentlich-rechtlicher Trägerschaft. Genannt seinen hier nur solche Themen wie z. B. Marketing und Public Relations.

Schließlich stellen Kundenzufriedenheitsstudien einen wesentlichen Bestandteil einer modernen Kundenanalyse und -planung dar. Die Zufriedenheit der Kunden hat zwar keine unmittelbar direkte Auswirkung auf den wirtschaftlichen Unternehmenserfolg. Allerdings erlaubt sie es, zusätzlich Kundenpotentiale (Kundendurchdringung, Cross-Selling, Up-Selling etc.) zu erschließen und das Kundeninteresse gegenüber Wettbewerbsangeboten zu begrenzen bzw. auf ein Minimum zu reduzieren. Kritisch zu bewerten ist allerdings die Messung der Kundenzufriedenheit: Eine regelmäßige Erhebung in Form von strukturierten Fragebögen kann zum einen in vielen kleineren und mittelständischen Unternehmen nicht geleistet werden. Zum anderen treten gerade durch die Kundensituation in der Medizintechnikbranche einige Barrieren auf: So werden Kaufentscheidungen zunehmend von mehreren Personen verschiedener Fachrichtungen mit verschiedenen Präferenzen gemeinsam getroffen, die konsequenterweise auch gemeinsam befragt werden müssten. Ihre individuelle Bedeutung bei der Kaufentscheidung müsste jedoch in Studien berücksichtigt werden, ist jedoch kaum valide erfassbar. Die relevanten Personen müssen zudem auch auskunftswillig sein. Häufig arbeiten sie jedoch unter erheblichem Zeitdruck und sind kaum bereit, umfangreiche Fragebögen schriftlich zu beantworten. Schließlich ist fraglich, welche Aspekte die Gesamtzufriedenheit mit der Geschäftsbeziehung zu einem Anbieter ausmachen. Da zunehmend nicht nur die Qualität der Produkte hierfür entscheidend ist, sondern weiche Aspekte, wie Flexibilität, Zuverlässigkeit, Schnelligkeit oder Vertrauen eine Rolle spielen, treten Messprobleme auf. Dennoch benötigen Marketing und Vertrieb der Medizintechnikindustrie Informationen über die Zufriedenheitswahrnehmung ihrer Kunden. Alternative Ansätze zur schriftlichen Befragung sind z. B. die Auswertung von Reklamationen und persönliche Gespräche des Vertriebs mit Kunden über Verbesserungsansätze etc. (Beutin 2001; Stauss u. Seidel 2001). Auch dies kann im Rahmen eines CRM-Systems erfolgen.

Marktbearbeitung

Die Marktbearbeitung umfasst den Einsatz der klassischen Marketing-Instrumente: Produkt- und Markenpolitik, Preispolitik, Kommunikationspolitik sowie Distributionspolitik. Die Tatsache einer immer schwierigeren Differenzierung der eigenen Produkte gegenüber dem Wettbewerb erfordert, dass alle vier Elemente gleichrangig und nachhaltig überprüft und ggf. verändert werden.

Produkt- und Markenpolitik

Aufgrund des Wandels der Anforderungen in Krankenhäusern an die Lieferanten werden sich die Angebotssortimente der Medizintechnik-Industrie verändern. Entgegengesetzte Trends prägen die zu erwartende Entwicklung:

Die DRG's in Kombination mit der Mindestmengenregelungen werden starke Anreize in Richtung „clinical pathways" und damit Prozessoptimierung in den Krankenhäusern setzen, sodass in höherem Maße standardisierte Produkte – vorzugsweise bei nur einem oder zwei Lieferanten – nachgefragt werden. Der Erfolg dieser Standardprodukte wird in erster Linie davon abhängen, wie gut das Produkt inklusive der zugehörigen Logistik in die zunehmend standardisierten Prozessabläufe in den Krankenhäusern integriert werden kann. Dass im Beschaffungsprozess weniger Varianten geprüft, bestellt und eingelagert werden müssen, erweist sich für die Klinik als vorteilhaft. Weniger Beratungsgespräche zum Erkennen des spezifischen Produktvorteils, weniger OP-Vorbereitungszeiten, weniger Ausbildungsbedarf sind ebenfalls Konsequenzen, die direkt kostenwirksam sind. Auch für die Hersteller bietet dies Kostenvorteile, z. B. durch Reduktion variantenzahlbedingter Komplexitätskosten. Denkbar ist die Entwicklung von „DRG-gerechten" Produkten, die aktuellen Produktstandards entsprechen, qualitativ nicht über das geforderte Mindestmaß hinausgehen und zu einem DRG-orientierten Preis angeboten werden. Bei der Entwicklung derartiger zukünftiger Produkte werden sich die Anbieter an den Zielen der Krankenhäuser orientieren müssen: kürzere Verweilzeit, kürzere OP-Zeiten, weniger Personalaufwand im OP etc. In der Praxis heißt das für die Hersteller, bereits von einem zu Beginn des Innovationszyklus festgelegten DRG-gerechten Marktpreis „target costs" für alle Bereiche (Konstruktion, Produktion, Marketing, Vertrieb) festzulegen. Fehlentwicklungen und ein „sich aus dem Markt kalkulieren" durch zu hohe Kosten werden so von vornherein vermieden.

12

Andererseits werden Krankenhäuser unter Rationalisierungsdruck versuchen, bestimmte Leistungen in Bereiche außerhalb der DRG zu verlagern. Dies kann z. B. durch vermehrte ambulante Durchführung bestimmter Eingriffe erfolgen. Möglicherweise werden die Anforderungen an die dabei zu verwendenden Implantate von jenen im stationär-operativen Bereich abweichen, was Herstellern die Möglichkeit lässt, für diesen Teilmarkt passende Produkte zu entwickeln.

Schließlich werden manche Krankenhäuser zur Verbesserung ihrer Ertragssituation eine Differenzierung vom Wettbewerb anstreben und sich über die Versorgung anspruchsvoller Privatpatienten im Premiumsegment zu positionieren versuchen. Zukünftig mögliche Zuzahlungen von Kassenpatienten zu DRG-Leistungen könnten die Bedeutung dieser Zielgruppe erhöhen. Um diese Strategie realisieren zu können, werden Kliniken technisch hochwertigere Produkte nachfragen, mit denen Patienten gewonnen werden können, die sich mit der medizinischen Standardversorgung nicht zufrieden zeigen. Diese Krankenhäuser werden verstärkt nach den individuellen Wünschen des Operateurs gestaltete High-end-Produkte fordern. Ein weiterer Impuls für eine verstärkte Nachfrage im Premiumsegment der Medizintechnik kann durch die Etablierung des IQM (Instituts für Qualität in der Medizin) durch die Bundesregierung ausgehen (Anonymus 2004). Wenn Spitzenplätze in vom IQM erstellten Rankings u. a. von der Qualität der verwendeten Materialien und Systeme abhängen, kann dies das Einkaufsverhalten zumindest ausgesuchter Krankenhaustypen mittelfristig beeinflussen. Auch weitere Qualitätsinitiativen, wie etwa die KTQ (Kooperation für Transparenz und Qualität im Krankenhaus; www.ktq.de), die anhand von Selbst- und Fremdevaluationen Qualitätszertifizierungen für Krankenhäuser vornimmt, können in dieselbe Richtung wirken.

Insgesamt wird im Leistungsangebot ein Trend von den mittleren Produktlagen hin zu den preislichen Enden – nach oben wie nach unten – zu beobachten sein. Neue Chancen ergeben sich jedoch aus der Suche der Krankenhäuser nach Effizienz. So kann durch das Anbieten ganzer Systeme für bestimmte Operationsarten im Krankenhaus der Aufwand bei der OP-Vorbereitung verringert werden. Es wird also zusätzlich ein Trend vom Produkt- zum Systemgeschäft zu beobachten sein.

Vor diesem Hintergrund ist es sinnvoll, verstärkt besonders fortschrittliche Krankenhäuser bzw. deren Mediziner in die (Weiter-)Entwicklung der Angebotsprodukte als Lead User mit einzubeziehen. So kann Know-how erschlossen und zugleich eine enge persönliche Bindung dieser Meinungsführer an das eigene Unternehmen erreicht werden.

Preispolitik

Die Einführung der DRG's erhöht den Rationalisierungsdruck auf Krankenhäuser. Da DRG's im Grunde nichts anderes als einen am Markt durchsetzbaren Zielpreis darstellen, dürfen diese fixen Erlöse durch die bei der Behandlung entstehenden Kosten nicht überstiegen werden. Wie eingangs gezeigt, werden zahlreiche Krankenhäuser, allen voran die Universitätskliniken und Maximalversorger, in diesem System für eine identische Leistung künftig einen wesentlich geringeren Erlös erzielen. Sie müssen also mit Hilfe von zukunfts- und prozessorientierten sowie entscheidungsunterstützenden Controlling-Systemen ihre Kostensituation optimieren. Die retrospektive Betrachtung der Ist-Kosten und damit verbunden die Nachkalkulation reichen nicht mehr aus. Da dieser Umstellungsprozess für die Kliniken eher mittel- bzw. langfristig zum Erfolg führt, äußert sich für die Hersteller der Kostendruck seitens der Kunden in der Praxis schon jetzt verstärkt in einer verminderten und immer weiter abnehmenden Akzeptanz des Preisniveaus für Medizinprodukte und einer signifikant höheren Bereitschaft, zu anderen, vermeintlich billigeren (nicht immer wirtschaftlicheren) Anbietern zu wechseln. Dieser Trend – einerseits zum Preisverfall, andererseits zur permanenten Konfrontation mit der Austauschbarkeit des Herstellers – wird durch andere Entwicklungen als die DRG-Einführung weiter verstärkt, etwa die Bildung von Krankenhausverbünden, die Privatisierung vieler Krankenhäuser etc. Aus Anbietersicht ist es daher erforderlich, geeignete preispolitische Instrumente einzusetzen, um nicht bei unveränderter Produktionsstruktur letztlich als Träger der Verluste in der Entgeltkette stehen zu bleiben.

Der weitgehend abgerundete Binnenmarkt in Europa mit gemeinsamer Wirtschaftsverfassung und einheitlicher Währung sowie das Internet haben die nationalen Grenzen de facto hinter sich gelassen. Es steht deshalb zu befürchten, dass sich die Relativgewichte für die Krankenhäuser ab 2005 weiter verschlechtern, wenn seitens der Krankenhäuser weitere Preisreduktionen z. B. durch „Global Sourcing“ realisiert werden und der zum Teil unseriöse (Preis-)Kampf um Marktanteile seitens der Industrie unverändert weitergeführt wird.

Um dies zu vermeiden, sollte jeder Hersteller global, zumindest aber europaweit transparente Preisstaffeln etablieren, die Kriterien wie „Menge, Sortimentsgestaltung und Service" folgen. „Strategic pricing" ist im transparenten (Welt-)Markt inzwischen gefährlich und sollte nicht weiterverfolgt werden.

Bei allem Kostendruck sollten alle Beteiligten im Gesundheitswesen nicht außer Acht lassen, dass positive Unternehmensergebnisse *die* Voraussetzung für die Innovations- und Investitionskraft der Medizinprodukte-Industrie sind. John Ruskin (1819–1900), ein englischer Sozialreformer, hat schon vor über 100 Jahren seine Meinung über die Konsequenzen zu niedriger Preise publiziert – sie gilt auch im Zeitalter der DRG's, und zwar für alle Beteiligten am Gesundheitswesen:

> Es gibt kaum etwas auf dieser Welt,
> das nicht irgend jemand ein wenig
> schlechter machen und etwas billiger
> verkaufen könnte, und die Menschen,
> die sich nur am Preis orientieren,
> werden die gerechte Beute solcher Machenschaften.
> Es ist unklug, zu viel zu bezahlen,
> aber es ist noch schlechter, zu wenig zu bezahlen.
> Wenn Sie zu viel bezahlen,
> verlieren Sie etwas Geld, das ist alles.
> Wenn Sie dagegen zu wenig bezahlen,
> verlieren Sie manchmal alles,
> da der gekaufte Gegenstand die ihm zugedachte
> Aufgabe nicht erfüllen kann.
> Das Gesetz der Wirtschaft verbietet es,
> für wenig Geld viel Wert zu erhalten.
> Nehmen Sie das niedrigste Angebot an,
> müssen Sie für das Risiko, das Sie eingehen,
> etwas hinzurechnen.
> Und wenn Sie das tun, haben Sie auch genug Geld,
> um etwas Besseres zu bezahlen.

Traditionell sind Rabatte das hauptsächliche Instrument, um Kunden im Gegenzug für höhere Bestellmengen geringere Einkaufspreise zu gewähren. Mehrere Faktoren werden einerseits zu Konzentrationen, Standardisierung und Bündelung der Beschaffungsmengen auf Krankenhausseite, andererseits zu vermehrter Nachfragemacht führen. Gerade die angesprochenen Fusionen, Verbünde und Kooperationen sind ein relevanter Aspekt. Der zweite liegt in der Mindestmengenregelung und in der dadurch bedingten zunehmenden Spezialisierung der Krankenhäuser auf bestimmte Eingriffsarten. Es bestehen also zunächst verschiedene Ansatzpunkte, die es Industrie und Krankenhäusern erlauben, Preissenkungen zu realisieren. Neben *ex ante* vereinbarten Preisabschlägen lassen sich daneben über Bonussysteme, die am Ende des Jahres zu einem (weiteren) Preisabschlag führen, ebenfalls Anreize für Kunden setzen, ihre Bestellungen auf einen oder wenige Lieferanten zu konzentrieren, um so Preisvorteile zu realisieren. Das Interesse der Industrie an Planungssicherheit kann auch dadurch befriedigt werden, dass mittelfristige Verträge mit Krankenhäusern geschlossen werden, die garantierte Preissenkungen oder zumindest Preisstabilitätsgarantien bei entsprechend langfristiger Vertragslaufzeit vorsehen. Weitere vorstellbare Preisinstrumente sind nichtlineare Tarife, Preis-Promotions, Best-Price-Garantien und individuelle Konditionensysteme (s. hierzu verschiedene Beiträge in Diller u. Herrmann 2003).

Für die Hersteller wird unter dem zunehmenden Kostendruck die klassische Kosten-Zuschlags-Kalkulation immer weniger haltbar. Stattdessen gewinnt das Target Pricing an Bedeutung, bei dem, ausgehend von einem am Markt erzielbaren Preis und unter Berücksichtigung der Rentabilitätserwartung des Unternehmens, die maximalen Zielkosten für ein Produkt bestimmt werden (Horvath u. Müller 2003). Die erzielbaren Preise sind im Dialog mit den Ökonomen und den Medizinern der Krankenhäuser, aber v. a. im Rahmen umfassender und systematischer Marktanalysen (s. oben) zu bestimmen. Ausgehend von diesen Informationen ist es dann Aufgabe des Managements, produktindividuell optimale Relationen zwischen Produkteigenschaften und anfallenden Kosten zu bestimmen. Im Gemeinkostenbereich sind Zielbudgets zu ermitteln.

Letztlich kann eine für Industrie und Krankenhäuser Erfolg versprechende Entwicklung zur Kontrolle von (Beschaffungs-)Kosten nur kooperativ im Rahmen sog. „Wertschöpfungspartnerschaften" entwickelt werden. Diese charakterisiert sich durch personelle Verflechtungen und ausgiebigen Informationsaustausch. Es gilt, keine starren Lösungen für bestimmte Probleme in Langzeitverträgen („long-term contracts") zu fixieren, sondern vielmehr flexible Verfahrensregeln zu finden und dennoch zu präzisieren, welche Leistungen zu welchem Preis vom Hersteller für die Klinik erbracht werden müssen

Kontraproduktiv sind hingegen Bemühungen der Krankenhäuser, im Rahmen von kurzfristigen anonymen Ausschreibungen oder inversen Auktionen über das Internet einen ausschließlichen Preisdruck unter Vernachlässigung der Qualitäts- und Serviceaspekte aufzubauen. Hier wird übersehen, dass der direkte Produktnutzen nur ein Faktor ist, der es den Krankenhäusern erlauben wird, ihre Ziele im Qualitäts-Kosten-Wettbewerb zu realisieren. Die zahlreichen Servicekomponenten des Angebotes vieler Medizintechnikhersteller, die sich gerade in langfristigen Geschäftsbeziehungen ergeben (Lieferflexibilität, Beratung, Zugang zu Brancheninformationen etc.), werden durch anonymisierte Vorgänge ausgeblendet. Entsprechend ist der Produktpreis („unit price") in Relation zu den Produkteigenschaften ein unzureichendes Entscheidungskriterium bei der Lieferantenwahl. Allein hierauf basierende Einkaufsentscheidungen werden nicht zielführend sein. Stattdessen sollten interdisziplinär besetzte Buying Center der Kliniken die sog. „total cost of ownership", also alle im Verwendungszyklus eines Produkts und in der dahinter stehenden Lieferantenbeziehung auftretenden Kosten, in die Kaufentscheidung einbeziehen. Dabei werden sich langfristig manche Lieferanten trotz höherer Stückpreise als die kostenoptimalere Alternative herausstellen.

Kommunikationspolitik

Die immer noch entstehenden, kostenintensiven (Pseudo-)Innovationen mit riesigem Marketing-Aufwand in den Markt zu drücken, ist der falsche Weg! Vielmehr sind neue Kundenbindungsinstrumente gefragt, die mit spezifischen Leistungen die wichtigsten Kunden dauerhaft und vor allem messbar an den Hersteller binden. Allein schon, weil die Bindung eines Kunden gemäß Schätzungen nur ca. ein Sechstel der Kosten für die Neugewinnung eines Kunden kostet, ist dies der zentrale Faktor (Krütten u. Sauer 2004).

In Zukunft sind für den Vertriebserfolg aller Medizintechnikunternehmen v. a. evidenzbasierte Daten über die jeweiligen Produkte extrem wichtig. So müssen im Zeitalter der DRG's „harte", aussagekräftige ökonomische Evaluationen durchgeführt werden, die die medizinisch-technische *und* ökonomische Vorteilhaftigkeit (Wirksamkeits-Kosten-Relation) des jeweiligen Produkts aussagekräftig nachweisen. Ausschließlich oder stark medizinisch orientierte Outcome-Studien, die oftmals nur Marketingzwecken dienen, sind sicherlich zukünftig nicht mehr der geeignete Weg, um Verkaufserfolge zu erzielen oder Innovationen gar dauerhaft im Gesundheitswesen zu etablieren. Deshalb ist die Durchführung gesundheitsökonomischer Studien in Zusammenarbeit mit Leistungserbringern und Kostenträgern dringend erforderlich. Ferner sollte seitens der Unternehmen intensiv geprüft werden, inwieweit sie die Beteiligung an von Krankenkassen getriebenen Initiativen der integrierten Versorgung (z. B. Disease Management Programs) vorantreiben. Um diesen Herausforderungen erfolgreich begegnen zu können, scheint der Aufbau von speziellen Abteilungen innerhalb der Unternehmen geboten, die schwerpunktmäßig aussagekräftige klinische Studien bzw. Evaluationen mit dem Ergebnis belastbarer Daten zum klinischen Nutzen durchführen. Alternativ können solche Erhebungen an unabhängige wissenschaftliche Institute delegiert werden. Darüber hinaus empfiehlt sich gerade für die großen Hersteller die Etablierung von Stabsstellen zur integrierten Versorgung.

Da im Klinikbereich vermehrt Entscheidungen von ökonomisch orientierten Einkaufsmanagern – bis dato von den Herstellern sträflich vernachlässigt und schlecht betreut – getroffen werden, sollten seitens der Industrie und im Rahmen eines systematischen Kundenbindungsmanagements spezielle Schulungsprogramme zu Case Management, Business Reengineering, Prozessmanagement, E-Commerce und Logistik für die Kliniken angeboten werden, um so den Fokus vom alleinigen Produktstückpreis in Richtung Fallkostenmanagement verschieben zu können. Aber auch die Unterstützung bei internen Klinikprozessen sowie intelligente Finanzierungskonzepte (was im Klartext die Übernahme von Risiken durch die Hersteller heißt) werden zukünftig von den Unternehmen verlangt.

Erfolg versprechend scheinen auch B2B-Kundenklubs zu sein. Die Leistungen eines solchen Klubs umfassen z. B. Unterstützung im Krankenhausmarketing und -PR-Bereich sowie Schulungen für Mitarbeiter und verbesserte Einkaufskonditionen. Auch die Planung, Organisation und Durchführung so genannter Klinik-Events, wie z. B. Tag der offenen Tür, Arzt-Patienten-Seminare, Einweiser-Workshops gehören zu den kommunikationsbezogenen Kundenbindungsinstrumenten wie Produktpräsentationen, Anwendertreffen und Kundenforen. Im Gegenzug werden Leistungen von den Mitgliedshäusern, also den Klinikärzten, den Ökonomen, den Pflegedienstmitarbeitern verlangt (z. B. Mindestumsätze).

Distributionspolitik

Die Distributions- bzw. Vertriebspolitik wird im zentralen Fokus des Wandels stehen. So wird der Druck auf den Außendienst steigen. Die Produktivität (Besuchsfrequenzen, Offer-to-order-Quoten, Betreuungsintensität etc.) im Vertrieb wird das zentrale Thema der Zukunft sein. Dies ergibt sich einerseits aus dem unmittelbar erhöhten Rationalisierungsdruck, der auch für die Hersteller aus der Einführung der DRG's entsteht. Andererseits sehen sich die Anbieter mit feineren, nicht kleineren Ansprüchen der Krankenhäuser konfrontiert. Die Kliniken werden zunehmend Wert darauf legen, vom Vertriebsmitarbeiter mit umfassenden medizinischen, technischen und ökonomischen Informationen versorgt zu werden. Es zeichnet sich schon jetzt ein Wandel des klassischen Außendienstes zum (Unternehmens-)Berater oder Consultant der Klinik bzw. des Arztes ab. Zukünftig wird der Vertriebsmitarbeiter im Außendienst in klinikinterne Verbesserungsprojekte eingebunden, wo er seine fachliche Kompetenz in seinem Produktbereich und in allen gesundheitsökonomischen Facetten einbringen muss. Im klinikübergreifenden Bereich gewinnen Benchmarking-Projekte zur Qualitätssicherung bzw. -verbesserung an Bedeutung (von Bandemer 2002). Hier kann der Außendienst durch seine Kenntnis verschiedener Häuser eine Gutachter-, Informationsmakler- oder gar Moderatorenfunktion einnehmen. Er entwickelt sich also zunehmend vom klassischen Verkäufer, der seine eigenen Produkte und Preise kommuniziert, zu einem medizinisch-technisch kompetenten Partner.

In diesem Zusammenhang ergeben sich für Außendienstmitarbeiter auch neue Kontaktpunkte im Krankenhaus. Erstens: Waren in der Vergangenheit die operierenden Mediziner Hauptansprechpartner, wenn es um den Verkauf der Produkte ging, so gewinnen zunehmend die administrativen Abteilungen, insbesondere die kaufmännische Leitung des Krankenhauses, Entscheidungsmacht innerhalb des Buying Centers, das die Beschaffungsentscheidung trifft. Zweitens: In vielen Krankenhäusern entwickeln die Medizin-Controller eine starke Position. Sie überwachen Qualität und Wirtschaftlichkeit der Arbeitsprozesse und werden künftig zunehmend versuchen, Einfluss auf Beschaffungsentscheidungen zu nehmen (Frühauf 2003). Die sich rasch entwickelnde DGfM (Deutsche Gesellschaft für Medizincontrolling) kann dabei relativ kurzfristig einen ernst zu nehmenden Gesprächspartner für die Medizintechnik-Industrie darstellen.

Es zeigt sich, in welchem Spannungsfeld der Vertrieb steht, werden doch stattliche Außendienstgrößen mit teilweise geringer Produktivität und inadäquater Qualifikation der Vergangenheit angehören. So soll zum einen aus Produktivitätsüberlegungen heraus die Anzahl der Besuche, die für die Erzielung eines Auftrags benötigt werden, reduziert werden. Andererseits erfordern die Wahrnehmung der Beratertätigkeit und die integrierte Bearbeitung aller Mitglieder des Buying Centers einen höheren zeitlichen Aufwand im Verkauf als bei der Consulting-Tätigkeit. Dennoch kann und darf die Medizintechnik-Industrie den Außendienst nicht in eine Beraterrolle mit unklarer Entgeltmodalität entlassen. Die Verkaufsziele werden klar zu definieren sein. Darüber hinaus ist der Mitarbeiter zunehmend aufgefordert, Cross-Selling-Potentiale zu nutzen und das Leistungsspektrum des Herstellers bei den einzelnen Kunden möglichst weitgehend abzusetzen.

Fraglich ist in diesem Kontext, in welchem Umfang elektronische Medien, insbesondere das Internet, an Bedeutung in der Distributionspolitik gewinnen werden. Zwar hat nur in wenigen Branchen das Internet die klassische physische Distribution vollständig ersetzt. In vielen Firmen ist das World Wide Web jedoch ein nicht mehr wegzudenkender Absatzkanal geworden, der sich nach der ersten Bereinigungsphase der New Economy zunehmend konsolidiert (Wirtz 2001). In den dort etablierten hybriden Absatzkanälen kann v. a. der Teil der Produkte effizient durch den virtuellen Kanal vertrieben werden, der hochgradig standardisiert ist und wenig Beratung bzw. individuelle Information erfordert (Kiang et al. 2000).

Customer Service

Um sich dem Preisdruck widersetzen zu können, der sich durch die DRG's und multioptionale, multinationale Medizinproduktemärkte aufbaut, gewinnt die Betreuung des Kunden vor und nach dem eigentlichen Produktkauf ganz wesentlich an Bedeutung. Sie bietet gerade dem Mittelstand das Potential, sich vom Wettbewerb, v. a. von den Großunternehmen am Markt, zu differenzieren und Kunden zu binden.

Für Customer Service existieren verschiedene Ansatzpunkte. Höhere Flexibilität ist ein zentraler Aspekt. Zwar suchen die Krankenhäuser Einkaufsvorteile durch Nachfrage größerer Mengen. Andererseits haben sie jedoch ein Interesse daran, auch kurzfristig ordern zu können und nicht zu große Lagerbestände und entsprechende Kapitalbindung aufzubauen. Daher können sich Anbieter dadurch abheben, dass sie auch kurzfristig in der Lage sind, Mengen-, Qualitäts- und Terminänderungen zu folgen und somit im Interesse des Krankenhauses zu handeln. Express-Zustellungs- und Verfügbarkeitsgarantien und die Einrichtungen von den mittlerweile leider schon fast selbstverständlichen Konsignationslagern sind dabei sicherlich Nutzenaspekte, die einen geldwerten Vorteil für das Krankenhaus darstellen. Vor allem die ständige Erreichbarkeit ist dabei Grundvoraussetzung zum Erfolg. Hier wird ein Mix aus Kontaktkanälen (Telefon, Mail, Internet etc.) dem Kunden größtmögliche Freiheit bieten.

Neben Flexibilitätspotentialen sind Informations- und Kontaktangebote wie z. B. Newsletter und Mailings Ansatzpunkte, dem Kunden Nutzen zu stiften. Zumindest ausgewählten Kunden kann (noch intensiver als bisher) wissenschaftliche Fortbildung in produktrelevanten medizinischen und ökonomischen Gebieten angeboten werden. Neue Produkte oder Forschungs- und Entwicklungsprojekte können exklusiv präsentiert werden. Auch die Schaffung von Forumsveranstaltungen als Kontaktbörsen mit interessanten Gesprächspartnern aus anderen Bereichen des Gesundheitsmarktes ist ein gangbarer Weg. Hier hat die Pharmaindustrie Möglichkeiten der Kundenbindung bereits seit Jahren aufgezeigt (Steindorf et al. 1999). Gerade die durch die Einführung der DRG's verursachten Änderungen werden für zahlreiche Krankenhäuser noch über Jahre hinaus eine Herausforderung darstellen und eine professionelle Informationsbegleitung durch die Industrie wird als Nutzenvorteil wahrgenommen werden.

Ein weiteres Problem der Krankenhäuser sind Ineffizienzen in der internen Aufbau- und Ablauforganisation (Studie des Instituts für Arbeit und Technik, zitiert nach der Ärzte-Zeitung vom 08.10.2003, s. auch http://www.iatge.de/, Pressemitteilungen September 2003). Studien zeigen, dass Informationsdefizite bei abteilungsübergreifenden Aufgaben einerseits zu Doppelarbeiten, andererseits zu Leerzeiten bei OP-Kapazitäten u. ä. Einrichtungen führen. Eine Maßnahme zur Verbesserung von Qualität und Wirtschaftlichkeit ist die Einführung von Patientenpfaden. Durch Standardisierung führen sie zur Entlastung in Routinefällen und schaffen damit Zeit für die erforderliche Information und Konzentration in schwierigeren Situationen. Auch hier kann die Industrie unterstützend wirken, da sie durch interne Zwänge wie auch durch Erfahrungswerte aus der Krankenhauspraxis ein spezielles Know-how aufgebaut hat.

Organisation

Entsprechend den aufgezeigten Veränderungen in den Primärprozessen in Marketing und Vertrieb wird es auch in den Sekundärprozessen Veränderungen geben. In zahlreichen Unternehmen wird sich dies in einem organisatorischen Wandel niederschlagen.

Der unterschiedliche Wert einzelner Kunden (sog. „customer value"), und die daraus folgende Priorisierung ausgesuchter Geschäftsbeziehungen macht es seitens der Hersteller sinnvoll, für Schlüsselkunden ein Key Account Management (KAM) einzurichten. Im KAM bearbeitet ein Vertriebsmitarbeiter, ggf. unterstützt durch ein Team von Fachkräften unterschiedlicher Funktionalabteilungen, einen bzw. einige wenige wichtige(n) Kunden (Belz et al. 2004). Für Hersteller wird es sich anbieten, insbesondere für große Krankenhausketten und Einkaufsverbünde jeweils einen Key Account Manager zu benennen. Dabei kann es aber nicht nur um eine Umbenennung des Arbeitsplatzes eines bisherigen Außendienstmitarbeiters gehen. Das KAM beschränkt sich nicht auf Produktpräsentationen und das Entgegennehmen von Bestellungen. Vielmehr handelt es sich um eine Aufgabe von strategischer Bedeutung für den Vertrieb. Der Account Manager muss den Kunden umfassend analysieren und betreuen. Die Abschlussfunktion bleibt zwar bestehen, wird jedoch durch wichtige neue Funktionen begleitet. So ist der Account Manager zunehmend ein Anwalt des Kunden im eigenen Unternehmen, der den gesamten Prozess der Kundenbetreuung koordiniert. Er ist das einzige Gesicht des Anbieters, das der Kunde wahrnimmt („one face to the customer") und bündelt alle Informationsströme zwischen Hersteller und Krankenhaus. Dies birgt Rationalisierungsvorteile insbesondere für große Anbieter, die bislang eine Vielzahl von Außendienstmitarbeitern für unterschiedliche Produktlinien und unterschiedliche Kunden in unkoordinierter Weise zu einzelnen Kunden schickten. Durch die Einrichtung eines KAM signalisiert der Anbieter dem Kunden, dass er ihm große Bedeutung bemisst und in eine langfristige Geschäftsbeziehung investiert. Der Kunde profitiert durch koordinierte Gesamtangebote und einen zentralen Verhandlungspartner (persönlicher Bindungsfaktor).

Für die Betreuung kleinerer und mittlerer Kunden hingegen wird es sich nicht mehr lohnen, in bisherigem Maße große Außendienstmannschaften mit zugleich kurzen Besuchsintervallen aufrecht zu erhalten. Vielmehr wird der klassische Außendienst ausgedünnt werden müssen, er wird Kundenkontakte schneller abwickeln und dabei dennoch intensiv seine Verkaufs- und Informationssammlungsziele realisieren müssen. Zu prüfen ist, ob nicht zumindest bei Teilen der Kunden, den klassischen C-Kunden, eine weitgehende Betreuung über Telefon, Mailings und Internet möglich ist.

Neben der Priorisierung wichtiger Kunden und einer Reduzierung der klassischen Außendienstaktivitäten muss über die gesamte interne Wertschöpfungskette eine zunehmende Prozessorientierung, auch und gerade innerhalb der Vertriebsprozesse, erreicht werden. Die klassischen Funktionalorganisationen führten zu vielen Schnittstellen, an denen durch Kompetenz- und Kommunikationsprobleme häufig Effizienz- und Effektivitätsprobleme entstanden. Um jedoch den Anforderungen der modernen Krankenhauskunden gerecht zu werden, um also die Flexibilität zu erhöhen und Zeit zu gewinnen, gleichzeitig aber kostengünstiger und ergebnisorientierter zu arbeiten, müssen diese Schnittstellen optimiert werden. Hier ist es sinnvoll, die klassische Funktionalorganisation zumindest durch die Definition klarer Prozessabläufe zu überlegen. Dem Trend anderer Branchen mit ähnlichen Rahmenbedingungen folgend ließe sich jedoch auch eine viel weitgehendere Umorganisation mit der Ausrichtung an kundenbezogen definierten Prozessen, der Einsetzung von Prozessverantwortlichen und -teams sowie der Kontrolle durch eine Prozesskostenrechnung denken.

Personalmanagement

Die skizzierten Entwicklungen werden im Personalmanagement weitreichende Konsequenzen haben. Um gerade den neuen Anforderungen im Klinikmanagement und -einkauf gerecht zu werden, sollten die Unternehmen kurzfristig alle Mitarbeiterprofile überprüfen sowie die internen Organisationen anpassen. Die Aufmerksamkeit für Neueinstellungen,

Training und Moral der Mitarbeiter hat dabei in vorderster Linie zu stehen. Leistungsbereitschaft und -fähigkeit im Außendienst werden grundsätzlich steigen müssen. Der durch die DRG's erzeugte Kosten- und Leistungsdruck auf die Unternehmen der Medizintechnikbranche muss letztlich von den Mitarbeitern als Herausforderung angenommen werden.

Daneben werden einschneidende Änderungen im Qualifikationsprofil der Vertriebsmitarbeiter eintreten. Hier wird im Außendienst eindeutig der Trend weg von ehemaligen Pflegedienstkräften, z. B. OP-Pflegern, und hin zu akademisch ausgebildeten Mitarbeitern, z. B. Diplomingenieuren, gehen. Die Flexibilitätsbestrebungen und die Erweiterung des notwendigen Wissens um die krankenhausökonomische Dimension wie auch die Rolle des Vertriebs als Berater der Krankenhäuser erfordern ein Wissen, das weit über das rein medizin-technische Know-how hinausgeht. Eine entsprechende Ausbildung hierfür ist unverzichtbar.

So wird das Anforderungsprofil an Vertriebsmitarbeiter zunehmend komplexer, da die wirtschaftlichen Herausforderungen zugleich auch BWL-Kompetenz erforderlich machen. Gerade im Key Account Management sind umfassendes analytisches Denken, Kostenbewusstsein und die Fähigkeit, strategische Perspektiven zu erschließen, unabdingbar. Im Rahmen von Preisverhandlungen mit den Krankenhäusern werden zugleich detaillierte Kenntnisse des DRG-Systems in jedem Fall zum Rüstzeug des Außendienstes und des Key Account Managers gehören müssen. Vor diesem Hintergrund werden Bewerber aus Wirtschaftsingenieur-Studiengängen in Zukunft verstärkt Beachtung durch die Medizintechnik-Industrie erfahren. Aber auch Ärzte werden in Zukunft betriebswirtschaftliches Know-how erwerben, das die Möglichkeit schafft, sich unter Umständen auch für Berufsfelder außerhalb des Krankenhauses, wie z. B. im Vertrieb eines Medizinprodukte-Herstellers zu qualifizieren.

Schließlich rundet soziale Kompetenz das Anforderungsprofil ab. Da die Kaufentscheidungen der Kunden in Zukunft verstärkt multipersonell und interdisziplinär in Buying Centers getroffen werden, in denen die medizinischen Interessen der Ärzteschaft eines Krankenhauses und die ökonomischen Ziele der kaufmännischen Leitung aufeinander treffen, muss der Außendienst in der Lage sein, Spannungen zu spüren, Interessen der Beteiligten zu identifizieren und moderierend zwischen den Gruppen für Konsens zugunsten seines Unternehmens zu sorgen.

Informationssysteme

Modernes Marketing und Kundenmanagement werden künftig ohne den Einsatz geeigneter IT-Lösungen nicht mehr zu implementieren sein. Eine wesentliche Komponente künftiger Datenarchitekturen sind sog. Customer-Relationship-Management-(CRM-)Systeme. Unter CRM werden verschiedene Funktionen diskutiert, z. B. Dokumentenverwaltung, Workflow-Systeme, relationale Datenbanken etc. Ziel ist schlussendlich die Schaffung einer einheitlichen Informationsbasis über Kunden. In vielen, gerade kleinen und mittelständischen Unternehmen der Medizinprodukte-Industrie existieren heute stattdessen noch immer kostspielige Insellösungen (Zirke u. Wiesgalla 2001). CRM unterstützt in erster Linie Marketing und Vertrieb durch die Analyse und Segmentierung von Kunden(gruppen), die Pflege von Produktinformationen und die Entwicklung von Verkaufsförderungsaktionen. In Vertrieb und Service sind wesentliche Vorteile die Automatisierung von Vertriebstätigkeiten, Vertragsverwaltung, Bausteine zur vereinfachten Angebotserstellung und Reklamationsmanagement.

Doch nicht nur die interne Unterstützung kundenbezogener Prozesse benötigt eine adäquate IT-Anwendung. Auch interorganisationale Prozesse zwischen Industrie und Krankenhäusern können durch Einsatz elektronischer Medien erheblich effizienter gestaltet werden. So birgt z. B. die direkte Datenvernetzung von Krankenhäusern und Lieferanten per EDI (Electronic Data Interchange) oder das Internet große Einsparungspotentiale, wie von der Konsumgüterindustrie und dem Einzelhandel bereits vielfach praktiziert (Wirtz 2001). Nutzenpotentiale des elektronischen Beschaffungsmanagements sind v. a. die Automatisierung von Prozessen, die daraus folgende Verkürzung von Durchlaufzeiten und damit die Reduktion der Beschaffungskosten (Strub 1999). Nach einer Studie der KPMG Consulting GmbH kann die durchschnittliche Dauer eines Beschaffungsprozesses durch Verlagerung von der menschlichen Bearbeitung in IT-Systeme von 9 auf 1,5 Tage reduziert werden (KPMG Consulting 1999).

Zusammenfassung

Die skizzierten Entwicklungen deuten einen wesentlichen Wandel in Marketing und Vertrieb der Medizintechnikindustrie an. Die Veränderungen ergeben sich nur teilweise direkt aus den DRG's. Begleitende Trends wirken jedoch in dieselbe Richtung und verstärken damit den Anpassungsdruck auf die Hersteller. Dieser ist zwar zunächst vorrangig in der Preispolitik spürbar. Um dem Preisdruck standzuhalten, können die Anbieter Gegenmaßnahmen ergreifen, die sämtliche Parameter des Marketing-Mix sowie der Vertriebspolitik umfassen. Langfristig kann nur ein effektives und v. a. systematisches „Change Management" die Voraussetzungen für das Bestehen der Unternehmen im globalen Wettbewerb schaffen.

Literatur

Bandemer S von (2002) Benchmarking in der Gesundheitswirtschaft: Konzept und Umsetzungsanforderungen an ein umfassendes Qualitätsmanagement in Krankenhäusern und Kliniken. Manuskript. Inst. Arbeit und Technik, Gelsenkirchen, www.iatge.de

Belz C, Müllner M, Zupancic D (2004) Spitzenleistungen im Key Account Management. Redline Wirtschaft, Frankfurt

Beutin N (2001) Verfahren zur Messung der Kundenzufriedenheit im Überblick. In: Homburg C (Hrsg) Kundenzufriedenheit. Gabler, Wiesbaden

Stauss B, Seidel W (2001) Prozessuale Zufriedenheitsermittlung und Zufriedenheitsdynamik bei Dienstleistungen. In: Homburg C (Hrsg) Kundenzufriedenheit. Gabler, Wiesbaden

Diller H, Herrmann A (Hrsg) (2003) Handbuch Preispolitik. Gabler, Wiesbaden.

Frühauf G (2003) Deutsche Gesellschaft für Medizincontrolling. Zwischen Ökonomie und Medizin. Deutsches Ärzteblatt, 100, Heft 40. www.aerzteblatt.de/v4/archiv/pdf.asp?id=38712

Hippner H, Wilde KD (2001) Customer Relationship Management. In: Helmke S, Dangelmaier W (Hrsg) Effektives Customer Relationship Management. Gabler, Wiesbaden

Horvath P, Möller K (2003) Target Pricing und Profit Planning. In: Diller H, Herrmann A (Hrsg) Handbuch Preispolitik. Gabler, Wiesbaden

Kiang MY, Raghu TS, Shang KHM (2000) Marketing on the Internet – who can benefit from an online marketing approach? Decision Support Systems 27: 383–393

KPMG Consulting (1999) Electronic Procurement – Neue Beschaffungsstrategien durch Desktop Purchasing Systeme, Berlin 1999

Krafft M, Rutsatz U (2003) Konzepte zur Messung des ökonomischen Kundenwerts. In: Günter B, Helm S (Hrsg) Kundenwert. Gabler, Wiesbaden

Krütten, J, Sauer F (2004) Neue Kundenbindungs-Instrumente sind gefragt. MTD 5: 61–65

Anonymus (2004) Qualitätsinstitut soll Rankings vorbereiten. Ärzte Zeitung vom 05.02.2004

Schroeter S (2003) Wenn Krankenhäuser zu Patienten werden. Sächsische Zeitung vom 9. Oktober 2003

Steindorf D, Riehle A, Franke H (1999) Kundenbindung im Gesundheitsmarkt. In: Bruhn M, Homburg C (Hrsg) Handbuch Kundenbindungsmanagement. Gabler, Wiesbaden

Strub M (1999) Der Internet-Guide für Einkaufs- und Beschaffungsmanager. Landsberg am Lech

Wirtz B (2001) Electronic Business. Gabler, Wiesbaden

Zirke J, Wiesgalla A (2001) Informationsprozesse im Kundenmanagement. In: Helmke S, Dangelmaier W (Hrsg) Effektives Customer Relationship Management. Gabler, Wiesbaden

Teil II C Aus Sicht des Krankenhausmanagements

Das Krankenhausmanagement unter DRG-Bedingungen – Leistungsplanung, Kalkulation und Mengensteuerung

P.O. Oberender, T. Rudolf

Einleitung

Die Einführung der Pauschalvergütung im Krankenhaus mit Hilfe sog. Diagnosis-Related Groups (DRG's) – besser bekannt als Fallpauschalenvergütung – ist die umfangreichste Neuordnung der Krankenhausfinanzierung in Deutschland. Hierdurch entstehen enorme Herausforderungen für die Entscheidungsträger. Neben der Krankenhausplanung durch den Staat und die Selbstverwaltung betrifft dies insbesondere die interne Leitung, also das Krankenhausmanagement. Das Ausmaß der zu bewältigenden Aufgaben kann nur geschätzt werden. Zwar gibt es Vergleichsmöglichkeiten mit anderen Ländern, auf deren Erfahrungswerte kann aber nur eingeschränkt zurückgegriffen werden. Dies hängt im Wesentlichen damit zusammen, dass noch kein Land die Fallpauschalenvergütung bisher flächendeckend eingeführt hat. Deutschland beschreitet demnach mit der Einführung einer allen Häusern vorgeschriebenen pauschalierenden Vergütung Neuland. Handlungsempfehlungen für das Krankenhausmanagement können sich somit nur wenig an Erfahrung anlehnen, sondern müssen letztlich theoriebasiert sein.

Der vorliegende Beitrag widmet sich der Frage nach den Konsequenzen der DRG-Einführung in Deutschland für das Krankenhausmanagement in Hinblick auf die Herausforderungen bei der Leistungsplanung durch den Staat, die Kalkulation der Fallpauschalen und die (Mindest-)Mengensteuerung.

Das deutsche DRG-System – ein kurzer Abriss

Der stationäre Bereich ist in Deutschland durch eine Überversorgung gekennzeichnet. So kommt Deutschland auf 6,3 Betten pro 1000 Einwohner. Die Bedeutung dieser Relation zeigt sich erst im europäischen und internationalen Vergleich. Kommt Italien auf 4,3 Betten, so sind es für Großbritannien und die Schweiz nur 3,9 und für die Niederlande nur 3,3 Betten pro 1000 Einwohner. In den USA liegt diese Kennzahl sogar nur bei 2,9, ohne dass auch hier von einer Unterversorgung gesprochen werden kann (OECD Health Data 2003).

Das erklärte Ziel des Gesetzgebers ist daher eine Reduktion der Krankenhausbetten – die geschätzte Überkapazität liegt bei 30 bis 40% – und der Verweildauer. Dies soll neben anderen Maßnahmen im Wesentlichen durch die Einführung von Fallpauschalen erreicht werden. Die bereits jetzt erkennbare Privatisierungs- und Konzentrationstendenz wird dadurch weiter voranschreiten. Legt man die Fallzahl von 2001 zugrunde sowie eine angestrebte Verweildauerreduzierung von 20%, so müssen ab 2005 bundesweit 135.330 Betten abgebaut werden. Deutschland käme dann auf ein immer noch hohes Niveau von 5,1 Betten pro 1000 Einwohner (Bruckenberger 2002a).

Mit dem KHG von 1973 wurde das Prinzip der Selbstkostendeckung eingeführt. Dieses Prinzip stellte die Anzahl und Belegung der Betten in den Mittelpunkt der Krankenhausvergütung, d. h. die Liegedauer der Patienten wurde über tagesgleiche Pflegesätze abgerechnet. Die Folge war, dass sehr teure Leistungen, z. B. bei der Hochleistungsmedizin und bei sehr innovativen Behandlungsmethoden, häufig über die Liegedauer der Patienten abgerechnet wurden. Es gab somit nahezu keine Transparenz mehr bezüglich der tatsächlichen Kosten der erbrachten Leistungen. Die Nachteile für die Leistungserbringer und auch für die Leistungserstatter waren dadurch so groß, dass die Gesetzlichen Krankenkassen im Selbstkostendeckungsprinzip sogar die Hauptursache für die Unwirtschaftlichkeit der Krankenhäuser sahen (Rychlik 1999). Für die Krankenhäuser zeigte sich darüber hinaus, dass das Abrechnungssystem nach dem Selbstkostenprinzip eine enorme Hürde für innovative Behandlungsmethoden war.

Die deutschen Gesundheitspolitiker haben das DRG-System als ein mögliches ökonomisches Anreizinstrument entdeckt, das helfen soll, diese Missstände zu beseitigen und damit die Ziele der Kostensenkung und Erhöhung der Fallzahlen bei gleichzeitiger Senkung der Verweildauer zu erreichen. Die Kostenträger haben dabei insbesondere deshalb ein Interesse, Bettenüberkapazitäten abzubauen, da bei einem angemessenen Bettenangebot die Fehlbelegungsquote prozentual zurückgeht (Goergen et al. 1997). Mit dem Gesundheitsstrukturgesetz von 1993 wurde eine neue Richtung eingeschlagen, mit dem Ziel, das Prinzip der Selbstkostendeckung durch ein stärker preis- und leistungsorientiertes System zu ersetzen.

Die Einführung erfolgte jedoch nur sektoral und nicht sektorenübergreifend. Dies ist ein wesentlicher Grund für die gegenwärtigen ordnungspolitischen Rahmenbedingungen, die für die Beteiligten Unsicherheiten beinhalten. Es gelten bei den ambulanten, stationären und rehabilitativen Versorgungsbereichen in den kommenden Jahren unterschiedliche Finanzierungs- und Abrechnungsformen. So existieren nach wie vor verschiedene Finanzierungsformen wie Gebühren, Pflegesätze und eben Fallpauschalen.

Planungsgrundlage und Leistungsplanung

Mit dem Krankenhausfinanzierungsgesetz (KHG) wurde erstmals der Begriff der staatlichen Krankenhausplanung eingeführt. Allerdings waren nicht die im Krankenhaus erbrachten Leistungen Gegenstand der Planung, sondern das Krankenhaus als Einrichtung, genauer gesagt die Bettenzahl. Die Erfüllung der Leistungsansprüche, die die versicherten Patienten im Rahmen ihrer Krankenversicherung haben, steht also nach dem KHG nicht im Mittelpunkt der Leistungsplanung.

In einem Urteil von 1985 hat das Bundesverwaltungsgericht den Begriff des Bedarfs bei der Krankenhausplanung als den tatsächlich zu versorgenden Bedarf definiert und nicht ein mit dem „tatsächlichen Bedarf nicht übereinstimmender erwünschter Bedarf". Der tatsächlich zu versorgende Bedarf ergibt sich demnach aus den Verordnungen der Ärzte, die als Maßstab diesen Bedarf definieren. Vergleichswerte und wissenschaftliche Analysen, die Überkapazitäten identifizieren, sind nach der Begriffsbestimmung des Bundesverwaltungsgerichts nicht notwendig, da es sie laut dieser Rechtssprechung nicht geben kann. Was der Arzt verordnet, ist auch notwendig.

Die Einführung der Fallpauschalen ändert zwar nichts an dieser Rechtssprechung, es ergibt sich aber zwangsläufig eine neue Bestimmung des Begriffs „Bedarf". Dieser leitet sich nun nicht mehr aus den Verordnungen der Ärzte, d. h. dem medizinisch Notwendigen ab, sondern ergibt sich als Folge eines gedeckelten Vergütungssystems. Der Bedarf eines bestimmten Zeitraums resultiert dann aus dem Ergebnis der Verhandlungen der Vertragsparteien über Leistungsmengen, also aus den Verhandlungen zwischen Krankenkassen und Krankenhäusern.

Dies ist ein weiterer Schritt eines sich ständig wandelnden Planungsgegenstands. Bei Einführung des KHG 1973 stand eine angebotsorientierte Krankenhausplanung im Mittelpunkt. Es gab eine Kongruenz hinsichtlich des Planungsgegenstands Krankenhaus und des Vergütungssystems über krankenhausbezogene Pflegesätze. Das Ziel dieser Planung war eine wirtschaftliche Sicherung der Krankenhäuser über eine Deckung des tatsächlich zu versorgenden Bedarfs entsprechend den Verordnungen des Krankenhausarztes. Mit Einführung der Fallpauschalen änderte sich nun dieses Steuerungsziel. Es war aufgrund erheblicher Finanzierungsprobleme nun vorrangig eine Beitragssatzstabilität in der Gesetzlichen Krankenversicherung zu gewährleisten. Die Folge war ein Ende der Kongruenz von Planungsgegenstand und Vergütungssystem. Gegenstand der Planung war zwar weiterhin das Krankenhaus, vergütet wird aber nun über Fallpauschalen (Bruckenberger 2002b).

Aus dieser Entwicklung lässt sich für die Krankenhäuser folgende Tendenz ablesen: Der Weg vom Selbstkostendeckungsprinzip in Form tagesgleicher Pflegesätze hin zu einem diagnosebezogenen Fallpauschalensystem führt weg von einer sektoralen angebotsorientierten Kapazitätsplanung durch die Bundesländer zu einer sektorenübergreifenden prozessorientierten Leistungsplanung (Bruckenberger 2002b).

In der Praxis wird sich dies für die Vertragsparteien in juristisch immer detaillierteren Versorgungsverträgen bemerkbar machen. Die Folge sind insgesamt höhere Transaktionskosten der Vertragsabschlüsse und der Vertragsdurchsetzung auf beiden Verhandlungsseiten. Neben der notwendigen rechtswissenschaftlichen Beratung wird sich dies für das Klinikmanagement besonders in einem höheren Bürokratieaufwand niederschlagen. Darüber hinaus besteht die Gefahr, dass die Handlungsfreiräume für das Unternehmen Krankenhaus zu den in den Versorgungsverträgen festgelegten Bedingungen zunehmend enger werden.

Kalkulation

DRG's sind im Grunde genommen ein Instrument zur Einteilung von Krankheitsfällen. Auf Basis dieser Zuordnung zu einer Gruppe kann man zwar zum Erlösbetrag kommen, hierfür ist aber die Festlegung gewisser Kriterien unumgänglich. Dabei sind Basisfallpreise, Relativgewichte und Zuschläge zu unterscheiden. Der *Basisfallpreis* ist eine für alle DRG's gleiche Größe. Er dient dazu, Auswirkungen auf die Erlöse zu berücksichtigen, die alle Patientenfälle gleichermaßen betreffen. Hierzu zählen z. B. Lohnerhöhungen für das Arzt- und Pflegepersonal. Die *Relativgewichte* geben den Unterschied der einzelnen DRG's bezüglich der Erlöshöhe an. So hat eine Operation an Hirn- und Gesichtsschädel ein Relativgewicht von 2,067 und ist somit mehr als doppelt so hoch bewertet wie ein Eingriff am Fuß mit einem Relativgewicht von 1,010. Jede Fallgruppe hat ein eigenes Relativgewicht. Die tatsächliche Vergütungshöhe ergibt sich aus der Multiplikation des Relativgewichts mit dem Basisfallpreis. Grundsätzlich gilt, dass jedes Krankenhaus für den gleichen Fall auch gleich vergütet wird. Hinzu können allerdings unterschiedliche *Zuschläge* kommen. Diese haben zwei Funktionen: Zum einen sollen sie für das Krankenhaus positive Anreize setzen, um z. B. Ausbildungsplätze in der Pflege zu schaffen, an der Qualitätssicherung oder der Notfallversorgung teilzunehmen. Zum anderen sollen sie strukturelle Härten ausgleichen, die nicht im Einflussbereich des Krankenhauses liegen. Kalkuliert werden müssen demnach insbesondere die Relativgewichte.

Die Höhe der Erlöse kann entweder durch eine kostenorientierte oder eine erlösorientierte Kalkulation erfolgen. Beide seien im Folgenden kurz dargestellt (Lüngen u. Lauterbach 2003):

Die *kostenorientierte Kalkulation* geht nach dem Bottom-up-Prinzip vor. Die jeweiligen Fallkosten ergeben sich aus einer Addition der bei einem bestimmten Fall auftretenden Kosten der Einzelleistungen. Damit handelt es sich im Grunde genommen um eine einfache Kostenträgerrechnung. Dieses kostenorientierte Vorgehen weist mehrere Vorteile auf. Der erste Vorteil liegt darin, dass die Fortschreibung der Tagespauschalen, wie sie seit Einführung des KHG bekannt ist, beendet wird. Der zweite Vorteil ergibt sich aus der Tatsache, dass kein anderes Verfahren bessere Ergebnisse liefert als dieses, vorausgesetzt das Krankenhausmanagement hält sich an die Kalkulationsvorgaben entsprechend dem allgemeingültigen Kalkulationshandbuch. Der Nachteil dieses Systems liegt darin, dass dem Krankenhausmanagement erhebliche Freiräume zur Manipulation entstehen. Ein Krankenhaus dürfte seine umsatzstärksten DRG's kaum belasten, indem es hier sehr niedrige Kosten ansetzt. Darüber hinaus hat eine kostenorientierte Kalkulation auch normativen Charakter bezüglich einer leistungsgerechten Vergütung (Lüngen u. Lauterbach 2003). Sowohl das Relativgewicht als auch der Basisfallwert müssen fixiert sein. Das Krankenhaus würde sonst nach der Kalkulation eines bestimmten Kostenrahmens für eine Fallgruppe eine geringere Vergütung bekommen als es vorher gemäß den Kalkulationsvorgaben berechnet hat. Nachträgliche Absenkungen etwa der Relativgewichte dürfen zur Gewährleistung der Planungssicherheit der Krankenhausleitungen nur bei einer Änderung der Rahmenbedingungen möglich sein. Dies könnte sich z. B. durch eine neue Behandlungsmethode ergeben, die die Verweildauer einer Fallgruppe deutlich verkürzt oder den Einsatz kostenintensiver Hochleistungsgeräte überflüssig macht. Trotz der Vorteile dieser Kalkulationsmethode dürfte sie in Deutschland nicht problemlos realisierbar sein. Grundlage dieses Vorgehens muss nämlich ein verbindliches Kalkulationsschema sein. Hierfür ist die Bereitstellung einer einheitlichen Datenbasis erforderlich. Deren Existenz ist aber flächendeckend für Deutschland wohl ausgeschlossen. Es kann davon ausgegangen werden, dass private oder unter starkem Wettbewerbsdruck stehende Häuser über eine wesentlich fundiertere Datenbasis verfügen als öffentliche Häuser, die bisher in vielen Fällen nicht zwingend effizient arbeiten mussten. Für die Gesamtheit aller Krankenhäuser kann die Datenbasis somit nur verzerrt sein.

Als Alternative zum System der Kostenorientierung dient eine *erlösorientierte Kalkulation* der Relativgewichte. In diesem Fall würden ex post Fallgruppen gemäß den Kodierregeln gebildet und die Erlöse über Tagespauschalen als Näherungswert der Fallkosten herangezogen (Lüngen u. Lauterbach 2003).

Der Nachteil der Kostenorientierung liegt hier zwar nicht vor, da eine Kostenträgerrechnung und eine einheitliche Datenbasis nicht erforderlich sind. Trotzdem gibt es enorme

Mängel der erlösorientierten Kalkulation. Es ist davon auszugehen, dass lange und günstige Krankenhausaufenthalte zu hoch bewertet werden. Fälle mit einer niedrigen Verweildauer, die aber sehr teuer sind, werden dagegen zu niedrig bewertet. Die Ursache dafür ist, dass der ermittelte Durchschnitt durch die unterschiedliche Höhe der Tagespauschalen der Krankenhäuser und die Verweildauer bestimmt wird. Wie ungeeignet die erlösorientierte Kalkulationsmethode ist, zeigt sich insbesondere bei der Verwendung der Verweildauer. Da ja diese mit Einführung der DRG's gerade gesenkt werden soll, ist es nicht zweckmäßig, mit ihrer Hilfe die Erlöshöhen unter DRG-Bedingungen festzulegen. Darüber hinaus geht mit Einführung der DRG's eine Abschaffung der Tagespauschalen einher. Da diese aber im erlösorientierten Verfahren eine unverzichtbare Rolle spielen, kann diese Methode nur bei der ersten Kalkulation eingesetzt werden.

Es zeigt sich, dass beide Verfahren zur Kalkulation schwierig handhabbar und nur unter der Inkaufnahme von erheblichen Nachteilen umsetzbar sind. Die konkrete Realisierung der Kalkulation der Relativgewichte beinhaltet somit insbesondere bei der ersten Berechnung enorme Unsicherheiten. Gerade für die Krankenhäuser bedeutet dies einen enormen Aufwand.

Die konkrete Datenerhebung und Kalkulation der Relativgewichte erfolgt retrospektiv. Sie bezieht sich also auf zurückliegende Fälle und wird nicht bezüglich aktueller Fälle umgesetzt.

Mengensteuerung

Wie bereits gezeigt wurde, wird durch die Einführung der DRG's die Einheit von Planungseinheit und Vergütungseinheit beseitigt. Es wird zu Einkaufsmodellen zwischen den Vertragsparteien kommen, deren Folge eine Steuerung der Leistungen bezüglich Art und Menge sein wird. Bei einer geringen Anzahl an Fällen und gleichzeitig vielen Indikationen entsteht für Krankenhäuser die Gefahr ineffizienten Wirtschaftens. Geht man, wie allgemein angenommen, davon aus, dass mit steigender Zahl der Durchführung einer bestimmten Operation die Qualität aufgrund von Erfahrungswerten zunimmt, wirkt sich eine geringe Fallzahl auch negativ auf die Qualitätssicherung aus. Es sind Konzentrationstendenzen systemimmanent, da Kliniken mit einer schlechten Auslastung als tendenziell unwirtschaftlich anzusehen sind. Diese Entwicklung wird verstärkt durch eine Mindestmengenregelung, die aufgrund eines unterstellten monokausalen Zusammenhangs zwischen Leistungsmenge und Qualität der Leistung eingeführt wurde (Bruckenberger 2003).

Im Grunde genommen wäre eine Mengensteuerung vor dem Hintergrund einer Fallpauschalenvergütung nicht zwingend notwendig. Eine Notwendigkeit ergibt sich nur dann, wenn der Staat eine erwünschte Menge von Fallzahlen vorgibt. Da dies der Fall ist, müssen die Klinikleitungen davon ausgehen, dass es die Mengensteuerung auch mittel- und langfristig geben wird. Dies wird zumindest solange der Fall sein, solange die Angebotsstruktur der Krankenhäuser nicht am tatsächlichen, sondern einem staatlich gewünschten Bedarf ausgerichtet wird.

In Deutschland werden entsprechend der gegenwärtigen Regelung zwar auch Leistungen vergütet, die über das vereinbarte Maß hinausgehen; die Überzahlungen müssen im Folgejahr jedoch teilweise zurückerstattet werden. Dies soll die Erbringung von zu vielen Leistungen betriebswirtschaftlich verhindern helfen. Umgekehrt werden nichterbrachte Leistungen bis zur vereinbarten Leistungsmenge zum Teil von den Kassen erstattet. Diese

Maßnahme soll einerseits die Deckung der Fixkosten im Krankenhaus sicherstellen und andererseits einen Anreiz schaffen, die Menge der möglichen Leistungen zu reduzieren.

Die Mindestmengenregelung wird in der Stellungnahme der Regierung zum Fallpauschalengesetz damit begründet, dass ein nachgewiesener Zusammenhang zwischen der Anzahl einer erbrachten Leistung und der Qualität besteht. Wenn die vorgegebene Menge nicht erreicht wird, dürfen diese Leistungen nicht mehr erbracht werden. Diese recht eindeutige Regelung wird allerdings durch einen Zusatz ausgehebelt. Sollte nämlich die Sicherstellung einer flächendeckenden Versorgung durch die Mindestmengenregelung nicht mehr gewährleistet sein, kann die zuständige Entscheidungsinstanz auf Landesebene davon abweichen.

Diese widersprüchliche Rechtslage, die den politischen Entscheidungsträgern im Grunde genommen einen willkürlichen Freiraum für die Krankenhausplanung lässt, schafft enorme ordnungspolitische Unsicherheiten für das Krankenhausmanagement. Die Vorgabe von Mindestmengen führt letztlich zu einem eingeengten Entscheidungsfreiraum in Hinblick auf das Leistungsportfolio eines Krankenhauses und auch zu einer indirekten staatlichen Vorgabe benötigter Arbeitsplätze und Ausstattung im medizinischen Bereich. In Hinblick auf Qualität und Leistungsspektrum eines Krankenhauses wäre es sinnvoller, dem Wettbewerb zwischen Krankenhäusern und Klinikstandorten zu vertrauen. Normative Vorgaben wie Mindestmengen sind dann überflüssig. Die Bereitstellung des Leistungsspektrums würde sich dann stärker an der tatsächlichen Nachfrage orientieren. Sonderregelungen in Hinblick auf eine flächendeckende Versorgung sind, falls diese gewünscht sind, trotzdem möglich [11]. In jedem Fall wäre eine Regelung über den Markt mit weniger Bürokratieaufwand für die Klinikleitungen verbunden.

Konsequenzen für die Klinikleitung

Das Ziel der Einführung der Fallpauschalen ist klar definiert: Sie sollen ein wichtiges Instrument sein, um Überkapazitäten abzubauen und so Ressourcenverschwendung zu vermeiden. Durch einen enormen Kostendruck werden die Konzentrations- und Privatisierungstendenzen deutlich zunehmen. Das Ziel der Bettenreduktion und die Minderung der Verweildauer wird so erreicht. Für die Krankenhausleitungen hat dies jedoch enorme Konsequenzen, denn die Leistungsplanung wird durch eine Vielzahl bürokratischer Hindernisse erschwert. Staatliche Vorgaben sind es auch, die die Kalkulation der Relativgewichte der Fallpauschalen mit großen Unsicherheiten versehen. Hier haben insbesondere die Klinikleitungen einen Anreiz zu opportunistischem Verhalten, da sie ihre umsatzstarken DRG's, ihre „Cash Cows", kaum mit niedrig kalkulierten Kosten belasten werden, die dann Basis für die Kalkulation der Relativgewichte sind. Bezüglich der Mengensteuerung macht der Staat ebenfalls sehr strikte Vorgaben, die den Handlungsraum der Krankenhausmanager erheblich einschränken, da jede Abweichung der staatlich vorgegebenen Leistungsmengen mit Konsequenzen für die Einnahmen verbunden ist.

Insgesamt können in Hinblick auf die Leistungs- und Mengenplanung sowie die Kalkulation, insbesondere bei der Einführung der Fallpauschalenvergütung, große ordnungspolitische Unsicherheiten identifiziert werden, die die Herleitung allgemeingültiger Handlungsempfehlungen für die Krankenhäuser kaum möglich machen. Die Klinikleitungen müssen sich insbesondere auf einen enormen Verwaltungsaufwand einstellen, der auch nach der endgültigen Einführung der Fallpauschalenvergütung nicht weniger werden wird.

Die Anpassung der Fallgruppen sowie der Relativgewichte und Zuschläge dürfte vor dem Hintergrund eines enormen Wandels im Gesundheitswesen und des rasanten medizinisch-technischen Fortschritts eher das Gegenteil bewirken.

Die Wirkungen der Fallpauschaleneinführung sind absehbar. Es wird zu einer Begrenzung der Leistungsmengen kommen, wobei eine globale Leistungsteuerung die interne Krankenhausplanung enorm einschränken wird. Die Mindestmengenregelung wird zu weiteren Konzentrations- und Privatisierungstendenzen führen. Es wird zu Verweildauerkürzungen kommen, wobei aufgrund der fehlenden sektorübergreifenden Einbindung der DRG's mit einer Verlagerung in andere Bereiche gerechnet werden kann und so die Ausgaben im Gesundheitswesen nicht durch die DRG's per se sinken. Aufgrund des enormen bürokratischen Aufwands und der ordnungspolitischen Unsicherheiten kann in einigen Jahren eine logische Folge auch der Ruf nach einem neuen Vergütungssystem sein. Die Krankenhäuser stehen in jedem Fall vor enormen Herausforderungen.

Literatur

Bruckenberger E (2002a) Öffentliche Unternehmen oder private Versorger? Die Zukunft des Krankenhausmarktes, Bayreuth, S 10

Bruckenberger E (2002b) Die Folgen des Fallpauschalengesetzes für die Krankenhausplanung. Hannover, S 25 (www.bruckenberger.de, abgerufen am 02. Juni 2004)

Bruckenberger E (2003) Analyse der Vorgabe von Mindestmengen planbarer Leistungen nach dem Fallpauschalengesetz. Krankenhaus-Umschau 04: 307

Goergen H, Riedel R-R, Vetter H (1997) Sonderentgelte und Fallpauschalen. Köln, S 23

Lüngen M, Lauterbach KW (2003) DRG in deutschen Krankenhäusern. Thieme, Stuttgart New York 2003, S 72

OECD Health Data 2003, Paris 2003

Rychlik R (1999) Gesundheitsökonomie und Krankenhausmanagement. Grundlagen und Praxis, Stuttgart, 25

Zerth J (2004) Flächendeckende Versorgung in einem liberalen Gesundheitssystem. Dissertation, Bayreuth

DRG und Qualitätsmanagement (BQS, KTQ, EFQM) – welche Erfahrungen lassen sich aus USA und Europa nutzen?

R. Hildebrand

DRG's sind Fallpauschalen für Krankheitsarten, die seit ihrem Start zu Beginn der 80er-Jahre in den USA in fast allen Industriestaaten verbreitet sind. Die Zuordnung zu einer DRG ergibt sich aus krankheits- und patientenspezifischen Items: einer oder mehreren Diagnosen, größeren Prozeduren, dem Schweregrad bis hin zu Alter und Geschlecht des Patienten.

Auch wenn ein starkes Interesse an einer Einheitlichkeit besteht, hat doch fast jedes Land eigene DRG-Varianten erstellt, wobei man hierzulande – wer hätte das gedacht – wieder einmal am gründlichsten ist. Es steht zu befürchten, dass die Komplexität der G-DRG's im politischen Interessengetümmel weiter wächst. Je mehr Besonderheiten man allerdings in die (Kodier-)Regeln einbaut, desto leichter schleichen sich Fehler ins routinemäßige Dokumentieren ein und desto lästiger ist die Mehrarbeit, was kaum dazu beitragen wird, die Fehlerrate zu verringern.

Die Fallpauschale errechnet sich aus der Bewertungsrelation der DRG zum durchschnittlichen Basisfallwert aller DRG's, multipliziert mit Letzterem. Beide sind zunächst einmal mit Hilfe möglichst vieler Krankenhäuser zu ermitteln. Die Regeln werden durch ein Bewertungshandbuch festgelegt. Leider ist das Ergebnis der Kalkulation bisher bestenfalls mittelmäßig: Die Bewertungsrelationen fallen für einfachere Fälle zu hoch und für schwerere Fälle zu niedrig aus. (Der Stand der Entwicklung der G-DRG's ist unter http://inek.customer.msim.de/ nachzulesen.)

Warum werden DRG's eingeführt? Als Desinformation wird gestreut: „... um Betten zu schließen!" Dies weckt unnötige Ängste und ist so nicht richtig. Die Umstellung der stationären Abrechnung auf DRG's hat mit Anreizen zu tun – und mit daraus resultierenden Fehlsteuerungen.

Ein Abrechnen von Einzelleistungen verführt zur Maximierung der Leistungsmenge – ob Patienten die Leistungen brauchen oder nicht. Der Effekt ist aus dem ambulanten Bereich bekannt. Ein Abrechnen von Tagessätzen verleitet – wie jeder Krankenhauspraktiker weiß – dazu, Patienten möglichst erst zu entlassen, wenn sich ein Nachfolger für das zu belegende Bett findet. Fallpauschalen vermeiden derartige Fehlsteuerungen. Die Voraussetzung dafür allerdings ist: Sie müssen auskömmlich sein!

In den USA war die Kalkulation von DRG's für MEDICARE-Patienten (http://www.medicare.gov/) Anfang der 80er-Jahre nicht sonderlich schwierig. Man rechnete schon vorher Einzelleistungen ab – und kodierte als Voraussetzung dafür sorgfältig. Mittlerweile wurde an die 20 Jahre mit DRG's gearbeitet, und das System funktioniert noch immer passabel. Gleichwohl wird angesichts der „Kostenexplosion" schon lange nach Wegen gesucht, in Fallpauschalen „eingebaute" falsche Anreize durch eine Finanzierung mittels monatlicher „Kopfpauschalen" („capitated payment") auszuschließen.

DRG's und Qualität

Ein Abrechnen stationärer Leistungen mit Fallpauschalen macht nur Sinn, wenn sich hinter diesen Vergleichbares verbirgt – und zwar nicht nur auf dem Papier, sondern auch in der Realität! Die gleiche Erkrankung, die gleiche Patientenkategorie, die gleichen Prozeduren und – nicht zuletzt – vergleichbare Ergebnisse bzw. vermiedene Misserfolge müssen verglichen werden. Das erfordert ein Umstellen auf klinische Pfade. Im Interesse von Patienten und Krankenversicherung ist eine Fehlsteuerung, z. B. mittels „blutiger Entlassung" für gleiches Geld oder vorzeitigem Abschieben in eine Anschlussheilbehandlung, zuverlässig auszuschließen!

In den USA hat der Gesetzgeber zur „utilization and quality control" (Kasten 1986) Peer Review Organizations (PROs) geschaffen.*

PRO hatte schon zu Beginn u. a. folgende Ziele:

- Verlagern von Behandlungen in den ambulanten Bereich, die auch dort gut und sicher möglich sind,
- Reduzieren unangemessener oder unnötiger stationärer Aufnahmen bei bestimmten DRG's, Zuweisern oder Krankenhäusern,
- Reduzieren unangemessener oder unnötiger invasiver Prozeduren bei bestimmten DRG's, Zuweisern oder Krankenhäusern,
- Reduzieren unnötiger Leistungen in Röntgen, Labor etc.,
- Durchsicht elektiver Fälle in 5 der 20 häufigsten DRG's,
- Prüfen von Wiederaufnahmen innerhalb einer Woche nach der Entlassung,
- Prüfen von Verlegungen,
- Untersuchen von Einweisungs- bzw. Aufnahmemustern,
- Durchsicht von „day outliers" und „cost outliers",
- Prüfen der Kodierung,
- Untersuchen von Konflikten zwischen Krankenhaus und Patienten.

PROs dienen als „ Quality Improvement Organizations (QIOs)" nicht zuletzt der Kontrolle einer ordnungsgemäßen Mittelverwendung jener über 50% stationärer Fälle, die durch MEDICARE aus Steuermitteln bezahlt werden. Zu diesem Zweck gibt es „Utilization Review Departments" im Krankenhaus und Prüfinstitutionen in jedem Bundesstaat.

* Die aktuellen Regeln sind nachzulesen unter http://www.cms.hhs.gov/manuals/19_pro/pr00.asp; http://search.looksmart.com/p/browse/us1/us317837/us317920/us75531/us924710/us965100/bietet eine Übersicht über die PROs.

Externe Qualitätssicherung

Die – in Deutschlands Gesundheitswesen noch nicht so recht angekommene – Überzeugung, es bedürfe auch für die Krankenbehandlung eines schlüssigen Nachweises des Ergebnisses, ist in angelsächsischen Ländern wie den USA seit den frühen 70er-Jahren nichts Ungewohntes: Denn was für Patienten und ihre Krankenversicherung am Ende einzig zählt, ist die Ergebnisqualität. Eine davon entkoppelte „Prozess-" oder gar „Strukturqualität" kann es nicht geben – wohl aber mehr oder weniger zielführende Prozesse und Strukturen, die diese tragen!

Angesichts der bekannten Schwierigkeiten, sich auf einheitliche Ergebnisindikatoren zu verständigen, die Behandlungsergebnisse zu messen, zu dokumentieren, zu aggregieren und auszuwerten, hat man in den USA – angeführt vom American College of Surgeons – 1971 als eine Art „Krankenhaus-TÜV" die (heute so firmierende) Joint Commission on Accreditation of Healthcare Organizations (JCAHO) geschaffen (http://www.jcaho.org/). Diese hat in der Folge ein umfassendes Regelwerk geschaffen, nach deren Standards heute der weitaus größte Teil der Krankenhäuser in den USA turnusmäßig geprüft wird. Dieses Regelwerk gliedert sich in folgende Bereiche:

- Patientenrechte, Ethik der Institution,
- Untersuchung der Patienten,
- Behandlung der Patienten,
- Erziehung,
- Kontinuum der Versorgung,
- kontinuierliche Verbesserung der „performance",
- Führung,
- Management der Infrastruktur der Versorgung,
- Personalmanagement,
- Management der Information,
- Aufsicht, Prävention, Infektionskontrolle,
- Aufsicht,
- Management,
- Ärzteschaft,
- Pflegekräfte.

Zu den 10 Mindesterfordernissen einer jeden „accreditation" gehören zum einen das Arbeiten mit einem „performance measurement system" und zum anderen der schriftliche Nachweis bestimmter Messungen (Erfordernisse 3–6). JCAHO-„Standards" sind so beschrieben, dass man deren Erfüllungsgrad (USA) auf einer Skalierung angeben oder (international) durch die Antwort „ja/nein" bestätigen kann (Beispiel: nachweisliches Vorhandensein einer Kinderkrankenschwester bei der Behandlung von Kindern). Jede schriftliche Selbstdeklaration wird von JCAHO-eigenen Experten vor Ort kritisch hinterfragt.

Die „accreditation" durch die JCAHO erfolgt freiwillig. Wer allerdings keine solche „accreditation" [oder ein vergleichbares Zertifikat, z. B. der NCQA (National Committee for Quality Assurance, http://www.ncqa.org)] belegt, hat kaum eine Chance, seine Patienten irgendwo abrechnen zu können. Die JCAHO verfügt mit der JCI (Joint Commission International) über einen internationalen „Ableger", der seit einigen Jahren auch deutsche Krankenhäuser zertifiziert.

Die JCAHO entwickelt sich ständig weiter. Seit ihrer „agenda for change" aus dem Jahr 1989 bietet sie unter dem Namen ORYX ein Programm von Ergebnisindikatoren für nahezu jede Art von Krankenbehandlung. (Zu diesem Thema finden sich hier neuerdings wertvolle, teilweise noch englischsprachige Hinweise: http://www.aezq.de/qualitaetsindikatoren/0index/view). Es gibt bei der JCAHO im Rahmen eines Programms zur Risikovermeidung eine Meldepflicht für „sentinel events", zu denen in erster Linie Behandlungsfehler gehören (am 29. Juni 2004 waren 2552 „sentinel events" ausgewertet). Der neue Qualitätsbericht 2004 der JCAHO zielt auf eine bessere Patienteninformation. Eine wachsende Zahl von Krankenhäusern veröffentlicht mittlerweile freiwillig Ergebnisdaten.

Strategisches Qualitätsmanagement

Von der Inanspruchnahme „prüfender Einrichtungen", wozu auch die Zertifizierung nach ISO 9001 gehört, zu unterscheiden sind Bemühungen um einen Wertzuwachs infolge einer immer besseren „unique selling proposition (USP)" und um Alleinstellungsmerkmale im Wettbewerb (Marscalek-Gaucher u. Coffey 1990; Gaucher u. Coffey 1993, 2000). Die oben vorgestellten Instanzen bieten dafür allerlei Unterstützung.

Eindrucksvoller ist wohl der Ansatz der internationalen Qualitätspreise, der in den USA seit Mitte der 80er Jahre durch das National Institute of Standards and Technology (NIST) vertreten ist. Im Rahmen des Baldrige National Quality Program (http://baldrige.nist.gov/) wird jährlich der Malcolm Baldrige National Quality Award (MBNQA) verliehen – seit einigen Jahren auch für „Health Care". Hier die – im Detail von der Website herunterladbaren – sieben MBNQA-Kriterien:
- Führung,
- strategische Planung,
- Fokus auf Patienten, andere Kunden und Märkte,
- Messen, Analyse und Wissensmanagement,
- Mitarbeiterorientierung,
- Prozessmanagement.

Die – ebenfalls herunterladbaren – Bewerbungen von bisher drei Baldrige-Preisträgern aus dem Krankenhaussektor zeigen, wie stark die strategischen Qualitätsbemühungen amerikanischer Krankenhäuser auf ein Mobilisieren der Mitarbeiter setzen, um kundenorientiert mittels Ablaufstandardisierung („clinical pathways") zu immer besseren Ergebnissen („outcomes management") zu gelangen (Gerteis et al. 1993; O'Malley 1997; Zimmerman et al. 1996). Da ist es kein Zufall, gleich mehrere Krankenhäuser auf der Liste der 100 besten Arbeitgeber in den USA wiederzufinden (http://www.fortune.com/fortune/bestcompanies).

Mitte der 90er-Jahre erschienen in den USA grundlegende Veröffentlichungen zu klinischen Pfaden (JCAHO 2003; Katz et al. 1997; Spath 1994, 1996; Zander 1995). Seither gilt ein strikt geordnetes arbeitsteiliges Vorgehen in der Krankenversorgung dort mehr und mehr als Standard. Damit ist größtenteils auch das Kodierproblem für die DRG's gelöst: Die notwendigen Angaben sind weitestgehend vorgedruckt!

Strategisch verhilft die Balanced Scorecard (BSC) zur richtigen kausalen Verkettung strategischer Ziele bezüglich der Finanzen, des (Über-)Erfüllens der Kundenbedürfnisse, dafür maßgeschneiderter (Behandlungs-)Prozesse und der Mobilisierung der Mitarbeiter (Kaplan u. Norton 2004).

Allen Ansätzen gemeinsam ist ein ganzheitliches Vorgehen. Alle Angehörigen des Krankenhauses leisten ihren Beitrag zum gemeinschaftlichen Wertzuwachs und es wird umfassend gemessen. Um all dies sicherzustellen, bemüht sich die Krankenhausleitung um ein stimulierendes Arbeitsklima. Leitende Ärzte gehen dabei mit gutem Beispiel voran. Entbehrliche Hierarchien werden gezielt abgebaut. Jeder einzelne Mitarbeiter wird gefördert, persönliche Verantwortung in seinem Team zu übernehmen, das z. B. eine bestimmte Patientengruppe eines gleichartigen DRG-Clusters betreut.

Das Institute of Medicine (IOM; http://www.iom.edu/) heizt die öffentliche Qualitätsdiskussion seit Jahren durch kritische Texte zum Thema an (Institute of Medicine 2000, 2001). Das Institute for Healthcare Improvement (IHI) vermittelt in Veranstaltungen, Publikationen und Projekten vielfältige Anregungen für kontinuierliche Verbesserungen (http://www.ihi.org/ihi). Wo immer man hinkommt, ist im US-Gesundheitswesen ein offenes Innovationsklima „anfassbar". Damit sind dort keineswegs alle Probleme gelöst. Doch es ist ein institutioneller Rahmen gesteckt, um die Qualität der Ergebnisse in den Mittelpunkt aller Bemühungen zu stellen. Es gibt eine Vielzahl von Initiativen, vor Ort für die stationären Patienten bessere Ergebnisse zu erzielen, ob nun DRG-oder auf andere Weise finanziert.

Qualitätsmanagement im deutschen Krankenhaus

Wenn auch im Vergleich zu angelsächsischen Bemühungen ziemlich spät, begibt sich die institutionalisierte Ärzteschaft – getrieben von einigen engagierten Kollegen – auch in Deutschland allmählich auf den Qualitätspfad (http://www.aezq.de). Das schlägt sich nach eigenen Beobachtungen bisher kaum im klinischen Betrieb nieder. Noch scheint hier weithin die Überzeugung verbreitet: „Ärztlichem Handeln ist qualitätsimmanent!" Gedacht und entschieden wird „oben". Trotz gegenteiliger Verlautbarungen aus manchen Einrichtungen stecken gar strategische Verbesserungsansätze in Deutschlands Krankenhäusern noch in den Kinderschuhen.

DRG's werden nahezu durchweg als Last oder gar als Gefahr empfunden. Die Diskussion zum Thema rankt sich vor allem um „gerechte" (Fest-)Preise und – nach wie vor – um die Sinnhaftigkeit des Kodierens. Eine Verbindung von Qualitätsmanagement und DRG's besteht – von den Meldepflichten zur externen Qualitätssicherung abgesehen – bisher nicht.

Der Gesetzgeber hat schon Mitte der 90er-Jahre den § 137 SGB V zur Qualitätssicherung beschlossen (und ihn später erweitert und um den § 135a SGB V ergänzt) und Einzelheiten dem Spiel konträrer Interessen in der Selbstverwaltung überlassen. So haben erste Ansätze sehr lange gebraucht und – wie bei KTQ – zu mehr als bescheidenen Ergebnissen geführt. Das kann sich jeder vor Augen führen, der sich die Mühe macht, einen beliebigen der unter www.ktq.de gespeicherten Qualitätsberichte herunterzuladen und kritisch durchzuarbeiten: Neben „Strukturdaten" ist darin nichts Konkretes zu lesen! Das gilt auch für die konfessionelle KTQ-Variante pCC (http://www.procum-cert.de/).

Die Ausführungen in den KTQ-/pCC-Qualitätsberichten sind – weitestgehend mit denen anderer KTQ-Krankenhäuser austauschbar – so vage gehalten wie die Inhalte des KTQ-Katalogs im aktuellen KTQ-Manual 4.0 (KTQ 2003). Dessen insgesamt 69 Kriterien gliedern sich zu folgenden 6 „Kategorien":
- Patientenorientierung in der Krankenversorgung,
- Sicherstellung der Mitarbeiterorientierung,
- Sicherheit im Krankenhaus,

- Informationswesen,
- Krankenhausführung,
- Qualitätsmanagement.

  Unter „Qualitätsmanagement" finden sich z. B. die „Kriterien":
- Einbindung aller Krankenhausbereiche in das Qualitätsmanagement,
- Verfahren zur Entwicklung, Vermittlung und Umsetzung von Qualitätszielen,
- Organisation des QM,
- Methoden der internen Qualitätssicherung,
- Sammlung qualitätsrelevanter Daten,
- Nutzung von Befragung,
- Umgang mit Patientenwünschen und Patientenbeschwerden.

  Dazu für das letzte Beispiel (ohne Weglassung) die Einzelfragen:
- Inwieweit werden Patienten auf die Möglichkeit einer Patientenbeschwerde hingewiesen?
- Inwieweit werden Patientenbeschwerden statistisch erfasst?
- Welche Instrumente der Patientenbeschwerde stehen dem Patienten dabei zur Verfügung (z. B. schriftlich strukturierte Beschwerde durch ein patientenorientiert gestaltetes Formular, Kummerkasten, spezieller Ansprechpartner)?
- Inwieweit werden die Patientenbeschwerden ausgewertet?
- Inwieweit werden Wünsche und Beschwerden aller übrigen Kontaktpersonen der Klinik erfasst (z. B. Zulieferer, Angehörige, Niedergelassene Ärzte)?

Dazu hat sich das Krankenhaus zum Zwecke einer „Selbstbewertung" (mit jeweils beschränkter Zeichenzahl) schriftlich zu äußern. Dafür werden die Begriffe „Plan, Do, Check, Act" aus Walter Shewhart's PDCA-Kreis für strukturierte Verbesserungen entlehnt. Während es dort um eine „Versuchsvorbereitung", die „Durchführung des Experiments", dessen „Auswertung" und das „Verbindlichmachen" positiver Ergebnisse (oder den Neubeginn des Kreises) geht, steht bei KTQ sinngemäß:
- „Do" für „Was machen Sie?"
- „Plan" für „Wie haben Sie das geplant?"
- „Check" für „Wie überprüfen Sie, was Sie machen?"
- „Act" für „Welche Konsequenzen ziehen Sie daraus?"

Allerdings werden gemäß KTQ-Manual nicht für 35 Kriterien alle vier Fragen gestellt, wobei nicht klar ist, warum dies so ist. Jedenfalls endet bei 18 Kriterien die Bewertung nach drei, bei 17 Kriterien gar nach zwei Schritten. Die eigenen Antworten hat man dann jedenfalls, unterteilt in einen „Erreichungsgrad (E)" und einen „Durchdringungsgrad (D)", nach einem von KTQ entwickelten Schema zu bewerten. Daraus errechnet sich ein Zahlenwert, der für 24 davon mit dem Faktor 1,5 zu multiplizieren ist. Aus allen Einzelbewertungen errechnet sich eine Gesamtpunktzahl.

Wenn diese mehr als 55% der maximalen Gesamtpunktzahl 1299 erreicht, kommt es nur noch darauf an, dass eine akkreditierte Zertifizierungsstelle und KTQ-Visitoren dies ähnlich sehen. Dann steht einem KTQ-Zertifikat nichts mehr im Wege. Anschließend kommt der KTQ-Qualitätsbericht auf die KTQ-Website. pCC funktioniert genauso; dort gibt es noch einige Kriterien mehr.

BQS steht für Bundesgeschäftsstelle Qualitätssicherung (http://www.bqs-online.de/). BQS, das zweite „Standbein" der Selbstverwaltung zur externen Qualitätssicherung, kennen die Leser vom zusätzlichen Ausfüllen von „Item-Bögen" für bestimmte (Tracer-)Eingriffe. Die Bögen sind zur Auswertung der LQS zuzuleiten, die dem Krankenhaus zeitversetzt eine vergleichende (Landes-)Auswertung zurückliefert. Diese lässt erkennen, wo es im anonymisierten Geleitzug der Meldenden steht.

Am BQS-Verfahren gibt es vielerlei Kritik, die allerdings größtenteils auf die Kritisierenden zurückfällt. Aussagefähige, vollständige und richtige Daten aus den Krankenhäusern vorausgesetzt, stellt BQS immerhin für einige Tracer-Diagnosen eine Übersicht bereit, aus der sich ablesen lässt, dass es in Deutschland bessere und schlechtere Krankenhäuser gibt. Was mit den schlechteren konkret geschieht, bleibt für den Außenstehenden – also auch für Patienten – allerdings im Dunklen. Immerhin erfährt das Krankenhaus, das seine Daten meldet, bei seinen Rechnungen keinen „Strafabzug".

Das dritte Element „selbstverwalterischer" Qualitätsaktivitäten besteht in der Umsetzung der Gesetzespflicht der Krankenhäuser, erstmals für das Jahr 2004 einen Qualitätsbericht zu veröffentlichen. Die schriftliche „Vereinbarung zum Qualitätsbericht" und zusätzliche „Ausfüllhinweise" finden sich z. B. unter http://www.krankenhaus-aok.de/m04/m04_05/. Der dortige „Basisteil" ähnelt dem Strukturteil von KTQ, weshalb KTQ Letzteren an die neuen Vorgaben anpasst. Der als „Systemteil" bezeichnete Rest der Vorgabe zum Qualitätsbericht enthält nur vage Überschriften.

Ernsthafte Qualitätsbemühungen sind also der Initiative des einzelnen Krankenhauses überlassen. Zumeist werden dort eine oder mehrere Stellen – mit einem „Qualitätsetikett" versehen – mit Mitarbeitern besetzt, die je nach Neigung und Temperament in Eigenregie versuchen, etwas Sinnvolles auf die Beine zu stellen. Über die Landesgrenzen wird kaum hinausgesehen. Eher sucht man aus dem Angebot der Berater und Seminarveranstalter heraus, was möglicherweise von Nutzen sein könnte. Die ISO 9001 hat zumindest in Teilbereichen wie der Apotheke und dem Labor eine gewisse Verbreitung gefunden. Es gibt etliche Versuche mit dem EFQM-Modell für Excellence (www.efqm.org, www.deutsche-efqm.de), das dem amerikanischen MBNQA-Ansatz ähnelt. Die Begeisterung für EFQM ist allerdings gebremst, da es kein Zertifikat gibt! Der – den Regeln des EFQM-Modells folgende, im Anspruchsniveau etwas bescheidenere – Ludwig-Erhard-Preis (http://www.ludwig-erhard-preis.org/) wird hier und da angestrebt. Einen Preisträger aus dem Krankenhaussektor gibt es jedoch bisher weder in Deutschland noch in Europa.

Fazit

Man könnte von amerikanischen Krankenhäusern in Sachen Qualität in Deutschland viel lernen, so z. B. eine strikte Outcomes-Orientierung – auch und besonders in der Krankenbehandlung. Die Umstellung auf DRG's hat die Entwicklung gefördert. Sie nutzt den Patienten und hilft, mit tendenziell geringeren Kosten ein gleiches Qualitätsniveau aufrechtzuerhalten. Dies bedarf eines ganzheitlichen, von der Krankenhausleitung und den leitenden Ärzten „getriebenen" Vorgehens. Das Qualitätsmanagement ist in der Routine statt einer eigenen „Qualitätssubkultur" zu verankern. Wenn dies gelingt, besteht die Chance einer immer höheren Qualität dank einer immer besseren Mobilisierung der Mitarbeiter!

Literatur

Gaucher EJ, Coffey J (1993) Total quality management – from theory to practice. Jossey Bass, San Francisco

Gaucher EJ, Coffey J (2000) Breakthrough performance. Accelerating the transformation of health care organizations. Jossey Bass Publishers, San Francisco

Gerteis M, Edgman-Levitan S, Daley J, Delbanco TL (eds) (1993) Through patient's eyes – understanding and promoting patient-centered care. Jossey Bass, San Francisco

Institute of Medicine (2000) To err is human: building a safer health system. National Academy Press, Washington D.C.

Institute of Medicine (2001) Crossing the quality chasm. National Academy Press, Washington D.C.

JCAHO (2003) Putting evidence to work, tools and resources. Joint Commission on Accreditation of Healthcare Organizations, Oakbrook Terrace

Kaplan RS, Norton DP (2004) Strategy maps. Converting intangible assets into tangible outcomes. Harvard Business School Press, Boston

Kasten BL (1986) The physician's DRG handbook. Mosby, St. Louis

Katz JM. Green E (1997) Managing quality. A guide to system-wide performance management in health care, 2nd edn. Mosby, St. Louis

KTQ (2003) KTQ-Manual inkl. KTQ-Katalog Version 4.0. Deutsche Krankenhaus-Verlagsgesellschaft mbH, Düsseldorf

Marscalek-Gaucher EJ, Coffey J (1990) Transforming healthcare organizations. Jossey Bass, San Francisco

O'Malley JF (1997) Ultimate patient satisfaction. Designing, implementing, or rejuvenating an effective patient satisfaction and TQM program. McGraw-Hill, New York

Spath PL (ed) (1994) Clinical paths, tools for outcomes management. American Hospital Publishing, Chicago

Spath PL (ed) (1996) Medical effectiveness and outcomes management. American Hospital Publishing, Chicago

Zander K (ed) (1995) Managing outcomes through collaborative care. American Hospital Publishing, Chicago

Zimmerman D, Zimmerman P, Lund C (1996) The healthcare customer service revolution. The growing impact of managed care on patient satisfaction. Irwin Professional Publishing, Chicago London Singapore

Trends im Krankenhauseinkauf – Kooperation statt Konfrontation

G. Strauss

Die Einrichtungen im Gesundheitswesen, speziell die Universitätsklinik mit der Vielfalt ihrer Anforderungen, befinden sich in einem grundlegenden Veränderungsprozess. Die Krankenhauslandschaft erfährt zurzeit und auch künftig ein hohes Maß an Veränderungen der verschiedensten Rahmenbedingungen. Diese haben in aller Regel durch von außen determinierte Anforderungen – bedingt durch politische Kräfte, Verknappung von Ressourcen, technische Innovationen, Fortschritte in der Medizin, Drittmittelproblematiken, aber auch durch gesellschaftlichen Wertewandel – große Auswirkungen auf die Krankenhauslandschaft. Der Trend nach mehr Wettbewerb unter den Leistungsanbietern im Gesundheitswesen scheint ungebrochen. Die Verabschiedung der betreffenden Gesetzestexte bestätigt diese Annahme. Es ist somit notwendig, sich diesen Anforderungen zu stellen. Mit dem neuen Finanzierungssystem – DRG – wird es einen neuen, wesentlichen Schub bekommen. Der Krankenhausbereich stellt sich neu auf. Dazu gehören *Personalabbau, Bettenreduzierung, Outsourcing, Kooperationen, Dienst-/Unterstützungsleister, Berater, Netzwerkbildung, E-Commerce, Profitcenter, Prozessoptimierung, strategischer Einkauf* etc., mit dem Ziel der Effizienzsteigerung, und zwar besonders im Bereich der Materialwirtschaft, entlang der gesamten Versorgungskette, dem sog. „supply chain management" (▫ Abb. 15.1).

Die alte Kaufmannsregel, *„Im Einkauf liegt Gewinn"*, hat nichts an Aktualität verloren. Im Gegenteil, die rasant und hemmungslos wirkenden Kostendämpfungsbemühungen im Gesundheitswesen sowie die Globalisierung der Märkte zwingen uns förmlich und nachdrücklich zu strategischem Handeln und zur Entwicklung von Visionen und Innovationen. Aber, die Einkäuferin/der Einkäufer alter Schule ist (schon längst) ein Auslaufmodell. Die Tätigkeiten verändern sich seit einiger Zeit tief greifend. Die Krankenhäuser können den Nutzen aus der Globalisierung der Märkte nur dann zu Wettbewerbsvorteilen nutzen, wenn sie auch ihre *internen Prozesse* verändern, d. h. verschlanken („lean management"). Damit verändert sich aber auch das berufliche Anforderungsprofil an die Einkäufer rasant. Dominieren in der Welt von gestern noch hierarchische Strukturen, Dezernats-/Abteilungsegoismen, Einzelinteressen und eine lediglich kaufmännische Ausrichtung, so kommt es ab morgen (ab heute) auf ganz andere Kompetenzen an, wie z. B. Umgang mit Netzwerken, Nutzung von Synergien, Prozessorientierung und gesteigerte Fach- und Sozialkompetenzen. Soziale Kompetenz und technisches Wissen drängen sich im Berufsalltag des Einkaufs in den Vordergrund.

Blick in die Zukunft

Eine hohe *Einkaufseffizienz* ebenso wie Spitzenleistungen im gesamten Krankenhaus

→ *SUPPLY MANAGEMENT*

sind heute ein Muss.

Dies erfordert einerseits tiefgreifende Veränderungen und andererseits einen permanenten Leistungs- und Leidensdruck

Die bislang isoliert betrachteten Konzepte Reengineering, Benchmarking und Controlling ergänzen sich im

SUPPLY MANAGEMENT

in sinnvoller Weise!

Abb. 15.1. Blick in die Zukunft

Es gehört zum Alltag vieler Führungskräfte, dass sie sich im Tagesgeschäft aufreiben und darüber das Führen ihrer Teams vernachlässigen. Dabei hängt es nicht so sehr von der Position und Hierarchie einer Führungskraft ab, wie viel Zeit sie ihren Mitarbeitern widmet, sondern davon, welches Verständnis sie von ihren Aufgaben hat. Für leitende Positionen, für die so genannten Führungskräfte, bedeutet dies vor allem, dass sie das Wissen und Wollen ihrer Mitarbeiter/-innen als zukünftig entscheidende Ressource erkennen und sorgfältiger pflegen, entwickeln und sichern müssen als bisher. Dies im Gleichklang mit der Vision zukünftiger Beschaffungspolitik, abgeglichen mit der Zielsetzung des Unternehmens. Wir vergeuden eine Menge Potenzial, wenn die Beschäftigten ihre Stärken nicht voll einsetzen können! Es stellt sich demnach die Frage, wie die noch bestehenden Reserven in der Materialwirtschaft – Einkauf – Lagerwirtschaft – Logistik – von uns ausgeschöpft werden können? Sich immer wieder aufs Neue zu Höchstleistungen zu motivieren, das ist die Devise.

Stillstand bedeutet Rückschritt – und dies gefährdet Arbeitsplätze! Folglich wird es künftig mündige, verantwortungsbewusste Einkäufer geben, die bereit sind, mit den Anwendern/Nutzern auch kontrovers zu diskutieren. Immer unter dem Vorrang der Wirtschaftlichkeit, der Überlebensfähigkeit des Unternehmens Krankenhaus.

Die Finanzierbarkeit des Gesundheitswesens steht und fällt mit der innovativen Gestaltung und Optimierung der Einkaufs- und Logistikprozesse. Märkte entwickeln sich zu komplexen Wirtschaftskreisläufen, Krankenhäuser zu Profitcentern. Die Stellschraube für die Wirtschaftlichkeit, die Überlebensfähigkeit im Krankenhaus, befindet sich in der Materialwirtschaft, speziell im Einkauf. In der virtuellen Welt von Einkauf, Vorratswirtschaft und Logistik gelten völlig neue, sich ständig veränderbare Gesetze. Vorrangiges Ziel muss sein, die Einkaufs- und Logistikabläufe, eventuell als Profitcenter, effizient zu implementieren (Abb. 15.2).

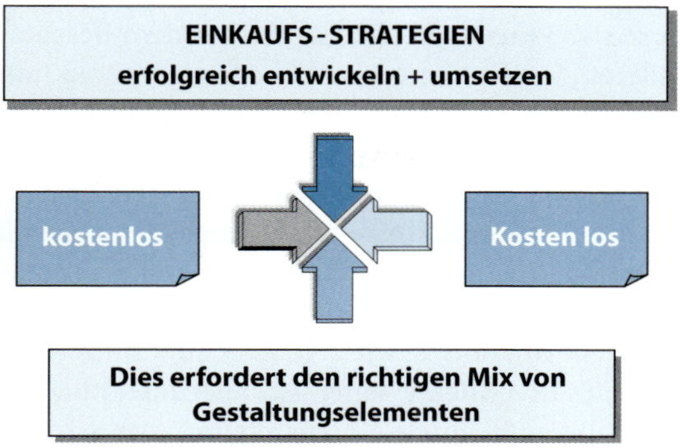

Abb. 15.2. Einkaufsstrategien

Wo Märkte aufbrechen und der technische Wandel sich rasant beschleunigt, sind urplötzlich Lernfähigkeit, Verantwortungsbereitschaft, Kreativität und Anpassungsfähigkeit die überlebensnotwendigen Erfolgsattribute im Gesundheitswesen. Wettbewerbsfähigkeit hängt mehr denn je von der Motivation und Qualifikation der Beschäftigten ab, auch im medizinischen Bereich. Die geforderte Wirtschaftlichkeit darf nicht zu Lasten der Versorgungsqualität gehen. Die Lösung liegt m. E. nach in der Ausschöpfung von Synergieeffekten durch intelligente Lösungen in der Materialwirtschaft, über das gesamte „supply chain", E-Procurement und IT-Anwendungen durch „supply concepts". Die Lösung liegt aber auch in der qualifizierten Aus- und Weiterbildung von Ärzten und Pflegenden im Bereich Medizinökonomie. Hierzu bietet z. B. die Rheinische Fachhochschule Köln – University of Applied Sciences – einen Studiengang „Medizin-Ökonomie" an.

Wir müssen erhebliche Investitionen in die Gestaltung und den Ausbau von Management-geeigneten Führungs- und Controlling-Systemen tätigen, da sie letztendlich die Basis für jegliche ökonomische Transparenz und Verantwortung auf allen Ebenen des krankenhausbetrieblichen Geschehens bilden. Hier sind alle Beschäftigten gefordert, ihren wirkungsvollen Beitrag zu leisten. Der Mensch ist Träger der Potenziale, weil Potenziale Erfolgschancen für die Zukunftsgestaltung sind, die nur durch den Menschen, den Beschäftigten wirken können. Wir müssen alle Unternehmensprozesse – u. a. aufgrund des leistungsorientierten Entgeltsystems „DRG" – unter den Gesichtspunkten Wettbewerbsfähigkeit und Erfolgssicherung überprüfen. Die Erkennung kostenintensiver Leistungen im kaufmännischen, technischen sowie im medizinisch pflegerischen Bereich gehört ebenso dazu, wie die Lokalisierung der eigenen Erfolgsfaktoren. Diese Auseinandersetzung mit der Optimierung der (bzw. aller) Geschäftsprozesse, hier vorab in der Materialwirtschaft mit Einkauf, Lagerwirtschaft und Logistik im Krankenhaus, erfordert eine gezielte Planung und Steuerung der Krankenhausprozesse sowie deren Kontrolle. Gesundheitsleistungen sind Marktleistungen. Ich selbst beziehe unternehmerische oder organisatorische Qualitätskriterien in mein Vorgehen ein und bewahre (noch) mittelfristig die Interessen der besten Lieferanten, meiner Partner! Genau das erwarte ich (schon längst) ab sofort von Chef-/Oberärzten. Reine medizintechnische Begründungen für geplante Beschaffungsvorhaben reichen nicht mehr aus! Im Zusammenspiel des so genannten „Dreigestirns", ärztlicher bzw. pflegerischer Bereich (Anwender/Nutzer) mit dem kaufmännischen Teil (Controlling, Kosten- und Leistungsrechnung und Einkauf) des Krankenhausunternehmens sowie der Industrie (Qualitätsmanagement, innovative Lösungswege u. a. m.) werden künftig Beschaffungsmaßnahmen geplant, beantragt und durchgeführt.

Sowohl in der Wissenschaft als auch in der Praxis schenkt man bisher dem Beschaffungswesen/Einkauf, verglichen mit anderen Unternehmensbereichen wie Produktion und Verkauf, wenig Beachtung. Beschaffungsstrategie und Beschaffungspolitik werden leider immer noch nicht als eine aktuelle Herausforderung an die Krankenhaus- und Klinikführung angenommen. Die Bemühungen in jüngster Zeit, dem brachialen Kostensenkungsdruck im Gesundheitswesen entgegenzuwirken, konzentrieren sich überwiegend auf die Personalkosten. Dies macht augenscheinlich auch Sinn, denn die Personalaufwendungen schlagen mit ca. 70% höher zu Buche als die Sachaufwendungen. Dabei sollten alle Kostenfaktoren über betriebswirtschaftliche Methoden, wie z. B. über ein Controlling, verstärkt beobachtet und analysiert werden. Die Effekte einer Rechnerunterstützung – EDV-gestützte Materialwirtschaft – sind dabei unbedingte Voraussetzung. Der Schwerpunkt im traditionellen Krankenhauseinkauf liegt immer noch in der rein operativen Beschaffung von Ver- und Gebrauchsgütern sowie Anlagegütern. Hiervon ausgenommen sind Spezialitäten wie pharmazeutische und transfusionsmedizinische Produkte sowie Immobilien.

Beschaffung versteht sich als Mittlerfunktion zwischen den Märkten und den Verbrauchern. Im Sinne eines Dienstleistungsbereichs innerhalb des Klinikums hat der Einkauf zur Unterstützung anderer Bereiche durch Kooperation und Information beizutragen. Dabei sind nicht nur die Beschaffungskosten, sondern auch die Folgekosten beim Mitteleinsatz zu berücksichtigen. Hierbei muss nicht zwingend die Maxime der Kostenminimierung bei vorgegebenem Leistungsniveau zur Anwendung kommen; es kann vielmehr auch eine Nutzenmaximierung bei vorgegebenen Kosten dem Grundsatz der Wirtschaftlichkeit und Sparsamkeit genügen. Anzustreben bleibt stets ein optimales Preis-Leistungs-Verhältnis. Die Kostensenkungsbemühungen dürfen dabei auf keinen Fall mit einem Qualitätsverlust, sondern müssen vielmehr mit der Aufrechterhaltung bzw. gar mit einer wesentlichen Steigerung der Qualität einhergehen.

Aus dem Zielsystem eines Krankenhauses resultiert ein Bündel von Aufgaben. Die Funktionen weitgehend verwaltender Art, die routinemäßig zu erledigen und auch zu automatisieren sind, werden unter dem Begriff des *Beschaffungs-Operating*, solche, die aktiv und kreativ auf die Beschaffungsmärkte Einfluss nehmen, unter der Bezeichnung *Beschaffungsmarketing* subsumiert (■ Abb. 15.3).

Funktionen des *Beschaffungs-Operatings:*
- Bearbeiten von Beschaffungsanforderungen,
- Bezugsquellenermittlung,
- Bestellentscheidung,
- Bestellüberwachung,
- Rechnungsprüfung,
- Dokumentation.

Aufgaben des *Beschaffungsmarketings:*
- Beschaffungsmarktforschung,
- Produktbewertung,
- Wirtschaftlichkeitsanalysen,
- statistische Analysen,
- Überprüfung der Beschaffungspolitik,
- Information und Beratung.

STRATEGISCHE Aufgaben	OPERATIVE Aufgaben
• Definition der Beschaffungs-strategien	• Disposition
• Beschaffungsmarktforschung	• formelle Prüfung der Anforderungen
• Marktformung	• Bedarfsprüfung
• Lieferantenvorauswahl	• Bestellabwicklung
• Lieferantenqualifizierung	• Abrufe
• Vertragswesen	• Angebotseinholung
• Mitarbeit in Projekten	• Vergaben / Ausschreibungen
• Investitionsmitentscheidung	• Datenpflege (Artikel/Lieferanten)
• Wertanalysen/Kennzahlen	• Leistungsstörungen
• Organisation	• Schriftverkehr
• Innovationsfähigkeit	• Rechnungsfreigabe
• Just-in-time-Konzepte	• Dokumentation
• Prozessgestaltung	

Abb. 15.3. Strategische/operative Aufgaben

Öffentliche Krankenhäuser unterliegen bei der Auftragsvergabe, anders als private, einer Vielzahl von Vorschriften, die ihren Handlungsspielraum einengen. Neben der Aufstellung des Haushalts- und Finanzplanes beinhalten die Haushaltsordnungen der Länder (LHO) beispielsweise auch noch ergänzende Grundsätze, die bei Beschaffungsmaßnahmen zu berücksichtigen sind. So gilt z. B. in der Landeshaushaltsordnung NRW grundsätzlich das Primat der Wirtschaftlichkeit und Sparsamkeit. Mittelstandsförderungsgesetze postulieren innerhalb des Landesrechts eine besondere Berücksichtigung mittelständischer Unternehmen bei der Auftragsvergabe. Auch die Richtlinien für die Berücksichtigung bevorzugter Bewerber, ebenso wie die Richtlinien für die bevorzugte Berücksichtigung von Personen und Unternehmen (unter gewissen Voraussetzungen) beeinflussen den Beschaffungsprozess. Das Vergabeprozedere selbst ist durch die Vorschriften der Verdingungsordnung für Leistungen, Teile A und B (ausgenommen Bauleistungen) – VOL/A und B – geregelt. Die Vorschriften der VOL weisen insgesamt ein ausgewogenes Verhältnis auf, was die Rechte und Pflichten der Beteiligten anbelangt.

Genau hier beginnen im Krankenhauseinkauf, speziell dann noch an einer Uni-Klinik mit dem zusätzlichen Auftrag zur Lehre und Forschung, die Konfliktfelder. Die grundlegende Voraussetzung für das Zustandekommen der (Transaktions-)Beziehung zwischen Krankenhaus (Arzt) und Patient ist die Herstellung von Vertrauen. Dies entwickelt sich primär im direkten Verhältnis zwischen Arzt und Patient. Jedoch spielt das Vertrauen des Patienten in eine optimale apparative Betreuung eine nahezu gleichwertige Rolle. Die

Zielfunktion des öffentlichen Krankenhauses als Anbieter von Gesundheitsleistungen wird vorrangig von der ethischen Norm (dem ärztlichen Ethos) bestimmt, das den Einsatz notwendiger medizinischer Handlungen zur Erzielung eines Heilerfolges sicherstellt. Im Konfliktfeld dazu stehen die rein ökonomischen Bedürfnisse. Dieses Konfliktfeld zwischen dem haushaltsverantwortlichen Einkäufer, eingebunden in eine Vielzahl vergaberelevanter Vorschriften, und dem eigentlich kostenverantwortlichen Bedarfsträger/Nutzer begleiten das Vergabeverfahren nicht lautlos. In der Regel interessieren den Anwender/Nutzer die Kosten der medizinischen Leistungen umso weniger, je dringlicher das gesundheitliche Problem des zu behandelnden Patienten ist.

Als Hauptziele – Primärleistungen – des bedarfswirtschaftlichen Krankenhauses (diese Ziele lassen sich auf jede Art von Krankenhauseinkauf transferieren) gelten neben dem Bemühen um bedarfsdeckende Versorgung der Bevölkerung mit Krankenhausleistungen das Streben nach Wettbewerbsfähigkeit und Erfolgssicherung. Als organisatorischer Teilbereich des Krankenhauses hat der Einkauf mit seinen Subzielen zur Zielerreichung des Gesamtklinikums beizutragen. Daraus leitet sich als leistungswirtschaftliches Hauptziel der Beschaffung die sachlich, quantitativ, qualitativ sowie zeitlich richtige Übernahme und Bereitstellung von Gütern ab. In diese Gestaltungskette hat sich der ärztliche und pflegerische Bereich mit einzubringen (Abb. 15.4).

Als Unterziele sind erstens die Gewährleistung der optimalen Lieferbereitschaft mit kurzen Lieferzeiten sowie Termin- und Mengentreue der Auftragnehmer zur Minderung des Beschaffungsrisikos zu nennen, die sich im Sicherheitsziel konkretisieren. Änderungen sowohl in der Bedarfsstruktur als auch in den Marktsituationen erfordern zudem Flexibilität. Hierzu sind Lieferantenunabhängigkeit und Marktforschung notwendig. Des Weiteren ist in Zusammenarbeit mit den Anbietern und Bedarfsträgern/Nutzern die Qualität der Artikel nicht nur ständig zu überprüfen, sondern möglichst noch zu erhöhen. Die Lieferantenunabhängigkeit wiederum ist abhängig von den Anforderungen der Nutzer an die notwendige Leistung, an den benötigten Artikel. Verursachen Koppelgeschäfte von Chefärzten mit der Industrie, wie das Einwerben von so genannten Drittmitteln, nicht eine teuer zu bezahlende Abhängigkeit? Preisverhandlungen mit Anbietern von Waren und Leistungen werden zur Farce, wenn der medizinische Nutzer vorab versucht, mit dem potentiellen Lieferanten Drittmittel einzuwerben!

Gibt es unter den Bedingungen der DRG's etwa immer noch Chefärzte, die nach wie vor davon ausgehen, dass sie mit der Einwerbung von Drittmitteln ihr Budget tatsächlich erhöhen? Dabei müsste doch eigentlich klar sein, dass kein Hersteller und kein Lieferant

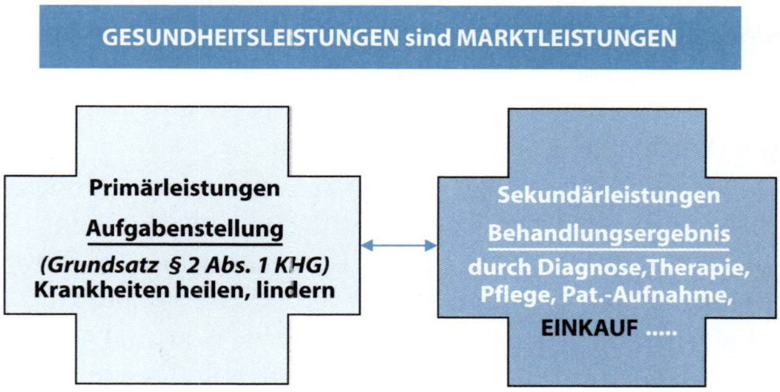

Abb. 15.4. Gesundheitsleistungen sind Marktleistungen

auch nur einen Cent zu verschenken hat. Diese besonderen Zuwendungen (Drittmittel) der Industrie für die vermehrte Abnahme von Waren und/oder für die Ausarbeitung von Studien werden nach alt bewährter kaufmännischer Grundausbildung vorab in den Verkaufspreis mit einkalkuliert! Folglich bezahlt das Unternehmen Krankenhaus diese Drittmitteleinwerbungen von Ärzten diverser Abteilungen. So sind mit an Sicherheit grenzender Wahrscheinlichkeit langfristig keine Arbeitsplätze im Gesundheitswesen zu sichern. Auf die absolute Gratwanderung zwischen Drittmitteleinwerbung und möglicher Korruption will ich an dieser Stelle nicht eingehen. Das Thema Korruption allein schon wäre die Auflage eines Buches wert. Die derzeitige Rechtsprechung beweist dies nachhaltig.

Gibt es unter den Bedingungen der DRG's tatsächlich immer noch Ärzte, die entgegen allen ökonomischen Grundsätzen handeln? So werden z. B. teure Geräte, in der Regel ohne Wissen der Krankenhausverwaltung, leihweise in der betreffenden klinischen Abteilung aufgestellt. Wie von der Industrie eingetrichtert, erfolgt ärztlicherseits der Hinweis, dass Leihe gemäß Bürgerlichen Gesetzbuches (BGB) ja kostenlos sei. Dabei ist doch offensichtlich, dass sich der betreffende Hersteller das Leihgerät über oftmals überhöhte Verbrauchsartikelpreise plus steuerliche Abschreibung bezahlen lässt. Hier verlange ich als Materialwirtschaftler und Ökonom, dass sich Ärzte und Pflegende mit dem Gesamtunternehmen Krankenhaus identifizieren und mögliche persönliche Interessen hinten anstellen!

Liebe Chef-/Oberärzte und Pflegedienstleistungen, mit zunehmendem Einzug des ökonomischen Handelns in das Gesundheitswesen können wir gemeinsam zur Wettbewerbsfähigkeit und Erfolgssicherung Wesentliches beitragen. Mein Appell an dieser Stelle ist: Qualifizieren Sie sich selbst und/oder zumindest Mitarbeiter aus Ihrem Bereich für betriebswirtschaftlich verträgliche Handlungsweisen! Erstellen Sie einen Qualifizierungsplan für Ihre Abteilung! Prüfen Sie die Lernfortschritte Ihrer Beschäftigten! Führen Sie in regelmäßigen Abständen Mitarbeitergespräche hinsichtlich der Überlebens- und Wettbewerbsfähigkeit = Arbeitsplatzsicherung des Krankenhauses! Gerne wird Sie der Verwaltungsteil, noch besser die qualifizierte kaufmännische Organisationseinheit Ihres Krankenhauses, dabei unterstützen. Ich erwähne hier bewusst *Ihr* Krankenhaus. Denn jeder Einzelne sollte seinen Arbeitgeber als *sein* Krankenhaus ansehen und sich damit identifizieren.

Interessant und elementar sind, nicht zuletzt unter dem Druck der Kostendämpfungsmaßnahmen im Gesundheitswesen, die Fragestellungen an den Krankenhauseinkäufer:
- Wie sollen Qualitätsnormen definiert werden?
- Wie sind Leistungsmerkmale festzulegen und zu beurteilen?
- Wie werden Lieferanten analysiert und bewertet?

Daraus können effizientere Handlungsweisen und Entscheidungen abgeleitet werden. Auch hier gilt das „Dreigestirn“: Anwender/Nutzer, kaufmännischer Teil des Krankenhauses und die Industrie müssen absolut partnerschaftlich agieren. Partnerschaft bedeutet jedoch nicht, als Krankenhaus die Hersteller und/oder Lieferanten zu übervorteilen. Der notwendige Wirtschaftskreislauf funktioniert nur dann, wenn wir alle eine Partnerschaft leben, von der alle Beteiligten partizipieren.

Aus Sicht des Einkaufs stellen sich die Probleme bei der Gesamtbewertung der Beschaffungstätigkeiten vielschichtig dar. So wird z. B. der Wert einer Ware, durch den *Preis* ausgedrückt. Dieser wird durch drei Faktoren bestimmt:
- Art,
- Menge,
- Qualität.

Art und Menge lassen sich an einem Krankenhaus sehr schwer, wenn überhaupt durch den Einkauf beeinflussen. Krankenversorgung, eventuell gepaart mit dem Auftrag für Lehre und Forschung, sind Argumente, die von der Nutzerseite überwiegend angeführt werden. Der Stellenwert des Faktors Qualität drückt sich in der Aussage aus: „Qualität hat seinen Preis". Die Kosten der medizinischen Leistungen interessieren den Anwender umso weniger, je dringlicher das gesundheitliche Problem des zu behandelnden Patienten ist. So begründen sich die Anforderungen/Bestellungen aus Sicht der Nutzer überwiegend über Qualitätsanforderungen an die zu beschaffenden Artikel, die u. U. darüber auch das Risiko eines Behandlungsfehlers minimieren könnten. Ethische, humane, moralische, medizinische und auch in der Person des Anwenders begründbare (z. B. operationstechnische Spezialitäten/Gewohnheiten) Argumente begleiten und begründen die Forderungen der Nutzer in der Regel.

Mir hat nach ca. zwanzig Jahren Tätigkeit als Leiter der Materialwirtschaft eines Großklinikums immer noch kein Arzt plausibel erklären können, warum gewisse Ärzte angeblich nur mit bestimmten Produkten gewisser Anbieter effizient behandeln können. In anderen Kliniken wird es (noch) so ähnlich gehandhabt. Nur, diese Kliniken benutzen genau die Artikel, die bei uns verpönt sind und umgekehrt. Ist es mangelnde Information? Wird der tatsächliche Bedarf nicht korrekt genug definiert? Oder stehen andere, persönliche Interessen im Vordergrund? Die medizinisch notwendigen Indikationen mit den finanziellen Rahmenbedingungen des jeweiligen Budgets sollten hier dann doch den Ausschlag geben!

Das Gesundheitsstrukturgesetz fordert über die haushaltsmäßige und betriebswirtschaftliche Verantwortung des Einkaufs ein Vordringen entscheidungsvorbereitender und beratender Tätigkeiten sowie die Verlagerung von Entscheidungsprozessen in die Materialwirtschaft, in den Einkauf. Genau diese Veränderungen haben den Anteil der früher überwiegend rein exekutiven Tätigkeiten des Einkäufers stark zurückgedrängt. Aber gerade auf Letztere bezogen sich fälschlicherweise viele Kontrollmaßstäbe, die bei der Messung der quantitativen Arbeitsergebnisse, wie bei exekutiven Arbeiten üblich, die Einkaufsleistungen kontrollierten. Sie versagen bei der Beurteilung beratender, entscheidungsvorbereitender und entscheidender Tätigkeiten – geistiger Aktivitäten –, die sich der Beurteilung durch Kennzahlen entziehen und sich letztlich nur am Ergebnis bzw. am Erfolg würdigen lassen. Es gilt, endlich Beurteilungskriterien zu entwickeln, die eine Erfolgskontrolle indirekt über eine Kostenkontrolle oder direkt über eine Leistungskontrolle der Materialwirtschaft gewährleisten. Hier schaffen die DRG's die betreffenden notwendigen Voraussetzungen. Der Einkauf muss sich der Tatsache bewusst sein, dass folglich alleine die Nutzer (Bedarfsträger) die Qualität der Einkaufsarbeit beurteilen. Der Anwender ist es auch, der das Qualitätsniveau des Einkaufsservice bestimmt. Die Krankenhauseinkäufer sollten folglich den Anforderungen der Nutzer in vollem Umfang gerecht werden, die ihm die Erfüllung seiner Ziele gewährleistet. Dies selbstverständlich in unbedingter Einbindung unserer haushaltsmäßigen sowie betriebswirtschaftlichen Verantwortung sowie aller vergaberelevanten Vorschriften. Das Zusammenspiel der Forderungen durch die Anwender/Nutzer, insbesondere i. V. m. den vergaberechtlichen Vorgaben, baut Konfliktfelder auf und entschärft oder baut diese eben nicht ab!

Durch die Globalisierung der Märkte ist die Konzentration auf Einkaufspreise nicht mehr ausreichend. Reine Einkaufsverbünde werden durch die Märkte zwangsläufig eliminiert. Dies beinhaltet auch, die jeweilige Organisation und sämtliche Geschäftsprozesse prozessorientiert sowie qualitätsbezogen anzupassen. Wir müssen die zweifelsfrei vorhandenen Synergiepotentiale der Wertschöpfungskette – „supply chain" – im Einkauf wie auch der Logistik effizient nutzen und neue Erfolgspotenziale erschließen (▪ Abb. 15.5).

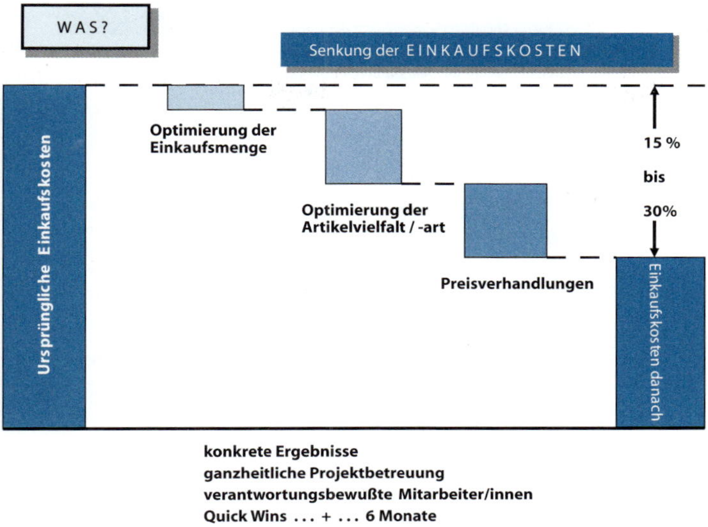

Abb. 15.5. Senkung der Einkaufskosten

An dieser Stelle sei ein kurzer Ausflug in die Welt der ABC-Analyse erlaubt. Bei dieser Analyse kann u. a. festgestellt werden, welche die A-Artikel und welche die C-Artikel sind. Die so genannten A-Artikel sind die wichtigen 20% der Artikel, die 80% des Einkaufvolumens ausmachen. Hier sind entsprechende Preisverhandlungen ein Muss. Folglich könnte man nun resümieren, dass die Fülle der 80% der Artikel, die lediglich 20% des Einkaufsvolumens betragen, zu vernachlässigen sind. Wenn es um Preisverhandlungen im Einzelfall geht, trifft dies auf jeden Fall zu. Hier sind Rahmen- und Abrufverträge die bessere Wahl. Aber, wenn nicht der Wert dieser C-Artikel in den Vordergrund der Überlegungen gestellt wird, sondern nur die Menge, dann bekommt das Ganze eine völlig andere Gewichtung (Abb. 15.6).

Die Menge von 80% der Gesamtartikel beschäftigt die Materialwirtschaft erheblich. Angefangen beim Bestellprozedere, weiter bei der Warenannahme und -kommissionierung, bis hin zur Rechnungsbegleichung und internen Logistik. Es entstehen hier gewaltige Regie-/Handlingskosten, die entsprechende prozessoptimierte Abläufe verlangen. Wer daher vor allem seinen Erfolg im Preismanagement sucht, wird dieses unproblematische Feld der C-Artikel eher vernachlässigen. Diese scheinbaren „Krümel" entpuppen sich bei näherem Hinsehen als Monster, handelt es sich doch um Kostenerzeuger und Kapazitätsfresser. Dieser Umstand lässt sich nur mit strategischen Maßnahmen verändern.
Charakterisierend für C-Bedarfe sind:
- viele Anbieter und Nachfrager,
- wertbedingt haben Anbieter und Nachfrager recht wenig Interesse,
- Lieferanten sind relativ gering in die internen Prozesse integriert,
- die Beschaffung erfolgt meist wenig zielorientiert,
- das Verhältnis der Beschaffungskosten vs. Warenwert ist sehr ungünstig,
- Preissenkungsmaßnahmen lassen wenig Erfolg erwarten.

Viele Unternehmen, insbesondere Krankenhäuser, beschaffen ihre C-Artikel immer noch dort, wo sie gerade am preisgünstigsten sind, und zwar, ohne zu wissen, dass der Aufwand

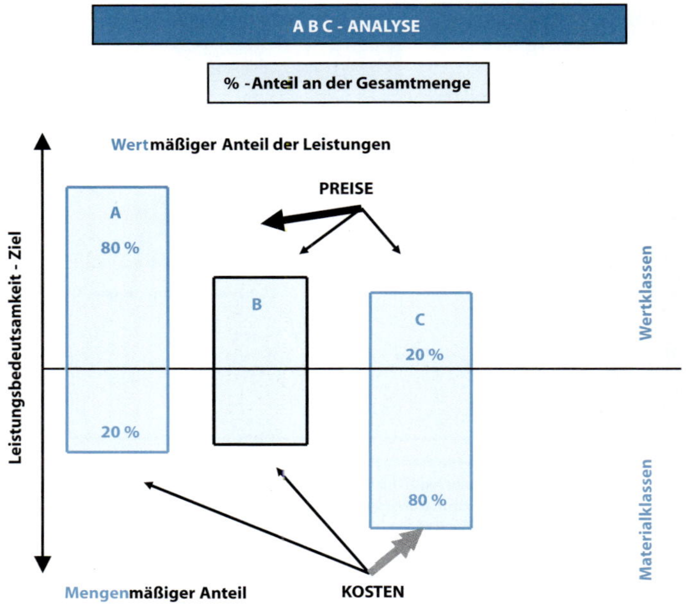

Abb. 15.6. ABC-Analyse

für eine solche, sich ausschließlich am Preis orientierende Einkaufspolitik, ganz schön hoch sein kann. Dabei lassen sich durch ein schlankes, strategisch ausgerichtetes Beschaffungswesen wesentliche Kostenvorteile erzielen, die die Resultate der Preisverhandlungen deutlich übertreffen und darüber hinaus zudem mittel- und langfristig nachweis-, mess- und rechenbare Erfolge versprechen. Auch hier sind die Anwender/Nutzer mit im Boot. Standardisierung, Absenken der Artikelvielfalt sind hier die Zauberworte (Abb. 15.7).

Das Anforderungsprofil an einen Krankenhauseinkäufer hat sich inzwischen grundlegend geändert. Der Einkauf muss einerseits Verständnis für ökonomische sowie ökologische Probleme und Zusammenhänge aufbringen. Zum anderen muss er die Befähigung zu entsprechendem Verwaltungshandeln besitzen und grundlegende Strukturen und Vorgänge der Privatwirtschaft, soweit sie für sein wirtschaftliches Handeln bedeutsam sind, verstehen.

Erforderlich ist es also, dass Konzepte gemeinsam mit allen Beteiligten entwickelt werden, die erlauben, dass – ausgehend von den rechtlichen Regelungen – rationale Entscheidungen über das z. B. im Einzelfall anzuwendende Vergabeverfahren getroffen werden können. Bei der Realisierung dieses Zielbündels wird man im Krankenhauseinkauf mit dem Dilemma fertig werden müssen, dass die genannten Ziele, wie ausgeführt, in einem sich gegenseitig hemmenden, konfliktären Verhältnis zueinander stehen (können). Meine persönlichen, langjährigen Erfahrungen in und um die Materialwirtschaft geben mir vor, dass sich die folgenden Ziele effektiv nur gemeinsam erreichen und belegen lassen (Abb. 15.8):

- Vermeiden von Interessenkonflikten,
- Ansprüche der der Ärzte, Pflegenden an den Einkauf,
- kosten- und qualitätsbewusstes Einkaufen,
- Koordination in der Materialwirtschaft mit allen Beteiligten,
- Haushaltsführung nach den Grundsätzen von „Klarheit und Wahrheit",
- Vergabe von Leistungen unter Wettbewerbsbedingungen,

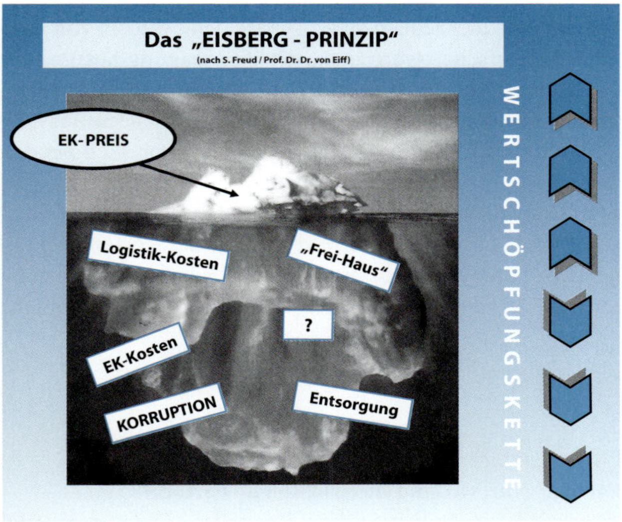

Abb. 15.7. Das Eisbergprinzip

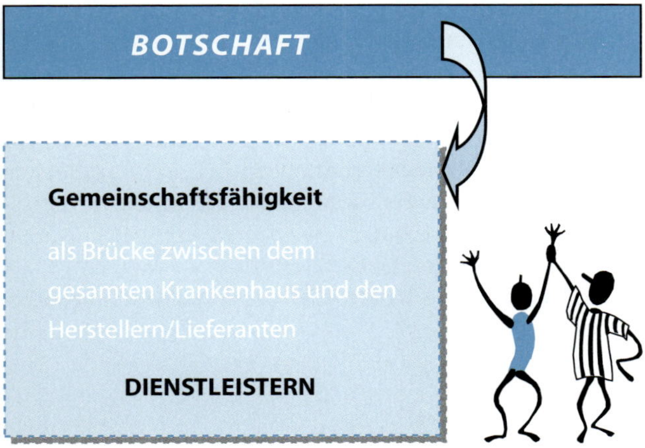

Abb. 15.8. Botschaft

- Kostensenkung durch den Einsatz effizienter Beschaffungsmethoden,
- Einkaufs-Controlling,
- „lean purchasing“, schlanke, prozessoptimierte Abläufe,
- Transparenz der Handlungen,
- Bekämpfen von unlauteren Maßnahmen,
  und gleichwohl
- partnerschaftliches, zweckgerichtetes Verhalten unter allen Beteiligten.

In jüngster Zeit gewinnen Bestrebungen an großer Bedeutung, durch gezielte und langfristige Kooperationen Qualitätsverbesserungen in der Versorgung zu erreichen, die über das materialwirtschaftliche Optimum hinausgehen. Konzentration auf Kernkompetenzen,

Wertschöpfung von Dienstleistern lauten die Schlagworte. Durch den Aufbau von Systemlieferanten, den Abschluss von Partnerschaftsverträgen, die Übertragung bestimmter Geschäftsprozesse der Materialwirtschaft auf spezialisierte Dienstleister und/oder Lieferanten und vermehrten Fremdbezug mit Outsourcing, sollte eine positive Beeinflussung angestrebt werden, z. B. bei den Material- und Regie-/Handlingskosten, aber auch bei den Kostenarten anderer Teilbereiche im Unternehmen Krankenhaus.

Die Einkäufer werden/müssen durch ein professionelles Lieferantenmanagement Kosten senken. Wesentliche Elemente dieses Managements sind eine starke Kostenorientierung über die gesamte „supply chain" und eine crossfunktionale Lieferantenbewertung und Marktformung. Das System des Lieferantenmanagements umfasst drei wesentliche Bausteine:

- Lieferantenbewertung,
- Lieferantenentwicklung,
- Lieferantenauswahl.

Strategische Einkäufer suchen Partner! Nur, wo sind die „richtigen" Partner?

Hier spreche ich nunmehr speziell die Industrie, die Hersteller, Lieferanten und Dienstleister an. Wie gut sind Ihre Kunden? Bitte konzentrieren Sie sich (endlich) auf Ihre Kunden! Das Repertoire an Modellen für die Kundenklassifizierung ist groß. Es gibt sehr viele, enorm aufwendige und wissenschaftliche Verfahren hierzu. Es gibt aber immer noch die altbewährte Art und Weise der Kommunikation! Was müssen Sie tun, um aus „Kauf-Muffeln" ernst zu nehmende „Lust-Shopper" zu machen? An der Schwelle zu den DRG und einer Vielzahl von Neuerungen tut sich der Handel, tun sich die Hersteller sehr schwer mit ihren Zielgruppen, die auf der Suche nach Sinn und Emotion sind. Wann finden beide zusammen? Auch Sie können noch mehr vom Kunden lernen.

- Ist der deutsche/europäische Handel unattraktiv für die Mehrzahl der Kunden?
- Hilft mehr Serviceorientierung?
- Gibt es bereits erste Ansätze, neue Service-Ideen umzusetzen?
- Braucht man künftig viele „neue" kompetente Kräfte, die diesen Anforderungen gewachsen sind?
- Stimmt die von ihnen angebotene Qualität?
- Stimmen Preis und Leistung?
- Sind die deutschen Kunden „Einkaufsschnösel"?
- Was soll der Händler tun, wenn die Einkäufer ihr Geld lieber irgendwo anders ausgeben?
- Verschenkt der Handel Umsatz?
- Warum ist die viel zitierte Kundenorientierung so schwierig umzusetzen?
- Der Handel jammert über Kunden, die immer wählerischer und gleichzeitig immer preisorientierter werden. Oder liegen genau hier die Chancen? Nicht über stagnierende oder gar sinkende Umsätze jammern.

Packen Sie es an! Wir müssen gemeinsam Licht ins Dunkel der Einkäuferanforderungen bringen. Es findet eine Globalisierung der Märkte statt. Qualität und Preis der Leistungen werden sich harmonisieren! Und, was tun Sie? Verlassen Sie sich darauf, Ihre Kunden werden unbequem!

Die Gesundheitseinrichtungen, Abteilungen, Fachbereiche und insbesondere die Chefärzte sollten sich aber auch auf ihre originären Aufgaben besinnen. Die notwendigen Anpassungs- und Wandlungsprozesse sind ohne eine bessere Motivation und Identifikation mit dem Unternehmen sowie eine größere Eigenverantwortung der Teilfunktionsleiter (Führungskräfte), der Beschäftigten und der Personal-/Betriebsräte kaum mehr zu bewältigen. Es hängt also maßgeblich davon ab, inwieweit es im Rahmen eines evolutionären Prozesses gelingt, die *„Ressource Mensch“* als wohl wichtigstes Erfolgspotential einzusetzen und zu fördern. Es gilt, möglichst alle Beschäftigten für eine Strategie der Modernisierung zu gewinnen. Die Annäherung sachlicher Erfordernisse und persönlicher Interessen begründet ein sehr großes betriebliches und gesellschaftliches Innovationspotential, das allerdings erst durch eine geeignete Organisations- und Personalentwicklung entfaltet werden kann. Wir vergeuden eine Menge Potential, wenn die Beschäftigten ihre Stärken nicht voll einsetzen können!

Wir im Gesundheitswesen haben es mit einem Frontalangriff auf unser Sozialsystem zu tun. Egoismus und Sozialdarwinismus werden geschürt, verschiedene gesellschaftliche/berufliche Gruppen werden gegeneinander ausgespielt. Nicht allein der zwischenbetriebliche Konkurrenzkampf wird immer heftiger, auch insbesondere der zwischenmenschliche Verdrängungswettbewerb erfährt offen (z. B. durch Mobbing) und verdeckt (durch abnehmende Kollegialität) eine völlig neue Dimension. Der zunehmende wirtschaftliche Druck auf die Kliniken, die knappen Stellenpläne u. a. m. sollten zu rein ökonomischen Handlungsweisen motivieren und nicht zu Arbeitsplatzverlust oder Konkurrenzdenken verführen. Hinter den meist mit beeindruckender Eloquenz, Souveränität und Prägnanz vorgestellten Entscheidungen bestimmter Leute verbergen sich allzu oft persönliche Schwächen, charakterliche Defizite oder kleinbürgerliche Anti- oder Sympathien.

Die Vielfalt von alternativ angebotenen Produkten und die Komplexität der Systemzusammenhänge, speziell im medizinisch technischen Bereich, verlangen unbedingt entsprechende Erfahrung und Sachengagement, die an Umfang und Intensität die Kompetenz des Einkaufs grundsätzlich übersteigt. Alternativen sind vom Einkäufer auch bei Sachverstand kaum zu entwickeln, da die Anwender die Leistungsbeschreibung unmissverständlich vorgeben und diese medizinisch begründen. Der Einkauf bestellt somit die Artikel, in der vom Anwender geforderten Menge, bei der vorgegebenen Lieferfirma. Einen Kontrollmechanismus gibt es hier kaum bis gar nicht.

„Kooperation anstelle von Konfrontation“, in der Krankenhausszene überwiegend noch ein Wunschdenken? Die wichtigste Voraussetzung von Kooperation ist Vertrauen – erst Vertrauen macht Lösungen und Übereinkünfte möglich, die ansonsten, bei wechselseitigem Misstrauen, (Anwender vs. Verwaltung) scheitern müssen. Kommunikation ist hier Pflicht und öffnet viele Türen. Die Krankenhausmaterialwirtschaft ist die wirtschaftliche Stellschraube. Sie bestimmt durch ihre komplexen Tätigkeiten den Grad der Leistungsfähigkeit des Unternehmens Krankenhaus. Nur durch organisatorische Maßnahmen und das Sensibilisieren für die Aufgaben (Kerngeschäft) des Anderen ist ein sachlicher Informationsfluss realisierbar. Der entscheidende Faktor ist der „Mensch“. Ein Mensch, der ernst genommen wird und dessen Meinung Gehör findet, kontrovers, aber sachlich diskutiert sowie eventuell realisiert wird, öffnet sich und kooperiert. Grundlage hierfür ist jedoch, dass alle Beteiligten das Kerngeschäft des Anderen akzeptieren. Der Einkauf sollte sich keine medizinische Kompetenz anmaßen. Aber die Damen und Herren aus den klinischen Abteilungen haben sicherlich auch nicht als graduierte Betriebswirte oder Kaufleute das Licht dieser arg gebeutelten Welt erblickt. Dies sollte bei künftigen Fortbildungen für beide Bereiche Berücksichtigung finden.

Kooperation entsteht durch Vertrauen. Vertrauen entsteht durch Kooperation. Kooperation braucht Verbindlichkeit. Vertrauen entsteht dann, wenn Informationen rechtzeitig und umfassend weitergegeben werden, Entscheidungsprozesse transparent gemacht und Mitbestimmung sowie Partizipation eingefordert und praktiziert, anstatt abgewehrt werden. Wer informiert wird, ist bereit zur Kommunikation, und wer kommuniziert, also als Partner gefragt ist, der kooperiert bereits.

Der Einkauf muss rechtzeitig auf die betreffenden Beschaffungsmaßnahme Einfluss nehmen können. Der Anwender sollte seine Anforderung möglichst neutral halten, damit ein Wettbewerb zu möglichst wirtschaftlichen Ergebnissen führen kann. Leistungen dürfen vom Nutzer nur soweit gefordert werden, wie diese finanzierbar sind. Gemeinsam im „Dreigestirn" mit den Anwendern/Nutzern, der Krankenhausverwaltung und den Lieferanten/Herstellern gilt es, das Spannungsfeld zu entschärfen zwischen dem Zwang, einerseits Kosten zu sparen, andererseits das Leistungsniveau zu halten und möglichst zu optimieren.

Krankenhausträger, Verwaltungen, Ärztliche- und Pflegedienstleitungen sollen dem Einkauf, mit seinem großen Aufgabenspektrum, hinsichtlich seiner Aufgabenerfüllung die notwendige Verantwortung, Kompetenz und Anerkennung einräumen. Der Einkäufer kann seiner problemorientierten Dienstleistungsfunktion nur dann gerecht werden, wenn er die hierfür notwendige Akzeptanz vorfindet. Das heißt, der Einkäufer fungiert als Moderator einer komplexen Entscheidungsfindung und nicht nur als ausführendes Organ rein dispositiver Aufgaben.

Bewahren Sie sich Ihre Gesundheit, Ihren Mut zum Handeln, Ihre Motivation und Ihren geschärften Blick zum Wohle der Patienten und zur Sicherung unserer Arbeitsplätze im Gesundheitswesen!

> *„Wenn wir uns bewahren wollen, was wir haben, dann werden wir vieles verändern müssen."*
> (Johann Wolfgang von Goethe)

Das Krankenhaus-Marketing unter DRG-Bedingungen

– Konsequenzen für Orthopädie und Unfallchirurgie –

G.F. Riegl

Bislang ist Marketing in deutschen Krankenhäusern leider noch eher ein Fremdwort oder ein großes Missverständnis. Dabei könnten Kliniken, Patienten, Beschäftigte und Einweiser von den Win-Win-Konzepten des Marketings allesamt profitieren. Meistens wird irrtümlicherweise Marketing mit Klinikselbstdarstellungen, Öffentlichkeitsarbeit oder Werbung gleichgesetzt. Unbedarfte Klinikentscheider argumentieren, dass jetzt kein finanzieller Spielraum mehr für Marketing bestünde, da man sparen müsse. Dabei ist die Logik des sozialen Marketing völlig anders: Kliniken, die nicht sparen müssen, brauchen kein Marketing, denn sie können aus frei verfügbaren Ressourcen Patienten und Beschäftigte bedienen oder verwöhnen. Kliniken, die jedoch extrem sparen müssen, brauchen dringend Marketing, damit sie trotzdem wettbewerbsfähig bleiben und größtmögliche Zufriedenheiten bei allen Beteiligten bewahren.

Marketing als ideale Management-Therapie für Krankenhäuser

Die Zukunftsforderung im Gesundheitsmarkt lautet: „More for less money". So gesehen müsste Marketing sogar ins Sozialgesetzbuch geschrieben werden, denn kostendämpfend und humanitär können nur Krankenhäuser sein, die Überansprüche mäßigen, belastbare Beziehungen zu Patienten und Einweisern aufbauen und mit ihren Qualitätsleistungen einzigartig, unaustauschbar und unverzichtbar bleiben.

Das Krankenhaus muss zur Standort- und Existenzsicherung eine Qualitätsmarke für Patienten und Einweiser werden. Das Besondere von Markenleistungen ist ihr verlässlicher, vertrauenswürdiger Lotsendienst für Außenstehende im Dschungel der Gesundheitsangebote.

Folgende Herausforderungen treffen Ärzte und Pflegekräfte in der heutigen Klinikpraxis:

- extrem angestiegene Bürokratieaufwendungen mit mehr als 30% der Arbeitszeit,
- Forderung steigender ambulanter OP-Quoten,
- drohende Mindestmengen bei planbaren Leistungen nach dem Fallpauschalengesetz (§ 137 SGB V),
- Qualitätsberichte der Kliniken. Diese Veröffentlichung lassen Zweifel aufkommen, ob manchmal Verzicht oder Verlegung von Patienten besser wäre als Behandlung,

- zunehmende Notwendigkeit zur Rechtfertigung gegenüber niedergelassenen Ärzten bei Einstellung von Patienten auf innovative Medikamente,
- Aufkommen von integrierten Versorgungen und eventuelle selektive Kontrahierungen sowie Gründung von Medizinischen Versorgungszentren (MVZ),
- Druck auf die Leistungsträger im Krankenhaus von Seiten des Controllings wegen drohender Klinikverluste oder Gefährdung des Standorts,
- hausinterner Erlöswettbewerb unter den verschiedenen Kliniken und Abrechnungsbereichen,
- zunehmende Haftungsrisiken (Risk-Management) und „Defensive Medicine“ (mit der Neigung zu absichernder Mehrleistung),
- Verkürzung der Verweildauern ohne die berüchtigten „blutigen Entlassungen“.

Das Marketing im Krankenhaus unterliegt den besonderen „Naturgesetzen“ im Gesundheitsbereich. Es wäre ein Fehler und eine Demotivierung für die verdienstvollen Heilberufsmitglieder, Erfahrungen und Beispiele aus dem Industrie-Marketing oder aus dem Marketing des Konsumbereichs unkritisch auf die Klinikwelt zu übertragen. Der Patient ist kein Kunde, und er will in kritischen Ausnahmefällen seines Lebens nicht König Kunde sein, denn dies birgt die Gefahr, dass man ihm unter Verwöhnaspekten nach dem Munde redet. Tatsächlich braucht jedoch der Patient gerade im Krankenhaus für partizipative Entscheidungsfindungen ausgewogene Beratungen, auch wenn sie nicht immer dem Erhofften entsprechen können (vgl. zu den besonderen Regeln des Krankenhaus-Marketing Riegl, G.F.: Krankenhaus-Marketing & Qualitäts-Management, Großes Handbuch für das Erfolgsmanagement in Hospitälern, Augsburg, Seite 40 ff).

Marketing-Spezifika im Krankenhaus

Hoch kompetente, verantwortungsvolle, sozial denkende Ärzte und Pflegekräfte brauchen besonders viel Marketing, um unter den zunehmenden ökonomischen Restriktionen die nötigen Freiräume zu bewahren und ihren Prinzipien treu bleiben zu können.

Marketing im Krankenhaus baut belastbare Beziehungen zu Patienten und Einweisern auf. Das sind „Lizenzen zum positiven Nein-Sagen“ bei vielleicht unangenehmen, aber wichtigen und richtigen Entscheidungen.

In manchen Versorgungseinrichtungen sind die Bedingungen immer noch so planwirtschaftlich paradox, dass sich Mitarbeiter kein Marketing wünschen, sondern ein Antimarketing, weil sie bei einer Attraktivitätssteigerung eine noch größere Belastung als bisher befürchten. Tatsächlich ist jedoch Marketing zum patientenverträglichen Abbauen von Überbelegungen und von Fehlallokationen wesentlich wichtiger und anspruchsvoller als zum Gewinnen von Patienten.

Zentrales Anliegen des Marketings ist die Zufriedenheit von Patienten, Einweisern, Partnern und Klinikbeschäftigten. Regelmäßige Zufriedenheitsmessungen und wettbewerbsorientiertes Benchmarking sind wertvolle Indikatoren für ein Qualitätsmanagement im Krankenhaus, dessen Vorteile Patienten würdigen können und von dem sie direkt profitieren.

Im Marketing gibt es keine Patentrezepte oder Wundermittel für alle, sondern eine erprobte Erfolgssystematik, nach der jedes Krankenhaus und ggf. jede Klinik praktisch vorgehen sollte.

Systematisches Marketing im Krankenhaus

Schritt 1: Diagnose (Bestandsaufnahme)

Entscheidend für die Marketinganalyse zu den wahren Stärken und Schwächen ist die Sicht der außenstehenden Patienten und Krankenhauskunden (Einweiser), nicht nur die Sicht der Belegschaft (Insider).

Schritt 2: Krankenhausstrategien

Auf der Basis der Analysen entwickelt jedes Krankenhaus seine ureigenen Marketingstrategien und -maßnahmen:
1. Zielgruppenstrategien,
2. Leistungsspektrum und Klinikservice mit Profilierungs- und Spezialisierungsleistungen,
3. Positionierungs- und Corporate-Identity-Strategien.

Dieser Strategiepart beinhaltet das Krankenhausleitbild für die Innen- und Außenwirkung sowie für das Wir-Gefühl.

Schritt 3: Kommunikation (Werbung und Public Relations für das Krankenhaus)

- Mitarbeiterkommunikation,
- Öffentlichkeitsarbeit,
- Einweiserkommunikation,
- Patientenwerbung.

Schritt 4: Qualitätsmanagement beim täglichen Klinikbetrieb

Optimierung von Prozessqualitäten und des Workflow von der Einweisungsqualität bis zur Entlassungs- und poststationären Qualität.

Schritt 5: Integration der Beschäftigten in das Marketing

Alle vier vorangegangenen Schritte sind nur dann wirkungsvoll, wenn es gelingt, die Belegschaft vom Marketinggedankengut des Krankenhauses ganzheitlich zu überzeugen (zur Vertiefung dieses Marketingansatzes vgl. Riegl, G.F.: Krankenhaus-Marketing & Qualitäts-Management, Großes Handbuch für Erfolgsmanagement in Hospitäler, Augsburg, Seite 102 bis 110).

Bereits heute geben Krankenhäuser Millionen Euro für Marketing in Form von Personalmitteln aus, ohne es so direkt zu nennen. Jeder Beschäftigte im Krankenhaus ist stets auch ein Imageträger, ein Teil der Klinikreputation und ein Qualitätsmitverantwortlicher beim Umgang mit Patienten oder beim Auftritt in der Öffentlichkeit. Von den 80% des Klinikbudgets, die für Personalausgaben investiert werden, sind mindestens 10% für soziale, menschliche, zuwendungsorientierte und reputable Einsätze angelegt.

DRG-Erfolg mit intelligentem Krankenhaus-Marketing

Mit der Einführung der Fallpauschalen (Diagnosis Related Groups, DRG's) beginnt ein neues Zeitalter mit völlig geänderten Spielregeln für die Erfolgssteuerung der Krankenhäuser, denn nun wird der vernünftige Verzicht auf Leistungen zum Gewinnprinzip. Wer schneller heilt, gewinnt. Nun heißt es: Besser zu sein als andere, aber weniger kosten. Damit der Patient, die Mitarbeiter und alle anderen Erfolgspartner, vor allem die Einweiser, nicht zu Verlierern oder zu Gegnern werden, braucht das Krankenhaus für die Exekution des neuen Entgeltsystems spezielle DRG-Marketingstrategien.

Soziale Wärme im Krankenhaus erfordert finanzielle Absicherungen. Letztere können jedoch nicht mehr von der Gesellschaft für alle Einrichtungen garantiert werden, sondern müssen mit guter Leistung und klugem Krankenhaus-Marketing verdient werden. Im Zeitalter der Einheitspreise und dem Trend zur Einheitsmedizin können nur Kliniken überleben, die Patientenströme beherrschen, optimieren und Vorteile herausfinden. Das ist das Stammgebiet des Krankenhaus-Marketing.

Regeln für DRG-Gewinner

- Verkürzung der Verweildauer durch partnerschaftliche prästationäre Vorbereitungen, zeitgerechte Einweisungen, bestmögliche Entlassungsvorbereitung und frühestmögliche Abgabe der Patienten an den ambulanten Bereich. Stichworte dazu sind: integrierte Versorgungen und Medizinische Versorgungszentren (MVZ).
- Notwendig sind patientenzentrierte, effizientere Abläufe in der Klinik ohne Wartezeiten, ohne Diagnoseverzögerungen, ohne Verzögerung beim Behandlungsbeginn, ohne Doppelarbeiten (Stichwort: Clinical Pathways).
- Gefordert wird der Ausbau der Klinikspezialisierungen. Damit kommt es zwangsläufig zu größeren Einzugsgebieten. Die Maxime heißt nicht mehr, „allen etwas zu bieten", sondern entsprechend der Spezialisierung „wenigen alles". Es muss endlich das Bewusstsein wachsen, dass keine noch so gut ausgestattete Klinik für alle und für jede erdenkliche Indikation das Beste sein kann. Marketing macht Spezialisierungen bekannt und lenkt Patienten aus größeren Einzugsgebieten auf die richtigen Kliniken (Stichworte: Medizinische Kompetenznetzwerke und Kompetenzzentren, Mindestmengenvorschriften).
- Die künftigen Mindestmengenregelungen nach dem Fallpauschalengesetz (bisher gibt es fünf Regelungen für seltene Operationen, die Politik fordert jedoch Mindestmengen für Massenoperationen) führen dazu, dass pro Arzt und Krankenhaus nicht mehr alle Behandlungen erlaubt sind. Dies ist praktisch eine gesetzliche Aufforderung zur Patientenselektion. Wer dabei mit seinem Marketing der Patientengewinnung versagt, verliert die Lizenz und wird bei den betroffenen Behandlungen vom Netz genommen.
- Jedes Krankenhaus muss sich künftig bewusst und ohne Zufallsprinzip seine Fälle verdienen, und dies geschieht stets außerhalb der Klinik. Die Kompetenz des Patientenverdienens wird strategisch genauso wichtig wie die Kompetenz des qualitätsgesi-

cherten Behandelns. Damit ist Krankenhaus-Marketing eine strategische Waffe für das Klinikmanagement.

- Das Krankenhaus kann unter DRG-Bedingungen nur dann weiterhin sozial kompetent, barmherzig und menschenfreundlich sein, wenn es ein gesundes Case Mix erzielt, bei dem die unzureichend finanzierten Fälle von genügend gewinnbringenden Fällen im Haus quer subventioniert werden. Das Krankenhaus-Marketing sorgt dafür, dass neben den so genannten Pflichtfällen, die das Krankenhaus in jedem Fall bekommt und stets betreuen muss, auch so genannte Kürfälle ins Haus finden.

Das neue Universum der ganzheitlichen Gesundheitsversorgung im Verbund (Abb. 16.1)

Deutlicher als bisher werden im Krankenhaus Strategieunterschiede zwischen elektiven und akuten Patienten (Notfällen) gemacht. Geplante Fälle werden entsprechend der Spezialisierung ausgeweitet, denn mehr Fälle sichern die Mindestmenge und helfen beim Wettbewerb mit Einheitspreisen. Akut- und Notfälle können für bestimmte Kliniken ebenfalls zur Spezialisierung werden, allerdings mit schwerer planbaren Belegungen und mit hohen Auslastungsschwankungen.

Zugleich wird jedes Krankenhaus künftig auch als Gesundheitszentrum Flagge zeigen, z. B. in den Bereichen komplementärer Medizin oder in GKV-freien Bereichen, um damit Zusatzeinkünfte zur Quersubventionierung des DRG-Bereichs zu erwirtschaften.

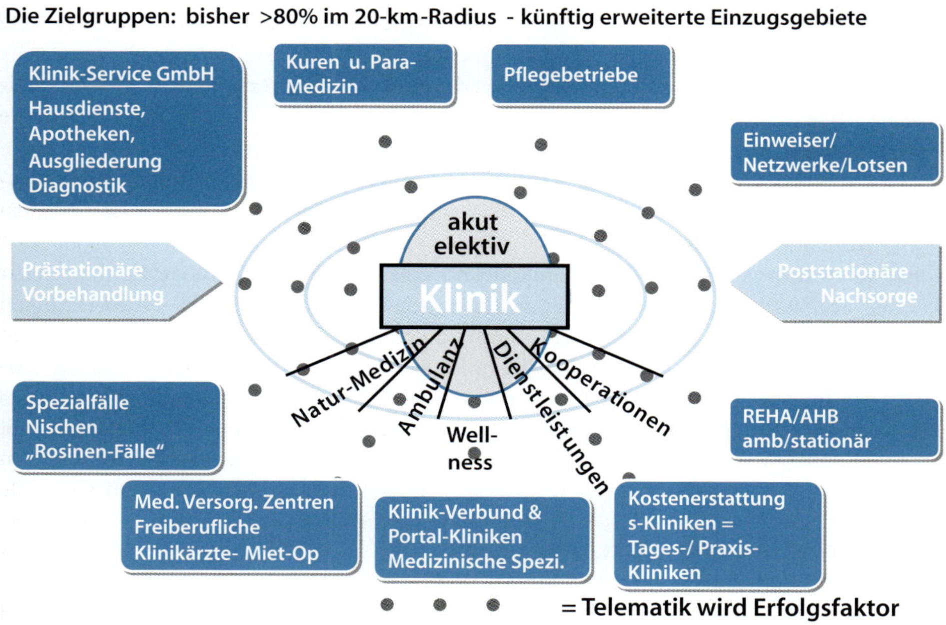

Abb. 16.1. Ganzheitliche Gesundheitsversorgung im Verbund. (Quelle: Institut Prof. Riegl & Partner GmbH; www.prof-riegl.de)

Alle Kliniken sind bei ihren Effizienzsteigerungen gezwungen, Leistungen bezüglich Ausgliederung auf dem Prüfstand zu stellen, soweit es sich nicht um die Kernkompetenzbereiche handelt. Betroffen sind u. a. Hausdienste, Apotheken, aber auch Diagnostikbereiche. Hohe Tarifabschlüsse im Öffentlichen Dienst könnten diesen Rationalisierungszwang forcieren. Die Klinikdiagnostik kann teilweise in den ambulanten Bereich vorverlagert werden, um die Verweildauern bei elektiven Fällen auch damit zu verkürzen.

Die beiden strategisch wichtigen Schnittstellen für das Krankenhaus der Zukunft sind:

1. der professionelle Übergang von der prästationären Vorbehandlung in die Klinik (Aufnahme-Management) und
2. der perfekte Übergang von der stationären Versorgung zur poststationären Nachsorge (Entlassungs-Management).

In diesen beiden vor- und nachgelagerten Wertschöpfungs- und Optimierungsstufen entscheidet sich das Schicksal des Krankenhauses unter DRG-Bedingungen. Um den Patienten soziale und humanitäre Bestleistungen trotz Optimierungszwang bieten zu können, braucht das Krankenhaus ein partnerschaftliches Netzwerk zu folgenden Einrichtungen:

Kureinrichtungen und paramedizinische Anbieter. Dies sind u. a. Präventionsanbieter, Anbieter der Gesundheitspflege und komplementärer Versorgung.

Pflegebetriebe und Brückenpflege. Diese Einrichtungen dienen dem Reduzieren sozialer Indikationen bei stationären Aufenthalten, die nicht mehr durch Fallpauschalen abgedeckt sind, sowie zum patientengerechten Angebot für Frühentlassungen

Einweiser, Netzwerke und Lotsen. Kliniken benötigen zu Einweisern eine völlig neue Beziehungskultur. Das Krankenhaus löst durch die DRG-Einführung Ängste der Kostenverlagerung bei den Niedergelassenen aus (Stichworte: Verschiebebahnhof, blutige Entlassungen). Durch die Öffnung für ambulante Versorgungen (§ 116) sowie durch die integrierte Versorgung (§ 140) und durch die Medizinischen Versorgungszentren (§ 311) wirken Krankenhäuser teilweise wie Konkurrenten auf Vertragsärzte. Zugleich werden die Einweiser, Beleger und Patientenbringer für das Case Mix des Krankenhauses so wichtig wie nie zuvor.

Rehabilitation (REHA)/Anschlussheilbehandlung (AHB). Dieser Bereich ist für Kliniken wichtig, um eine verzögerungsfreie Früh- oder Akut-REHA im Hinblick auf künftige Komplexpauschalen sowie zur Vermeidung von Drehtüreffekten in der Akutklinik (mit wiederholter Aufnahme) zu vermeiden.

Kostenerstattungskliniken, Tageskliniken und Praxiskliniken. Mit diesen Einrichtungen können abgestufte Behandlungen vereinbart werden. Damit lassen sich Fehlbelegungen verhindern und künftige Patientenfälle vorselektieren.

Klinikverbund und Portalkliniken. Kooperationen bringen für den Zustrom und die spezialisierte Behandlung sowie für das Verlegen von Patienten in weniger kostenintensive Einrichtungen mit geteilter Fallpauschale nach der Akutphase Vorteile für alle Beteiligten. Im Rahmen der Telemedizin werden sich diese Kooperationen weiter verstärken.

Medizinische Versorgungszentren (MVZ)

Seit dem GMG können von Kliniken oder von Vertragsärzten MVZs mit freiberuflichen und angestellten Ärzten im ambulanten Bereich gegründet werden. Es gibt bereits Klinikträger, die aus diesem Grund Praxen als Satelliteneinrichtungen zur stationären Versorgung aufkaufen. Für das Krankenhaus-Marketing haben MVZs strategisch große Bedeutung bei der Patientengewinnung und Vorbereitung auf den effizienten Krankenhausaufenthalt sowie bei der entlastenden Patientennachbetreuung. MVZs können am Klinikstandort Leistungen anbieten, wo sich Fallpauschalen nicht rechnen und wo geeignete ambulante Versorgungsalternativen bestünden (Vermeiden von Fehlbelegungen und von Drehtüreffekten).

Integrierte Versorgungsmodelle (nach § 140)

Seit dem GMG wurde für diesen Bereich ein neuer Budgettopf von 1% der ambulanten und stationären Versorgung geschaffen (ca. 680 Millionen Euro pro Jahr). Mit geeigneten Modellen können sowohl Kliniken als auch Niedergelassene bei sektorenübergreifenden Versorgungsvorschlägen zusätzliche Einkünfte aus dieser Kasse erhalten. Mit diesen integrierten Versorgungsmodellen können künftig auch Einweiser an der Vor- und Nachbehandlung im Fallpauschalenbereich von Kliniken finanziell beteiligt werden. Allerdings müssen Doppelabrechnungen ausgeschlossen sein.

Alle diese Vernetzungen gewinnen ab 2006 zusätzlich an Bedeutung, wenn die geplante Telematik mit Gesundheitskarte der Patienten, Professional Health Card, elektronischer Patientenakte und elektronischem Rezept bundesweit eingeführt wird.

Effizienzsteigerungen

Ein Paradebeispiel für Effizienzsteigerungen unter DRG mit Krankenhaus-Marketing ist die *Patientenaufnahme*. Hier werden erlöswirksame Maßnahmen der integrierten Versorgung sowie der internen Verweildauerverkürzung mit Clinical Pathways (Patientenpfade) und effizientem Workflow vorprogrammiert. In der Aufnahme entstehen die künftigen Erlöse der Kliniken, und auf den Stationen werden die notwendigen Kosten ausgelöst. Was in der Aufnahme verpasst wird, kann beim Aufenthalt des Patienten nur noch schwer kompensiert werden.

Die Aufnahme ist jedoch nicht nur ein ökonomischer Effizienzbereich, sondern auch ein wichtiger sozialer Kompetenzbereich des Krankenhauses. Der Empfang ist für Patienten und begleitende Angehörige der erste Qualitätsaugenblick der Wahrheit in der Klinik. Es gibt keine zweite Chance für einen guten Ersteindruck, vor allem wenn Patienten vorbestellt sind und ohne akute Beeinträchtigung, aber mit voller Wahrnehmungsfähigkeit ins Haus kommen.

Mit dem vor einem Jahr begonnenen bundesweiten DRG-Benchmark-Projekt des Instituts Prof. Riegl wurden in einer Multicenter-Studie bei 150 Kliniken, unterstützt von Pfizer, bemerkenswerte Chancen der Effizienzsteigerung entschlüsselt, die niemandem „wehtun", aber sehr viel bringen [vgl. Riegl GF (2004) Krankenhäuser/Patientenaufnahme, Es bleibt noch viel zu tun. Deutsches Ärzteblatt 101 (14): A 904; www.prof-riegl.de].

Motto der Initiative: „Patientenaufnahme als Erfolgszentrum für Kliniken unter DRG's". Damit werden für alle Beteiligten Chancen der Vernetzung, der integrierten Versorgung und der ambulanten Öffnung der Kliniken individuell für jedes Haus aufgezeigt. Bislang wurden 5500 geplante Patientenaufnahmen ausgewertet und 1400 Beschäftigte aus Verwaltung, Pflege und Ärzteschaft befragt. Herausgestellt haben sich beachtliche Kosten- und Zeitersparnisse, Möglichkeiten der Mitarbeiterentlastung im Aufnahmebereich, Verbesse-

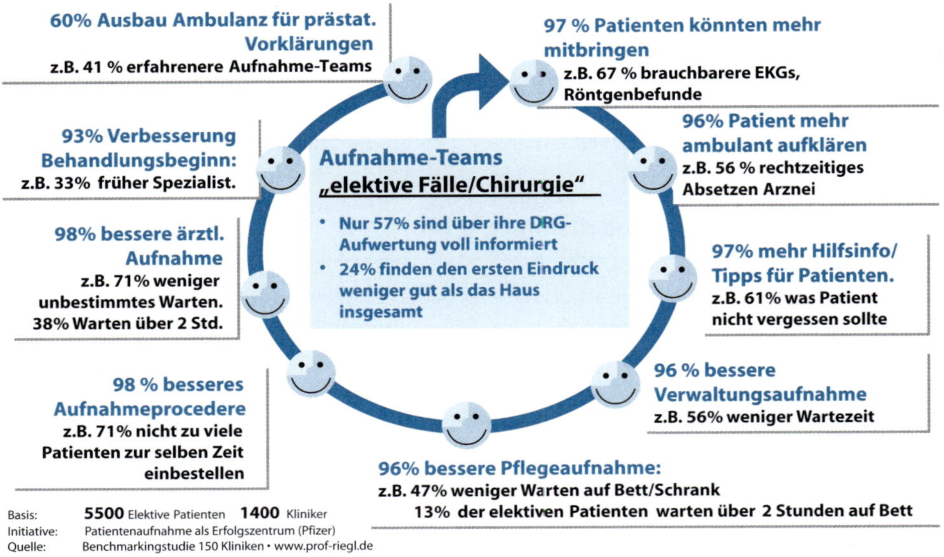

Abb. 16.2. Effizienzreserven in der Patientenaufnahme unter DRG's (aus Sicht der Kliniker)

rungen des Workflows, ideale Chancen zur Einweiserkooperation und zur Zufriedenheitssteigerung bei Patienten anhand von 10 Effizienzreserven (Abb. 16.2).

Effizienzsteigerung 1: „Geplante Aufnahmen nur nach prästationärer Abklärung"

Derzeit kommen mit 29% noch zu viele der angemeldeten Patienten unvorbereitet zur stationären Aufnahme. Dadurch verlängert sich unnötig die Aufenthaltszeit dieser Patienten von 6,8 Tagen um bis zu einen Tag, weil z. B. nicht pünktlich operiert oder behandelt werden kann. Dies entspricht einer bis zu 15%igen Verlängerung der Gesamtverweildauer mit entsprechenden Mehrkosten bei nicht genügend vorgeklärten Patienten. Einsparmöglichkeit in Deutschland ca. 450 Mio. Euro pro Jahr. Insgesamt sind über 60% aller stationären Patienten elektiv (d. h. geplant). Sie kennen durchschnittlich 11 Tage vorher ihren Aufnahmetermin. Die mittlere Wohnortentfernung zur Klinik von 18 km (nur 22% fahren weiter als 20 km) sollte prästationäre Abklärungen und Beratungen mit der Klinik zulassen.

Effizienzsteigerung 2: „Bessere Planung der Aufnahmetermine"

81% der Patienten werden derzeit in den sechs Stunden von 6:00 Uhr morgens bis 12:00 Uhr Mittag einbestellt. In den restlichen 18 Stunden des Tages kommen nur noch 19%. 71% der Patienten werden an drei von sieben Wochentagen, Montag, Dienstag, Mittwoch terminiert. Zum Abbau von Massenandrang fordern 66% der Ärzte und 79% der Pflegekräfte als wichtigste Aufnahmeverbesserung, nicht zu viele Patienten auf einmal einzubestellen.

Kliniken können selbst verursachte Überbelastungen und Patientenstaus durch bessere Organisation, Terminplanung und entzerrte Einbestellung geplanter Patienten wirkungsvoll abbauen, was zur Reduktion von Spitzenbelastungen führt. Es wurde errechnet, dass jeder wartende Patient innerhalb der Fallpauschalenabrechnung stündlich € 12,50 kostet.

Effizienzsteigerung 3: „Just-in-time-Aufnahmeprozess verkürzt Aufenthalt"

Die drei meist genannten patienten- und mitarbeiterfreundlichen Forderungen von Klinikern zur sofortigen Verkürzung von Verweildauern sind:

- 59% Ausbau der Ambulanz zur Vorklärung der Behandlungen mit dem Effekt von stationären Kosten- und Zeitersparnissen;
- 42% noch treffsichereres Patienten-Prozess-Management durch Facharztstandards und erfahrenere Kräfte bei der Erstuntersuchung.
- 36% Abbau von Unflexibilitäten in der Funktionsdiagnostik (Regeldienst).
- Von 10% der Ärzten wird zur Effizienzsteigerung und zum Risikoabbau mehr pharmako-ökonomisches Wissen für die richtige Medikation bereits in der Aufnahme empfohlen.

Effizienzsteigerung 4: „ Hausinterne Kooperationsverbesserungen zur Aufnahme"

Jeder Kliniker kennt durchschnittlich 1,8 hausinterne Problemzonen und Schnittstellen beim Aufnahmeablauf, die unbedingt optimiert werden müssten. Meistgenannte Forderungen sind:

- 31% bessere Zusammenarbeit des aufnehmenden Konsiliararztes mit den (interdisziplinären) Ärzten in anderen Kliniken.
- 30% bessere Zusammenarbeit der Pflege auf der Station (Klinik) mit Ärzten.
- 29% bessere Zusammenarbeit der Klinik/Station mit Radiologie und Labor.

Weniger Doppelbefragungen zum gleichen Thema wünschen sich 15% der Patienten bei der Stationsaufnahme. Gleiches fordern 48% der Kliniker.

Effizienzsteigerung 5: „Mehr Vorhandenes und Mitbringbares nutzen"

Angemeldete Patienten könnten nach Ärzteaussagen im Durchschnitt 3,3 zusätzliche vorhandene Unterlagen aus der Praxis mitbringen und damit Behandlungskosten, Verweildauern und Belastungen reduzieren helfen. Was am meisten nach Ansicht der Kliniker versäumt wird:

- 73% schriftliche Hintergrundinformation aus der Praxis werden zu wenig mitgebracht. Nur 35% bringen Briefe vom Einweiser mit. 13% der Patienten fordern sogar selbst, die Klinik sollte mehr vorhandene Praxisunterlagen anfordern.
- 70% der Kliniker wünschten sich mehr Krankenakten und zeitnahe Befunde aus der Praxis. Nur 24% der Patienten bringen dies mit.
- 78% der Kliniker bemängeln zu wenig brauchbare EKG-Ergebnisse, Röntgenbilder und Laborwerte. Nur 28% der Patienten bringen dies mit.

Allerdings wissen 75% der eingeplanten Patienten nicht, was sie noch hätten mitbringen sollen. Einer der Hauptwünsche bei Patienten ist mit 20%: keine Doppeluntersuchungen in Praxis/Klinik.

Effizienzsteigerung 6: „Maßnahmen zur Verkürzung der Verweildauern"

Jeder Klinikarzt im Aufnahmebereich hat im Schnitt 2,2 konkrete praktische Vorschläge zur weiteren patientenverträglichen Verkürzung zu langer Verweildauern. Meistgenannte Vorschläge der Ärzte sind:

- 52% noch bessere Kontakte/Abstimmung mit Einweisern.
- 42% Organisationsverbesserungen im OP-Bereich für schnellere Termine.
- 31% Anwendung von organisatorischen Patientenpfaden (Clinical Pathways) zum effizienteren Durchlauf der Patienten.
- Sofortwirkend empfehlen 15% der Ärzte bessere, frühzeitigere medikamentöse Einstellung (z. B. perioperative Antibiotikaprophylaxe) bei Risikofällen.

Angemeldete Patienten finden zu 2/3 die Zusammenarbeit der Klinik mit ihrem Einweiser nicht perfekt und verbesserungsbedürftig.

Effizienzsteigerung 7: „Bessere Patientenunterweisung im ambulanten Bereich"

Zur Einsparung von Zeit und Behandlungskosten fordern 57% der Ärzte bereits vor Klinikaufnahme mehr Patientenaufklärung, z. B. zum rechtzeitigen Absetzen von Arzneimitteln zwecks Beginn der Behandlung ohne Verzögerung.

- 49% der Ärzte und 11% der Patienten wünschten sich eine bessere vorklinische Patientenaufklärung durch den einweisenden Arzt.
- 20% der Klinikärzte und jeder achte Patienten (16% der bis zu 49-Jährigen) wünschten sich mehr Einsatz von Eigenblutspenden vor der Klinikaufnahme.

Effizienzsteigerung 8: „Informationsmittel zur Klinikvorbereitung reduzieren die Arbeit in der Aufnahme und beeindrucken Patienten"

81% der elektiven Patienten fordern eine bessere vorherige Ausrüstung durch Klinikinformationsmaterial wie Checklisten zum Klinikbedarf (36%), Vorbereitungsfragen (31%), Laufzettel zum Klinikablauf (27%), Informationen zur Klinikerreichbarkeit (21%). Mitglieder des Aufnahmeteams, die Informations- und Aufklärungsdefizite der Patienten und Angehörigen zu spüren bekommen, fordern im Schnitt mit 2,7 zusätzlichen Informationsmitteln doppelt so viel Schriftliches als Patienten (1,3).

Effizienzsteigerung 9: „Reduktion verteuernder Patientenwartezeiten"

Das ist neu: Hausinterne Wartezeiten für Patienten sind unter den DRG's auch für Kliniken kostenbelastend, denn sie verlängern den Aufenthalt ohne Zusatzerlöse. Deshalb sollten durch besseres Terminmanagement, zumindest bei einbestellten Patienten unnötige Staus vermieden werden. Folgende Forderungen zum Abbau der Wartezeiten für angemeldete Patienten erheben Kliniker:

- 56% fordern weniger Wartezeit in der Verwaltungsaufnahme.
- 46% fordern weniger Wartezeit auf den Schrank oder ein freies Bett.
- 71% der Kliniker fordern weniger Wartezeit auf die erste ärztliche Untersuchung.
- Im Durchschnitt müssen geplante Patienten 56 Minuten (12% über 2 Stunden) auf ein reserviertes Bett und 83 Minuten (19% über 2 Stunden) auf das erste Arztgespräch mit Untersuchung warten. Privatpatienten warten interessanter Weise im Schnitt 10% länger auf ihr freies Bett als GKV-Versicherte.

Effizienzsteigerung 10: „Früherer Behandlungsbeginn als Gewinn für alle"

Je früher die Behandlung des Patienten im Krankenhaus anläuft, desto eher kann er wieder nach Hause gehen. 42% der Patienten sind wegen Verzögerungen nicht mit ihrem Behandlungsbeginn zufrieden. Von Klinikern kommen folgende Verbesserungsvorschläge zum effizienteren Behandlungsbeginn:

- 37%: mehr auf Patienten hören und nachfragen (Pflegevorschläge 42%).
- 34%: früher Spezialisten oder „second opinions" einbeziehen (Pflegevorschlag 43%).
- 21%: noch gründlichere Untersuchungen durchführen.
- 16%: dem Patienten früher seine Diagnose mitteilen.
- 12%: früher mit der Medikation beginnen (Schmerzmittel, Infusionen, Spritzen).

Insgesamt hat sich bei der Analyse der Aufnahmesituationen herausgestellt: persönlich schneiden Ärzte, Pflegekräfte und die gastfreundliche Aufnahme spitzenmäßig ab. Dieser Vorschuss wird jedoch z. B. durch unzulängliche Kooperation mit Einweisern, nicht perfekte Organisation des Therapiebeginns oder verzögerte Anordnung von Medikamenten zum Teil wieder verspielt. (Quelle: Pfizer Benchmarkprojekt „Patientenaufnahme als Erfolgszentrum in Kliniken")

Zusammenfassung

Marketing-Excellence wird eine Kardinaltugend für alle zukunftsfähigen Krankenhäuser. Humanitäre Patientenorientierung und kundenorientierte Einweiserorientierung sind der soziale Kitt für das neue Krankenhausmanagement unter DRG-Bedingungen.

Koryphäenkliniken der Hochleistungsmedizin müssen darauf achten, dass sie nicht nur von fachlich anspruchsvollen, aber leider unterfinanzierten Fällen überbeansprucht werden, sondern auch reizvoll bleiben für die leichteren, planbaren und im außerfachlichen Servicebereich hoch anspruchsvolle Patienten. Marketing hilft, so wenig wie möglich dem Zufall zu überlassen bezüglich Zustrom der Patienten, Aufnahmezeitpunkt, Belegungsquote, Verweildauer, Entlassungstermine und bestmöglicher Nachversorgung. Effizienz im Krankenhaus beginnt mit der Suche und Gewinnung spezialisierungsgerechter Patienten (= Beitrag des Marketing) und nicht erst mit dem Workflow in der Klinik. Gleiches gilt für die patientenzentrierte Qualitätsbilanz des Krankenhauses. Marketing schafft gute Qualitätswahrnehmungen und Marketing profitiert zugleich von guten Klinikqualitäten.

Mindestmengen und deren Konsequenzen aus Sicht des Krankenhausmanagements

M. Jessel, D. Greunig, D.C. Wirtz

Das Gesundheitswesen in der Bundesrepublik Deutschland unterliegt derzeit einem tief greifenden Wandel – der Gesetzgeber selbst spricht dabei von der größten Strukturreform im Krankenhausbereich der letzten 30 Jahre. Allgemein kommuniziertes Ziel ist dabei, Qualität, Transparenz und Wirtschaftlichkeit in der Gesundheitsversorgung entscheidend zu verbessern, um auf diesem Weg vorhandene oder vermutete Rentabilitätsreserven zu erschließen. Unter deutlich verschärften Wettbewerbsbedingungen bei zeitgleicher Einführung eines neues DRG-Abrechnungssystems und erheblichen Ausweitungen von Qualitätssicherungsmaßnahmen wird die Schließung von Einrichtungen, die diesen Anforderungen nicht genügen, in Kauf genommen.

Die gesetzlich neu formulierten Qualitätssicherungsmaßnahmen sind im Wesentlichen begründet, den absehbaren Qualitätsverlusten in der Patientenversorgung, bedingt durch den zunehmenden Ökonomisierungsdruck der Krankenhäuser, entgegenzuwirken.

Ein bedeutsames Element der aktuellen Diskussion ist dabei die Vereinbarung von Mindestmengen planbarer Leistungen je Arzt oder Krankenhaus: So sollen Eingriffe, bei denen ein Zusammenhang zwischen der Erfahrung des Operateurs oder der Einrichtung und der Ergebnisqualität nachgewiesen wurde, nur noch angeboten werden dürfen, wenn die vereinbarten Mindestzahlen im Betrachtungszeitraum voraussichtlich erreicht werden. Nach Einschätzung des Gesetzgebers sollen Mindestmengen vor allem dazu führen, dass

- die Versorgungsergebnisse der Patienten besser werden, weil sie nur noch von erfahrenen Ärzten bzw. in ausgewiesenen Einrichtungen behandelt werden,
- die Fallkosten und Verweildauern aufgrund der Leistungseffizienz geringer werden, und
- spezialisierte Krankenhäuser attraktiver werden mit dem langfristigen Ergebnis der Kompetentzentrenbildung.

Derzeitige Rechtsgrundlage in Deutschland

Die Grundlagen der gesetzlichen Krankenversicherung sind im Sozialgesetzbuch V sowie in einer Reihe von ergänzenden Gesetzen und Verordnungen formuliert. Im § 137 Satz 1 SGB V wird jetzt eine Mindestmengenregelung eingeführt:

„Die Beschlüsse nach Satz 1 regeln insbesondere ... 3. einen Katalog planbarer Leistungen nach den §§ 17 und 17b des Krankenhausfinanzierungsgesetzes, bei denen die Qualität des Behandlungsergebnisses in besonderem Maße von der Menge der erbrachten Leistungen abhängig ist, Mindestmengen für die jeweiligen Leistungen je Arzt oder Krankenhaus und Ausnahmetatbestände" sowie „Wenn die nach Satz 3 Nr. 3 erforderliche Mindestmenge bei planbaren Leistungen voraussichtlich nicht erreicht wird, dürfen ab dem Jahr 2004 entsprechende Leistungen nicht erbracht werden".

„Abweichend von dieser Regelung können die für die Krankenhausplanung zuständigen Landesbehörden Leistungen aus dem Katalog nach Satz 3 Nr. 3 bestimmen, bei denen die Anwendung von Satz 4 die Sicherstellung einer flächendeckenden Versorgung der Bevölkerung gefährden könnte; sie entscheidet auf Antrag des Krankenhauses bei diesen Leistungen über die Nichtanwendung von Satz 4."

Für das Jahr 2004 wurden vom Gemeinsamen Bundesausschuss erstmalig Mindestmengen für fünf Eingriffe und Behandlungen festgeschrieben (Stammzelltransplantationen, Leber- und Nierentransplantationen, komplexe Eingriffe an Speiseröhre oder Pankreas). Es ist zu erwarten, dass sich die Mindestmengenregelungen im Laufe der nächsten Jahre auf weitere Bereiche und hier auch auf die Orthopädie/Unfallchirurgie auswirken wird. Ausgenommen sind Eingriffe im Rahmen der Notfallversorgung. In erster Linie betroffen sein werden Eingriffe mit relativ hohem Schwierigkeitsgrad, zahlenmäßig relevantem Auftreten und fassbaren, während der stationären Behandlung auftretenden Komplikationen. Prädestiniert hierfür sind z. B. die elektiven Eingriffe im Rahmen der Endoprothetik.

Mindestmengenregelungen in anderen Ländern

In der aktuellen politischen Diskussion zum Thema Mindestmengenregelung wird immer wieder auf die guten Erfahrungen im internationalen Umfeld verwiesen und darauf verwiesen, dass die Vorgabe von Mindestmengen dem internationalen üblichen Vorgehen entspräche (Lüngen et al. 2002). Am besten bekannt sind die Vorgaben von Mindestmengen für die Operation bei Verschluss der Herzkranzgefäße, wie sie z. B. in New York sowie in weiteren 27 Staaten durch die Ausgabe von „certificates of need" umgesetzt werden. Hier haben Untersuchungen gezeigt, dass die Mortalitätsrate signifikant niedriger ist, als in den 23 Staaten, die solche Regelungen nicht kennen oder wieder verlassen haben (Guardagnino 2000).

Bei der Leapfrog Group in den USA handelt es sich um einen Zusammenschluss von Versicherungen und Großabnehmern von Gesundheitsleistungen, die anhand von Fallmengen Empfehlungen für ihre Versicherten aussprechen und so steuernd auf die Krankenhausinanspruchnahme für bestimmte Leistungen wirken (www.leapfroggroup.org; Gandjour et al. 2003).

In Finnland hat man auf Zahlen des schwedischen Endoprothesenregisters reagiert und Mindestmengen für die Hüftendoprothesenimplantation von 200 Stück/Jahr festgelegt (Schwing 2003).

Mindestmegenregelung: Was ist aus der Literatur ableitbar?

Verschiedene Untersucher haben Literaturanalysen der verfügbaren Arbeiten zu diesem Thema vorgenommen, um ein Gesamtbild über den tatsächlichen Stand der Forschung zu diesem Gebiet zu erhalten und um die Güte der veröffentlichten Arbeiten miteinander vergleichen zu können.

Halm et al. (2002) werteten in ihrer Arbeit 272 Studien zu 27 verschiedenen Prozeduren aus, wobei insgesamt 135 Arbeiten die Kriterien zum Einschluss in die Untersuchung erfüllten. Betrachtet wurde die Frage, ob sich Unterschiede in der Sterblichkeit von Patienten nach der Versorgung in Einrichtungen mit hohem oder niedrigem Versorgungsvolumen erkennen lassen. Von den genannten 135 Studien befassten sich lediglich 11 mit Themen aus dem Bereich Orthopädie/Unfallchirurgie. Insgesamt acht Arbeiten untersuchen dabei die Implantation einer Hüftendoprothese, in einer Arbeit wurden Knieendoprothesen und in zwei Arbeiten die Versorgung nach Schenkelhalsfraktur betrachtet. Für den Bereich Hüftendoprothetik stellten die Arbeitsgruppe dabei fest, dass bei einer medianen Krankenhausmortalität von 0,4% abhängig von der chirurgischen Erfahrung (Operateur mit geringer und hoher Eingriffszahl) die Sterblichkeitsdifferenz 0–1,7% betrug. In der gleichen Analyse wurde auch die Sterblichkeit zwischen Low- und High-volume-Krankenhäusern verglichen. Hier ergab sich eine Differenz von im Median 0,7% zu Gunsten der High-volume-Krankenhäuser.

Die Faktoren, die das Behandlungsergebnis insbesondere beeinflussen, ist in ◘ Abb. 17.1 dargestellt.

Nach Geraedts (2004) haben die bisher vorgenommenen Analysen der Publikationen zur Thematik der möglichen Zusammenhänge zwischen Behandlungsmenge und Behandlungsqualität auf orthopädisch/unfallchirurgischen Fachgebiet ergeben, dass sich Studien, die den strengen Vorgaben des amerikanischen National Cancer Policy Board genügen, bisher nicht identifizieren lassen.

In einem Evidenzbericht des MDS (Medizinischer Dienst der Spitzenverbände der Krankenkassen, Essen; Rathmann u. Windeler 2002) wurden 20 Eingriffsarten beurteilt, wobei bei acht Eingriffen die Evidenz bezüglich der Zusammenhänge zwischen Behandlungsmenge und Behandlungsqualität für gegeben erachtet wurde. Dies galt ausschließlich für technisch anspruchsvolle Eingriffe aus den Gebieten der Allgemein- und Gefäßchirurgie (Ösophagus- und Pankreaskarzinom, Transplantationschirurgie, CEAE, PTCA, Aortenaneurysmen, Koronareingriffe, Myokardinfarkt). Bei Eingriffen aus dem orthopädischen Fachgebiet konnte eine entsprechende Evidenz für den Zusammenhang zwischen Leistungszahlen und Ergebnisqualität lediglich für den Bereich der Knieendoprothetik als wahrscheinlich angenommen werden, ohne jedoch einen Evidenznachweis führen zu können. Mindestmengen hätten sich allerdings in keinem der untersuchten Fällen ableiten lassen.

Zu einem ähnlichen Ergebnis kommen auch Lüngen u. Lauterbach (2002), die feststellen, dass eine höhere Fallzahl zumindest eher bessere als schlechtere Qualität zu bewirken scheint, aber auch konstatieren, dass die oftmals recht pauschale Unterstellung eines streng positiven Zusammenhangs nicht haltbar ist

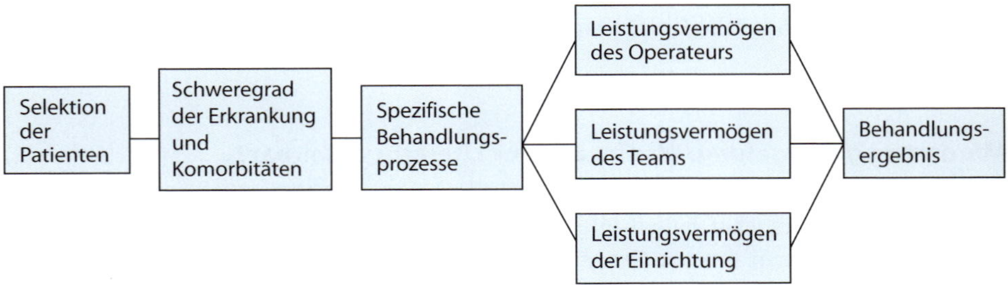

◘ **Abb. 17.1.** Das Behandlungsergebnis beeinflussende Faktoren. (Nach Halm et al. 2000)

Mindestmengen in der Orthopädie/Unfallchirurgie: Datenpool BQS?

Seit 2001 leitet und koordiniert die Bundesgeschäftstelle Qualitätssicherung (BQS) die inhaltliche Entwicklung und organisatorische Umsetzung der externen vergleichenden Qualitätssicherung in den deutschen Krankenhäusern.

Zur Ermittlung der Daten in Deutschland wird man auf deren Datensätze zu den entsprechenden Modulen Hüfttotalendoprothesenwechsel, TEP bei Koxarthrose und Schenkelhalsfraktur zurückgreifen können. Ebenfalls verfügbar sind Daten für Kniegelenkschlittenprothesen, Knie-TEPs und Kniegelenk-TEP- Wechsel.

Laut BQS-Qualitätsreport 2002 wurden für das Modul TEP bei Koxarthrose ca. 108.000 Datensätze aus 1113 Kliniken analysiert. Anders als in vielen amerikanischen Arbeiten wird hier nicht der Parameter „Sterblichkeit" betrachtet, sondern Qualitätsziele wie „seltene Wundinfektion" und „seltene Prothesenluxation". Auffällig ist bei der Auswertung die deutliche Streuung der Leistungsmengen, was sich in den willkürlich festgelegten Fallzahlklassen verdeutlicht.

Aus ◘ Tabelle 17.1 gut erkennbar ist die Leistungserbringung von 9,5% der Gesamtfälle durch 49,5% der deutschen Kliniken, d. h. dass etwa die Hälfte der Kliniken in Deutschland weniger als 10% der Gesamtfallzahl erbringt und damit der Definition von Low-case-Häusern erfüllen dürften. Die Analyse der Qualitätsindikatoren – bezogen auf die Fallzahlgruppen – ergibt nach dem Chi-Quadrattest signifikant unterschiedliche Häufungen bezüglich der erhobenen Qualitätsindikatoren für die einzelnen Fallgruppen (◘ Tabelle 17.2).

◘ **Tabelle 17.1.** Fallzahlklassen für das Modul 17/2 TEP bei Koxarthrose, BQS-Report 2002

Fallzahlklasse	Anzahl Khs.	Anteil an Khs. gesamt [%]	Anzahl Fälle	Anteil an Fällen gesamt [%]
1–9	205	18,4	884	0,8
10–19	115	10,3	1.661	1,5
20–49	232	20,8	7.758	7,2
50–99	219	19,7	15.706	14,5
>100	342	30,7	81.990	75,9
gesamt	1.113	100	107.999	100

◘ **Tabelle 17.2.** Fallzahlklassen für das Modul 17/2 TEP bei Coxarthrose, BQS-Report 2002; Qualitätsindikator: Wundinfektion

Fallzahlklasse	Fälle mit Wundinfektion	Wundinfektionsrate [%]
1–9	20/884	2,3
10–19	23/1.661	1,4
20–49	111/7758	1,4
50–99	202/15.706	1,3
>100	651/81.990	0,8
gesamt	1007/107.999	0,9

Es erfolgt hier ein Vergleich lediglich eines Qualitätsindikators („Wundinfektion") in Bezug auf die Fallzahlklasse, ungeachtet dessen, was eine solche Verteilung sonst noch begründen könnte, wie z. B. Vorerkrankungen, Alter oder Allgemeinzustand (z. B. ASA-Klassifikation). Auch ist nicht klar ersichtlich, ob z. B. operationsspezifische Unterschiede oder besondere postoperative Behandlungsstrategien solche Differenzen bewirken oder zumindest wesentlich mit verursachen.

Auch die BQS-Untersuchung des Merkmals „Prothesenluxation" ergab statistisch signifikante Unterschiede zwischen den Fallzahlklassen. In Kliniken mit Fallzahlen >100 ist die Luxationsrate durchschnittlich 3fach geringer als in den Kliniken mit einer jährlichen Fallzahl <20 (Tabelle 17.3).

Trotz dieser vordergründig betrachteten Plausibilität der Qualitätslage warnt die BQS selbst davor, aus diesen Zahlen bereits Mindestmengen ableiten zu wollen, da hiervor noch weitere und tief greifendere Analysen notwendig seien. Dies um so mehr, als das die Datenlage zu inkonsistent ist und Hinweise für eine mangelnde Dokumentationsqualität existieren: So ist es wenig plausibel, dass Häuser mit hohen Fallzahlen keine Luxationen (Hüft-TEP-Luxation nach Hüft-TEP-Implantation) zu verzeichnen haben und dass ein Haus mit 87 gemeldeten Eingriffen eine Luxationsrate von 100% aufweist.

Davon wird deutlich, dass die Frage der Datensicherheit in der BQS-Statistik bislang nicht geklärt ist. Die Module beinhalten 71 bis max. 95 Datenfelder, die von den Ärzten zu bearbeiten sind. Vielerorts werden diese Angaben nach Entlassung des Patienten und nach einem langen Arbeitstag „nach besten Wissen" in die Eingabemaske eingegeben, ohne sich im Einzelfall durch mühsame Aktenrecherche der „Datensicherheit" zu vergewissern. Entsprechend muss die Datenerfassung sowohl deutlich vereinfacht, als auch so weit wie möglich automatisiert werden (Heller et al. 2003).

Diese Untersuchungen zum Thema Mindestmengen lassen mit einiger Vorsicht die Interpretation zu, dass ein Zusammenhang von Fallzahlen bei bestimmten Leistungen und der sich hieraus ergebenden Qualität ergibt. Jedoch sind diese Zusammenhänge nicht ganz so gesichert und allgemeingültig, wie gerne postuliert wird. Die BQS-Datenerhebung orientiert sich an den Komplikationen, die während des stationären Aufenthaltes beobachtet werden. Was aber ist mit den Komplikationen, die erst nach der stationären Entlassung auftreten? Überspitzt formuliert, müsste man den Patienten möglichst früh postoperativ entlassen, um die Komplikationsstatistik in der BQS-Erfassung möglichst „positiv" darstellen zu können. Unter DRG-Gesichtspunkten ist dieses Szenario aber gar nicht so

Tabelle 17.3. Fallzahlklassen für das Modul 17/2 TEP bei Koxarthrose, BQS-Report 2002; Qualitätsindikator: Prothesenluxation

Fallzahlklasse	Fälle mit Prothesenluxation	Luxationsrate [%]
1–9	32/884	3,6
10–19	50/1661	3,0
20–49	149/7758	1,9
50–99	302/15.706	1,9
>100	818/81.990	1,0
gesamt	1351/107.999	1,3

abwegig, da mit der zu erwartenden Abnahme der Verweildauer sicherlich auch die Zahl der dokumentierten Komplikationen abnehmen wird. Und dies vor dem Hintergrund einer alternden Gesellschaft mit deutlicher Erhöhung der Komorbiditäten.

Darüber hinaus lassen Mindestmengenregelungen außer Acht, dass auch Einrichtungen, die bestimmte Leistungen weniger häufig erbringen, durchaus nicht selten eine vergleichbar gute Qualität nachweisen können, und dass eine hohe Zahl von Versorgungen nicht unbedingt vor schlechten Ergebnissen schützt. Ferner gibt es Untersuchungen, nach denen der Schwellenwert zur guten Ergebnisqualität niedriger ist, als bislang angenommen und dass die gesammelte Kompetenz des gesamten Versorgungsteams mehr Einfluss auf die Ergebnisqualität hat, als die des einzelnen Chirurgen (Carter 2003; McKee u. Healy 2002; Meyer et al. 2000). Kernelement einer Mindestmengenregelung ist die Frage der Qualität der erbrachten Leistung. Hier sind insofern EBM-basierte Erkenntnisse zu fordern, wobei auch der Grenzwert einer Fallmengenregelung klar aus dem Schrifttum ersichtlich sein muss, um nicht als politisch initiierter Fallstrick (fehl)interpretiert zu werden.

Ungeklärt ist zum Beispiel derzeit, ob die Beziehungen zwischen Fallzahl und Versorgungsqualität auf der Hypothese „Übung macht den Meister" oder etwa auf der „Zuweiserhypothese" beruhen, die annimmt, dass Krankenhauszuweiser primär eine hohe qualitative Leistung in einer Klinik erkannt und als Folge dessen vermehrt Patienten zugewiesen haben, was höhere Fallzahlen erklärt (Geraedts 2004; Gowrisankaran et al. 2004).

Beide Hypothesen unterscheiden sich von einander grundlegend, die erste setzt die Fallzahl in der zeitlichen Abfolge vor die Qualität, die zweite argumentiert genau anders herum und macht die Fallzahl zu einer Bedingung der Qualität.

Mögliche Auswirkungen der Mindestmengenregelung auf die Orthopädie/Unfallchirurgie

Ausschluss vieler Kliniken von bestimmten Leistungsbereichen

Hüftendoprothetik

Mindestfallmengen für die Hüftendoprothetik hätten auf die Krankenhauslandschaft derzeit erhebliche Auswirkungen. Je nach Grenzwertfestlegung würden etwa 50% der Kliniken (bei einem Grenzwert von 50 Eingriffe/Jahr) und etwa 70% der Kliniken (bei einem Grenzwert von 100 Eingriffen) diese Leistung nicht mehr anbieten dürfen. Speziell in ländlichen Bereichen müssten die Patienten mit längeren Anfahrwegen rechnen, wenn nicht die Landesregierung regulierend einreift, um Engpässe in der Versorgung der Bevölkerung zu vermeiden [9]. Darüber hinaus ist zu bedenken, dass mit der Einführung von Mindestmengen sich notwendige Veränderungen der Versorgungskapazitäten ergeben, die jedoch kurzfristig nicht umsetzbar sind. Mit einem Abbau der Kapazitäten der Leistungserbringer mit geringer Fallzahl und dem gleichzeitig nicht äquivalenten Aufbau von Kapazitäten in den vorgesehenen Zentren ist zumindest kurz- bis mittelfristig mit langen Wartezeiten und Überbeanspruchung von bestehenden Zentren zu rechnen.

Aus vornehmlich unfallchirurgischer Sicht wäre für den angenommenen Fall bestehender Mindestmengen für die Hüft-TEP noch zu klären, ob erbrachte Leistungen in der Notfallversorgung mit Implantation von Hüftendoprothesen nach Schenkelhalsfraktur in die Mindestmengenbetrachtung eingehen können, oder ob tatsächlich nur die planbaren Leistungen als Zugangsberechtigung zur Versorgung betrachtet werden sollen. Eine entsprechende Antwort von Seiten des Verordnungsgebers respektive der Kostenträger steht diesbezüglich noch aus. Folgerichtig wäre allerdings, dass auch die entsprechenden Notfallversorgungen bei der Fallzahlermittlung der Hüft-TEP-Eingriffe mit herangezogen werden. Alle anderen Entscheidungen wären zumindest unter qualitätsbegründenden Aspekten nicht nachvollziehbar.

Knieendoprothetik

2002 wurden in Deutschland laut BQS-Datensatz 64.198 Knie-TEP- Implantationen vorgenommen. Signifikant geringere Infektionsraten konnten bei den Fallzahlklassen „über 50" und „über 100" festgestellt werden. Sollte hier eine Mindestfallmenge von 50 Fällen/Haus festgelegt werden, so wären etwa 441 Kliniken, entsprechend 54% der jetzt diese Leistung erbringenden Häuser zukünftig von der Leistungserbringung ausgeschlossen. Eine Mindestfallmenge von 100 Fällen/Jahr und Haus würde etwa 75% der diese Leistung momentan noch erbringenden Kliniken ausschließen (611 von 819 Krankenhäusern).

Von ausgewiesenen Gesundheitsökonomen wurde unter Berufung auf die Studie von Norton et al. (1998) eine Mindestmengenregelung für deutsche Krankenhäuser für die Knie-TEP von 107 Fällen/Jahr vorgeschlagen (Gandjour et al. 2003; Lüngen et al. 2002; Neumann 2002). Hiernach würden nach einer Analyse aus dem Jahr 2000 462 Anbieter aus der Versorgung herausfallen, 198 Einrichtungen dürften diese Leistungen weiterhin erbringen (~43%) (Schwing 2003). Nach der Datenlage der BQS aus dem Jahr 2002 wäre die Anzahl der Kliniken, die einen Leistungsausschluss zu erwarten hätten noch deutlich höher (s. oben).

Auswirkungen auf die Weiterbildung

Der Ausbau des Mindestmengenkatalogs fördert zweifelsohne die Bildung von Behandlungszentren mit eindeutiger Schwerpunktzuordnung. Seitens des Gesetzgebers verspricht man sich hierbei insgesamt professionellere, weil strukturiertere Prozessabläufe. Dies führt schließlich zu vorgegebenen Behandlungsabläufen, die in ihrer „Standardisierung" größtmögliche Behandlungseffektivität bei Optimierung der Kosteneffizienz ermöglichen sollen. Das Wegbewegen von der Devise „ich kann alles überall machen lassen", hin zu den Kompetenzzentren mit einem deutlich eingeschränkten, aber spezialisierten Leistungsangebot ist ausdrücklicher Wille des Gesetzgebers. Diese Behandlungseffektivität mit möglichst optimaler Versorgungsqualität ist sicherlich auch ein wesentlicher Aspekt, der dem in der Weiterbildung befindlichen Arzt vermittelt werden sollte.

Mögliche Konsequenz einer Mindestmengenregelung mit Leistungsausschluss einer großen Anzahl von Häusern wäre demgegenüber aber auch eine absehbare Verzögerung in der Weiterbildung. Entsprechende Operationen könnten nur noch in speziellen Zentren durchgeführt werden, das heißt, für entsprechende Eingriffe, sollten sie für den Weiterbildungsoperationskatalog erforderlich sein, müssten dann Rotationsverfahren für Ärzte in der Weiterbildung eingeführt werden. Erhebliche Probleme sind absehbar, wenn Ärzte nach Abschluss ihrer Weiterbildung weiterhin in dem „Kompetenzklinikum" beschäftigt werden und somit die Weiterbildungsplätze nicht für nachrückende Kollegen freigegeben werden. Es entsteht der „Flaschenhals Kompetenzzentrum". Eine Möglichkeit der Steuerung wäre die Einführung eines Rotationsverfahrens für entsprechende Eingriffe, sofern sie für den Weiterbildungsoperationskatalog erforderlich sein sollten. Eine erhöhte Anforderung an die Mobilität (durch Rotationsverfahren bzw. vermehrte Arbeitsplatzwechsel) sowie die Aussicht auf eventuell verlängerte Weiterbildungszeiten (Wartezeiten) der Ärzte könnte die Attraktivität des Berufes weiterhin reduzieren – ein in Zeiten eines sich anbahnenden Ärztemangels unglücklicher Impuls.

Da zurzeit im Bereich der Orthopädie und Unfallchirurgie nur die elektiven Eingriffe – und hier insbesondere die Endoprothetik – mit der Mindestmengenregelung in Zusammenhang gebracht werden (Neumann 2002), bedarf es diesbezüglich der näheren Beleuchtung der sog. neuen Weiterbildung (WBO). Diese neue WBO, die seitens des 106. Deutschen Ärztetages 2003 beschlossen wurde und von den einzelnen Landesärztekammern rechtskräftig im Laufe des Jahres 2004 verabschiedet werden soll, beinhaltet für den Basisfacharzt „Orthopädie und Unfallchirurgie" insgesamt 20 Hüftprothesenimplantationen und 10 Knieprothesenimplantationen. Diese Anzahl sollte sicherlich von Kliniken gewährleistet werden können, die die Weiterbildungsbefugnis für sich beanspruchen. Ein „Flaschenhalseffekt" ist hier nicht zu erwarten.

Für den Bereich des Schwerpunkts „Spezielle Orthopädische Chirurgie" wäre es jedoch sicherlich unter Inkrafttreten der Mindestmengenregelung so, dass die zu Recht geforderten Leistungszahlen (primäre Hüftendoprothesen 50, Hüftprothesenwechsel 10, primäre Knieprothesen 25, Knieprothesenwechsel 10) nur an entsprechenden Kompetenzzentren zu erzielen sind. Da sich jedoch dieser Weg der zunehmenden Departmentbildung im Bereich des neuen Fachgebietes „Orthopädie und Unfallchirurgie" sowieso abzeichnet, sind auch mit Einführung einer Mindestmengenregelung keine wesentlichen Nachteile in der spezialisierten Weiterbildung zu erwarten (Neumann 2002). Derjenige, der elektive Endoprothetik in Zukunft betreiben will, sollte entsprechend der Ausbildungsinhalte der neuen WBO die Schwerpunktbezeichnung „Spezielle Orthopädische Chirurgie" erwerben. Derjenige, der sein Betätigungsfeld vornehmlich im Bereich der Unfallchirurgie sieht, sollte die Schwerpunktbezeichnung „Spezielle Unfallchirurgie" erwerben. Da entsprechend der derzeitigen Rechtsgrundlage (SGB V § 137) Eingriffe im Rahmen der Notfallversorgung von der Mindestmengenregelung ausgeschlossen sind, wäre auch dem „Speziellen Unfallchirurgen" die Implantation von Endoprothesen bei Frakturen und Verletzungsfolgen nicht verwehrt. Die Frage wäre jedoch, ob die Routine zur Implantation einer Hüft-TEP bei Schenkelhalsfraktur bei gleichzeitigem Wegfall der Elektiv-TEPs nicht leidet, was somit wiederum mangelnde Qualität induzieren könnte.

Einschränkung der ärztlichen Berufsausübung und Patientenautonomie

Mindestmengenregelungen stellen einen Eingriff in die ärztliche Berufsausübung dar und sind zudem geeignet, die Wettbewerbsstruktur auf dem Markt zu beeinflussen. Entsprechend aussagekräftig müssten die zur Entscheidungsfindung genutzten Parameter gewählt werden, damit sie einer ggf. gerichtlichen Überprüfung standhalten könnten (Bruckenberger 2003). Dies um so mehr, als hier auch das Recht des Patienten auf freie Arztwahl erheblich tangiert wird. Harte Kriterien wie die Operations- oder 30-Tage-Letalität sind dabei als Qualitätsparameter eher unkritisch, während andere diskutierte Punkte, wie z. B. die Reinterventions- oder Wiedereinweisungsquote, die Wundinfektionsrate oder etwa die Luxationsquote oder die Verbesserung der Lebensqualität in der Dokumentation und Beurteilung, zwar problematischer, aber deutlich valider sein werden.

Fehlanreize für eine zu breite Indikationsstellung

Die Indikation für operative Eingriffe allgemein und zur Implantation künstlicher Gelenke im Besonderen ist sehr streng zu stellen, da verfrühte Prothesenimplantationen für den Patienten erhebliche Nachteile mit sich bringen können. Generell besteht bei der Mindestmengenregelung die Gefahr, dass Anbieter, um die Fallgrenze gerade einzuhalten, ihre Indikationsstellung ausweiten, was de facto einen Rückschritt der medizinischen Versorgungsqualität bedeuten würde. Auch durch die Abfragemodule der BQS lassen sich diese Tendenzen womöglich nicht aufdecken, da die Bearbeitung der qualitätsspezifischen Fragen kaum kontrollierbar ist.

Abschließende Beurteilung

Insgesamt lässt sich feststellen, das die Datenlage zur Frage, ob die Ergebnisqualität einer Behandlung tatsächlich und ausschließlich von der Erfahrung des Operateurs abhängt, insbesondere auf orthopädisch/unfallchirurgischen Fachgebiet noch nicht ausreicht, um valide Aussagen zu wagen (Geraedts 2004; Teisberg et al. 2001). Weitere Untersuchungen, die auch das Umfeld der Behandlung (Narkose, Nachbehandlung, allgemeine Ausstattung der Einrichtung, interdisziplinäres Komplikationsmanagement) sowie die Adjustierung nach dem Patientenrisiko einbeziehen, sind hier erforderlich, da nach der praktischen Erfahrung Erfolge einer komplexen chirurgischen Behandlung nicht selten auf einer Teamleistung beruhen. Entsprechend aussagekräftige Parameter und Qualitätsindikatoren sind dazu zu bestimmen und auszuwerten (Birkmeyer et al. 2002).

Vor diesem Hintergrund erscheint die Mindestmengeneinführung für die nachgewiesenen Operationen einzelner Operateure problematisch, da unterstellt wird, dass die produzierte Qualität in einer monokausalen Beziehung zur Fähigkeit des Operateurs steht. Selbstverständlich ist nicht von der Hand zu weisen, dass Übung und Erfahrung des Operateurs wichtig für den Operationsverlauf und für die Qualität des Eingriffs ist. Nach Ansicht der Autoren besteht derzeit allerdings keine valide, evidenzbasierte Datenlage, die die hieraus abzuleitende Gesetzmäßigkeit überzeugend widerspiegelt. Insbesondere ist nicht geklärt, ab welcher Menge an produzierten Eingriffen ein Operateur zu den Erfahrenen seines Faches gerechnet werden darf – eine entscheidende Frage, die über Abrechenbarkeit und Nichtabrechenbarkeit eines Eingriffes entscheidet.

Die Mindestmengenregelung ignoriert das Vorhandensein vieler Krankenhäuser mit geringeren Leistungsmengen, die trotz geringer Fallzahl – wie auch immer diese definiert ist – sehr wohl qualitativ hochwertige Arbeit, gemessen an den abgefragten Qualitätsindikatoren, erbringen. Laut einer Analyse aus dem Jahr 2001 für das Ruhrgebiet hieße das bei Annahme einer Mindestfallmenge Knie-TEP von 107 Eingriffen/Jahr, dass insgesamt 64,5% der Kliniken diese Leistungen nicht mehr erbringen dürften (Neumann 2002). Genauer aufgeschlüsselt ergibt sich, dass lediglich ca. 9% der Orthopädischen Fachabteilungen, aber 100% der Orthopädischen Belegabteilungen, ca. 86% der Unfallchirurgischen Abteilungen und ca. 88% der Chirurgischen Abteilungen die Mindestmengen unterschreiten würden. Sollten z. B. unter den betroffenen Kliniken Häuser sein, die trotzdem gute Qualität produzieren (und das ist nach den BQS-Auswertungen wahrscheinlich), so wäre unter Zugrundelegung des Qualitätsaspektes ein Ausschluss dieser Häuser von der Leistungserbringung nicht begründbar. Da Ausnahmeregelungen aber nicht vorgesehen sind und sich in der kontrollierten Durchsetzung als höchst problematisch erweisen dürften, wird offensichtlich, dass nicht ausschließlich evidenzbasierte Qualitätsgedanken dem § 137 Satz 1 SGBV zugrunde liegen.

Der bloße Rückgriff z. B. auf die Daten der BQS erscheint insofern problematisch, als dass die Qualität der durch die Behandlungseinrichtungen gelieferten Informationen einer großen Streubreite unterliegt und tatsächlich evidenzbasierende Aussagen so schwerlich möglich sind.

Nach Ansicht von Riesberg et al. (2003) sollte auch betrachtet werden, dass Mindestmengenregelungen durchaus auch den vom Grundgesetz garantierten Gleichheitsanspruch verletzen könnten: Werden z. B. zwecks Qualitätssteigerung Mindestmengen an diagnostischen Maßnahmen oder operativen Eingriffen pro Institution oder Arzt vorgeschrieben, so müssen Nachteile im Zugang zu diesen Leistungen z. B. für die ländliche Bevölkerung in Kauf genommen werden. Auch das Europäische Recht misst dem freien Waren- und Dienstleistungsverkehr einen hohen Stellenwert bei, sodass auch hier Konfliktpotentiale entstehen könnten, auch wenn es unbestritten ist, dass die Mitgliedsstaaten der EU strengere Schutzmaßnahmen beibehalten oder erlassen können, wenn diese mit der Verfassung vereinbar sind. Der Rechtsprechung wird deshalb unter Umständen die letztendliche Klärung obliegen, ob die entsprechenden Regelungen tatsächlich auf einer objektivierbaren Basis stehen oder durch das Fehlen entsprechender fundierter Nachweise unzulässig sind (Riesberg et al. 2002).

Auch die angestrebten Ausnahmeregelungen zur Sicherstellung der Versorgung der Bevölkerung sind nach Riesberg et al. (2002) nicht unkritisch, da hier die sonst so hoch geschätzte Qualität der Behandlung in den Hintergrund tritt. Dies wird um so kritischer, als dass in der aktuellen Diskussion nicht gefordert wird, die seltener vorkommenden hochkomplexen Eingriffe in die Mindestmengenregelung einzubeziehen, sondern die häufig vorkommenden Eingriffe wie z. B. die Endoprothesenversorgung bei Kox- oder Gonarthrose. Hätten hier Patienten, die nicht aus gut versorgten Ballungszentren stammen, weniger Recht auf eine qualitativ hochwertige Versorgung?

Werden Mindestmengen für bestimmte Eingriffe vorgeschrieben und die Erbringung der Leistungen bei Unterschreitung der Grenzwerte untersagt, muss das Verbot der entsprechenden Leistungserbringung durch die betroffene Klinik/den betroffenen Operateur auch überwacht werden, was einen zusätzlichen bürokratischen Aufwand verursacht (Bruckenberger 2003). Darüber hinaus ist ein Vertrauen in die Kräfte des Marktes offenbar weder beim Gesetzgeber, noch bei den Kostenträgern vorhanden (Geraedts 2004). Es ist ohnedies verwunderlich, dass die so oft gepriesene Kraft des Marktes beim Gesundheitssystem als weniger gültig angesehen und stattdessen vielmehr auf planerische Vorgaben zurückgegriffen wird. Durch das Offenlegen von Klinikleistungen im Rahmen der ab 2005 jährlich zu erstellenden Qualitätsberichte wird mit relativ einfachen Mitteln eine umfassende Informationsmöglichkeit für Patienten, Kostenträger und Zuweiser geschaffen, anhand derer Leistungsmengen mühelos eingesehen werden können.

Entsprechende Personengruppen haben hiermit also die Möglichkeit, gezielt Informationen zu Leistungen in entsprechenden Krankenhäusern abzufordern. So könnte sich Qualität unter den Bedingungen des Marktes etablieren. Es stellt sich somit die Frage nach der Sinnhaftigkeit gesetzlicher Mindestmengenreglementierungen. Im Vordergrund dürfte hierbei die Hoffnung der Kostenreduktion stehen, was aber sicherlich in der Wirksamkeit kritisch zu hinterfragen ist.

Obwohl Spezialisierung grundsätzlich ein richtiger Weg zur Ausübung des ärztlichen Berufes und Sicherstellung einer hohen Versorgungsqualität ist, so kann die Vorgabe von

Mindestmengen allenfalls nur ein Element im Gesamtkonzept für Qualität sein. Starre Mindestmengen, die nicht wissenschaftlich evidenzbasiert abgeleitet werden können, sind sicherlich der falsche Weg.

Literatur

Birkmeyer JD, Siewers AE, Finlayson VA, Stukel TA, Lucas FL, Batista I, Welch G, Wennberg DE (2002) Hospital volume and surgical mortality in the United States. N Engl J Med 11: 1128–1137

Bruckenberger E (2003) Analyse der Vorgabe von Mindestmengen planbarer Leistungen nach dem Fallpauschalengesetz. (http://www.bruckenberger.de/pdf/mengen03_03.pdf)

Carter D (2003) The surgeon as a risk factor. BMJ 326: 832–833

Gandjour A, Günster C, Klauber J, Lauterbach KW (2003) Mindestmengen in der stationären Versorgung: Bundesweite Analyse ausgewählter Interventionen und Forschungsbedarf. In: Arnold M, Klauber J, Schellschmidt H (Hrsg) Krankenhausreport 2002 – Krankenhaus im Wett-
bewerb. Schattauer, Stuttgart, S 189-201

Geraedts M (2004) Evidenz zur Ableitung von Mindestmengen in der Medizin. Gutachten im Auftrag der Bundesärztekammer

Gowrisankaran G, Ho V, Town R (2004) Causality and the volume-outcome relationship in surgery. John M. Olin School of Business, Working Paper

Guardagnino C (2000) Post-CON cardiac surgery in Pa.Physician's News Digest (http://www.physiciansnews.com/cover/1200.html)

Halm EA, Lee C, Chasin MR (2002) Is volume related to outcome in health care? a systematic review and methodologic critique of the literature. Ann Int Med 137: 511–520

Heller G, Swart E, Mansky T (2003) Qualitätsanalysen mit Routinedaten. Ansatz und erste Analysen aus dem Gemeinschaftsprojekt „Qualitätssicherung mit Routinedaten" (QSR). In: Arnold M, Klauber J, Schellschmidt H (Hrsg) Krankenhausreport 2002 – Krankenhaus im Wett-
bewerb. Schattauer, Stuttgart

Lüngen M et al. (2002) So manche Klinik wird ihr Leistungsspektrum straffen müssen. f &w 3: 268–270

Lüngen M, Lauterbach KW (2002) Effektivität von Strukturqualität in der Qualitätssicherung – Review. ZÄFQ 96: 101–114

McKee M, Healy J (2002) European overservatory on health care systems: WHO Policy Brief – The significance of hospitals. In: McKee M, Healy J (eds) Hospitals in a changing Europe. McGraw-Hill, New York, pp 1–14

Meyer P, Barragan B, Blanchard D et al. (2000) Recommandations de la Sociéte francaise de cardiologie concernant la formation des médecins coronarographistes et angioplasticiens, l'organisation et l'equipement des centres de coronarographie et d'angioplastie coronaire. In: Archives des Maladies du coeur et des vaisseaux 93: 147–158

Neumann U (2002) Trend zur Spezialisierung am Beispiel der Knieendoprothetik. Implant 2: 13–14

Norton E et al. (1998) The effect of hospital volume on the in- hospital complications rate in knee replacement patients. Health Services Research 33: 1191–1210

Rathmann W, Windeler J (2002) Zusammenhang zwischen Behandlungsmenge und Behandlungsqualität. Evidenzbericht des Fachkreises Evidenz-basierte Medizin des MDS. MDS, Essen

Riesberg A, Weinbrenner S, Busse R (2003) Gesundheitspolitik im europäischen Vergleich – Was kann Deutschland lernen? Das Parlament B33-34: 29–38

Schwing C (2003) Mindestmengen – Ein riesiges Konfliktpotential. KMA 5 (http://www.kma-online.de)

Teisberg P, Hansen FH, Hotvedt R et al. (2001) Pasientvolum og behandlingskvalitet. Sintef Unimed, Osla

17

Zukunftsmarkt Gesundheit – Ein Rückblick aus dem Jahr 2015

B.H. Mühlbauer

Die zukünftige wirtschaftliche Entwicklung des Gesundheitswesens ist von häufigen Klagen über die wirtschaftlichen Rahmendaten, die anhaltende Rezession, die schwindende Wirtschaftskraft sowie die Bevölkerungsentwicklung begleitet. Natürlich sehen die prognostizierten Entwicklungen selbst im Jahr 2015 nicht rosig aus. Politik ist aufgerufen, die Gesellschaft also auch die wirtschaftliche Entwicklung mitzugestalten bzw. dort zu unterstützen, wo sich weitere Gestaltungschancen ergeben.

Meine Ausführungen zur Weiterentwicklung des Gesundheitswesens sind schemenhaft und können nur bestimmte Eckpunkte benennen. Die nachfolgenden Ausführung fassen dementsprechend vor allem Ergebnisse zusammen, die sich aus den Jahren 2000–2015 ergeben haben. Manche Entwicklungen haben überrascht und verschiedene Untersuchungen über die Zukunftsentwicklung des Gesundheitsmarktes haben sich nicht bestätigt.

Die wesentlichen Entwicklungslinien führten jedoch zur Bestätigung der Prognosen, was viele Akteure im Gesundheitswesen erstaunte. Noch im Jahr 2004 hatte der scheidende Bundespräsident Johannes Rau darauf hingewiesen, dass Patienten keine „Kunden“ und Gesundheit keine „Ware“ seien – aus dem Blickwinkel des heutigen Gesundheits- und Sozialwesens eine den Zeitgeist vieler Menschen treffende Vorstellung – im Nachhinein hat sich das Gesundheits- und Sozialwesen jedoch zu einem marktwirtschaftlichen und einseitig ökonomisierten System entwickelt, indem sich Leistungsanbieter und Patienten als Kunden gegenüberstehen.

Widersprüche?

Die Diskussion im Gesundheitswesen war durch eine beständige Reformwut, durch zunehmende staatliche Reglementierung, durch Bürokratisierung und ausgabenbeschränkende Regulierungen bis zum Jahr 2006 gekennzeichnet. Planwirtschaftliches Handeln bei politischer Nachreparatur des unerwünschten Verhaltens der Akteure, vor allem der Patienten, waren ein bedeutsames Kennzeichen der damaligen Gesundheitspolitik. Ausgabensenkung durch Leistungsminderung und -verlagerung auf die Versicherten stellte ein weiteres, unübersehbares Modell der damaligen Politik dar.

Mit den Gesundheitsreformen der Jahre 2000 und 2005 konnten noch unter der SPD/Grünen-Regierung, ab 2007 und 2009 die dann gewählte CDU/CSU-Regierung zunächst erste Ausgabensenkungen der gesetzlichen Krankenversicherungen und in der Rentenversicherung erreicht werden. Die Ausgabensenkungen resultierten vor allem aus der zunehmenden Selbstbeteiligung der Patienten, die nach und nach in allen sozialen Sicherungssystemen eingebaut wurde. Einige Kostenverlagerungen in steuerfinanzierte Ausgabenbereiche sorgten hier für eine plakative, aber nicht wirkliche Ausgabensenkung. Dies passierte nicht auf einen Schlag, sondern Jahr für Jahr und immer wieder in einem anderen Bereich des Systems. Viele Jahre hatten die Politiker noch über die Einführung der Bürgerversicherung und Kopfprämien selbst in der Regierungskoalition gestritten.

Neue Versicherungssysteme

Die Entkopplung der sozialen Sicherungssysteme von den Einkommen und den Löhnen hatte letztlich zu einem anderen Gesundheitsverhalten geführt. Eine steuersubventionierte Kopfpauschale, die 2004 von Rürup vorgeschlagen wurde, hatte sich durchgesetzt.

Die Menschen interessierten sich grundsätzlich mehr für ihre Gesundheit, weil damit in den darauf folgenden Jahren auch höhere Selbstbeteiligungen verbunden waren. Ältere Menschen, die bereits Ende der 80er-Jahre des 20. Jahrhunderts so viele Fehler in der Ernährung, dem Freizeit- und Gesundheitsverhalten gemacht hatten, weil sie es nicht besser wussten und ihre Verantwortung für die eigene Gesundheit nicht erkannten, traten jetzt erst als chronisch oder mehrfach Erkrankte im Gesundheitswesen auf. Ihre Kosten überstiegen bei weitem ihre Einzahlungen in das Versicherungssystem. Die Kostenträger reagierten verstärkt mit DMP-Programmen.

Mehr private Versorgung durch Familienangehörige

Mit der Hypothek der bereits in den 80er-Jahren des letzten Jahrhunderts bekannten Verschiebung in der Bevölkerungspyramide mussten die jüngeren Menschen leben – sie hatten entweder ihre Angehörigen über Geld- oder durch persönliche Versorgungsleistungen zu betreuen. Die Anerkennung der Versorgung von Familienangehörigen als berufliche Tätigkeit, die ab 2010 eingeführt wurde, sorgte dafür, dass viele Frauen sich zusätzlich in häuslicher Krankenpflege ausbilden ließen. Sie versorgten jetzt ihre Angehörigen selbst und konnten dafür bis zu € 2000,– monatlich in ihrer Steuererklärung geltend machen. Natürlich sank dadurch das steuerliche Einkommen der Verheirateten, sodass der Staat hier erhebliche Einnahmenreduzierungen hinnehmen musste. Allerdings sparte der Staat auch bei der Versorgung von Arbeitslosen, weil viele Frauen aus der Arbeitslosenstatistik verschwanden und jetzt einer gesellschaftlich anerkannten Tätigkeit nachgingen. Ferner brauchten nicht so viele ambulante Pflegedienste und stationäre Einrichtungen aufgebaut werden, wie noch in den 90er-Jahren prognostiziert wurde. Die Veränderung in der Bevölkerungsstruktur hatte nicht zuletzt zu einer Reduzierung von Normen geführt, die den Privatpflegenden die Versorgung zu Hause erleichterte. Normgrößen für Quadratmeter in Pflegeeinrichtungen, Vorschriften über die Qualität von Pflegediensten, häuslicher und stationärer Krankenpflege wurden abgemildert oder verschwanden ganz aus den Gesetzen und Verordnungen. Die Bezahlbarkeit von Pflege verdrängte die hochbrandende Diskussion über Qualitätssicherung und -maßstäbe aus den Jahren 2000 bis 2005.

Verhaltens- oder Verhältnisprävention

Krankheiten konnten dadurch bei den zunehmend älteren Menschen zwar nicht verhindert, aber auf später verschoben werden, da die Menschen eben erst später ernsthaft erkrankten oder pflegebedürftig wurden. Zusätzlich wurde selbst den härtesten Vertretern einer liberalisierten Gesundheitsversorgung klar, dass nicht alle Faktoren für die Krankheitsentstehung durch das Verhalten der Menschen induziert, sondern auch auf die sozialen und ökologischen Verhältnisse in der Gesellschaft zurückzuführen sind. Anfang des Jahres 2000 hatten die Menschen zwar die Katastrophe von Tschernobyl fast vollständig verdrängt. Die Zunahme einiger chronischer Erkrankungen, vor allem aber der psychischen Krankheiten, war nicht zuletzt aus den sozialen Verhältnissen erwachsen, in denen die Menschen inzwischen lebten. Ferner konnte das Ungleichgewicht der Kranken- und Pflegeversorgung in der EU und in der Welt nicht ignoriert werden. Neuere Studien wiesen immer und immer wieder darauf hin, dass das Gesundheitsverhalten der Menschen nicht allein in den Fokus der Betrachtung gerückt werden darf – die krankmachenden Verhältnisse, die sich aus einer schlechten Ernährung, einer unzureichenden und sich weiter dramatisch verschlechternden Trinkwasserversorgung auf der Welt zuspitzten, ferner die jahrelange Ignoranz der westlichen Welt gegenüber Seuchen und Massenerkrankungen in Entwicklungsländern, verschärften den Konflikt zwischen diesen Staaten. Die Krise der Gesundheitssysteme und deren Konkurrenz zueinander in der Welt verdeutlichten nur zu genau die Ungleichzeitigkeit der Modernisierung der verschiedenen Staaten auf der Welt und in Europa. Die Kriminalität, der Organhandel, die Drogenproblematik und das Ausmaß der Wirtschaftskriminalität in den vormals planwirtschaftlich organisierten Ländern blieb nicht ohne Auswirkungen auf die Länder, die weiterhin einen landesbezogenen Wachstumsprozess vor einer ausgleichenden Entwicklungspolitik und die Modernisierung ihrer Gesellschafts- und Sozialsysteme zwischen den Ländern stellten.

Direktversicherungen durch Unternehmen

Die Versicherungen in Deutschland hatten sich mit gespaltenen Versicherungsverträgen auf die inländische Entwicklung wie folgt eingestellt: Die Versicherungen stellten vor dem Eintritt in die Versicherung die individuellen Risikofaktoren fest und konnten so gestaffelte Tarife mit entsprechenden Tarifsystemen anbieten, aus dem jeder sein persönliches Risiko ablesen und, je nach verfügbarem Einkommen, sich entweder nur grundsätzlich oder mit einem „Rundum-Sorglos-Paket" gegen alle Gesundheitsrisiken versichern konnte. Alle Menschen konnten ab 2009 wählen, in welcher Höhe sie sich in diesem System versichern wollten und vor allem, wo sie ihre Gesundheitsleistungen innerhalb der inzwischen weiter angewachsenen Europäischen Union in Anspruch nehmen wollten. Ein internationalisierter Gesundheitsmarkt mit länderübergreifenden Anbietern und Versicherern war im Zuge der fortschreitenden Liberalisierung des Europäischen Marktes entstanden. Eine Konzentration der Anbieter und Leistungsträger hatte bereits 2004 begonnen und sich schleichend fortgesetzt. Inzwischen beherrschten sowohl internationale Versicherungskonzerne als auch Ketten von Leistungsanbietern die nationalen Gesundheitssysteme, ohne dass sie diese Marktdominanz durch ihre Firmennamen oder Rechtsform deutlich machten.

Angleichung der Sozialsysteme?

Für diese Entwicklung war ebenfalls die Angleichung des Rechtssystems in der EU verantwortlich. Eine weitgehende Flexibilisierung des Gesellschaftsformenbereiches hatte sich z. B. mit der Umsetzung der 14. Europäischen Sitzverlegungsrichtlinie ergeben, wonach in jedem europäischen Mitgliedsstaat ausländische Rechtsformen gegründet und im jeweiligen Mitgliedsstaat geführt werden konnten. Ab dem Jahr 2010 als spätestem Umsetzungszeitpunkt war es möglich, eine Limited, eine Societé Anonyme, eine B.V. und viele andere Rechtsformen in Deutschland zu führen, zu betreiben und eintragen zu lassen. Spätestens für diesen Zeitpunkt mussten auch aus dem Bereich der Wohlfahrtsverbände und Sozialeinrichtungen neue Überlegungen zur Wahl der passenden Gesellschaftsform vorgenommen werden.

Nicht nur konnten sich alle ausländischen Unternehmen mit ihrer Rechtsform in Deutschland ansiedeln, sodass im Gesundheitswesen nun englische Ltd. und niederländische BV mit Sitz auf den Kaiman-Inseln mit einem Gründungskapital von € 1,– auf den Markt traten, auch setzte sich die Kettenbildung sowohl bei den Krankenkassen als auch den Leistungsanbietern weiter fort. Die Ketten entwickelten in den einzelnen Ländern unterschiedliche Strategien, weil die Verhältnisse in den jeweiligen Ländern der EU noch nicht vollständig harmonisiert waren. Immer noch wehrten sich die „ärmeren Länder" in der EU, ihre Angebotsstrukturen denen der „teureren Länder" anzugleichen, weil das einer Verteuerung der Sozialkosten in ihren Ländern und damit der vorhandenen Lohnnebenkosten gleichgekommen wäre. Dies wiederum hätte ihre Wettbewerbsbedingungen auf dem globalen Markt weiter verschlechtert, weshalb die EU bereits seit 15 Jahren über die Schrittfolge bei der Harmonisierung der Wirtschafts- und Gesundheitsstrukturen stritt.

... und Bismarck?

Deutschland hatte im Zuge dieser Entwicklung die frühere Vorreiterrolle im Gesundheitswesen verloren. Schauten die Länder, wie beispielsweise die USA Anfang der 90er-Jahre des letzten Jahrhunderts noch neidisch auf Deutschland, weil sie das Versicherungssystem Bismarcks mit der Versicherung aller Bürger in Deutschland beklatschten, wunderten sie sich nur noch in den Folgejahren über die fortschreitenden Blaupausen der Deutschen, die ihr Gesundheitswesen nach dem Muster anderer, aber auch ausgabenintensiveren Systemen neu ausrichteten. Ein gutes Beispiel war hier das System der DRG's, das ab 2002 in Deutschland nach australischem Muster eingeführt wurde. Die Erwartungen vieler Krankenhausträger, dass sich dieses Finanzierungssystem nur auf die stationäre Krankenversorgung auswirken würde, bestätigten sich nicht. Es kam zu einer fortgesetzten Ausstrahlung dieses Finanzierungssystems auf alle Sektoren des Gesundheits- und Sozialwesens, die mit entsprechenden Anpassungsstrategien und pauschalierten Preissystemen nachzogen. Zunächst hieß es, dass dieses System nicht auf die komplexen Behandlungsstrukturen in den konservativen Fächern anwendbar sei. Auch wurde die Psychiatrie aus dem gleichen Grund ausgenommen. Für die ambulante Versorgung und die Rehabilitation sollte es sich nicht eignen. Im Rückblick waren dies alles nur Annahmen, die sich nicht bestätigten. Heute werden Komplexhonorare flächendeckend vereinbart, die Psychiatrie von einem institutionen- auf ein subjektbezogenes Finanzierungssystem umgestellt.

Managed Care und integrierte Versorgung

Das gesamte Gesundheitssystem basierte nun auf der Idee der integrierten Versorgung. Die freie Arztwahl wurde beschränkt und die Patienten konnten innerhalb ihrer Wohn- und Versorgungsgebiete nur noch bestimmte Ärzte auswählen. Die Inanspruchnahme von Ärzten wurde durch sog. Case-Manager gesteuert. In Kombination mit den nun besser ausgebildeten Hausärzten versuchten die Case-Manager, die Patienten durch das Versorgungssystem zu schleusen. Nur nach Genehmigung durch die Case-Manager konnten Fachärzte und Kliniken aufgesucht werden. Die maximale ambulante Behandlung in Ärztenetzen und Praxiskliniken musste erst ausgeschöpft werden, bevor die nächste Stufe in der Versorgungskette aufgesucht werden konnte. Die Vertragärzte in diesen Managed-Care-Systemen wurden grundsätzlich mit Kopfprämien bezahlt, die nach der Zahl der potentiell zu versorgenden Bewohner eines Versorgungsgebietes errechnet wurden. Die Kopfprämien bezahlten die Kostenträger auch dann, wenn kein Patient zum Arzt kam. Damit sollte die präventive Ausrichtung der Behandlung niedergelassener Ärzte verstärkt werden. Wollte ein Patient einen anderen als den Vertragsarzt im Managed-Care-System gebundenen Arzt aufsuchen, mussten die überschießenden Kosten als Selbstbeteiligung bezahlt werden. Auf solche Selbstzahler hatten sich eine Reihe von Ärzten eingestellt und, da das Werbeverbot gefallen war, massiv diese Klientel beworben.

In einigen Fällen hatten sich auch die Unternehmen auf ein solches Versicherungs- und Versorgungssystem eingestellt. Eines der wicht igsten Kriterien bei der Berufswahl oder bei sog. Bleibeverhandlungen zwischen Mitarbeitern und Unternehmen war der Versicherungsschutz. Die Unternehmen boten den Mitarbeitern, die ihnen wichtig waren, solche Zusatzversicherungen als Direktversicherungen an, womit sie zu Selbstzahlern aufstiegen und diesen Statusgewinn deutlich zur Schau stellten. Was früher die Goldkarte eines Kreditinstitutes bei umstehenden Verkäufern und Kunden in einem Einzelhandelsgeschäft signalisierte, bewirkte nun die Versichertenkarte mit dem Eindruck „Selbstzahler durch Direktversicherung – unbegrenztes Limit".

Die Institutionen selbst veränderten sich sehr unter dem vermeintlichen Einzug des Marktes im Gesundheitswesen. Zwar zeigte gerade das Managed-Care-System stark planwirtschaftliche Züge im Sektor der stationären Krankenversorgung, dennoch wurde die These vom „Gesundheitsmarkt" politisch weiter verfolgt. Viele Betrachter gewannen den Eindruck, die „Philosophie des Als-Ob" würde freudige Urständ feiern.

Starke Veränderungen – Beispiel Krankenhausversorgung

Die Veränderungen können am besten im Bereich der Krankenhäuser verdeutlicht werden. Wurden vormals Standortfragen durch die staatliche Planung im Gesundheitswesen entschieden, reizen heute Krankenkassen mit besonderen Prämien und höheren DRG's die Krankenhausträger an, sich an bestimmten Orten mit Krankenhäusern zu betätigen. Sonst werden Krankenhäuser an strategisch wichtigen Punkten, z. B. unfallträchtigen Autobahnen und Schnellstraßen oder bevölkerungsreichen Gebieten mit besonders hohen Morbiditätsraten aufgebaut. Als Rechtsform dominiert die GmbH und die AG sowie die KG a. A., wenn von einzelnen Stiftungen einmal abgesehen wird. Alle früheren Träger haben sich entsprechend in diese Rechtformen umgewandelt. Die Krankenhäuser gehören überregional- und nationalagierenden Ketten und Konzernen an, um Synergieeffekte zur Senkung der Fixkosten auszunutzen.

Ethische Zierleisten?

Früher waren ökonomische Steuerung und medizinische Entscheidung voneinander getrennt und auf unterschiedliche Berufsgruppen verteilt. Der heutige Krankenhausmanager unterscheidet sich überhaupt nicht mehr von einem Manager eines Industrie- und Produktionsbetrieb. Leitbilder der Krankenhäuser mutierten zu „ethischen Zierleisten", die so attraktiv gestaltet wurden, dass viele Menschen sich von ihnen angesprochen fühlten und sich für eine Versorgung in diesem Krankenhaus entschieden. Der Einzug der Profitorientierung durch die Verdrängung rein gemeinnütziger Krankenhausträger vom Markt hatte zu einer klaren Linie im Krankenhausmanagement geführt. Endlich war der Widerspruch zwischen Ökonomie und Ethik gelöst. Zuerst zählten die ökonomischen Argumente, die eine Verwertung des Patientengutes bewerkstelligten. Durch eine Ethikkommission oder durch den zusätzlich eingestellten Theologen wurde fallweise unethisches Verhalten intern ex post gerügt. Eine Prävention gegen unethisches Verhalten ergab sich daraus nicht. Die Verwertungsinteressen richteten sich am Shareholder Value, am Case-Mix und am Cash Flow aus.

Qualitätsgesicherte Produktion

Natürlich verfügen alle Krankenhäuser über ein Qualitätszertifikat, dass potentiell die Organisationsstrukturen und das Prozessmanagement bewertet. Patienten können im Internet das Krankenhaus und den Arzt identifizieren, der die niedrigsten Infektionsrisiken ausweist, die höchste Fallzahl und die meisten Zustimmungen aus der Bevölkerung im Rahmen von jährlichen Qualitätsrankings erhalten hat. Als wichtigste Management-Philosophie erwies sich deshalb das Marketing-Management, das speziell für Krankenhäuser entwickelt und implementiert wurde. Die Architektur richtete sich zwar funktional an der Beschleunigung der Abläufe aus, kaschierte dies aber durch ein patientenfreundliches Design.

Personal als Humankapital neu entdeckt!

Krankenhäuser hatten auch den Faktor Personal neu entdeckt. Während sie früher nach Köpfen und Vollkräften gezählt und in Relation zu belegten Betten nach veralteten Anhaltszahlen gesetzt wurden, zeigen heute analytische Personalbedarfsberechnungen einerseits die quantitativen, andererseits auch die qualitativen Personalbedarfe auf. In Assessment-Zentren wählen Personalleiter und zuständige Bereichsleiter ihrer neuen Mitarbeiter aus. Psychologen beurteilen die Schlüsselqualifikationen und die sozialen Fähigkeiten der neuen Mitarbeiter. Interne Schulungsprogramme helfen dabei, entsprechende Defizite auszugleichen, die in den jährlichen Fördergesprächen zwischen Leitung und Mitarbeiter aufgedeckt werden. Unter Marketing-Aspekten sind Kriterien wie gutes Aussehen, Kleidungs- und Schminkrituale sowie Frisuren- und Abnehmkurse in das Fortbildungsprogramm aufgenommen worden. Eine Personalentwicklungsabteilung arbeitet als Servicebereich in jedem Krankenhaus und ergänzt den Kranz der Servicestellen aus Qualitätsmanagement, strategischer Krankenhausplanung, Organisationsentwicklung und strategischem Marketing.

Organisationsstruktur – Structure Follows Strategy

Die dominante Organisationsstruktur in Krankenhäusern zeigt sich in der Matrixorganisation. Chefärzte leiten ökonomisch und medizinisch verantwortlich ihre Fachabteilungen. Über ihnen sind Klinikmanager eingesetzt, die als Finanzvorstände und Medizinische Vorstände die Geschicke der Krankenhauskette regional führen. Sie werden von Controlling-Referenten und DRG-Codern unterstützt. Chefärzte sind Abteilungsmanager. Sie erhalten für das Erreichen ökonomischer Ziele in einer Art Bonus-/Malus-System ihr Gesamthonorar, das ihnen nur ein kleines Fixum, aber hohe leistungsbezogene Bezüge sichert. Ein prozentualer Bonus für die Unterschreitung vormals vereinbarter Budgets verhindert deren überraschende Explosion. Sie planen strategisch, nehmen die Zukunftsentwicklung der Medizin, der Modernisierung der Medizintechnik, der Bevölkerungsentwicklung, der Krankheitsbilder und vor allem der Konkurrenz in die Planung auf. Ehemalige Oberärzte werden als Satelliten und niedergelassene Ärzte in der ambulanten Versorgung tätig, um Patienten direkt und Case-Mix-genau zuzuweisen. Die Krankenhäuser helfen mit Start-up-Programmen dabei, wenn sich Krankenhausärzte niederlassen wollen und unterstützen sie bei der Darlehensvergabe bzw. Kreditaufnahme – enge Zusammenarbeit nach der Niederlassung wird so garantiert.

Service gefällig?

Die Pflegedienstleitung ist quasi nicht mehr existent. Es gibt eine Serviceleitung für Personal, die die Verantwortung für Ärzte, Pflege und Funktionskräfte hat. Vorrangig wurde diese Position mit ehemaligen Pflegedienstleitungen besetzt, die Fortbildungskurse im DRG-Management oder ein Bachelor-Degree bzw. ein Master-Degree – MBA in Betriebswirtschaftslehre im Gesundheitswesen nachweisen konnten. Alle Servicebereiche verstehen sich heute kunden- und leistungsorientiert. Sie verrechnen intern ihre Leistungen mit den Fachabteilungen danach, wie lange und wie häufig sie intern in Anspruch genommen werden. Dies gilt natürlich auch für die Funktionsbereiche des Krankenhauses, sofern diese nicht, ebenso wie z. B. Reinigungs-, Wach-, Verwaltungs- und Transportdienste, bereits externalisiert sind. Das Krankenhaus verfügt nur noch über solche Abteilungen, deren Leistungen nicht mehr preiswerter von außen eingekauft werden können.

Prozessmanagement á la carte!

Erst sehr spät und nachdem alle „einfachen“ Möglichkeiten zur Kostenrationalisierung ausgeschöpft waren, begannen die Krankenhäuser mit der Bearbeitung ihrer gesamten Prozessabläufe. In intensiven Prozessanalysen versuchten sie genau herauszufinden, wo ihre Kostentreiber lagen und glichen DRG-Erlöse mit den eigenen DRG-Kosten ab. Das Druckpotential, sich dieser Aufgabe zu widmen, entstand aus der ständigen Absenkung der

DRG-Baserate durch die Kostenträger einerseits, aber auch aus der notwendigen Kostenträgerrechnung, die jetzt einzuführen war.

Die Arbeitsabläufe sind genau abgestimmt und Schnittstellen zu Nahtstellen umgearbeitet. Prozessmanager übernehmen die Verantwortung für die zeitgenaue Schleusung der Patienten durch das Krankenhaus, um die Differenzen zwischen Ist-Kosten und DRG's zu optimieren. Behandlungsleitfäden dienen den Ärzten und Pflegedienstmitarbeitern, aber auch Therapeuten und Funktionskräften zur Anleitung einer optimierten und vollständig dokumentierten Tätigkeit. Die Zusammenarbeit zwischen dem Krankenhaus und den externen Dienstleistern regeln „glidepaths" – eine aus der Überleitungspflege hervorgegangene Leitlinie zur Zusammenarbeit zwischen den verschiedenen vor- und nachleistenden Institutionen.

Management-Informationssysteme ohne Grenzen!

Die Informationssysteme sind zu vollständigen Management-Informationssystemen gereift. Patienten haben Patientencheckkarten, die die wichtigsten Patientendaten speichern und überall verfügbar machen. Der Datenschutz wurde bereits im Jahr 2006 massiv eingeschränkt, um solche Systeme zu ermöglichen. Die Erfassung aller relevanten patientenbezogenen Daten erfolgt weitgehend automatisiert. Alle Mitarbeiter tragen Armbänder, die minutengenau aufzeichnen, welcher Mitarbeiter bei welchem Patienten gearbeitet und wie viel Zeit er für die entsprechende Leistung aufwendet hat. Dies war für eine patientenbezogene Abrechnung und zum Kosten-Controlling notwendig, um die Schlüsselung von Gemeinkosten weitgehend zu vermeiden.

Externe Controller hatten sich auf die DRG-Analyse spezialisiert und lieferten im externen Benchmarking gezielte Führungsinformationen.

Wie geht es Ihnen?

Nur wenige Institutionen haben einen anderen Weg eingeschlagen. Die Krankenhäuser diskutierten in ihren Verbänden, Parteien und Fachausschüssen die gesetzlichen Änderungen und Entwicklungen der Rahmenbedingungen. Die Manager konzentrierten sich jedoch auf die Gestaltung ihrer „Krankenhäuser der Zukunft". Für sie sind Patienten weiterhin Patienten und nur in Ausnahmefällen Kunden. Patientenbezogen zu arbeiten und nicht kundenorientiert heißt hier die Maxime. Sie nutzen neue Technologien nur dort, wo ihr Einsatz sinnvoll ist. Speziell neue Medizintechnik prüfen Ingenieure darauf, ob sich durch ihren Einsatz ein Prozess-, Kosten- oder Imagevorteil im Krankenhaus ergibt. Sie haben ein Marketing entwickelt, das aber vom „Sein" und nicht nur von „Design" getragen ist. Das schöne Krankenhaus ist gleichzeitig ein ästhetisches Krankenhaus, das mit Hilfe künstlerischer Programme ausdrückt, wohin es sich weiterentwickeln will. Direktive Anweisungen, Stellenbeschreibungen und enge Budgetkorsetts stellen *eine* Informationsbasis für leitende Mitarbeiter dar. Gesteuert wird das Krankenhaus jedoch über die Unternehmenskultur mit Hilfe eines symbolischen Managements. Führungskräfte werden so zu Vorbildern, die das ganze Vertrauen ihrer Mitarbeiter genießen, um damit die Motivation der Mitarbeiter zu sichern. Motivation zur Leistung, die zu niedrigen Kosten führt, und nicht Kostenvorgabe, um Leistungen zu minimieren und bei Abweichung Motivationsmätzchen in Form von

Bonus-/Malus-Systemen erforderlich machen, heißt hier die Maxime. Die innere Güte und die Hilfsbereitschaft, die Menschen ausstrahlen, gilt als Aus- und Eindruck zugleich, die nicht in marketingorientierten Personalentwicklungsmaßnahmen eingeübt werden müssen – sie werden gelebt und nicht als Masken „aufgesetzt".

Prozessmanagement ist ihnen ein Bedürfnis, nicht nur um Kosten zu senken, sondern auch um Wartezeiten für Patienten zu vermeiden und die Qualität zu steigern. Sie qualifizieren ihre Mitarbeiter fachlich, vergessen aber nicht, die Schlüsselqualifikationen zu trainieren. Das Wissen der Mitarbeiter ist selbstverständlich zu schulen, die Einsicht in die Notwendigkeit des Wandels wird über ästhetische Modelle trainiert, die die Wahrnehmungsfähigkeit der Mitarbeiter verändert, damit sich ihre Einstellungen ändern und nicht nur ihr Verhalten wandelt. Beteiligung der Mitarbeiter ist kein Anspruch, der sich aus neuen Führungstheorien oder aus dem Qualitätsmanagement begründet. Beteiligung ist ein Angebot an entwicklungsfähige Organisationsmitglieder, an der humanen Gestaltung des Krankenhauses mitzuwirken. Damit kann der Rahmen echter und authentischer Partizipation die Regelungen einer Mitarbeitervertretungsordnung oder eines Personalvertretungsgesetzes überschreiten. Die Dienstleistung an Patienten weicht dem traditionellen, aber sehr wirkungsvollen Dienst *mit* Menschen. Ehrenamtliche Mitarbeiter werden in die gemeinsame Arbeit integriert. Angehörige können im Krankenhaus in „Patient-education-Programmen" ausgebildet werden, um die nochmalige Erkrankung zu verhindern und Krankheits- oder Schwächezustände nach dem Krankenhausaufenthalt abzumildern. Neue Dienste mit Menschen können so erdacht und das Leistungsprogramm kann erweitert werden.

Grundlage dafür ist ein seltsam anmutendes Spiel gewesen, das eher als „Metapher für das neue Denken" zu sehen ist. Nicht in den bestehenden Grenzen zu denken, sondern diese zu überwinden – das stellt die Methode dar, um zukunftsfähig zu werden. Jeder neue Mitarbeiter muss folgendes Spiel erfolgreich absolvieren und so lange darüber nachdenken, bis er die Lösung gefunden hat (■ Abb. 18.1).

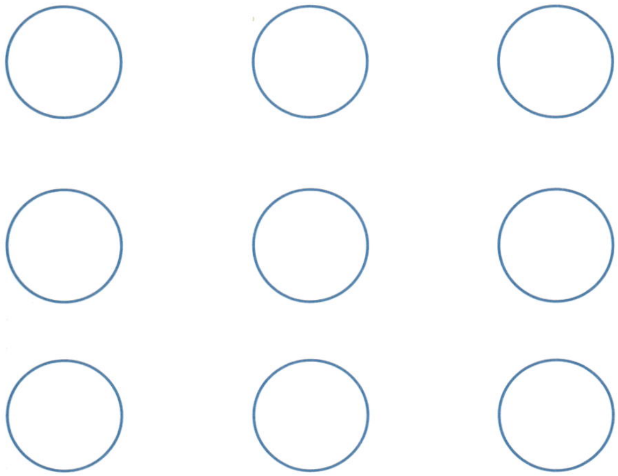

■ **Abb. 18.1.** Bitte versuchen Sie, die neun Punkte mit maximal vier Strichen zu verbinden, ohne den Stift dabei abzusetzen

Teil II D Aus Sicht der Kostenträger und der berufspolitischen Verbände

Die Gesellschaft im gesundheitsökonomischen Spannungsfeld zwischen High Tech und Low Cost

H. Rebscher, A. Berndt, Th. Schulte

DRG-Einführung

Achtzehn Monate sind seit dem Beginn der Einführung des neuen DRG-Fallpauschalensystems vergangen. Der Umstieg der Krankenhäuser auf das neue Vergütungssystem verläuft sukzessive. Zum einen aufgrund des Optionsmodells mit Verlängerung der Meldefrist bis 31.12.2002 und zum anderen durch die Abhängigkeit vom Abschluss der jeweiligen Budgetverhandlungen.

Da die Jahre 2003 und 2004 budgetneutral ausgestaltet sind, wirken sich die, zum Teil kritisch diskutierten, DRG's als Abrechnungspositionen und die dazugehörigen Bewertungsrelationen, ökonomisch betrachtet, noch nicht auf die Finanzsituation der Krankenhäuser aus. Anders bei den Krankenkassen: Der Gesetzgeber hat hier keinen ökonomischen Schutz gewährt, sodass sich der Effekt der DRG-Einführung bei den Krankenkassen unmittelbar bemerkbar macht, insbesondere durch die Verteilungseffekte zwischen den Kassen.

Noch schützt die Abfederung der Budgetneutralität die Krankenhäuser, doch ist die verbleibende Zeit bis zur ökonomischen Wirksamkeit nicht mehr lang. Unter DRG-Bedingungen wird ein Krankenhaus bei Leistungen, bei denen die Erlöse höher sind als die Kosten, möglichst eine Mengenausweitung vornehmen. Ein entgegengesetztes Interesse wird ein Haus haben, wenn die Leistung nicht kostendeckend zu erbringen ist. Aufgrund dessen werden Krankenhäuser versuchen, ihr Produktportfolio zu optimieren und Schwerpunkte zu verlagern. Dies ist jedoch nur in einem gewissen Rahmen möglich, der durch die bestehende Krankenhausplanung beschränkt wird.

Um Kosten zu sparen, gilt es auf Seiten der Krankenhäuser bei identifizierten Ineffizienzen in der Organisation, der medizinischen Versorgung der Patienten, der technischen Unterstützung der betrieblichen Abläufe im Krankenhaus etc. schnell mit Änderungen zu reagieren. Das Geschehen in der stationären Versorgung lässt sich zum Teil idealtypisch beschreiben und organisieren und interne Prozesse durch „clinical pathways“ (Patientenpfade) strukturieren. „Clinical pathways“ führen nicht nur zu Einsparungen durch mehr Effektivität in der Versorgung von Patienten, sie sichern bzw. verbessern gleichzeitig auch die Qualität der medizinischen Versorgung.

Waren die G-DRG's im Jahre 2003 auch nur eine modifizierte Fassung der AR-DRG's mit viel diskutierten Schwächen, werden sie unter Beibehaltung der grundlegenden Klassifikationslogik des G-DRG-Systems auf die deutschen Versorgungsgegebenheiten in medizinischer und ökonomischer Hinsicht laufend durch das Institut für das Entgeltsystem in der Krankenversicherung gGmbH (InEK) angepasst (Schellschmidt et al. 2004).

Die Selbstverwaltungspartner haben im Mai 2001 dieses Institut gegründet und beauftragt, einen strukturierten Dialog zur Einbindung des medizinischen (Fallgruppenpflege, Kodierung, Zusammenarbeit mit Institutionen/Gremien/Organisationen), wissenschaftlichen und weiteren Sachverstandes (z. B. der Ökonomie für die Kalkulation) durch ein regelhaftes Verfahren zu implementieren.

Dies sieht so aus, dass Änderungsvorschläge, die in die Weiterentwicklung für das folgende Jahr einfließen sollen, vom InEK befristet entgegengenommen werden. Bei komplexen Problemstellungen besteht zusätzlich die Möglichkeit einer Anhörung des Antragsstellers. Die Änderungsvorschläge sollten dabei vorwiegend von Organisationen wie z. B. Träger der Selbstverwaltung im Bereich der stationäre Versorgung, medizinische Fachgesellschaften, Bundesärztekammer, Deutscher Pflegerat, Bundesverband Medizintechnologie, Spitzenorganisation der pharmazeutischen Industrie und weitere Organisationen und Institutionen sein (InEK 2002).

Bilanz der Jahre 2003/2004 aus Kassensicht

Im Jahr 2003 gab es mehrere Gründe, die eine fehlerhafte oder defizitäre Abbildung von Leistungen im DRG-Vergütungssystem zur Folge hatten, wie z. B. eine mangelnde Kodierqualität, das G-DRG-System lediglich als modifizierte Fassung der AR-DRG's, keine optimale Datengrundlage bei der Erstkalkulation der deutschen Relativgewichte oder fehlende Teilnahme der Universitätskliniken an der Kalkulation.

Im Jahr 2003 stieg die Zahl der Umsteigerhäuser im Gegensatz zu 2004 rapide an, begründet durch den Anreiz für die Krankenhäuser, bei Meldung für den Umstieg 2003 eine Steigerung des Budgets bis zur Höhe der Veränderungsrate berücksichtigen zu können. Im Jahr 2004 verlangsamte sich der Umstiegsprozess der Häuser in Abhängigkeit von den Budgetabschlüssen.

Die erwartete dramatische Kostensteigerung durch die Einführung der DRG-Fallpauschalen blieb aus. Es wurde eine Kostenentwicklung der gesetzlichen Krankenversicherungen (GKV) gem. KV 45 von 1,33% je Mitglied zum Vorjahr festgestellt.

Eine Änderung gab es bei einzelnen Kassen bei den TOP-Prozeduren im DRG-Bereich zu beobachten. Wurde in der Vergangenheit das freudige Ereignis einer Geburt als ausgabenträchtigste DRG geführt, so wurde diese u. a. durch Knie- und Hüftprothetik abgelöst.

Kodierqualität

Die Wichtigkeit der richtigen Kodierung unter DRG-Bedingungen ist unumstritten, denn damit wird u. a. die korrekte Abrechnung der Krankenhäuser sichergestellt. In der Folge kann eine fehlerhafte Kodierung für die Klinik auf der einen Seite zu einem Einnahmeverlust führen und auf der anderen Seite, bei grob fahrlässig zu hoch abgerechneten Fallpauschalen, zu einer Sanktion im Form eines Strafgeldes (Winter 2004).

Die Kodierung ist aber nicht nur Grundlage für die Vergütung, sondern auch die Basis für die Abbildung des Leistungs- und Schweregradspektrums einer Klinik, die zurzeit für die Ermittlung des Basisfallwertes und später für die Budgethöhe von Relevanz und damit zu einer Steuergröße bei der Krankenhausfinanzierung sein wird.

Die Aussagen aus internationalen Studien zur Kodierqualität haben sich tendenziell auch in Deutschland bestätigt. Die Kodierprobleme bis hin zur Abrechnungsmanipulation der Krankenhäuser zeigen sich u. a. durch falsche Hauptdiagnosen, falsche DRG-Zuordnungen und Vertauschungen von Haupt- und Nebendiagnosen.

Regelmäßige Schulungen bzw. Fortbildungen der kodierenden Krankenhausmitarbeiter (vorwiegend behandelnde und verantwortliche Ärzteschaft) durch Kodierspezialisten in Hinblick auf die Dokumentationsanforderungen sind kontinuierlich erforderlich. Unter Umständen ist die Verfügbarkeit von hausinternen Kodierregeln und Leitfäden für die kodierenden Krankenhausmitarbeiter sinnvoll, die die Kodierenden in die Lage versetzen, die behandelnden Fälle korrekt und vollständig zu kodieren, damit diese im DRG-System richtig abgebildet werden können.

Ein gutes Beispiel ist die Kodieranleitung zu den Speziellen Kodierrichtlinien für die Unfallchirurgie und Orthopädie von der Gesellschaft für Unfallchirurgie und der Deutschen Gesellschaft für Orthopädie und orthopädische Chirurgie auf Basis der Australian Coding Standards und der Deutschen Kodierrichtlinien in Zusammenarbeit mit der DRG-Research-Group des Universitätsklinikums Münster.

Sachgerechte Abbildung von Leistungen im G-DRG-System

Manche Fachrichtungen beklagen Probleme in Hinblick auf eine sachgerechte Abbildung ihres Patientenklientels unter DRG-Bedingungen. Im Bereich der Orthopädie und Unfallchirurgie beispielsweise wurde ein DRG-Evaluationsprojekt durchgeführt, das sich zum Ziel gesetzt hatte, „festzustellen, inwieweit die in Deutschland üblichen Behandlungsabläufe im G-DRG-System der Version 1.0 hinreichend abgebildet sind oder ob und wo Anpassungen zur Berücksichtigung der deutschen Behandlungswirklichkeit erfolgen müssen" (Deutsche Gesellschaft für Orthopädie und Orthopädische Chirurgie e.V. DGOOC-Nachrichten zum „DRG-Evaluationsprojekt Orthopädie/Unfallchirurgie" – eine prospektive Untersuchung der DRG Research Group Universität Münster).

Als Ergebnis der Studie wurde die Problematik der nicht sachgerechten Abbildung der äußerst heterogenen und komplexen Leistungen der beiden Fachgebiete dargestellt. Die Ergebnisse zeigen eine nicht ausreichende Differenzierung des G-DRG-Systems auf, die in der Folge keine leistungsgerechte Finanzierung der vielfältigen Behandlungsverfahren in der Orthopädie und Unfallchirurgie zulassen. Die Ergebnisse wurden in Form von Änderungs- bzw. Anpassungsvorschlägen für das Jahr 2004 an das InEK weitergeleitet. Das InEK zeigte in einem Vergleich mit anderen Fachrichtungen auf, dass die meisten Verbesserungsvorschläge auch für das Jahr 2005 aus den beiden betroffenen Bereichen Orthopädie und Unfallchirurgie kommen (◘ Tab. 19.1).

Es ist nachvollziehbar, dass die G-DRG's des Jahres 2003, die nur eine modifizierte Fassung der AR-DRG's darstellten, noch nicht die deutsche Behandlungswirklichkeit abbilden konnten. Auch in den Folgejahren wird für das G-DRG-System stets eine Weiterentwicklung und Anpassung notwendig sein. Es handelt sich also um ein „lernendes System". Aus diesem Grunde wurden die Selbstverwaltungspartner vom Gesetzgeber dazu aufgefordert, die jährliche Pflege des eingeführten DRG-Vergütungssystem gerade in Hinblick auf die medizinische Entwicklung, Kostenentwicklung, Verweildauerverkürzungen und Leistungs-

Tabelle 19.1. Vorschlagsverfahren – betroffene Bereiche – InEK

Unfallchirurgie/Orthopädie	144
Neurochirurgie	84
Kardiologie	72
Onkologie	70
Frührehabilitation	46
Urologie	43
HNO	38
Neurologie	38
Gefäßchirurgie	34

verlagerungen von und zu anderen Versorgungsbereichen sowie die Abrechnungsbestimmungen zu vereinbaren.

Die G-DRG's müssen zwar eine eindeutige Falldefinition, eine homogene Falleingruppierung gewährleisten und den medizinischen Fortschritt berücksichtigen, jedoch sollte, trotz der geäußerten Wünsche nach Ausdifferenzierungen und Sonderregelungen, nicht vergessen werden, dass es sich bei dem DRG-System um eine Pauschalvergütung handelt. Schon der neue Katalog 2004 zeigt einen höheren Differenzierungsgrad und mit 824 DRG's wurde das politisch angedachte Maximum von 800 Einzel-DRG's bereits jetzt erreicht (Schellschmidt et al. 2004).

Kalkulation

Die DRG's müssen durch eine repräsentative Kalkulation die Grundlage für eine leistungsgerechte Vergütung bilden. Es müssen in Zukunft alle Maßnahmen ergriffen werden, die eine Sicherstellung der Kalkulationsqualität gewährleisten. Umfassende Prüfverfahren zur Kontrolle der Kalkulationsqualität müssen implementiert werden.

Fest steht: Für die nächsten Kalkulationen und Weiterentwicklungen des DRG-Systems wird eine wesentlich bessere Datengrundlage zur Verfügung stehen. Dies wird zum einen durch die Datenlieferung gemäß § 21 KHEntgG erreicht, zum anderen steigt die Zahl der an der Kalkulation teilnehmenden Krankenhäuser an. Bei der zweiten Kalkulation für 2004 haben sich bereits 11, für 2005 9 Universitätskliniken beteiligt, sodass auch die Fälle der Maximalversorger künftig adäquat abgebildet sind.

Frühzeitige Verlegungen bzw. Entlassungen

Die Behandlungsqualität wird bei einigen DRG's durch vorgegebene Mindestverweildauern gesichert, die Abschläge bei der Unterschreitung vorsehen, um einer zu frühen Entlassung bzw. Verlegungen entgegenzuwirken. Dadurch wurde der Anreiz, Patienten möglichst frühzeitig zu entlassen, genommen. Die vermutete negative Auswirkung der „blutigen" Verlegung in den angrenzenden Bereich der Rehabilitation hat sich somit bisher nicht bestätigt. Dieses Fazit wurde von einer Arbeitsgruppe von Experten der Ersatzkassen und des BfAs gezogen.

Berücksichtigung von medizinischen Innovationen

Der technische Fortschritt vollzieht sich auf verschiedenen Wegen. Zum einen durch Neuerungen, die Bedürfnisse decken, die bisher nicht gedeckt werden konnten (Produktinnovationen) und zum anderen dadurch, dass sich effizientere Möglichkeiten bieten als bei der bisherigen Deckung von Bedürfnissen (Prozessinnovationen; Arnold u. Strehl 2001).

Medizinische Innovationen werden häufig kritisch betrachtet. Denn oftmals

- ist die medizinische Wirksamkeit nicht belegt. Es ist also fraglich, ob die Innovation dem allgemein anerkannten Stand der medizinischen Erkenntnissen entspricht, und
- die Innovation führt unter Umständen zu zusätzlichen, nicht unerheblichen Kosten für das Gesundheitssystem, da sie evtl. teurer ist als das bisherige Verfahren (gerade im ersten Lebenszyklus des neuen Produktes). Ferner wird das bisherige Verfahren nicht substituiert und so zusätzliche Kosten verursacht. Hier stellt sich die Frage, ob das neue Verfahren für eine ausreichende, zweckmäßige und wirtschaftliche Versorgung überhaupt erforderlich ist.

Trotzdem darf nicht vergessen werden, dass Innovationen Motoren des Fortschritts für fortlaufende Weiterentwicklungen von Diagnostik und Therapie in der Medizin sind und somit grundsätzlich wünschenswert. Dabei sind die Kontrolle der Einführung und die Steuerung der Verbreitung sowie der Einsatz von medizinischen Innovationen gesundheitspolitisch ein wichtiges Thema.

Mit der Gesundheitsreform 2000 wurde die Qualitätssicherung in der stationären Versorgung entscheidend geändert. Mit dem § 137 c SGB V wurde auch für den Krankenhausbereich ein Verfahren zur verbindlichen Bewertung von Untersuchungs- und Behandlungsmethoden etabliert.

Der Arbeitsausschuss „Methodenbewertung" prüft Untersuchungs- und Behandlungsmethoden, die zu Lasten der GKV im Rahmen einer Krankenhausbehandlung angewandt werden oder angewandt werden sollen, daraufhin, ob sie für eine ausreichende, zweckmäßige und wirtschaftliche Versorgung der Versicherten unter Berücksichtigung des allgemein anerkannten Standes der medizinischen Erkenntnisse erforderlich sind. Ergibt die Überprüfung, dass die Methode nicht den geforderten Kriterien entspricht, darf diese im Rahmen der Krankenhausbehandlung nicht zu Lasten der GKV erbracht werden.

Der Arbeitsausschuss nimmt zur Bewertung der Untersuchungs- und Behandlungsmethoden umfangreiche Recherchen vor. Hierfür werden u. a. auch klinische Studien hinzugezogen.

Aus Sicht der Patienten, als Betroffene, geht es darum, dass neue Untersuchungs- und Behandlungsmethoden, die eine nachgewiesene Überlegenheit gegenüber dem bisherigen Verfahren haben, für sie umgehend zur Verfügung stehen.

Unter der derzeitigen Gesetzgebung ergibt sich solange kein Problem, wie das neue Verfahren bei gleichen Kosten das Behandlungsergebnis verbessert oder bei gleichem Behandlungsergebnis die Kosten gesenkt werden (Siess 2002). Meist jedoch verursachen die neuen Verfahren mehr Kosten als die bisherigen. Dies kann zu der Problematik führen, dass die Kostenkalkulationen der DRG's auf Basis des Vorjahres nicht die Kosten der innovativen Leistungen für das laufende Jahr decken. Aus Sicht der Krankenhäuser können die zusätzlichen Kosten i. d. R. nicht durch Nutzung noch bestehender Rationalisierungspotentiale bzw. durch Effektivitätssteigerungen gedeckt werden. Ein weiteres Problem ergibt sich, wenn die medizinischen Innovationen im DRG-System nicht abbildbar sind (Fehlen eines entsprechender OPS-301 im Prozedurenkatalog).

Der Gesetzgeber sieht für die Sicherstellung der sachgerechten Finanzierung neuer Untersuchungs- und Behandlungsmethoden folgende Lösungen vor:

- Pflege des DRG-Systems (Anpassung der Relativgewichte oder Aufnahme neuer OPS-301) oder
- Vergütung nach § 6 Abs. 2 KHEntgG über die Vereinbarung „sonstiger Entgelte" (Abb. 19.1).

Bis eine neue Untersuchungs- und Behandlungsmethode über die Pflege des Systems im DRG-Katalog berücksichtigt worden ist, wird, das haben internationale Erfahrungen ergeben, ein Timelag von ca. 2–3 Jahre entstehen.

In dieser Zeitlücke soll der § 6 Abs. 2 Krankenhausentgeltgesetz (KHEntgG) sowohl eine Finanzierung der neuen Methoden bis zu ihrer Aufnahme in den DRG-Katalog ermöglichen und gleichzeitig diese Finanzierung möglichst auf bestimmte Kliniken oder Zentren begrenzen (Tuschen u. Trefz 2003).

Die Regelungen des § 6 Abs. 2 KHEntgG sehen vor, dass zur Vergütung von neuen Untersuchungs- und Behandlungsmethoden, die noch nicht sachgerecht durch das DRG-System abgedeckt werden, die Vertragsparteien „vor Ort" (auf lokaler Ebene) erstmals für das Jahr 2005 zeitlich befristete, fallbezogene Entgelte oder Zusatzentgelte vereinbaren können. Jedoch muss sichergestellt sein, dass die entsprechende Innovation nicht bereits vom Ausschuss nach § 137 c SGB V von der Finanzierung durch die gesetzlichen Krankenversicherungen (GKV) ausgeschlossen wurde.

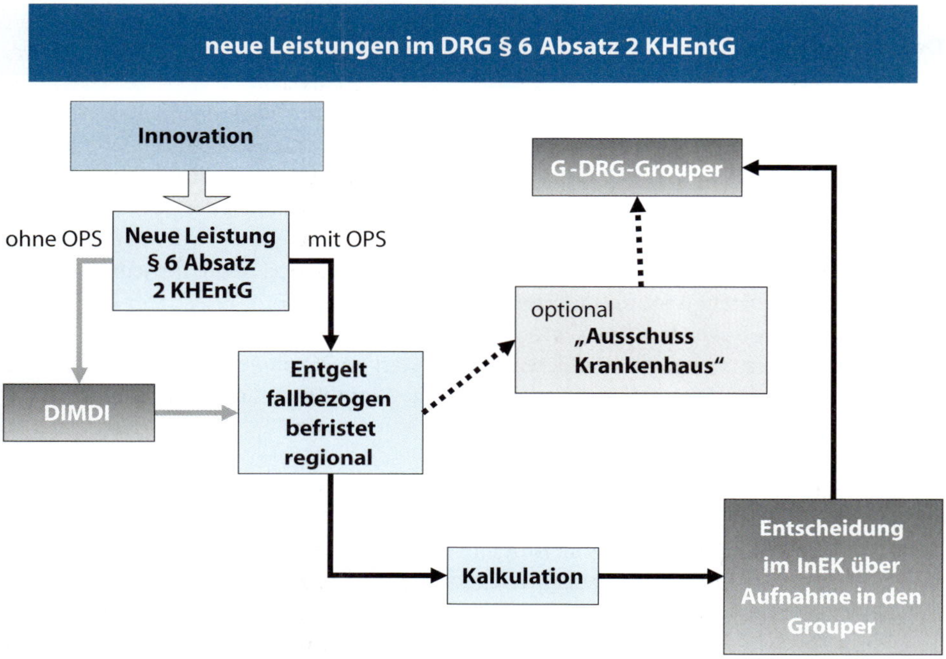

Abb. 19.1. Neue Leistungen im DRG § 6 Abs. 2 KHEntG

Anschließend muss das Krankenhaus bis zum 31. Oktober von den anderen Selbstverwaltungspartnern auf Bundesebene eine Information einholen, ob die neue Methode mit den bereits vereinbarten Fallpauschalen sachgerecht abgerechnet werden kann.

Kommt es zu einer Vereinbarung eines solchen „sonstigen Entgeltes", melden das Krankenhaus und die zuständigen Kassen gemeinsam Art und Höhe an die Vertragsparteien auf Bundesebene. Diese können eine Bewertung der Untersuchungs- und Behandlungsmethode gem. § 137 c SGB V veranlassen.

Bei Nichteinigung der Vertragspartner entscheidet die Schiedsstelle auf Landesebene. Die Schiedsstelle kann hierfür eine Stellungsnahme des Ausschusses Krankenhaus einholen.

Auf die genannten Regelungen konnte für die Jahre 2003 und 2004, in denen das DRG-Vergütungssystem budgetneutral eingeführt wurde, verzichtet werden, da in diesen Jahren die Finanzierung neuer Verfahren, wie zuvor, mit den Kassen verhandelt wird und die entsprechenden Kosten in das Krankenhausbudget einbezogen werden (Tuschen u. Trefz 2003).

Die gesundheitsökonomischen Herausforderungen der Gesellschaft

Durch das Gesundheitsmodernisierungsgesetz 2004 wurden wichtige Reformschritte im Gesundheitswesen mit dem Ziel der Beitragssenkung eingeführt. Trotzdem ist die Beitragssatzstabilität in den nächsten Jahren nicht gesichert, da die primären Kostenfaktoren noch nicht entschärft sind. Die Kassen werden im Interesse ihrer Mitglieder und der Mitgliederentwicklung mögliche Beitragssenkung schnell weitergeben.

Demographische Entwicklung

Die demographische Alterung zählt nun mittlerweile zu den wichtigsten Ursachen der Steigerung der Gesundheitsausgaben. Dies wird sich in den nächsten Jahren zu einer der wichtigen Quellen des Ausgabendrucks weiter entwickeln, da die Zahl der älteren Menschen weiterhin steigen wird. Die Bevölkerung in den Altersgruppen der über 60-Jährigen werden im Durchschnitt viermal soviel Gesundheitsleistungen in Anspruch nehmen wie die jüngeren Altersgruppen. Dieser Multimorbiditätsfaktor ist schon heute für jede Krankenkasse ein fester Kostenfaktor für den Haushalt geworden.

Neben dem Ausgabenanstieg dürfte sich auch die Zusammensetzung der Nachfrage beträchtlich ändern, wobei insbesondere mit einer starken Zunahme der Ausgaben für Arzneimittel, Heil- und Hilfsmittel und natürlich für die stationäre Behandlung zu rechnen ist.

Auswirkungen des medizinischen Fortschritts

Neben den Entwicklungen von revolutionären Technologien in den letzten Jahren im Bereich der Operationsverfahren, hier speziell der endoskopischen Mikrotherapie, der Bildgebung, der Instrumentenentwicklung und Mikrotechnik sowie auf dem Gebiet von Multimedia und Telekommunikation, erleben wir zurzeit die ersten Anpassungsprozesse bei der Überarbeitung des Gesundheitssystems an die veränderten gesetzlichen Rahmenbedingungen.

Das Gesundheitssystem ändert sich weltweit in Richtung einer mehr ambulant ausgerichteten Medizin. Der Dualismus von Krankenhaus und niedergelassenen Ärzten wird tendenziell aufgehoben. Die Technik verändert alle Gebiete der Medizin. Innerhalb der Medizin brechen die Fächergrenzen auf, alte Berufsbilder verändern sich. Bisher aufwendige Operationen werden durch verbesserte Eingriffmöglichkeiten ersetzt, veraltete und wenig aussagekräftige diagnostische Maßnahmen werden durch neue wirkungskräftigere Verfahren abgelöst. Ehemals invasive operative Verfahren werden durch immer weniger belastende und besonders präzise Methoden abgelöst, wobei bildgesteuerte Therapien bzw. Operationsverfahren eine zentrale Rolle spielen. Operationen in Vollnarkose weichen zunehmend lokalen Anästhesieverfahren, insbesondere für Routineeingriffe.

Die neu zu konzipierenden bzw. weiterzuentwickelnden Technologien müssen sich an den Bedürfnissen der Patienten orientieren. Aber auch die Patienten entwickeln ein immer stärkeres Anspruchsdenken in Hinblick auf bessere Heilungschancen, schonendere Verfahren und auch geringere Komplikationsrisiken. Durch das Internet ist der Patient schnell informiert über medizinische Entwicklungen, Qualitätsstandards und Innovationen im Gesundheitswesen speziell auf sein Krankheitsbild. Alle Gesundheitseinrichtungen im Wettbewerb werden sich mit diesem neuen Denken auseinandersetzen müssen.

Beitragssatzstabilität

Die Beitragssätze der Krankenversicherungen werden weiter im Fokus des Wettbewerbes stehen. Weitere Reformen von jetzigen und kommenden Bundesregierungen werden bemüht sein, neue gesundheitsökonomische Ansätze in das System zu implementieren. Um so dringlicher wird die Suche nach Wirtschaftlichkeits- oder Rationalisierungsreserven, d. h. nach Leistungen und Kapazitäten, auf die verzichtet werden kann, ohne die Qualität der Versorgung negativ zu beeinflussen. Auch ist es für ein Gesundheitssystem wichtig, Innovationen einzuführen, neue Techniken, Medikamente, Hilfsmittel, Implantate zu entwickeln und für die Bevölkerung zugänglich zu machen. Eine moderne Krankenkasse kann und darf sich nicht diesen positiven Entwicklungen aus Kostengründen entziehen. Sie ist gefordert, auf diese Herausforderung neue Strategien und Lösungen zu entwickeln.

Strategien aus dem gesundheitsökonomischen Spannungsfeld – Gesetzliche Begrenzung contra Innovationen

Durch das Wirtschaftlichkeitsgebot müssen die Leistungen ausreichend, zweckmäßig und wirtschaftlich sein und dürfen das Maß des Notwendigen nicht überschreiten, ansonsten können diese Leistungen vom Versicherten nicht beansprucht werden, vom Leistungserbringer nicht bewirkt und von der Krankenkasse nicht bewilligt werden. Wie sind medizinische Innovationen nun zu werten? Wie können diese kurzfristig von den Vertragspartnern gefördert werden? Der Gesetzgeber hat im stationären Bereich die Möglichkeit berücksichtigt, Vereinbarungen über Innovationen zu treffen. Grundsätzlich gibt es drei Möglichkeiten:

- Innovationsfinanzierung außerhalb des Systems,
- Vereinbarung von Innovationsentgelte nach § 6 Abs. 2 KHEntgG,
- Aufnahme von Innovation in Integrierte Versorgungsformen nach § 140 SGB V.

Innovationsfinanzierung außerhalb des Systems

Bei Einführung eines neuen Produktes, wie neue (teure) Medikamenten z. B. in der Onkologie, neuen Implantaten, z. B. in der Orthopädie oder Kardiologie, neue besondere Diagnostik oder besonderen Therapien hat der Anbieter nach erfolgreichen zulassungsbezogenen klinischen Prüfungen ein ökonomisches Interesse, dieses Produkt in den Krankenhausbetrieb zu etablieren. Soweit im Krankenhausbudget keine Mittel eingeplant sind, wird die Krankenkasse nicht zwingend neben dem Budget eine Kostenübernahme aussprechen. Ferner ist unklar, ob Kostenanteile bereits in den Krankenhausbudgets für bestimmte Zusatz- oder neue Leistungen enthalten sind. Damit Krankenhausleistungen nicht additiv zum vereinbarten Budget vergütet werden und ein unkontrollierbarer Prozess stattfindet, was wiederum zu zusätzlichen Kosten für die Kasse führt, kann dieser Weg nur eine eingeschränkte Ausnahmeregelung sein.

Bei zunehmenden patientenorientierten Forderungen, mit dem Ziel, versorgungsinduziert einen Nachfragewettbewerb entstehen zu lassen, wird sich die Krankenkasse auf diese neuen Bedürfnisse kurzfristig einstellen müssen. Kriterien für die Kostenübernahme müssen von der Kasse erarbeitet werden. Dieser administrative Prozess ist aufwendig und nicht unproblematisch. Aber auch hier stellt sich für die Kasse die Frage der Doppelfinanzierung.

Vereinbarung von Innovationsentgelten nach § 6 Abs. 2 KHEntgG

Bei neuen Untersuchungs- und Behandlungsmethoden, d. h. innovativen Leistungen, hat der Gesetzgeber das Problem des Timelags und dass nicht jede neue DRG gleich sachgerecht vergütet werden kann, erkannt. Ob eine Leistungsausweitung 2005 durch die Möglichkeit „sonstige Entgelte“ nach § 6 Abs. 2 KHEntgG zu vereinbaren und damit eine Kostensteigerung im Krankenhaus eintritt oder die Vertragsparteien sehr sorgfältig dieses Instrument umsetzen, um Versorgungsdefizite zu vermeiden, werden wir Ende 2005 zu bewerten haben.

Damit der Innovationsprozess angestoßen wird, ist eine gemeinsame Vorgehensweise mit allen Beteiligten anzustreben. Notwendige DRG-Kataloganpassungen werden beschleunigt und ein Wildwuchs von Preisforderungen kann vermieden werden, da die örtlichen Vertragspartner, Empfehlungen der Parteien auf Bundesebene zur Kalkulation und Vergütung erhalten. Durch diese Vorgehensweise entsteht ein Preisdruck auf das neue Produkt.

Aufnahme von Innovation in Integrierte Versorgungsformen nach § 140 SGB V

Während die ersten Versuche, die Integrierte Versorgung voranzubringen und die mangelhafte Integration der Versorgungsabläufe zu lösen, aufgrund der komplexen praxisfernen Gesetzgebung kläglich scheiterten, bestehen mit der Modifikation von entscheidenden Parametern durch das GMG reelle Chancen, die verkrusteten sektoralen Strukturen aufzubrechen. Diese Chancen ergeben sich den Vertragspartnern durch

- die Weiterentwicklung der integrierten Versorgung nach § 140 a–d SGB V,
- die hausarztzentrierte Versorgung nach § 73 b SGB V,

- die Weiterentwicklung der DMP-Programme nach § 137 f SGB V,
- die Überwindung der engen Zulassungsregeln und -verfahren,
- die Gründung medizinischer Versorgungszentren nach § 95 SGB V,
- die Abkehr von Vergütungsstrukturen auch im Bereich der Arzneimittel-, Heil- und Hilfsmittelversorgung.

Während einige Kritiker des GMGs diese neuen Vertragsmöglichkeiten immer noch zerreden, bietet sich den Akteuren eine ordnungspolitisch und ökonomisch ausgeprägte Anreizstruktur, denn erstmals werden neue rechtliche Möglichkeiten auch mit verlässlichen finanziellen Spielräumen unterlegt:

- *Wettbewerbsanreize* durch die Möglichkeit der anteiligen Kürzung der Gesamtvergütung und der Krankenhausrechnungen um bis zu 1%, immer dann, wenn entsprechende Verträge vorliegen. Geld durch Leistungsangebote zurückzuverdienen, bevor es zu Wettbewerbern gelangt, wird das zentrale Motiv im Wettlauf um Integrationsversorgung zwischen den Leistungserbringern, speziell zwischen Krankenhäusern und niedergelassenen Fachärzten werden – ein Motiv, das Organisationsfähigkeit und nachhaltige Zusammenarbeit voraussetzt und fördert.
- *Gestaltungsanreize* durch die Aufhebung des Grundsatzes der Beitragssatzstabilität bis Ende 2006. Die Investitionsneigung, auch bei sinnvollen strukturellen Neuerungen, wurde bisher durch die starre Bindung an den Grundsatz der Beitragssatzstabilität massiv behindert. Hier entsteht eine neue Gestaltungschance für die Vertragspartner.
- *Beteiligungsanreize* durch die Möglichkeit, die Einschreibung von Patienten in diese Programme und durch materiell nicht unerhebliche Boni und bessere Beratungs- und Informationskonzepte zu fördern. Zu den Boni gehören etwa der Verzicht auf Praxisgebühren oder die Reduktion von Zuzahlungen, zu den immateriellen Anreizen die Einbeziehung der Patienten in spezielle Informationssysteme und Schulungsprogramme seitens der Krankenkassen.
- *Wirtschaftlichkeitsanreize* durch Beschaffung und Abwicklung von „Mehrwertleistungen" in integrierten Strukturen, z. B. die Arzneimittel-, Heil- und Hilfsmittelversorgung, ohne tradierte Vertriebs- und Vertragsmuster dieser Sektoren weiterhin bedienen zu müssen.
- *Organisationsanreize* durch das klare Marktsignal, dass die Zukunft ärztlicher Berufsausübung und die Zukunft der Organisation medizinischer Strukturen in arbeitsteiligen Organisationseinheiten liegt, die durch Kooperation, Kommunikation und Vernetzung teure Parallelstrukturen überwinden helfen.
- *Qualitätsanreize* durch die Möglichkeit, Medizin ganz in den Dienst eines Patientenproblems zu stellen und ohne institutionelle Brüche eine endpunktdefinierte Versorgung zu organisieren, diese ärztlich zu verantworten und eine leistungs- und qualitätsdefinierte Vergütung zu erhalten, wodurch die Qualitätsorientierung der Medizin massiv gefördert wird.
- *Fort- und Weiterbildungsanreize* durch Einbeziehung des nur sich selbst verantwortlichen Einzelkämpfers aller Sektoren in ein medizinisch und ökonomisch verantwortliches Team mit professionellem Management. Dadurch wächst die Notwendigkeit, aber auch die Möglichkeit, zu strukturierter Fort- und Weiterbildung, zur Akzeptanz und Anwendung evidenzbasierter, über konzertierte Leitlinien definierter Medizin und zur wechselseitigen Professionalisierung auch mit Blick auf neueste Technologien.

Strukturmodell der Integrierten Versorgung

Integrierte Versorgungsverträge entstehen räumlich und sächlich dort, wo Versorgungsprobleme von Patienten die Organisation ihres Behandlungsprozesses erforderlich machen: Also vor Ort und im Kontext der örtlichen und regionalen Versorgungsangebote. Überregionale Vorgaben können dazu methodisches Rüstzeug liefern, können Ideen transportieren und Vertragsmuster bereitstellen. Sie können jedoch nicht die örtlichen Verhältnisse, die Bereitschaft der Akteure zur Zusammenarbeit und die Übertragung von konkreten Verantwortlichkeiten in Bezug auf örtliche Partnerschaften vorwegnehmen.

Gleichwohl tun die Beteiligten gut daran, Strukturmodelle der Integration zu verhandeln, die die Integrationskonzepte transparent aufarbeiten, um sich selbst Klarheit über Anspruch, Umfang und Ausmaß des jeweiligen Integrationsansatzes zu geben. Die Hoffnung auf Rückgewinnung verlorener Budgetanteile darf nicht das zentrale oder gar einzige Motiv für Integrationsverträge sein; zumindest die beteiligten Krankenkassen müssen die versorgungspolitischen Ziele im Auge behalten.

Zentral bleibt: Jedem Vertrag ist mindestens ein „medizinisches Modell" und ein „ökonomisches Modell" zu hinterlegen, das den Status quo des Versorgungsproblems mit den Möglichkeiten der „neuen" Integrationsversorgung abgleicht (Abb. 19.2).

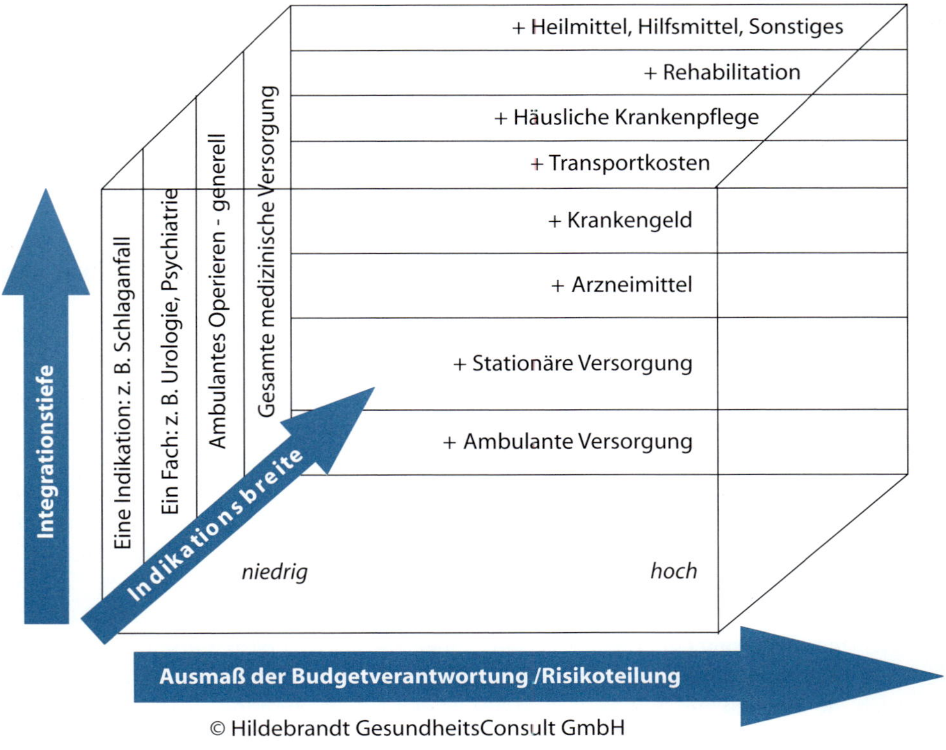

Abb. 19.2. Der Raum von Möglichkeiten in der IV nach § 140 a

IV-Ziele der DAK

Die DAK wird sich an dem Prozess der besseren sektoralen Verzahnung der Versorgungsstrukturen beteiligen und fördert die Initiativen zur Integrierten Versorgung mit den Zielen:
- Veränderung der Versorgungsstrukturen, inkl. Berücksichtigungen von medizinischen Innovationen,
- Vermeidung doppelter Versorgungsstrukturen,
- Verbesserung der Qualität der medizinischen Versorgung und
- Verbesserung der Wirtschaftlichkeit.

Das Teilziel „Vermeidung von Doppelstrukturen" macht deutlich, welche gesundheitspolitischen und ökonomischen Anreize sich hinter den verschiedenen Dimensionen gliedern:
- die doppelt besetzte Facharztstruktur im engeren personalen Sinne,
- die doppelt besetzte Struktur des dafür notwendigen Funktionspersonals,
- die sächlich-investive Doppelstruktur der räumlichen und ergänzend sächlichen Voraussetzungen.

Erste IV-Verträge

Nachdem die Leistungserbringer, die ersten Akteure, ihre Versorgungsangebote mit neuen Handlungsfeldern analysiert und bewertet haben, die ersten Angebote erstellt und mit einigen Kassen verhandelt wurden, zeigen sich nun die ersten vertragspolitischen Ergebnisse der integrativen Versorgung.

Die ersten IV-Verträge lassen sich in drei Kategorien aufteilen:
- Verträge in der Orthopädie zu Endoprothetik,
- stationsersetzende Verträge,
- Verträge in der Kardiologie und Kardiochirurgie.

Es liegt in der Natur der Sache, dass sich schnelle Verträge in der Orthopädie und in der Kardiologie durch die Vereinbarung von Komplexfallpauschalen realisieren lassen, da diese Fachabteilungen in der Vergangenheit zwischen den Sektoren Krankenhaus und der Rehabilitation gut integriert waren. Diese Verträge können aber nur der erste Einstieg sein.

Die Kassen sollten hier folgende vertragliche Zielsetzungen verfolgen:
- Sektorübergreifende Vernetzung akutstationärer und ambulanter Leistungen,
- Behandlung der Versicherten nach evidenzbasierten Leitlinienempfehlungen, vereinbarte Qualitätsstandards,
- optimale Therapieführung und Patientenbetreuung (First-class-Medizin) durch integrierte Verfahren der Kooperationspartner,
- abgestimmte postinterventionelle Nachsorge mit den Kooperationspartner und der Compliance des Patienten.

Trotz der kurzen Zeitspanne von sechs Monaten seit Einführung des GMGs, konnte die DAK bereits mehr als 30 interessante Verträge abschließen, die auch die aufgezeigten Ziele erfüllen. Bis Ende des Jahres 2004 rechnen wir mit rund 100 abgeschlossenen Verträgen, so dass man ein gutes Fazit für die erste Umsetzung ziehen kann.

In den nächsten Monaten werden die Vertragspartner, aufgrund ihrer gemachten Erfahrungen, gemeinsam immer qualifiziertere und anspruchsvollere Versorgungsangebote in der integrierten Versorgung entwickeln. Diese Angebote werden die Kassen als ersten Einstieg in ein Einkaufsmodell nutzen und testen. Vertragsbestandteile sektorübergreifender Vernetzung mit neuen Medikamenten, neuen Implantaten, besonderer Diagnostik und besondere Therapien können einzelne Kassen oder Krankenkassengemeinschaften in interessante Verträge aufnehmen, so dass der Wettbewerb der Kassen untereinander auch einen Nachfrageschub nach neuen Produkten des medizinischen Fortschritts auslösen wird.

Literatur

Arnold M, Strehl R (2001) Krankenhaus-Report 2000. Wie kommen Innovationen ins DRG-System? Schattauer, Stuttgart New York

InEK (2002) Vorschlagsverfahren zur Einbindung des medizinischen, wissenschaftlichen und weiteren Sachverstandes bei der Weiterentwicklung des G-DRG-Systems für das Jahr 2004. Siegburg

Schellschmidt H, Robra BP, Klauber J (2004) Krankenhaus-Report 2003. Editorial. Schattauer Stuttgart New York

Siess M, für die DRG-Kommission der Deutschen Gesellschaft für Chirurgie und des Berufsverbandes Deutscher Chirurgen sowie die AG Chirurgie der Deutschen Gesellschaft für Medizinische Informatik, Biometrie und Epidemiologie (GMDS) (2002) Finanzierung von Innovationen im G-DRG-System. Ärztliche Direktion, Klinikum rechts der Isar der TU München

Tuschen KH, Trefz U (2003) Krankenhausentgeltgesetz, Kommentar. Kohlhammer, Stuttgart

Winter T (2004) Codierprobleme unter DRG-Bedingungen aus Sicht der Orthopädie und Traumatologie auch an Hand des Forums Mydrg. (http://www.uni-essen.de/~tmi030/ak_chirurgie/beitrag/drgcodier.pdf)

Eingesetzte DRG-Varianten in Europa, Australien und USA

B. Rochell

Einleitung

Ausgehend von ihrer Entwicklung durch Fetter et al. (1980) in den siebziger Jahren an der Yale-Universität in den USA haben Diagnosis-Related Groups als medizinökonomische Klassifikationssysteme bis heute in unterschiedlichen Varianten eine weltweite Verbreitung gefunden. Spätestens mit dem seit 1983 begonnenen Einsatz der HCFA-DRG's durch die US-amerikanische Medicare-Versicherung als Grundlage eines Fallpauschalensystems für die Vergütung akutstationärer Krankenhausleistungen wurde auch in anderen Ländern das Interesse am Einsatz von Patientenklassifikationssystemen zu Zwecken der Krankenhausfinanzierung, des Krankenhausvergleichs und der Qualitätssicherung zunehmend größer.

Während sich Australien und in Europa insbesondere Frankreich, Belgien, Finnland, Schweden, Norwegen und Portugal schon seit Anbeginn der DRG-Geschichte mit z. T. verschiedenen DRG-Systemen beschäftigt haben und die meisten europäischen Länder DRG's inzwischen in angepasster oder selbständig weiterentwickelter Version anwenden, haben sich nur Österreich und vorübergehend auch Deutschland nach Vorstudien mit den HCFA-DRG's in den achtziger Jahren zur Entwicklung eigener Fallpauschalensysteme entschlossen (Rochell u. Roeder 2000). Eine weitere Ausnahme in neuerer Zeit bilden die Niederlande, wo nach anfänglichen Studien mit DRG's mit dem seit dem Jahr 2000 in Einführung und im Jahr 2004 erstmalig in der Vergütung erprobten stationären Modul der Diagnose Behandeling Combinatie (DBC) – einem versorgungsbereichsübergreifenden Konzept zur bedarfsorientierten Leistungssteuerung und -finanzierung im Gesundheitswesen – nun ein eher episoden- und leitlinienbezogener Ansatz verfolgt wird.

* Die damalige Health Care Financing Administration (HCFA) wurde zwischenzeitlich in Centers for Medicare & Medicaid Services (CMS) umbenannt.

DRG-Einsatz in Europa, Australien und den USA

Der ursprüngliche DRG-Ansatz der Yale-Universität wurde in den USA und international nach unterschiedlichen Zielsetzungen weiterentwickelt, sodass sich heute verschiedene DRG-Systeme in Anwendung befinden. Viele Länder wie z. B. Portugal, Belgien, Italien, Teile Spaniens, Irland und Wales, die DRG's vorwiegend zur Steuerung, nicht aber als ausschließliches Finanzierungsinstrument einsetzen, lehnen sich jedoch noch eng an das im Auftrag der CMS von der Firma 3M-Health Information Systems gepflegte CMS(HCFA)-DRG-System oder die von 3M-HIS daraus weiter entwickelten differenzierteren All-Patient-DRG's (AP-DRG's) oder All-Patient-Refined-DRG's (APR-DRG's) an und nutzen diese mit nur geringen inhaltlichen Modifikationen bei mehrheitlich an die Landesverhältnisse adaptierten Bewertungsrelationen. Andererseits gibt es zunehmend länderspezifische Anpassungen mit mehr oder weniger tiefgreifender Änderung der Systematik oder der Fallgruppendefinitionen, wie insbesondere die dem deutschen G-DRG-System Pate stehenden Australian Refined DRG's (AR-DRG's), die französischen Groupes Homogènes de Malades (GHM), die NordDRG's der skandinavischen Länder oder die jüngeren Case Mix Groups (CMG) Kanadas. In Österreich befindet sich mit den Leistungsorientierten Fallgruppen (LDF) ein Fallgruppensystem in Anwendung, das nur partiell mit dem ursprünglichen DRG-Ansatz vergleichbar ist und – in Teilen dem bisherigen deutschen Fallpauschalen- und Sonderentgeltsystem ähnlich – eine stärker leistungsbezogene Philosophie verfolgt.

Viele Länder wie die USA, Australien, Frankreich, Finnland, Norwegen, Schweden, Lettland, Estland, Dänemark, Portugal, Spanien, Ungarn und Italien setzen DRG's bereits regional einheitlich, seltener auch landesweit zur indirekten Bemessung oder auch direkten Abrechnung von stationären Krankenhausleistungen ein. Weitere Länder wie Belgien, Irland, Kanada und Griechenland bedienen sich der DRG's zur abrechnungswirksamen Verweildauersteuerung oder zum Krankenhausvergleich. Großbritannien benutzt sein DRG-angelehntes Patientenklassifikationssystem der Health(care) Resource Groups (HRG) primär zur bedarfsassoziierten Leistungssteuerung, verfolgt aber in neuester Zeit das Prinzip einer selektiven Freigabe einzelner hinreichend repräsentativ bewerteter Fallpauschalen zur leistungsbezogenen Abrechnung. Andere Länder wie die Schweiz befinden sich nach intensiven Projekten in der Systemfindung oder, wie Tschechien, unmittelbar auf der Schwelle der landesweiten Systemeinführung.

Eine weitergehende Übersicht des DRG-Einsatzes und seiner Relevanz in der Krankenhausfinanzierung im Ausland gibt ◘ Tabelle 20.1. Daraus wird auch ersichtlich, dass der auch in Deutschland zunehmend verlassene „100-Prozent-Ansatz" einer mit nur punktuellen Ausnahmen direkten, ausschließlichen und abschließenden Krankenhausleistungsfinanzierung über DRG's in keinem anderen Land betrieben wird. Eine derart durchgreifende ökonomische Anwendung eines DRG-Systems beschränkt sich in anderen Ländern entweder auf Teilbereiche der Krankenhausbudgets wie z. B. im Medicare-System der USA, das mit ca. 30% des Umsatzes an Krankenhäusern auf eine Quersubventionierung durch die restlichen, über andere Kostenträger und Vergütungssysteme finanzierte Krankenhausfälle angelegt ist, oder wird wie in Australien, Frankreich, Skandinavien und Ungarn durch Ausnahmeregelungen oder durch die Einschränkung des DRG-Einsatzes auf die Budgetbemessung relativiert. Soweit die Unfallchirurgie und Orthopädie betroffen sind, finden sich in Ländern mit budgetrelevantem DRG-Einsatz daher mehrheitlich additive oder alternative Sonderregelungen für die Finanzierung von Traumazentren, der Intensivmedizin, des Einsatzes besonderer Implantate, Arzneimittel, Innovationen und der Behandlung chronischer Krankheitsbilder.

Darstellung der Orthopädie und Unfallchirurgie in verschiedenen DRG-Systemen

Im Vergleich unterschiedlicher DRG-Systeme ergeben sich hinsichtlich der Differenzierung und Abbildung orthopädischer und unfallchirurgischer Leistungen einige Unterschiede (◘ Tabelle 20.2).

Während das am geringsten differenzierende CMS(HCFA)-DRG-System 78 Fallgruppen in den primär die Gebiete der Unfallchirurgie und Orthopädie betreffenden Hauptdiagnosenkategorien bereit hält, weist das am stärksten untergliederte G-DRG-System 2004 dort bereits 115 diesbezügliche Fallgruppen auf. Abgesehen vom unterschiedlichen Differenzierungsgrad unterscheiden sich die Systeme auch in ihrer Hierarchie der unfallchirurgisch-orthopädischen Fallzuordnung. Das CMS(HCFA)-DRG-System und das in seiner Grundstruktur weitgehend daran angelehnte NordDRG-System weist primär sämtliche zur Beatmung tracheotomierte Patienten zu einer gemeinsamen Fallgruppe zu. Dadurch vermischen sich in beiden Systemen polytraumatisierte und andere (langzeit-)beatmete unfallchirurgisch-orthopädische Patienten mit Beatmungsfällen anderer Fachgebiete – unabhängig von der Haupterkrankung und Indikation unter der Hypothese, dass der Aufwand der jeweiligen fachspezifischen Therapie der Behandlungsdiagnosen neben dem immensen Aufwand der durch die Beatmung repräsentierten Intensivtherapie hinsichtlich einer sachgerechten Vergütung des Durchschnittsfalles nicht weiter differenzierungsrelevant ist. Demgegenüber stellt das französische GHM-System sicher, dass auch (langzeit-)beatmete und tracheotomierte unfallchirurgisch-orthopädische Patienten unabhängig vom Faktor der Beatmung in eine ihrer Hauptdiagnose entsprechenden GHM-Fallgruppe eingeordnet werden. Eine systematisch angelegte Vermischung beatmeter unfallchirurgisch-orthopädischer und anderer Fälle findet dort nicht statt. Inwieweit sich der australisch-deutsche Mittelweg zwischen einer primär kostenbezogenen Zusammenfassung bezüglich ihrer Hauptdiagnosen medizinisch höchst verschiedenartiger Fälle (insbesondere Langzeitbeatmung, Neugeborene, HIV) zu gemeinsamen Fallpauschalen einerseits und der im französischen GHM-System andererseits betriebenen klaren Falltrennung bei Mehrfachverletzten unter den Rahmenbedingungen insbesondere des deutschen Vergütungssystems nach § 17b Krankenhausfinanzierungsgesetz (KHG) als Königsweg erweisen wird, bleibt noch abzuwarten und anhand der Nachfolgekalkulationen zu bestätigen. Abgesehen von der Gruppierungslogik zeigen sich in der Differenzierung der Fallgruppen Systemunterschiede. Am weitesten differenziert hier bereits das G-DRG-System, das, wie teilweise auch das AR-DRG-System, z. B. weitergehender untergliederte DRG's für Eingriffe an der Wirbelsäule, für Hüft- und Knieendoprothetik, komplexe und nichtkomplexe Gelenkeingriffe sowie erstmals auch für eine frührehabilitative oder geriatrische Komplexbehandlung ausweist. Eine im Vergleich mit den operativen Fallgruppen geringere Zunahme des Differenzierungsgrades zeichnet das G-DRG-System im Vergleich mit den übrigen Systemen auch im konservativen Bereich, z. B. bei der Behandlung bösartiger Erkrankungen des Bewegungsapparats, aus. Inwieweit diese bereits in der ab 2005 beginnenden Konvergenzphase zu einer sachgerechten Finanzierung im Spannungsfeld zwischen den chronischen rheumatologischen und akuttraumatologischen bzw. -akutorthopädischen Fällen führen wird, kann nach den im Jahr 2004 immer noch spärlichen deutschen DRG-Erfahrungen noch nicht abgesehen werden.

Auffällig ist, dass sowohl im NordDRG- als auch im GHM-System durch eigene Kostengewichte Tagesfälle bzw. besondere GHM-Antworten auf die Frage der Vergütung

Tabelle 20.1. DRG-Einsatz in europäischen Ländern, Australien, Kanada und den USA. (Neu überarbeitet und erweitert nach Rochell u. Roeder 2000)

Land	DRG-Einsatz	DRG-Budget-Relevanz	Von DRG's ausgenommen	KH-Trägerstruktur	Finanzierung	Regelvergütung
Australien	AR-DRG's	Uneinheitlicher Einsatz des DRG-Systems in den verschiedenen Bundesstaaten, mehrheitlich zum Krankenhausvergleich und zur indirekten Budgetbemessung, weitreichendster Einsatz in Victoria mit DRG-bezogener Steuerung von 87% der Krankenhausbudgets	i. d. R. Arztkosten, Intensiv- und Notfallbehandlung, Innovation, besondere Leistungen und Medikamente/Medizinprodukte, Aus- und Weiterbildung, Strukturzuschläge nach Krankenhausversorgungsstufe, Zuschläge bzw. Sonderregelungen für ethnische Minderheiten	70% öffentlich, 30% privat	Betrieb: staatlich und Kassen; Investition staatlich	Tagessätze, Budget
Belgien	APR-DRG's (eigene KG); Studien mit IR-DRG's	Krankenhausvergleich, Sanktionierung von/Anreize zur DRG-Verweildauerüber-/Unterschreitung, 15% flexibler Budgetanteil	Ärztevergütung, Psychiatrie, Geriatrie	35% öffentlich, 65% privat	Betrieb:75% Kassen, 25% Staat; Investition: Staat >60%	Tagessätze, Budget
Dänemark	NordDRG-DAN; Projekte mit AP-DRG's	10%, 1 Bezirk mit 20%, z. T. direkte DRG-Abrechnung		99% öffentlich, 1% privat	Betrieb und Investition staatlich	Tagessätze, Pauschalen
Finnland	NordDRG-FIN	Regional unterschiedlich, Budgetbemessung, bei einzelnen Krankenhäusern direkte DRG-Abrechnung	Strukturkomponente für Ausbildung und Forschung	95% öffentlich, 5% privat	Betrieb und Investition. 1/3 staatlich/2/3 Städte/Landkreise	Budget, Pauschalen
Frankreich	GHM (Groupes Homogènes de Maladies)	Einsatz der GHM zur Budgetbemessung	Psychiatrie, Parallelabrechnung von 2 GHM bei Komplexfällen in Erprobung	65% öffentlich, 20% privat, 15% Sonstige	Betrieb: Kassen; Investition:<40% staatlich	Budget
Griechenland	Projekte CMS (HCFA)-DRG's und AP-DRG's	DRG-Projekte, Krankenhausvergleich		öffentlich	Betrieb: 90% staatlich, Investition: staatlich	Tagessätze

Tabelle 20.1. Fortsetzung

Land	DRG-Einsatz	DRG-Budget-Relevanz	Von DRG's ausgenommen	KH-Trägerstruktur	Finanzierung	Regelvergütung
Großbritannien	HRG (eigene KG); AP-DRG's (Wales)	Bis zu 6% (Nichtversicherte), hauptsächlicher Einsatz zur Leistungsallokation, seit 2003 Vereinheitlichung der Vergütungen für bestimmte HRG		94% öffentlich, 6% privat	Betrieb und Investition: staatlich/fund holders (echte Monistik)	Tagessätze und z. T. Fallpauschalen nach leistungsbezogenen Vereinbarungen
Irland	CMS(HCFA)-DRG's (eigene KG)	Sanktionierung von/Anreize zur DRG-Verweildauerüber-/Unterschreitung, 15% budgetwirksam		gemischt	Betrieb: 85% staatlich, Investition: staatlich	Tagessätze
Italien	CMS(HCFA)-DRG's (adaptierte US-KG); Projekte mit APR-DRG's	Regional unterschiedlich, Budgetbemessung, z. T. Einsatz zur Abrechnung bei extraregionalen Kostenträgern	Sonderregelungen für Universitätskliniken, Spezialeinrichtungen, insbes. Traumazentren, Transplantationszentren, Forschung, Weiterbildung Psychiatrie, Investitionen	61% öffentlich, 39% privat	Betrieb und Investition staatlich	Tagessätze, Pauschalen, Globalbudget
Kanada	CMG (Case-Mix-Groups)	Projekte, regional Krankenhausvergleich		5% öffentlich, 95% Sonstige	Betrieb und Investition staatlich	Budget
Luxemburg	–	–	Kein DRG-Einsatz	50% öffentlich, 8% privat, 42% Sonstige	Betrieb: Kassen, Investition: Kassen/staatlich	Budget mit Kombination aus festen Abschlagszahlungen und fallbezogenen Entgelten
Niederlande	DBC (Diagnose Behandeling Combinatie): nach DRG-Projekten Eigenentwicklung episodenbezogener Fallgruppen für alle Versorgungsbereiche	Nach Projekten und Erprobung an mehreren Krankenhäusern 2000–2003, Start und Weiterentwicklung einer DBC-bezogenen Leistungsfinanzierung (DB€) an ersten Krankenhäusern		15% öffentlich, 85% Sonstige	Betrieb: Kassen, Investition: Kassen/staatlich	Budget

Tabelle 20.1. Fortsetzung

Land	DRG-Einsatz	DRG-Budget-Relevanz	Von DRG's ausgenommen	KH-Trägerstruktur	Finanzierung	Regelvergütung
Norwegen	NordDRG-NOR	Mit wenigen regionalen Ausnahmen 50%	Psychiatrie, Pädiatrie, Onkologie, Tageschirurgie, Spezialeinrichtungen	99% öffentlich, 1% privat	Betrieb und Investition staatlich	Budget, Pauschalen
Österreich	LDF (Leistungsbezogene Diagnosen-Fallgruppen)	Regional unterschiedlich	Sondervergütung für akkreditierte Intensivstationen, Chemotherapie und (zusätzliche) besondere Medizinische Einzelleistungen (MEL)	60% öffentlich, 15% privat, 25% Sonstige	Betrieb: 50% staatlich, Investition: staatlich	Budget, Pauschalen
Portugal	CMS(HCFA)-DRG's (adaptierte US-KG)	50% budgetwirksam	Psychiatrie, Dialyse, Strukturzuschlag für höhere KH-Versorgungsstufen; bei Budgetüberschreitung Möglichkeit des Ausgleichs	58% öffentlich, 42% privat	Betrieb und Investition staatlich	Budget, Pauschalen
Schweden	NordDRG-SWE, z.T. mit AP-DRG's für Pädiatrie (Stockholm); Projekte mit CMS(HCFA)-, AP- und R-DRG's)	Regional unterschiedlich (bis 70%), in der Regel Budgetbemessung, in einzelnen Regionen direkte DRG-Abrechnung	Psychiatrie, Geriatrie, Notfallbehandlung, Dialyse, Forschung und Lehre	Bis auf wenige Ausnahmen öffentlich	Betrieb und Investition staatlich	Budget, Pauschalen
Schweiz	DRG-Projekte (AP-DRG's; mipp, AR-DRG's)	DRG-Projekte/Erprobung der AP-DRG's mit für die Schweiz adaptierten Kostengewichten/vereinzelt mit Budgetbemessung, Planung einer vergleichenden Evaluation verschiedener Systeme		67% öffentlich, und Sonstige, 33% privat	Betrieb: 50% staatlich, Investition: staatlich	Kantonal unterschiedlich. Tagessätze, z. T. DRG-Budget

Tabelle 20.1. Fortsetzung

Land	DRG-Einsatz	DRG-Budget-Relevanz	Von DRG's ausgenommen	KH-Trägerstruktur	Finanzierung	Regelvergütung
Spanien	CMS(HCFA)-DRG's (Katalonien, Valencia, Kanaren), (adaptierte US-KG), z. T. AP-DRG's (restliche Regionen)	Regional unterschiedlich, bis zu 30% (Katalonien), z. T. Krankenhausvergleich für qualitätsbezogene Bonus-/Malusregelungen		69% öffentlich, 13% privat, 18% sonstige	Betrieb und Investition staatlich	Tagessätze, Pauschalen
Tschechien	DRG-Projekte (AP-DRG's, IR-DRG's)	DRG-Projekte, Krankenhausvergleich, Beginn der Umstellung auf eine DRG-bezogene Krankenhausvergütung		70% öffentlich, 30% privat,	Betrieb: Kassen, Investition: staatlich	Einzelleistungen, Basiskostenpauschalen, Arzneimittelpauschalen
Ungarn	HBC (Homogen Betegseg-Csoport)	Direkte DRG-Abrechnung	Transplantationen, Maximalversorger, hochpreisige Medikamente/Implantate, chronische Erkrankungen	94% Öffentlich, 4% privat, 2% Sonstige	Betrieb: Kassen, Investition: staatlich	DRG-Fallpauschalen, Tagespflegesätze für chronische Behandlungsfälle
USA	Unterschiedliche Systeme, insbesondere: CMS(HCFA)-DRG's, AP-DRG's, APR-DRG's, R-DRG's	Bundesstaatenunterschiedliche Mischfinanzierung bis 30% via Medicare mehrheitlich über CMS(HCFA)-DRG's (direkte Abrechnung), jedoch auch dort zunehmende Überführung in Managed-Care-Strukturen, restliche Kostenträger vergüten nach eigenen, z. T. DRG-bezogenen Entgeltsystemen	Regionale Strukturzuschläge, Aus- und Weiterbildung, z. T. Arztvergütung, Zuschläge für die Behandlung unversicherter Patienten, keine Mengenbegrenzung	24% Öffentlich, 15% privat, 61% Sonstige	Betrieb und Investition: Kassen, HMO, Stiftungen	Mischsystem mit Fallpauschalen, Einzelleistungsvergütung, Kopfpauschalen

AP-DRG's All Patient DRG's (3M-HIS), *AR-DRG's* Australian Refined DRG's, *APR-DRG's* All Patient Refined DRG's (3M-HIS), *CMS* Centers for Medicare & Medicaid Services (ehemals HCFA = Health Care Financing Administration), *HRS* Health(care) Resource Groups (Großbritannien), *IR-DRG* International Refined DRG's (3M-HIS), *mipp* Modell integrierter Patientenpfade (Kantonsspital Aarau), *R-DRG's* Refined-DRG's (Internova); *KG* Kostengewichte.

Tabelle 20.2. Abbildung unfallchirurgischer/orthopädischer Leistungen in verschiedenen DRG-Systemen

System	CMS(HCFA)-DRG FY 2002, USA, viele andere Länder	NordDRG 2004 (Common Version), Skandinavien, Baltikum	GHM 9.0 Groupes Homogènes de Maladies, Frankreich	AR-DRG 5.0, Australien	G-DRG 2004, Deutschland
Fall-gruppen gesamt	523 DRG's	496 DRG's	700 GHM	665 DRG's	824 DRG's
abstei-gende Zuord-nungs-hierarchie	PreMDC – Tracheotomie	PreMDC – Tracheotomie			Prä-MDC: – Akute Erkrankungen und Verletzungen des Rückenmarks – Alter <28 Tage oder Alter <1 Jahr – Aufnahmegewicht <2.500 g ->MDC 15 – Beatmung >479 h
	MDC 24 „Multiple Trauma" (4 DRG's) (Verletzungen an mehr als einer Lokali-sation) – operative Partition: 3 DRG's – medizinische Partition: 1 DRG	MDC 24 „Multiple Trauma" (4+4 DRG's) (Verletzungen an mehr als einer Lokalisation) – operative Partition: 3 DRG's mit jeweils separater Bewertung bei Verweildauer ≤1 Tag – medizinische Partition: 1 DRG mit separater Bewertung bei Verweil-dauer ≤1 Tag	CMD 26 „Schweres multiples Trauma" (4 GHM) (Verletzungen an mehr als einer Lokalisation) – operative Partition: 2 GHM – medizinische Partition: 2 GHM	MDC 21A „Multiple Trauma" (6 DRG's) (Verletzungen an mehr als einer Lokalisation) – operative Partition: 4 DRG's – medizinische Partition: 2 DRG's	MDC 21A „Polytrauma" (11 DRG's) (Verletzungen an mehr als einer Lokalisation) – operative Partition: 8 DRG's, darunter 2 mit Früh-rehabilitation – andere Partition: 1 DRG für Frühre habilitation – medizinische Partition: 2 DRG's
			CMD 24 Eingriffe und Behandlung <2 Tage – je 1 GHM für die operative und kon-servative Behandlung bei Störungen und Verletzungen des Bewegungsap-parates (analog CMD 8)	Pre-MDC – Alter <28 Tage oder Alter <1 Jahr und Aufnah-megewicht <2.500 g -> MDC 15 – HIV ->MDC 18A	Prä-MDC – Beatmung >95 h – Intubation Alter <16 Jahre – HIV ≥MDC 18A

Tabelle 20.2. Fortsetzung

System	CMS(HCFA)-DRG FY 2002, USA, viele andere Länder	NordDRG 2004 (Common Version), Skandinavien, Baltikum	GHM 9.0 Groupes Homogènes de Maladies, Frankreich	AR-DRG 5.0, Australien	G-DRG 2004, Deutschland
			– 1 GHM für die konservative Behandlung bei Störungen und Verletzungen des Bewegungsapparates (analog CMD 8) mit Anästhesie – je 1 GHM für die operative und konservative Behandlung bei Verletzungen, Allergien und Vergiftungen (analog CMD 21) – je 1 unspezifische GHM für Chemotherapie bei Neubildungen sowie für Strahlentherapie – 5 GHM für aufwendige radiologische Diagnostik – 1 GHM für Transfusion – 1 GHM für umschriebene Resektion am Knochen und Metallentfernungen – 1 GHM für umschriebene Resektion am Knochen und Metallentfernungen – 1 GHM für ambulante Operationen der Hand – 1 GHM für ambulante Arthroskopien – 1 GHM für behandlungsbedürftige Affektionen der Wirbelsäule und des Rückenmarks – 1 GHM für die konservative Behandlung von Frakturen, Distorsionen und Luxationen – 1 unspezifische GHM für plötzlichen Tod – 1 unspezifische GHM für sofortige Verlegung (exkl. Neugeborene)	– Tracheotomie oder Beatmung >95 h – Intubation Alter <16 Jahre	

Tabelle 20.2. Abbildung unfallchirurgischer/orthopädischer Leistungen in verschiedenen DRG-Systemen

System	CMS(HCFA)-DRG FY 2002, USA, viele andere Länder	NordDRG 2004 (Common Version), Skandinavien, Baltikum	GHM 9.0 Groupes Homogènes de Maladies, Frankreich	AR-DRG 5.0, Australien	G-DRG 2004, Deutschland
	MDC 1 Krankheiten und Störungen des Nervensystems – Fälle mit Hauptdiagnose der MDC1 (z. B. SHT, Nerven-, Rückenmarkserkrankungen) – je 1 allgemeine DRG für operative Eingriffe bzw. die konservative Behandlung (an) der Wirbelsäule; MDC 8 Störungen und Verletzungen des Bewegungsapparats und Bindegewebes (55 DRG's) – *operative Partition:* 33 DRG's, darunter 1 DRG für beidseitige oder multiple große Gelenkeingriffe an der unteren Extremität, 1 DRG für Endoprothetik und andere große Gelenkeingriffe, 2 DRG's für Wirbelkörperfusionen 1 DRG Arthroskopie, Differenzierung nach Gelenkinfektion am kniegelenk – *medizinische Partition:* 22 DRG's, darunter	MDC 1 Krankheiten und Störungen des Nervensystems – Fälle mit Hauptdiagnose der MDC1 (z. B. SHT, Nerven-, Rückenmarkserkrankungen) – je 1 allgemeine DRG für operative Eingriffe bzw. die konservative Behandlung (an) der Wirbelsäule MDC 8 Störungen und Verletzungen des Bewegungsapparats und Bindegewebes (50+22 DRG's) – *operative Partition:* 28 DRG's, darunter 1 DRG für beidseitige oder multiple große Gelenkeingriffe an der unteren Extremität, 2 DRG's für Endoprothetik und andere große Gelenkeingriffe an der oberen bzw. unteren Extremität, 1 DRG für Arthroskopie; Differenzierte Bewertung der DRG 209 für Endoprothetik und andere große Gelenkeingriffe an der unteren Extremität für Erstoperationen und Reoperationen/Revisionseingriffe, Spezielle Bewertungen von 19 DRG's für Verweildauern ≤ 1 Tag, 1 zusätzliche unspezifische DRG für nicht-signifikante Eingriffe am Bewegungsapparat bei Verweildauer ≤ 1 Tag, 1 zusätzliche unspezifische DRG für Eingriffe am Bewegungsapparat ohne Bezug	CMD 1 Krankheiten und Störungen des Nervensystems – Fälle mit Hauptdiagnose der CMD 1 (z.B. SHT, Nerven-, Rückenmarkserkrankungen) CMD 8 Krankheiten und Störungen des Bewegungsapparats und Bindegewebes (59 GHM) – *operative Partition:* 31 GHM, darunter 1 GHM für beidseitige/multiple große Eingriffe an Hüft- und/oder Kniegelenken, 2 GHM für Endoprothetik und andere große Gelenkeingriffe, 2 GHM für Wirbelkörperfusionen, 1 GHM Arthroskopie – *medizinische Partition:* 28 GHM, darunter 2 GHM für die Behandlung bösartiger Neubildungen, 1 GHM für Nachbehandlung	MDC 1 Krankheiten und Störungen des Nervensystems – Fälle mit Hauptdiagnose der MDC1 (z.B. SHT, Nerven-, Rückenmarkserkrankungen) MDC 8 Krankheiten und Störungen des Bewegungsapparats und Bindegewebes (79 DRG's) – *operative Partition:* 40 DRG's, darunter 2 DRG's für Gewebe- und Hauttransplantation, 1 DRG für bilaterale/multiple große Gelenkeingriffe, 3 DRG's für Wirbelkörperfusionen, 3 DRG's für Hüftendoprothetik, 1 DRG Knieendoprothetik, 1 DRG für Endoprothetik anderer großer Gelenke, 1 DRG Arthroskopie – *medizinische Partition:* 39 DRG's, darunter 2 DRG's für die Behandlung bösartiger Neubildungen, 1 „Sameday"-DRG, 4 DRG's für Weiterbehandlung nach Endoprothetik/Implantatversorgung (I73A-C)	MDC 1 Krankheiten und Störungen des Nervensystems – Fälle mit Hauptdiagnose der MDC1 (z.B. SHT, Nerven-, Rückenmarkserkrankungen) MDC 8 Krankheiten und Störungen des Bewegungsapparats und Bindegewebes (86 DRG's) – *operative Partition:* 52 DRG's, darunter 3 DRG's für Gewebe- und Hauttransplantation, 2 DRG's für bilaterale/multiple große Gelenkeingriffe, 4 DRG's für Wirbelkörperfusionen, 4 DRG's für Hüftendoprothetik, 1 DRG Knieendoprothetik, 1 DRG für Endoprothetik anderer großer Gelenke, 1 DRG Arthroskopie, 4 DRG's für komplexe Gelenkeingriffe, 3 DRG's mit Frührehabilitation/geriatrischer Komplexbehandlung – *andere Partition:* 3 DRG's, darunter 2 DRG's für Frührehabilitation und 1 DRG für geriatrische Komplexbehandlung

Tabelle 20.2. Fortsetzung

System	CMS(HCFA)-DRG FY 2002, USA, viele andere Länder	NordDRG 2004 (Common Version), Skandinavien, Baltikum	GHM 9.0 Groupes Homogènes de Maladies, Frankreich	AR-DRG 5.0, Australien	G-DRG 2004, Deutschland
	1 DRG für die Behandlung bösartiger Neubildungen, 1 DRG für Nachbehandlung	zur Hauptdiagnose bei Verweildauer ≤ 1 Tag – *medizinische Partition:* 22 DRG's, darunter 1 DRG für die Behandlung bösartiger Neubildungen, 1 DRG für Nachbehandlung, 1 zusätzliche unspezifische DRG für konservative Behandlung des Bewegungsapparates bei Verweildauer ≤1 Tag			– *medizinische Partition:* 31 DRG's, darunter 4 DRG's für die Behandlung bösartiger Neubildungen (eine DRG für Strahlentherapie), 3 „Ein-Belegungstages"-DRG's, 1 DRG für (die nichtfrührehabilitative) Nachbehandlung nach Endoprothetik/Implantatversorgung (I73Z)
	MDC 21 Verletzungen, Allergien und Vergiftungen (17 DRG's) – *operative Partition:* 5 DRG's, darunter 1 DRG für Haut- und Gewebstransplantation – *medizinische Partition:* 12 DRG's	MDC 21 Verletzungen, Allergien und Vergiftungen (17+15 DRG's) – *operative Partition:* 5 DRG's mit jeweils separater Bewertung bei Verweildauer ≤ 1 Tag, darunter 1 DRG für Haut- und Gewebstransplantation und 1 DRG für Wunddebridement/offene Wundbehandlung; zusätzlich 9 Kategorien für endoskopische Diagnostik/Therapie nach Verletzung bei Verweildauer ≤ 1 Tag – *medizinische Partition:* 12 DRG's, 1 zusätzliche unspezifische DRG für konservative Behandlung Verletzungen, Allergien und Vergiftungen bei Verweildauer ≤1 Tag	CMD 21 Verletzungen, Allergien und Vergiftungen (19 GHM) – *operative Partition:* 6 GHM, darunter 1 GHM für Haut- und Gewebstransplantation – *medizinische Partition:* 13 GHM, darunter 2 GHM für iatrogene Komplikationen	MDC 21B Verletzungen, Vergiftungen und Toxische Arzneimittelwirkungen (18 DRG's) – *operative Partition:* 8 DRG's, darunter 2 DRG's für mikrovaskulare Gewebstransplantation – *medizinische Partition:* 10 DRG's	MDC 21B Verletzungen, Vergiftungen und Toxische Arzneimittelwirkungen (18 DRG's) – *operative Partition:* 8 DRG's, darunter 2 DRG's für mikrovaskulare Gewebstransplantation, 1 DRG für Replantation nach traumatischer Amputation – *medizinische Partition:* 10 DRG's, darunter 3 „Ein-Belegungstages"-DRG's

Verteilung von orthopädischen/unfallchirurgischen Fällen innerhalb aller Systeme auch auf Fehler-DRG's und andere DRG's bei nicht-orthopädisch/unfallchirurgischer/nicht in die MDCs 8, 21 und 22 führenden Hauptdiagnosen. MDC/CMD Hauptdiagnosenkategorie. Innerhalb der kursiv dargestellten Hauptdiagnosekategorien/Fallgruppen findet eine Vermischung von unfallchirurgisch-orthopädischen Fällen und fällen aus anderen Fachbereichen statt.

von Krankenhausleistungen an der ambulant-stationären Schnittstelle gesucht werden. Im GHM-System wurden die vorher bis auf eine Verweildauer von maximal 24 Stunden begrenzten fachübergreifend 104 „ambulanten" GHM der Gruppe 24 bis auf eine Verweildauer von maximal 2 Tagen erweitert, um die Verlagerung von Tagesfällen in den Bereich der höheren stationären Vergütungen zu erschweren. Das G-DRG-System wird seine fachübergreifend 47 „Ein-Belegungstages-DRG" daher sicherlich auch noch gegenüber der Abschlagsregelung für Kurzlieger unterhalb der unteren Grenzverweildauer einerseits und gegenüber dem neu zu etablierenden Fallpauschalenkatalog nach § 115b SGB V andererseits infrage stellen müssen.

Festzuhalten bleibt schon jetzt, dass der im Vergleich mit anderen Ländern sehr ehrgeizige deutsche DRG-Ansatz einer möglichst weitreichenden DRG-Implementierung im Sinne eines Preissystems bereits deutliche Auswirkungen in der Systemanpassung zeigt. Aus dem Vergleich der Abbildung unfallchirurgisch-orthopädischer Schwerpunktfälle durch die letztendlich aus derselben Entwicklungsgrundlage, dem AR-DRG-System 4.1, hervorgegangenen AR-DRG's 5.0 bzw. das G-DRG-Sytem 2004 in ◘ Tabelle 20.3 wird klar, dass der in Deutschland erheblich größere Druck zu einer spürbar stärkeren Dynamik bei der weiteren Systemanpassung geführt hat als im australischen DRG-System.

◘ Tabelle 20.3. G-DRG 2004 versus AR-DRG 5.0 – Unterschiedliche Wege aus gemeinsamem Ursprung

G-DRG 1.0 (AR-DRG 4.1*)	G-DRG 2004	AR-DRG 5.0
MDC 8 Krankheiten und Störungen am Muskel-Skelett-System und Bindegewebe		
I01Z O Beidseitige Eingriffe oder mehrere große Eingriffe an Gelenken der unteren Extremität	I01A O Beidseitige Eingriffe oder mehrere große Eingriffe an Gelenken der unteren Extremität mit äußerst schweren CC I01B O Beidseitige Eingriffe oder mehrere große Eingriffe an Gelenken der unteren Extremität ohne äußerst schwere CC	=
I02A O Gewebetransplantation mit mikrovaskulärer Anastomosierung oder Hauttransplantation mit äußerst schweren oder schweren CC außer an der Hand	I02A O Gewebe- und Hauttransplantation mit äußerst schweren CC	=
I02B O Hauttransplantation ohne äußerst schwere oder schwere CC außer an der Hand	I02B O Gewebe- und Hauttransplantation mit schweren CC oder CC I02C O Gewebe- und Hauttransplantation ohne CC	=
I03A O Revision am Hüftgelenk mit äußerst schweren oder schweren CC	I03A O Eingriffe am Hüftgelenk, Revision des Hüftgelenkes oder Ersatz des Hüftgelenkes mit äußerst schweren oder schweren CC, mit Frührehabilitation und Geriatrischer Komplexbehandlung	=

Tabelle 20.3. Fortsetzung

G-DRG 1.0 (AR-DRG 4.1*)	G-DRG 2004	AR-DRG 5.0
I03B O Ersatz des Hüftgelenkes mit äußerst schweren oder schweren CC oder Revision am Hüftgelenk ohne äußerst schwere oder schwere CC	I03B O Eingriffe am Hüftgelenk, Revision des Hüftgelenkes ohne Frührehabilitation und Geriatrische Komplexbehandlung mit äußerst schweren oder schweren CC	=
I03C O Ersatz des Hüftgelenkes ohne äußerst schwere oder schwere CC	I03C O Eingriffe am Hüftgelenk, Ersatz des Hüftgelenkes ohne Frührehabilitation und Geriatrische Komplexbehandlung, mit äußerst schweren oder schweren CC oder Revision des Hüftgelenkes ohne Frührehabilitation und Geriatrische Komplexbehandlung, ohne äußerst schwere oder schwere CC I03D O Eingriffe am Hüftgelenk, Ersatz des Hüftgelenkes ohne äußerst schwere oder schwere CC	=
I04A O Ersatz des Kniegelenkes und Replantation am Kniegelenk mit äußerst schweren CC	I04Z O Ersatz des Kniegelenkes und Replantation am Kniegelenk	I04Z O Ersatz des Kniegelenkes und Replantation am Kniegelenk
I04B O Ersatz des Kniegelenkes und Replantation am Kniegelenk ohne äußerst schwere CC		
I05Z O Anderer großer Gelenkersatz und Replantation an den Extremitäten	=	=
I06Z O Wirbelkörperfusion bei Wirbelsäulendeformität	I06A O Komplexe Wirbelkörperfusion mit äußerst schweren CC I06B O Komplexe Wirbelkörperfusion ohne äußerst schwere CC	=
I07Z O Amputation	I07A O Amputation mit äußerst schweren CC I07B O Amputation ohne äußerst schwere CC	=
I08A O Andere Eingriffe an Hüftgelenk und Femur mit äußerst schweren oder schweren CC	I08A O Andere Eingriffe an Hüftgelenk und Femur mit äußerst schweren CC, mit Frührehabilitation und Geriatrischer Komplexbehandlung	=
I08B O Andere Eingriffe an Hüftgelenk und Femur, Alter >54 Jahre ohne äußerst schwere oder schwere CC	I08B O Andere Eingriffe an Hüftgelenk und Femur mit äußerst schweren CC, ohne Frührehabilitation und Geriatrische Komplexbehandlung	I06B O Andere Eingriffe an Hüftgelenk und Femur ohne äußerst schwere oder schwere CC
I08C O Andere Eingriffe an Hüftgelenk und Femur, Alter <55 Jahre ohne äußerst schwere oder schwere CC	I08C O Andere Eingriffe an Hüftgelenk und Femur ohne äußerst schwere CC, mit Frührehabilitation und Geriatrischer Komplexbehandlung	

Tabelle 20.3. G-DRG 2004 versus AR-DRG 5.0 – Unterschiedliche Wege aus gemeinsamem Ursprung

G-DRG 1.0 (AR-DRG 4.1*)	G-DRG 2004	AR-DRG 5.0
	I08D O Andere Eingriffe an Hüftgelenk und Femur ohne äußerst schwere CC, ohne Frührehabilitation und Geriatrische Komplexbehandlung	
I09A O Wirbelkörperfusion mit äußerst schweren oder schweren CC	=	=
I09B O Wirbelkörperfusion ohne äußerst schwere oder schwere CC	=	=
I10A O Andere Eingriffe an der Wirbelsäule mit äußerst schweren oder schweren CC	I10A O Andere Eingriffe an der Wirbelsäule mit äußerst schweren CC	=
I10B O Andere Eingriffe an der Wirbelsäule ohne äußerst schwere oder schwere CC	I10B O Andere Eingriffe an der Wirbelsäule ohne äußerst schwere CC	=
I11Z O Eingriffe zur Verlängerung einer Extremität	=	=
I12A O Knochen- und Gelenkinfektion/-entzündung mit verschiedenen Eingriffen an Muskel-Skelett-System und Bindegewebe, mit äußerst schweren CC	=	=
I12B O Knochen- und Gelenkinfektion/-entzündung mit verschiedenen Eingriffen an Muskel-Skelett-System und Bindegewebe, mit schweren CC	=	=
I12C O Knochen- und Gelenkinfektion/-entzündung mit verschiedenen Eingriffen an Muskel-Skelett-System und Bindegewebe, ohne äußerst schwere oder schwere CC	=	=
I13A O Eingriffe an Humerus, Tibia, Fibula und Sprunggelenk mit äußerst schweren oder schweren CC	I13A O Eingriffe an Humerus, Tibia, Fibula und Sprunggelenk mit Frührehabilitation und Geriatrischer Komplexbehandlung	=
I13B O Eingriffe an Humerus, Tibia, Fibula und Sprunggelenk, Alter >59 Jahre ohne äußerst schwere oder schwere CC	I13B O Eingriffe an Humerus, Tibia, Fibula und Sprunggelenk ohne Frührehabilitation und Geriatrische Komplexbehandlung, mit äußerst schweren CC	=
I13C O Eingriffe an Humerus, Tibia, Fibula und Sprunggelenk, Alter <60 Jahre ohne äußerst schwere oder schwere CC	I13C O Eingriffe an Humerus, Tibia, Fibula und Sprunggelenk ohne Frührehabilitation und Geriatrische Komplexbehandlung, mit schweren CC	=
	I13D O Eingriffe an Humerus, Tibia, Fibula und Sprunggelenk ohne Frührehabilitation und Geriatrische Komplexbehandlung, ohne äußerst schwere oder schwere CC	

Tabelle 20.3. Fortsetzung

G-DRG 1.0 (AR-DRG 4.1*)	G-DRG 2004	AR-DRG 5.0
I14Z O Revision eines Amputationsstumpfes	=	=
I15Z O Operationen am Hirn- und Gesichtsschädel	=	=
I16Z O Andere Eingriffe am Schultergelenk	=	=
I17Z O Operationen am Gesichtsschädel	=	=
I18Z O Eingriffe am Kniegelenk	I18Z O Andere Eingriffe an Kniegelenk, Ellenbogengelenk und Unterarm	=
I19Z O Andere Eingriffe an Ellenbogengelenk oder Unterarm	Gestrichen, s. I18Z	=
I20Z O Eingriffe am Fuß	=	=
I21Z O Lokale Exzision und Entfernung von Osteosynthesematerial an Hüftgelenk und Femur	=	=
I22Z O Große Eingriffe an Handgelenk, Hand und Daumen	=	Gestrichen, s. I30Z
I23Z O Lokale Exzision und Entfernung von Osteosynthesematerial außer an Hüftgelenk und Femur	=	=
I24Z O Arthroskopie einschließlich Biopsie	=	=
I25Z O Diagnostische Eingriffe an Knochen und Gelenken einschließlich Biopsie	=	=
I26Z O Andere Eingriffe an Handgelenk und Hand	=	Gestrichen, s. I30Z
I27Z O Eingriffe am Weichteilgewebe	I27A O Eingriffe am Weichteilgewebe mit äußerst schweren oder schweren CC I27B O Eingriffe am Weichteilgewebe ohne äußerst schwere oder schwere CC	I27A O Eingriffe am Weichteilgewebe mit äußerst schweren oder schweren CC I27B O Eingriffe am Weichteilgewebe ohne äußerst schwere oder schwere CC
I28A O Andere Eingriffe am Bindegewebe mit CC	I28A O Andere Eingriffe am Bindegewebe mit äußerst schweren CC I28B O Andere Eingriffe am Bindegewebe mit schweren CC oder CC	=
I28B O Andere Eingriffe am Bindegewebe ohne CC	I28C O Andere Eingriffe am Bindegewebe ohne CC	=

Tabelle 20.3. G-DRG 2004 versus AR-DRG 5.0 – Unterschiedliche Wege aus gemeinsamem Ursprung

G-DRG 1.0 (AR-DRG 4.1*)	G-DRG 2004	AR-DRG 5.0
	I29Z O Komplexe Eingriffe am Schultergelenk	I29Z O Rekonstruktive Eingriffe oder Revision am Kniegelenk
	I30Z O komplexe Eingriffe am Kniegelenk	I30Z O Eingriffe an der Hand
	I31Z O Komplexe Eingriffe an Ellenbogengelenk und Unterarm	
	I32Z O Komplexe Eingriffe an Handgelenk und Hand	
	I40A A Frührehabilitation bei Krankheiten und Störungen am Muskel-Skelett-System und Bindegewebe mit äußerst schweren oder schweren CC	
	I40B A Frührehabilitation bei Krankheiten und Störungen am Muskel-Skelett-System und Bindegewebe ohne äußerst schwere oder schwere CC	
	I41Z A Geriatrische Komplexbehandlung bei Krankheiten und Störungen am Muskel-Skelett-System und Bindegewebe	
I60Z M Frakturen am Femurschaft und offene Frakturen an den Femurkondylen	I60Z M Frakturen am Femurschaft	=
I61Z M Andere Frakturen am Femur	=	=
I62A M Frakturen an Becken und Schenkelhals mit äußerst schweren CC	I62Z M Frakturen an Becken und Schenkelhals	Gestrichen, s. I77 und I78
I62B M Frakturen an Becken und Schenkelhals mit schweren CC		Gestrichen, s. I77 und I78
I62C M Frakturen an Becken und Schenkelhals ohne äußerst schwere oder schwere CC		Gestrichen, s. I77 und I78
I63Z M Verstauchung, Zerrung und Luxation an Hüftgelenk, Becken und Oberschenkel	=	=
I64A M Osteomyelitis, Alter <65 Jahre mit äußerst schweren oder schweren CC oder Alter >64 Jahre	I64A M Osteomyelitis, Alter <16 Jahre oder >74 Jahre oder äußerst schwere oder schwere CC	I64A M Osteomyelitis mit CC
I64B M Osteomyelitis, Alter <65 Jahre ohne äußerst schwere oder schwere CC	I64A M Osteomyelitis, Alter <16 Jahre oder >74 Jahre oder äußerst schwere oder schwere CC	I64B M Osteomyelitis ohne CC

Tabelle 20.3. Fortsetzung

G-DRG 1.0 (AR-DRG 4.1*)	G-DRG 2004	AR-DRG 5.0
I65A M Bösartige Neubildung des Bindegewebes einschließlich pathologische Fraktur, Alter >64 Jahre	I65A M Bösartige Neubildung des Bindegewebes einschließlich pathologische Fraktur mit Strahlentherapie	I65A M Bösartige Neubildung des Bindegewebes einschließlich pathologische Fraktur mit äußerst schweren oder schweren CC
I65B M Bösartige Neubildung des Bindegewebes einschließlich pathologische Fraktur, Alter <65 Jahre	I65B M Bösartige Neubildung des Bindegewebes einschließlich pathologische Fraktur ohne Strahlentherapie, Alter <17 Jahre oder äußerst schwere CC I65C M Bösartige Neubildung des Bindegewebes einschließlich pathologische Fraktur ohne Strahlentherapie, Alter >16 Jahre ohne äußerst schwere CC I65D M Bösartige Neubildung des Bindegewebes einschließlich pathologische Fraktur ohne Strahlentherapie, ein Belegungstag	I65B M Bösartige Neubildung des Bindegewebes einschließlich pathologische Fraktur ohne äußerst schwere oder schwere CC
I66A M Andere Erkrankungen des Bindegewebes, Alter <65 Jahre mit äußerst schweren oder schweren CC oder Alter >64 Jahre	I66A M Andere Erkrankungen des Bindegewebes mit komplexer Diagnose	I66A M Entzündliche Erkrankungen des Bewegungsapparates mit äußerst schweren oder schweren CC
I66B M Andere Erkrankungen des Bindegewebes, Alter <65 Jahre ohne äußerst schwere oder schwere CC	I66B M Andere Erkrankungen des Bindegewebes ohne komplexe Diagnose I66C M Andere Erkrankungen des Bindegewebes, ein Belegungstag	I66B M Entzündliche Erkrankungen des Bewegungsapparates ohne äußerst schwere oder schwere CC
I67A M Septische Arthritis mit äußerst schweren oder schweren CC	I67Z M Septische Arthritis	=
I67B M Septische Arthritis ohne äußerst schwere oder schwere CC		=
I68A M Nicht operativ behandelte Erkrankungen und Verletzungen im Wirbelsäulenbereich ohne Schmerztherapie/Myelographie, Alter <75 Jahre mit CC oder Alter >74 Jahre	I68A M Nicht operativ behandelte Erkrankungen und Verletzungen im Wirbelsäulenbereich, Alter >55 Jahre oder äußerst schwere oder schwere CC	I68A M Nicht operativ behandelte Erkrankungen und Verletzungen im Wirbelsäulenbereich mit CC
I68B M Nicht operativ behandelte Erkrankungen und Verletzungen im Wirbelsäulenbereich ohne Schmerztherapie/Myelographie, Alter <75 Jahre ohne CC	I68B M Nicht operativ behandelte Erkrankungen und Verletzungen im Wirbelsäulenbereich, Alter <56 Jahre ohne äußerst schwere ohne schwere CC	I68B M Nicht operativ behandelte Erkrankungen und Verletzungen im Wirbelsäulenbereich ohne CC

20

Tabelle 20.3. G-DRG 2004 versus AR-DRG 5.0 – Unterschiedliche Wege aus gemeinsamem Ursprung

G-DRG 1.0 (AR-DRG 4.1*)	G-DRG 2004	AR-DRG 5.0
I68C M Nicht operativ behandelte Erkrankungen und Verletzungen im Wirbelsäulenbereich mit Schmerztherapie/Myelographie	I68C M Nicht operativ behandelte Erkrankungen und Verletzungen im Wirbelsäulenbereich, ein Belegungstag	I68C M Nicht operativ behandelte Erkrankungen und Verletzungen im Wirbelsäulenbereich, ein Behandlungstag
I69A M Knochenkrankheiten und spezifische Arthropathien, Alter >74 Jahre mit äußerst schweren oder schweren CC	I69Z M Knochenkrankheiten und spezifische Arthropathien	=
I69B M Knochenkrankheiten und spezifische Arthropathien, Alter >74 Jahre ohne äußerst schwere oder schwere CC		I69B M Knochenkrankheiten und spezifische Arthropathien, Alter >74 Jahre oder mit äußerst schweren oder schweren CC
I69C M Knochenkrankheiten und spezifische Arthropathien, Alter <75 Jahre		I69C M Knochenkrankheiten und spezifische Arthropathien, Alter <75 Jahre ohne äußerst schwere oder schwere CC
I70Z M Unspezifische Arthropathien	=	=
I71A M Muskel- und Sehnenerkrankungen, Alter >69 Jahre mit CC	I71Z M Muskel- und Sehnenerkrankungen	=
I71B M Muskel- und Sehnenerkrankungen, Alter <70 Jahre mit CC oder Alter >69 Jahre ohne CC		=
I71C M Muskel- und Sehnenerkrankungen, Alter <70 Jahre ohne CC		=
I72A M Entzündung von Sehnen, Muskeln und Schleimbeuteln, Alter <80 Jahre mit äußerst schweren oder schweren CC oder Alter >79 Jahre	I72A M Entzündung von Sehnen, Muskeln und Schleimbeuteln mit äußerst schweren oder schweren CC	=
I72B M Entzündung von Sehnen, Muskeln und Schleimbeuteln, Alter <80 Jahre ohne äußerst schwere oder schwere CC	I72B M Entzündung von Sehnen, Muskeln und Schleimbeuteln ohne äußerst schwere oder schwere CC	=
I73A M Nachbehandlung bei Erkrankungen des Bindegewebes, Alter >59 Jahre mit äußerst schweren oder schweren CC	I73Z M Nachbehandlung bei Erkrankungen des Bindegewebes	=
I73B M Nachbehandlung bei Erkrankungen des Bindegewebes, Alter <60 Jahre mit äußerst schweren oder schweren CC oder Alter >59 Jahre ohne äußerst schwere oder schwere CC		=

Tabelle 20.3. Fortsetzung

G-DRG 1.0 (AR-DRG 4.1*)	G-DRG 2004	AR-DRG 5.0
I73C M Nachbehandlung bei Erkrankungen des Bindegewebes, Alter <60 Jahre ohne äußerst schwere oder schwere CC		=
I74A M Verletzung an Unterarm, Handgelenk, Hand oder Fuß, Alter >74 Jahre mit CC	I74A M Verletzung an Unterarm, Handgelenk, Hand oder Fuß mit äußerst schweren oder schweren CC	=
I74B M Verletzung an Unterarm, Handgelenk, Hand oder Fuß, Alter <75 Jahre mit CC oder Alter >74 Jahre ohne CC	I74B M Verletzung an Unterarm, Handgelenk, Hand oder Fuß ohne äußerst schwere oder schwere CC	=
I74C M Verletzung an Unterarm, Handgelenk, Hand oder Fuß, Alter <75 Jahre ohne CC		=
I75A M Verletzung an Schultergelenk, Arm, Ellenbogengelenk, Kniegelenk, Bein oder Sprunggelenk, Alter >64 Jahre mit CC	I75A M Schwere Verletzung von Schulter, Arm, Ellbogen, Knie, Bein und Sprunggelenk mit CC	=
I75B M Verletzung an Schultergelenk, Arm, Ellenbogengelenk, Kniegelenk, Bein oder Sprunggelenk, Alter <65 Jahre mit CC oder Alter >64 Jahre ohne CC		=
I75C M Verletzung an Schultergelenk, Arm, Ellenbogengelenk, Kniegelenk, Bein oder Sprunggelenk, Alter <65 Jahre ohne CC	I75B M Schwere Verletzung von Schulter, Arm, Ellbogen, Knie, Bein und Sprunggelenk ohne CC	=
I76A M Andere Erkrankungen des Bindegewebes, Alter >69 Jahre mit CC	I76A M Andere Erkrankungen des Bindegewebes mit komplexer Diagnose oder mit äußerst schweren CC	=
I76B M Andere Erkrankungen des Bindegewebes, Alter <70 Jahre mit CC oder Alter >69 Jahre ohne CC		=
I76C M Andere Erkrankungen des Bindegewebes, Alter <70 Jahre ohne CC	I76B M Andere Erkrankungen des Bindegewebes ohne komplexe Diagnose, ohne äußerst schwere CC	=
	I77Z M Mäßig schwere Verletzung von Schulter, Arm, Ellbogen, Knie, Bein und Sprunggelenk	I77A M Frakturen des Beckens mit äußerst schweren oder schweren CC
	I78Z M Leichte bis moderate Verletzung von Schulter, Arm, Ellbogen, Knie, Bein und Sprunggelenk	I77B M Frakturen des Beckens ohne äußerst schwere oder schwere CC
		I78A M Hüftgelenknahe Frakturen des Oberschenkels mit äußerst schweren oder schweren CC

20

Tabelle 20.3. G-DRG 2004 versus AR-DRG 5.0 – Unterschiedliche Wege aus gemeinsamem Ursprung

G-DRG 1.0 (AR-DRG 4.1*)	G-DRG 2004	AR-DRG 5.0
		I78B M Hüftgelenknahe Frakturen des Oberschenkels ohne äußerst schwere oder schwere CC
MDC 21A: Polytrauma		
W01Z O Polytrauma mit maschineller Beatmung oder Kraniotomie	W01A O Polytrauma mit maschineller Beatmung oder Kraniotomie mit Frührehabilitation W01B O Polytrauma mit maschineller Beatmung oder Kraniotomie ohne Frührehabilitation, mit Langzeitbeatmung W01C O Polytrauma mit maschineller Beatmung oder Kraniotomie ohne Frührehabilitation, ohne Langzeitbeatmung, mit äußerst schweren CC W01D O Polytrauma mit maschineller Beatmung oder Kraniotomie ohne Frührehabilitation, ohne Langzeitbeatmung, ohne äußerst schwere CC	=
W02Z O Polytrauma mit Eingriffen an Hüftgelenk, Femur und Extremitäten einschließlich Implantation	=	=
W03Z O Polytrauma mit abdominellen Eingriffen	=	=
W04Z O Polytrauma mit anderen OR-Prozeduren	= W05Z O Polytrauma mit signifikantem Eingriff ohne maschinelle Beatmung oder Kraniotomie mit Frührehabilitation W40Z A Frührehabilitation bei Polytrauma	=
W60Z M Polytrauma, verstorben oder in eine andere Akutbehandlungseinrichtung verlegt <5 Tage nach Aufnahme	W60Z M Polytrauma, verstorben <5 Tage nach Aufnahme	=
W61Z M Polytrauma ohne signifikante Eingriffe	=	=
MDC 21B: Verletzungen, Vergiftungen und toxische Wirkungen von Drogen und Medikamenten		
X01Z O Gewebetransplantation mit mikrovaskulärer Anastomosierung oder Hauttransplantationen bei Verletzungen der unteren Extremität	X01Z O Gewebetransplantation mit mikrovaskulärer Anastomosierung oder Hauttransplantationen bei Verletzungen außer an der Hand	Gestrichen

Tabelle 20.3. Fortsetzung

G-DRG 1.0 (AR-DRG 4.1*)	G-DRG 2004	AR-DRG 5.0
X02Z O Gewebetransplantation mit mikrovaskulärer Anastomosierung oder Hauttransplantationen bei Verletzungen der Hand	=	=
X03Z O Gewebetransplantation mit mikrovaskulärer Anastomosierung oder Hauttransplantationen bei anderen Verletzungen	Gestrichen, s. X01Z	Gestrichen
X04A O Andere Eingriffe bei Verletzungen der unteren Extremität, Alter >59 Jahre oder mit CC	X04Z O Andere Eingriffe bei Verletzungen der unteren Extremität	=
X04B O Andere Eingriffe bei Verletzungen der unteren Extremität, Alter <60 Jahre ohne CC		=
X05Z O Andere Eingriffe bei Verletzungen der Hand	=	=
X06A O Andere Eingriffe bei anderen Verletzungen mit äußerst schweren oder schweren CC	=	=
X06B O Andere Eingriffe bei anderen Verletzungen ohne äußerst schwere oder schwere CC	X06B O Andere Eingriffe bei anderen Verletzungen ohne äußerst schwere CC, Alter >65 Jahre oder schwere CC	=
	X06C O Andere Eingriffe bei anderen Verletzungen ohne äußerst schwere CC, Alter <66 Jahre ohne schwere CC	
	X07Z O Replantation bei traumatischer Amputation	X07A O Hauttransplantation bei Verletzungen, ausgenommen Handverletzungen mit Gewebetransplantation mit mikrovaskulärer Anastomosierung oder mit äußerst schweren oder schweren CC
		X07B O Hauttransplantation bei Verletzungen, ausgenommen Handverletzungen ohne Gewebetransplantation mit mikrovaskulärer Anastomosierung ohne äußerst schweren oder schweren CC
X60A M Verletzungen, Alter >64 Jahre mit CC	X60A M Verletzungen	=

20

Tabelle 20.3. G-DRG 2004 versus AR-DRG 5.0 – Unterschiedliche Wege aus gemeinsamem Ursprung

G-DRG 1.0 (AR-DRG 4.1*)	G-DRG 2004	AR-DRG 5.0
X60B M Verletzungen, Alter >64 Jahre ohne CC		=
X60C M Verletzungen, Alter <65 Jahre	X60B M Verletzungen, ein Belegungstag	=
X61Z M Allergische Reaktionen	=	=
X62A M Vergiftungen/Toxische Wirkungen von Drogen, Medikamenten und anderen Substanzen, Alter >59 Jahre oder mit CC	X62A M Vergiftungen/Toxische Wirkungen von Drogen, Medikamenten und anderen Substanzen mit äußerst schweren oder schweren CC	=
X62B M Vergiftungen/Toxische Wirkungen von Drogen, Medikamenten und anderen Substanzen, Alter <60 Jahre ohne CC	X62B M Vergiftungen/Toxische Wirkungen von Drogen, Medikamenten und anderen Substanzen ohne äußerst schwere oder schwere CC	=
X63A M Folgen einer medizinischen Behandlung mit äußerst schweren oder schweren CC	X63A M Folgen einer medizinischen Behandlung	=
X63B M Folgen einer medizinischen Behandlung ohne äußerst schwere oder schwere CC	X63B M Folgen einer medizinischen Behandlung, ein Belegungstag	=
X64A M Andere Krankheit, verursacht durch Verletzung, Vergiftung oder toxische Wirkung, Alter >59 Jahre oder mit CC	X64A M Andere Krankheit verursacht durch Verletzung, Vergiftung oder toxische Wirkung mit äußerst schweren oder schweren CC	=
X64B M Andere Krankheit, verursacht durch Verletzung, Vergiftung oder toxische Wirkung, Alter <60 Jahre ohne CC	X64B M Andere Krankheit verursacht durch Verletzung, Vergiftung oder toxische Wirkung ohne äußerst schwere oder schwere CC	=
	X64C M Andere Krankheit verursacht durch Verletzung, Vergiftung oder toxische Wirkung, ein Belegungstag	

* Die G-DRG-Version 1.0 ist eine weitgehend analoge Übertragung der AR-DRG 4.1. = im Wesentlichen unverändert im Vergleich mit der Vorversion

Erfahrungen in Orthopädie und Unfallchirurgie

Die ersten Jahre der DRG-Anwendung haben auch in der Unfallchirurgie und Orthopädie zur kritischen Auseinandersetzung mit dem System geführt. Da es im DRG-basierten Prospective Payment System (PPS) der Medicare kaum spezialisierungsbezogene Ausnahmeregelungen gab, wurde das DRG-System in dessen Einführungsphase in den USA besonders problematisiert.

Massive Probleme nach der DRG-Einführung in den USA ergaben sich insbesondere für Trauma- und Verbrennungszentren. Damals gab es noch nicht „Multiple-Trauma"-DRG's der MDC 24 sowie die besonderen DRG's für Brandverletzte der MDC 22. Jacobs u. Schwartz (1986) wiesen bei 1526 untersuchten Behandlungsfällen von Schwerverletzen einen durchschnittlichen Verlust in Höhe von US$ 12.000,– nach. Kreis et al. (1987) bezifferten den durchschnittlichen Verlust je Fall bei der Polytraumaversorgung auf US$ 30.637,– (operierte Patienten) bzw. US$ 8339,– (nichtoperierte Patienten). Fischer u. Miles (1987) kritisierten, dass die DRG-Vergütungen im Durchschnitt lediglich rund ein Drittel der Kosten von intensivmedizinisch zu versorgenden Unfallpatienten deckten. Auch bei leichter Verletzten [Injury Severity Score (ISS) ≤9, Abbreviated Injury Score <3] stellte sich in der Analyse von Flancbaum et al. (1990) ein durchschnittlicher Verlust von US$ 508,– je Fall heraus. Dimick et al. (1986) und Bennett et al. (1989) bezifferten in ihren Untersuchungen von Fällen im Verbrennungszentrum sowie Fällen mit Schädel-Hirn-Trauma einen durchschnittlichen Verlust von US$ 2566,– bzw. US$ 5702,– je Fall.

Waller et al. (1989) konnten an 601 untersuchten Fällen unter Ausschluss von Outliern und Schwerstverletzten mit ISS >25 darstellen, dass sich das Gewinn-Verlust-Verhältnis mit steigendem ISS zu Lasten des Krankenhauses verschiebt, sich aber Verluste in der Durchschnittsbetrachtung aller Fälle nicht ergaben [ISS 1–8 (n=55): Gewinn je Fall US$, ISS 1128,–; ISS 9–15 (n=10): Verlust je Fall US$ 1885,–; ISS 16–25 (n=5): Verlust je Fall US$ 1848,–; gesamt (n=67): Gewinn je Fall US$ 456,–]. Dies zeigt, dass insbesondere die sachgerechte Bewertung von schwerstverletzten „Ausreißerfällen" ein entscheidendes Problem im DRG-System darstellt. Auch nach der Anpassung des HCFA-DRG-Systems hinsichtlich der „Multiple-Trauma"-DRG's ergab sich nach Joy u. Yurt (1992) zwar eine Verminderung der zuvor systembedingten Verluste um 39%, jedoch verblieb nach wie vor ein systematischer Nachteil zu Lasten der Traumazentren.

Verschiedene Untersuchungen haben sich daraufhin mit der Frage beschäftigt, inwieweit eine Bezugnahme des DRG-Systems auf klinische Score-Systeme die Abbildung von Mehrfachverletzungen verbessern kann. Pories et al. (1988) wiesen in ihrer Untersuchung von 637 Fällen eine deutlich verbesserte Korrelation zwischen DRG-Bewertung und Fallkosten nach, sofern sowohl die ISS-Stufe als auch das Alter der Patienten besser im DRG-System berücksichtigt würde (▫ Abb. 20.1). MacKenzie et al. (1991) prognostizierten, dass eine ISS-Einbindung in die DRG-Definition auch beobachtete Umverteilungen von Krankenhäusern mit Traumazentren (–11% der Erlöse) zugunsten von Allgemeinkrankenhäusern wenigstens um 15% reduzieren könne. Eastham et al. (1991) konnten dagegen in ihrer vergleichenden Analyse anhand von 34.702 Entlassungsdatensätzen und 17.398 Traumafällen keinen Vorteil einer ISS-assoziierten Gruppierung herausfinden. Dementsprechend wurde die DRG-Darstellung von Traumafällen im CMS(HCFA)-DRG-System bis heute nicht wesentlich weiterentwickelt. Abgesehen von einer Anhebung der Bewertungen setzt das Medicare-System daher weiter auf die Verlustkompensation durch Quersubventionierung über andere Kostenträger.

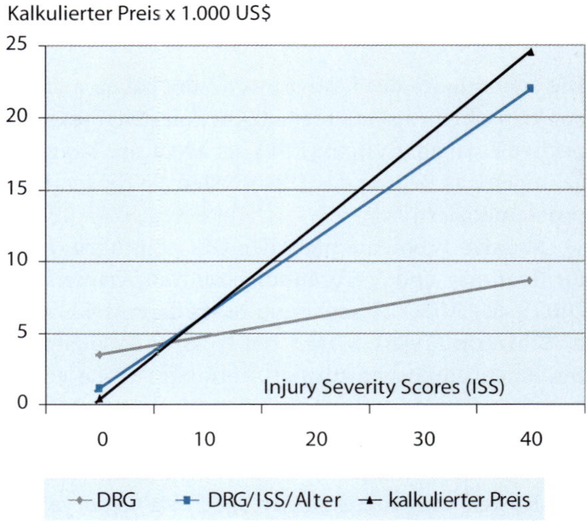

Abb. 20.1. Kalkulierte Krankenhauspreise vs. DRG-Erlös mit und ohne besondere Berücksichtigung von ISS und Alter (Pories et al. 1988)

Nach Mendenhall (1988) hat sich die Einführung der HCFA-DRG's auf die orthopädische Endoprothetik des Hüft- und Kniegelenks nicht negativ ausgewirkt. Als sehr problematisch wurde in dieser Phase besonders auch unter dem Aspekt der unterschiedlichen Implantatkosten zwar die Heterogenität der allgemeinen HCFA-Sammel-DRG für die Endoprothesenimplantation und sonstige große Gelenkoperationen herausgestellt. Der Anstieg der Anzahl der Hüfttotal- und Knieendoprothesenimplantationen an nichtöffentlichen US-amerikanischen Allgemeinkrankenhäusern zwischen 1982 und 1986 um 40 bzw. 64% erlebte auch durch die DRG-Einführung keinen Abbruch (Mendenhall 1988). Der Anteil der Medicare-Patienten hielt sich im selben Zeitraum bei den Hüfttotalendoprothesen auf 69% und stieg bei den Knieendoprothesen sogar leicht um 2 Prozentpunkte auf 75% an. Die Stabilität der Implantationszahlen konnte allerdings nicht primär auf die korrekte Bewertung durch das DRG-System zurück geführt werden, die zwischen 1984 und 1985 sogar um 2% gesenkt, im Folgejahr dann aber um 6% erhöht wurde. Die auch im Medicare-Bereich weiteren Steigerungen wurden von den Krankenhäusern tatsächlich durch eine drastische Absenkung der Verweildauern realisiert. Die durchschnittlichen Verweildauern bei beiden Eingriffen reduzierten sich in den USA allein zwischen 1983 und 1985 bereits um über 30% (Mendenhall 1988).

Einen deutlichen Rückgang der Liegezeiten von Patienten mit hüftgelenknahen Oberschenkelfrakturen um durchschnittlich 38% unter dem Einfluss des Prospective Payment System (PPS) der Medicare auf DRG-Basis bestätigten auch Fitzgerald et al. (1987) Gleichzeitig verringerten sich die krankengymnastischen Anwendungen um 49%. Durch die frühzeitige Entlassung verlagerte sich die Notwendigkeit einer kompetenten postoperativen Rehabilitation in die poststationäre Phase. Der Anteil der in Pflegeheime entlassenen Patienten stieg um 129%. Der Bedarf an Heimpflege verdreifachte sich. Gerety et al. (1989) fanden heraus, dass das unter dem PPS geänderte Fallmanagement mit dem auch hier bestätigten Effekt eines bei Entlassung signifikant schlechteren Mobilisationsstatus die Prognose solcher Patienten nur dann nicht langfristig beeinträchtigt, wenn eine fachkompetente poststationäre Rehabilitation auch tatsächlich stattfindet: Ein Jahr nach Entlassung zeigten die Patienten mit Verlegung in eine Nachsorgeeinrichtung mit entsprechender

(Früh-)Rehabilitation einen signifikant besseren Mobilisations- und Unabhängigkeitsstatus als Patienten, die lediglich in reine Pflegeeinrichtungen verlegt worden waren (Wohnen im eigenen Haushalt: 66 vs. 31%; Heimpflegebedarf: 15 vs. 13%; Pflegeheim: 19 vs. 56%).

In Finnland wurden DRG's aus orthopädischer Sicht als zu unpräzise in Bezug auf spezialisierte Leistungen kritisiert. Insbesondere die im DRG-System nicht berücksichtigte, in der Praxis unterschiedlich gehandhabte postoperative Frührehabilitation entweder durch das operierende Krankenhaus selbst oder durch ein auf die Nachsorge spezialisiertes anderes Krankenhaus, wurde hier problematisiert (Niinimäki et al. 1991).

Fazit

Die internationale Anwendung von DRG-Systemen zeigt, dass jedes Land seinen eigenen Weg entwickelt hat. Je undifferenzierter das jeweils eingesetzte DRG-System ist, desto geringer ist seine Einflussnahme auf die verbindliche Budgetfindung des Krankenhauses. Umgekehrt steigt mit dem Grad der Verbindlichkeit eines DRG-Systems der Bedarf an der sachgerechten Differenzierung seiner Fallgruppen hinsichtlich der erfassten Spezialisierungen sowie der klaren Ausgrenzung nicht DRG-kompatibler Leistungsbereiche. Im unfallchirurgisch-orthopädischen Bereich hat sich unter DRG-Bedingungen insbesondere die Vergütung der Behandlung von Schwerstverletzten und chronisch Erkrankten, des Einsatzes besonderer Verfahren und der unterschiedlichen Wege der postoperativen Nachsorge als besondere Herausforderung erwiesen. Für diese Bereiche existieren in anderen Ländern Sonderregelungen oder eine Quersubventionierung über andere Kostenträger. Die unter DRG-Anwendung beobachteten drastischen Verweildauerverkürzungen werden auch in Deutschland die Frage der Verfügbarkeit und Finanzierung der sachgerechten Anschlussversorgung aufwerfen.

Viele der sich in Bezug auf eine sachgerechte Ausgestaltung eines DRG-Vergütungssystems und seiner Anreize stellenden Fragen sind im Jahr 1 vor der für deutsche Krankenhäuser erstmals unmittelbar budgetwirksamen DRG-Konvergenzphase noch nicht beantwortet. Egal, ob innerhalb der DRG-Systematik oder über die gesetzlich möglichen Additiv- oder Alternativregelungen für Zusatzentgelte oder einer befristeten krankenhausindividuellen Vergütung besonderer Leistungen, Innovationen oder besonderer Einrichtungen, muss das „lernende System" der neuen deutschen Krankenhausfinanzierung diese Antworten nun Jahr für Jahr neu finden, ohne Kollateralschäden zu Lasten der Patientenversorgung oder benötigter Versorgungsstrukturen und Spezialeinrichtungen zu verursachen. Der Weg anderer Länder zeigt auf, dass DRG-Systeme hierbei als nützliches Instrument dienen, bisher aber auch nicht alle Fragen hinreichend lösen können.

Literatur

Bennett BR et al. (1989) Incidence, costs, and DRG-based reimbursement for traumatic brain injured patients: a 3-year experience. J Trauma 29: 556–565

Dimick AR, Potts LM, Charles ED (1986) The cost of burn care and implication of s for the future on quality of care. J Trauma 26: 260–265

Eastham JN et al. (1991) Trauma care reimbursement: Comparison of DRG's to an Injury severity-based payment system. J Trauma 31: 210–216

Fetter RB et al. (1980) Case mix definition by diagnosis related groups. Med Care Suppl 18: 1–53

Fischer RP, Miles DL (1987) The demographics of trauma in 1995. J Trauma 27: 1233–1235
Fitzgerald JF et al. (1987) Changing patterns of hip fracture care before and after implementation of the prospective payment system. JAMA 258: 218–221
Flancbaum L et al. (1990) DRG's and the „negative" trauma workup. Ann Emerg Med 19: 39–43
Gerety MB et al. (1989) Impact of prospective payment and discharge location on the outcome of hip fracture. JGIM 4: 388–391
Jacobs LM, Schwartz RJ (1986) The impact of prospective reimbursement on trauma centers. Arch Surg 121: 479–483
Joy SA, Yurt RW (1992) Multiple significant trauma diagnosis related groups: analysis and national projections based on the first year in all-payor prospective payment system. J Trauma 32: 328–334
Kreis DJ et al. (1987) Diagnosis related groups and the critically injured. Surg Gynecol Obstet 10: 317–322
MacKenzie et al. (1991) Trauma case mix and hospital payment: the potential for refining DRG's. HSR 26: 5–26
Mendenhall S (1988) The high price of technology: Factors affecting hip implant costs. HFMA 8: 42–51
Niinimäki T et al. (1991) Is DRG useful in orthopedics? Acta Orthop Scand 62 [Suppl 241]: 40–41
Pories SE et al. (1988) Predicting hospital charges for trauma care. Arch Surg 123: 579–582
Rochell B, Roeder N (2000) DRG-basierte Entgeltsysteme in Europa. In: Arnold, Litsch, Schellschmidt (Hrsg) Krankenhausreport 2000. Schattauer, Stuttgart
Waller JA, Payne SR, McClallen JM (1989) Trauma Centers and DRG's – inherent conflict? J Trauma 29: 617–622

Links zu den betrachteten ausländischen DRG-Systemen

AR-DRG's: http://www.health.gov.au; http://www.aihw.gov.au/
CMS/HCFA: http://www.cms.hhs.gov/
GHM: http://www.atih.sante.fr/; http://www.le-pmsi.org/mco/index.html
NordDRG: http://www.nordclass.uu.se/index_e.htm
Weitere Literatur/Links beim Autor

Aktueller Stand der Entwicklung und der Umsetzung der G-DRG's, Abbildungsqualität in Orthopädie und Unfallchirurgie

D. Franz, N. Roeder

Einleitung

Mit dem GKV-Gesundheitsreformgesetz 2000 wurde die Grundlage zur Einführung eines pauschalierten Vergütungssystems für Krankenhausleistungen auf Basis von Diagnosis-Related Groups (DRG's) gelegt. Die Selbstverwaltungspartner im Gesundheitswesen wählten das australische AR-DRG-System als Basis für das deutsche G-DRG-System aus. Aufgrund des Scheiterns der Verhandlungen der Selbstverwaltung hinsichtlich der inhaltlichen Ausgestaltung des deutschen DRG-Systems 2003 im Jahre 2002 wurde das weitgehend mit der australischen AR-DRG-Version 4.1 identische G-DRG-System 1.0 (InEK 2002) per Ersatzvornahme durch das Bundesministerium für Gesundheit und Soziale Sicherung (BMGS) eingeführt. Anpassungen an die deutsche Behandlungsrealität wurden allenfalls marginal vorgenommen, bei unzureichender Validität der Kalkulationsergebnisse der ersten deutschen Kalkulationsrunde (Roeder et al. 2003d). Das deutsche G-DRG-System ist als lernendes System konzipiert. Die Selbstverwaltung und das BMGS erkannten die Notwendigkeit, externen Sachverstand im Sinne einer qualifizierten Weiterentwicklung des G-DRG-Systems einzubinden. Das von der Selbstverwaltung gegründete und mit der Pflege und Weiterentwicklung des G-DRG-Systems betraute Institut für das Entgeltsystem im Krankenhaus (InEK) implementierte einen so genannten „strukturierten Dialog“ zur Einbindung medizinischen, wissenschaftlichen und weiteren Sachverstandes. Fachgesellschaften, Verbände, aber auch Einzelpersonen können Vorschläge zur Anpassung des G-DRG-Systems vorbringen. Aus der zweiten Anpassungsphase im Rahmen des strukturierten Dialoges ist das umfassend überarbeitete G-DRG-System 2004 (InEK 2003) hervorgegangen. Zeitgleich wurden die Klassifikationssysteme für Diagnosen (ICD-10-GM 2004) und für Prozeduren (OPS 301 Version 2004) den Anforderungen des G-DRG-Systems angepasst. Durch die systematische Datenerhebung und -analyse im Rahmen des DRG-Evaluationsprojektes Unfallchirurgie und Orthopädie (Franz et al. 2003), das die Deutsche Gesellschaft für Unfallchirurgie (DGU) und die Deutsche Gesellschaft für Orthopädie und orthopädische Chirurgie (DGOOC) in Zusammenarbeit mit der DRG Research Group des Universitätsklinikums Münster in den Jahren 2002/2003 durchgeführt haben, konnten dem InEK darüber hinaus wesentliche Anpassungsnotwendigkeiten der G-DRG-Version 1.0 datengestützt aufgezeigt werden (Roeder et al. 2003c). Eine Reihe dieser Anpassungsvorschläge wurde im G-DRG-System 2004 berücksichtigt. Das deutsche DRG-System wird sich durch weitere Anpassungsrunden als eigenständiges System weiterentwickeln. Für die Fachgebiete Unfallchirurgie und Orthopädie kommt es hierbei insbesondere darauf an, die heterogenen und komplexen medizinischen Leistungen beider Fachgebiete entsprechend den Strukturen der deutschen Behandlungsrealität sachgerecht abgebildet zu sehen. Der aktuelle Stand der Abbildungsqualität unfallchirurgisch/orthopädischer Leistungen im G-DRG-System 2004 wird im folgenden Beitrag beispielhaft an drei Themenkomplexen dargestellt:

- Implantate,
- Differenzierung komplexer und „anderer" operativer Eingriffe,
- Polytrauma.

Implantate

Standardimplantate und Sonderimplantate

Die Versorgung von Patienten mit Endoprothesen hat für die Fachgebiete Orthopädie und Unfallchirurgie eine herausragende Bedeutung. Einerseits wird eine sehr hohe Anzahl von Patienten endoprothetisch versorgt. Andererseits binden die Implantatkosten einen erheblichen Anteil finanzieller Ressourcen. Der Sachkostenanteil für die Implantate dominiert in der Endoprothetik die Gesamtkosten eines Falles. Innerhalb der endoprothetisch versorgten Fälle lassen sich zwei Subgruppen identifizieren, deren gemeinsame undifferenzierte Abbildung in einem vollpauschalierten Vergütungssystem einer sachgerechte Leistungsabbildung entgegensteht. Zum einen handelt es sich um den großen Bereich der konventionellen Prothesen. Konventionelle Prothesen sind standardisierte Endoprothesen, die bei der Mehrzahl der Patienten implantiert werden, die keines Sonderimplantates bedürfen. Sowohl die Eingriffe als auch das prä- und postoperative Management dieser Patienten ist hochstandardisiert. Ein großer Anteil dieser endoprothetischen Eingriffe wird elektiv durchgeführt. Viele Kliniken können durch den Einkauf hoher Stückzahlen in Verbindung mit Preisnachlässen die Implantatkosten pro Fall reduzieren.

Zum anderen gibt es aber auch einen – gegenüber den Standardimplantaten – wesentlich kleineren Anteil von so genannten Sonderimplantaten. Diese Gruppe ist in sich äußerst heterogen (▫ Tabelle 21.1). Sie umfasst viele verschiedene Arten unterschiedlicher Prothesen zur endoprothetischen Versorgung spezieller Patientenkollektive, wie z. B. Patienten mit Knochentumoren, Schwerverletzte mit ausgedehnten Knochendestruktionen, Patienten mit schweren Fällen von Osteomyelitiden oder mit Wirbelkörpersinterungen bei Osteoporose oder Patienten mit besonderen Maßnahmen zur Extremitätenverlängerung. Die Implantatkosten von Sonderprothesen betragen regelmäßig ein Vielfaches der Kosten einer gleichartigen Standardprothese. Dies beruht z. B. auf der Fertigung individueller Prothesen für einzelne Patienten, unterstützt durch „computer-aided" design oder auf der Verwendung spezieller Materialien (z. B. Titan oder Carbon bei Wirbelkörperersatzprothesen). Die Implantation von Sonderprothesen wird überwiegend in spezialisierten Zentren vorgenommen, die dadurch eine wesentlich ungünstigere Kostenstruktur aufweisen gegenüber solchen Kliniken, die nahezu ausschließlich Standardprothesen implantieren. Sonderprothesen lassen sich aufgrund ihrer geringen Stückzahl und ihrer hohen Variabilität nicht mit relevanten Preisnachlässen einkaufen.

Tabelle 21.1. Sonderimplantate, die im Rahmen der Weiterentwicklung des G-DRG-Systems über ein Zusatzentgelt nach § 6 Abs. 1 Satz 1 Nr. 1 KHEntgG vergütet werden sollten

Bezeichnung des Sonderimplantates	Identifizierung mittels OPS-Code
Modulare Endoprothesen (Gelenk- und/oder Knochen(teil-)ersatz	OPS-Code für 2005 beantragt
Prothesen zum Knochentotalersatz (z. B. Femurtotalersatz)	5–828.1
Interne Verlängerungs- und Knochentransportsysteme	5–786.j
Spondylodese:	
dorsal, 3–5 Segmente	5–836.32
dorsal, >5 Segmente	5–836.33
dorsal und ventral kombiniert, 3–5 Segmente	5–836.42
dorsal und ventral kombiniert, >5 Segmente	5–836.43
Bandscheibenprothese	5–839.1, 5–839.3
Wirbelkörperersatz	5–837.0 -.y
Transfixationsnagel	5–786.c

Die deutlich höheren Kosten für Sonderimplantate gingen in der InEK-Kalkulation für das G-DRG-System 1.0 durch die geringen Fallzahlen und die nicht ausreichende fallbezogene Zuordnung der Fallkosten in den an der Kalkulation beteiligten Kliniken unter (Roeder et al. 2004; Roeder u. Rochell 2003). Die G-DRG-Version 1.0 sah demzufolge keine Differenzierung von Standard- und Sonderprothesen auf DRG-Ebene vor. Aufgrund der Datenanalysen des DRG-Evaluationsprojektes Unfallchirurgie/Orthopädie (Franz et al. 2003) wurde die systematische Unterfinanzierung von Sonderprothesen ausführlich dargelegt und als Problemlösung die Etablierung einer additiven Vergütung zum DRG-Erlös im Sinne eines Zusatzentgeltes vorgeschlagen. Im G-DRG-System 2004 wurde dieser Vorschlag umgesetzt. Die alternative Lösungsmöglichkeit der Einführung separater G-DRG's für unterschiedliche Sonderprothesen ist gegenüber einem Zusatzentgelt aufgrund der erheblichen Variabilität der Sonderprothesen und der Struktur des G-DRG-Systems (lokalisationsabhängige G-DRG's, dadurch Bedarf einer Vielzahl neuer Fallpauschalen) mit deutlichen Nachteilen verbunden (Roeder et al. 2003a).

Abbildungsqualität verbessert – Einführung weiterer Zusatzentgelte notwendig

Das G-DRG-System 2004 sieht in der Anlage 4 der Verordnung zum Fallpauschalensystem für Krankenhäuser für das Jahr 2004 (KFPV 2004) Zusatzentgelte (ZE) nach § 6 Abs. 1 Krankenhausentgeltgesetz (KHEntgG) für Tumorendoprothesen (ZE 20) und Beckenimplantate (ZE 21) vor. Zur Abrechnung des Zusatzentgeltes für Tumorendoprothesen wurde eigens ein neuer OPS-Kode in der OPS-Version 2004 eingeführt (5–829.c Implantation oder Wechsel einer Tumorendoprothese). Die Vergütung eines Zusatzentgeltes führt im Jahre 2004 jedoch grundsätzlich nicht zu einer Erhöhung des Gesamtbudgets. Zusatzentgeltfähige Leistungen müssen hinsichtlich Leistungsmenge und Höhe der Vergütung prospektiv mit den Krankenkassen vereinbart werden. Die vereinbarte Menge multipliziert mit den vereinbarten Erlösen der Zusatzentgelte wird vom verhandelten Gesamtbudget eines Krankenhauses abgezogen. Nur das so verbleibende „Restbudget" wird zur Ermittlung des

Basisfallwertes und somit zur DRG-Vergütung herangezogen (Franz et al. 2003b). Trotzdem ist es sehr wichtig, dass die Zusatzentgelte entsprechend der bisher erbrachten Mengen mit den Krankenkassen vereinbart werden, um die entsprechenden Stückzahlen erhalten und gegebenenfalls auch ausweiten zu können.

Die Etablierung von Zusatzentgelten als additive Vergütung zum DRG-Erlös ist grundsätzlich eine deutliche Verbesserung des G-DRG-Systems. Hierdurch wird die Struktur für eine leistungs- und sachgerechtere Vergütung dieses Problembereiches geschaffen. Die aktuelle Struktur weist jedoch im Detail noch erheblichen Anpassungsbedarf auf. Die Abbildungsqualität für Sonderprothesen ist noch verbesserungsbedürftig. Wesentlich ist, dass Sonderendoprothesen nicht nur bei Tumoren, sondern auch bei Revisionen (Revisionsendoprothesen) verwendet werden. Neben Tumorerkrankungen des Knochens existiert eine Reihe weiterer Grunderkrankungen, für die die medizinischen Notwendigkeit der Implantation einer Sonderprothese besteht (s. oben). Das „lernende" G-DRG-System bedarf daher einer Ausweitung der Definition der zusatzentgeltfähigen Implantate (s. ◘ Tabelle 21.1). Nicht die Tumorendoprothese sollte zukünftig der Definitionsschwerpunkt sein, sondern der allgemeinere Begriff des Sonderimplantates. Die Kopplung der Zusatzentgelte mit OPS-Codes ist sinnvoll. Auf der Ebene dieser OPS-Codes können dann die Anforderungen zur Verwendung der Codes und damit zur Abrechnung des Zusatzentgeltes definiert werden. Dies vermeidet auch eine aufwendige parallele Zusatzdokumentation (s. ◘ Tabelle 21.1).

Differenzierung komplexer und „anderer" operativer Eingriffe

Komplexität des Eingriffs steuert die DRG-(Fein-)Gruppierung

Das G-DRG-System 1.0 (gültig für 2003) bildete operative Eingriffe am Ellenbogengelenk und Unterarm (I19Z), am Kniegelenk – außer Endoprothetik – (I18Z), am Fuß (I20Z) und am Schultergelenk (I16Z) ohne Berücksichtigung der Komplexität des Eingriffs in einer einzigen G-DRG ab. Durch die deutlichen Unterschiede der Eingriffe hinsichtlich ihrer Komplexität, des peri- und postoperativen Aufwands und der Verweildauer waren diese Misch-DRG's äußerst inhomogen. Kliniken mit einem höheren Anteil an komplexeren Eingriffen wären unter diesen Voraussetzungen systematisch unterfinanziert worden. Innerhalb der Misch-DRG's wurden im Rahmen des DRG-Evaluationsprojektes Unfallchirurgie/Orthopädie einzelne Subgruppen, basierend auf der Komplexität des operativen Eingriffs, identifiziert. Zu den komplexen Eingriffen gehören im Wesentlichen die offen chirurgischen Operationen sowie die aufwendigen Arthroskopien. Die Version 2004 des G-DRG-Systems führte dann für die Lokalisationen Kniegelenk (I18Z/I30Z), Schultergelenk (I16Z/I29Z), Ellenbogengelenk und Unterarm (I18Z/I31Z) sowie Handgelenk und Hand (I16Z/I32Z) G-DRG's für komplexe und andere Eingriffe ein. Durch diese Differenzierung wurde ein erster Schritt hin zu einer Verbesserung der Abbildungsqualität operativer Eingriffe an den genannten Lokalisationen ermöglicht und die Struktur einer sachgerechteren Vergütung für komplexe Eingriffe wurde etabliert. Komplexe und andere Eingriffe werden nun aufgrund unterschiedlicher Relativgewichte differenzierter vergütet. Hierdurch werden Kliniken, die überwiegend komplexe Eingriffe durchführen, künftig sachgerechter im DRG-System abgebildet. Qualitätsverbesserungen der InEK-Kalkulationsdaten werden zur weiteren Entfaltung dieser Struktur beitragen.

Abbildungsqualität teilweise verbessert – Anpassungen notwendig

Die im vorigen Abschnitt beschriebene Verbesserung der Abbildungsqualität ist ein wichtiger Schritt. Es wird jedoch noch weiterer Detailanpassungen für die Lokalisationen Kniegelenk, Schultergelenk, Ellenbogengelenk und Unterarm sowie Handgelenk und Hand bedürfen. Der erste Ansatz zur Differenzierung komplexer und anderer Eingriffe war die Identifizierung von Subgruppen innerhalb der äußerst heterogenen Misch-DRG's der G-DRG-Version 1.0. Diese Subgruppenanalyse erfolgte anhand von OPS-Code-Gruppen ohne Berücksichtigung von Einzel-Codes (z. B. offen chirurgische Operationen vs. arthroskopische Eingriffe). Im Zuge der Weiterentwicklung des G-DRG-Systems können nun im Sinne eines „Feintunings" weitere notwendige Detailanpassungen zur Homogenisierung der entstandenen Fallgruppen durchgeführt werden. Dies führt zu Veränderungen in zwei Richtungen. Einerseits werden sich OPS-Code-Verschiebungen zwischen den G-DRG's für komplexe und andere Eingriffe einstellen. Andererseits werden sich einzelne OPS-Codes in der G-DRG für komplexe Eingriffe identifizieren lassen, die in ihrer Komplexität gegenüber den übrigen komplexen Eingriffe deutlich herausragen (z. B. 5–824.7, Implantation einer Ulnakopfprothese innerhalb der G-DRG I31Z). Diese OPS-Codes sollten dann in andere G-DRG's mit vergleichbarem Fallspektrum überführt werden.

Das G-DRG-System 2004 misst vergleichbare medizinische Leistungen, die an verschiedenen Körperregionen durchgeführt werden, derzeit mit unterschiedlichen Maßstäben. ■ Abbildung 21.1 stellt diese Problematik dar. Während es für Eingriffe am Fuß eine einzige abrechenbare G-DRG gibt (I20Z Eingriffe am Fuß; Roeder et al. 2003b), existieren für Eingriffe am Kniegelenk zwei abrechenbare G-DRG's in Abhängigkeit der Komplexität des operativen Eingriffs (I18Z und I30Z, s. oben). Der Quotient der Relativgewichte der G-DRG's I30Z und I18Z beträgt 1,94. Komplexe Eingriffe am Knie werden demnach ungefähr doppelt so hoch vergütet wie die „anderen" Eingriffe. Demgegenüber werden Eingriffe an Handgelenk und Hand sogar dreifach differenziert (I26Z: Andere Eingriffe an Handgelenk und Hand, I32Z: Komplexe Eingriffe an Handgelenk und Hand und I22Z: Große Eingriffe

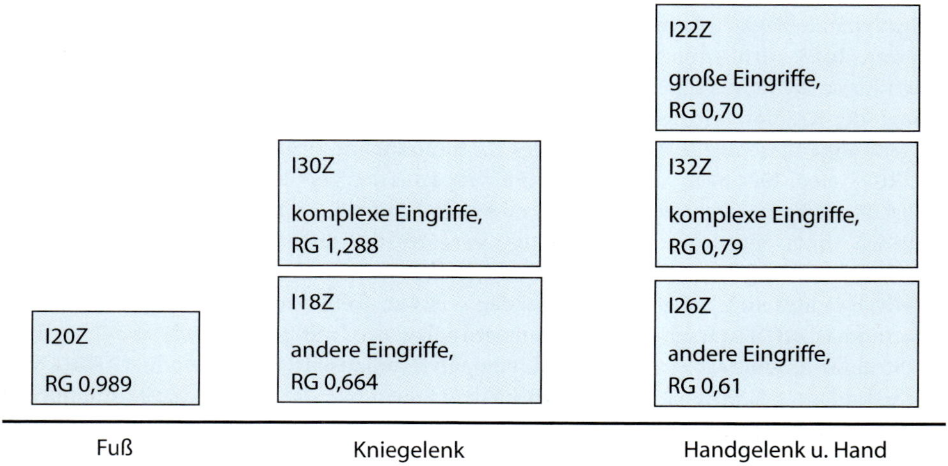

■ **Abb. 21.1.** Unterschiedliche G-DRG-Differenzierungen im G-DRG-System 2004 an Fuß, Kniegelenk sowie Handgelenk und Hand. *RG* Relativgewicht

an Handgelenk, Hand und Daumen). Die Erlösdifferenzen ausgedrückt in den Quotienten der Relativgewichte sind jedoch wesentlich geringer. Sie betragen zwischen komplexen und anderen Eingriffen (I32Z/I26Z) 1,29, zwischen großen und anderen Eingriffen (I22Z/I26Z) 1,15 und zwischen komplexen und großen Eingriffen (I32Z/I22Z) 1,12. Für die Region Handgelenk und Hand scheint daher derzeit eine Form der Überdifferenzierung vorzuliegen. Eine sachgerechte Abbildungsqualität, die auch differenzierte Vergütungen für unterschiedlich aufwendige operative Eingriffe beinhaltet, liegt für diese Region nicht vor. Angesichts der nur marginalen Aufwand- und Erlösunterschiede (InEK 2004) gilt dies insbesondere für die G-DRG's I22Z und I32Z. An dieser Stelle sei darauf hingewiesen, dass es nicht im Sinne des G-DRG-Systems sein kann, wenn an jeder Lokalisation des Körpers die G-DRG-Differenzierung nach dem gleichen Modell erfolgt. An den gewählten Beispielen zeigt sich jedoch sehr deutlich eine unausgewogene Abbildungsqualität für operative Eingriffe am Fuß gegenüber solchen an Handgelenk und Hand.

Polytrauma

Das G-DRG-System 2004 beinhaltet elf abrechenbare G-DRG's für polytraumatisierte Patienten, darunter acht aus der operativen Partition. Abhängig davon, ob der Datensatz des Patienten eine abrechnungsrelevante Operation oder eine nichtoperative interventionelle Leistung beinhaltet oder nicht, werden alle Fälle im G-DRG-System in eine von drei so genannten Partitionen (operativ, interventionell oder medizinisch) eingeteilt. Anhand der folgenden Differenzierungskriterien erfolgt derzeit die Eingruppierung in die unterschiedlichen Polytrauma-DRG's der operativen Partition: maschinelle Beatmung, Kraniotomie, Frührehabilitation, die auf Basis der dokumentierten Nebendiagnosen errechneten patientenbezogenen Komorbiditäts- und Komplexitätsstufe (Patient Clinical Complexity Level, PCCL) sowie verschiedene operative Eingriffe an unterschiedlichen Körperlokalisationen (InEK 2003). Die aktuelle Eingruppierung Polytraumatisierter wird den speziellen Anforderungen dieser Patientengruppe nicht gerecht. Die Kriterien erlauben nur eine grobe Einteilung polytraumatisierter Fälle bei erheblicher Variabilität und Heterogenität innerhalb der Fallgruppen bezüglich Aufwand und Verweildauer. Diese Merkmale spiegeln sich auch in den vom InEK veröffentlichten Daten der Kalkulation wider (InEK 2004a). Zwei der acht Polytrauma-DRG's der operativen Partition (W01A: Polytrauma mit maschineller Beatmung oder Kraniotomie mit Frührehabilitation, und W05Z: Polytrauma mit signifikantem Eingriff ohne maschinelle Beatmung oder Kraniotomie mit Frührehabilitation) werden im G-DRG-System 2004 nach Anlage 3 der KFPV 2004 aus der Vergütung über den Fallpauschalenkatalog ausgenommen und mittels krankenhausindividuell zu vereinbarender Entgelte nach § 6 Abs. 1 Satz 1 Nr. 1 des KHEntgG vergütet. Für diese beiden Polytrauma-DRG's war dem InEK aufgrund fehlender oder fehlerhafter Datengrundlage die Kalkulation eines Relativgewichtes nicht möglich. Auch bei den sechs im Fallpauschalenkatalog verbliebenen Polytrauma-DRG's ist fraglich, ob die Datengrundlage des InEK geeignet war, die Grundlage der Struktur für eine sachgerechte Abbildung polytraumatisierter Patienten im G-DRG-System zu bilden. Dies wird nachfolgend beispielhaft anhand der G-DRG W02Z Polytrauma mit Eingriffen an Hüftgelenk, Femur und Extremitäten einschließlich Implantation dargestellt.

Die G-DRG W02Z beinhaltet in den vom InEK veröffentlichten Kalkulationsdaten 209 Fälle. Die Aufteilung in Abhängigkeit des PCCL ergibt, dass 44,5% dieser Fälle einen PCCL = 0 aufweisen, dies entspricht dem geringsten patientenbezogenen Gesamtschweregrad. Diese Patienten haben keine DRG-relevanten Komplikationen oder Komorbiditäten. Demgegenüber wiesen 45,9% der Fälle einen PCCL = 3 oder PCCL = 4 auf. Diese PCCL-Stufen entsprechen erheblichen DRG-relevanten Komplikationen und Komorbiditäten. Das Patientenkollektiv der G-DRG W02Z besteht also hinsichtlich des patientenbezogenen Gesamtschweregrades jeweils hälftig aus Patienten ohne und aus Patienten mit erheblichen Komplikationen und Komorbiditäten. Möglicherweise weisen deshalb die Standardabweichungen für die Verweildauer und den Aufwand erhebliche Variationsbreiten auf, und der Anteil der Fälle, die die obere Grenzverweildauer der jeweiligen DRG überschreiten („high outlier") liegt bei über 20% (InEK 2004a).

Die sachgerechte Abbildung Polytraumatisierter im G-DRG-System ist weiterhin zweifelhaft, es besteht insbesondere vor dem Hintergrund des Endes der budgetneutralen Phase zum Jahreswechsel 2004/2005 ein dringlicher Anpassungsbedarf. Die erforderlichen Anpassungen sollten auch die Abbildung von Mehrfacheingriffen während des gleichen stationären Aufenthaltes und die wünschenswerte Konzentration der Behandlung polytraumatisierter Patienten in speziellen Zentren mit entsprechender Ausstattung und Kompetenz berücksichtigen.

Daher ist zu überprüfen, ob es sinnvoll wäre, sämtliche Polytrauma-DRG's (zeitlich befristet) vollständig aus der Vergütung über den Fallpauschalenkatalog herauszunehmen und gem. § 6 Abs. 1 Satz 1 Nr. 1 KHEntgG über krankenhausindividuelle Entgelte zu vergüten. Dies würde die drohende systematische Unterfinanzierung von spezialisierten Polytraumazentren zu Beginn der Konvergenzphase (Angleichung der landesweiten DRG-Preise an einen Durchschnittswert) gegebenenfalls verhindern, da krankenhausindividuelle Entgelte unter Berücksichtigung der lokalen Anforderungen eine sachgerechtere Vergütung ermöglichen könnten als die bundesweit einheitliche Vergütung mittels Fallpauschalen, deren Kalkulationsgrundlage zweifelhaft ist. Sodann sollte die Umstrukturierung der Polytrauma-DRG's unter Berücksichtigung der folgenden Aspekte erfolgen:

- Analyse der Kalkulationsdaten 2004 durch das InEK unter besonderer Berücksichtigung der Validität der Polytraumapatienten. Die Einbeziehung weiterer Daten aus externen Quellen (z. B. Traumaregister der AG-Polytrauma der Dt. Gesellschaft für Unfallchirurgie) zur Verbreiterung der Kalkulationsgrundlage sollte geprüft werden.
- Umstrukturierung der Polytrauma-DRG's aufgrund etablierter Differenzierungs-Merkmale des G-DRG-Systems.
- Umstrukturierung der Polytrauma-DRG's unter Einbeziehung klinischer Differenzierungskriterien [z. B. Injury Severity Score (ISS) als Maß für die Verletzungsschwere].

Bei der Einbeziehung neuer Differenzierungskriterien ist einerseits zu entscheiden, welche hiervon künftig neu zu etablieren sind. Die DGU und die DGOOC favorisieren in diesem Zusammenhang den ISS (Franz et al. 2003a, b; InEK 2004b). Andererseits wäre zu berücksichtigen, dass die Etablierung neuer Differenzierungskriterien nur in einem langjährigen Prozess durchzuführen ist. Beispielsweise wird der ISS bisher nicht im so genannten §-21-Datensatz aufgeführt, der von den Krankenhäusern an das InEK übermittelt wird. Eine entsprechende Erweiterung des Datensatzes wäre mit einer Reihe nicht unerheblicher und unter Umständen zeitaufwendiger Veränderungen auch in den EDV-Systemen der Kliniken verbunden. Vor diesem Hintergrund erscheint es daher als praktikabelste Lösung nach einer Qualitätsverbesserung der Kalkulationsdaten des InEK verbunden mit einer Abkehr vom Ein-Haus-Modell (s. unten) und nach Ergänzung der Datenbasis durch externe Daten aus Traumazentren nach einer Lösung mit den derzeitigen Mitteln des Systems zu suchen (Roeder 2004).

Fazit und Ausblick

Grundsätzlich ist das G-DRG-System 2004 im Vergleich zur Version 1.0 hinsichtlich der sachgerechten Abbildung medizinischer Leistungen im Allgemeinen und unfallchirurgisch/orthopädischer Leistungen im Besonderen deutlich verbessert worden. Wesentliche Problembereiche sind jedoch weiterhin ungelöst Roeder et al. 2004; Roeder u. Rochell 2003; Franz et al. 2003b).

Verbesserung der InEK-Kalkulation

Die wesentliche Ursache für die bestehenden Mängel der aktuellen Abbildungsqualität ist die suboptimale Kalkulationsgrundlage des InEK. Nur eine qualitativ hochwertige Datengrundlage kann die Basis einer sachgerechten Leistungsabbildung und einer hohen Abbildungsqualität sein. Die folgenden Veränderungen sind in diesem Zusammenhang notwendigerweise zu empfehlen (Roeder 2004):

- Auf der Ebene der an der Kalkulation teilnehmenden Krankenhäuser ist die Datenqualität signifikant zu verbessern. Die InEK-Kalkulation ist auf eine hohe Datenqualität angewiesen. Kostenintensive Parameter (z. B. Sonderimplantate) sollten unbedingt fallbezogen erfasst werden, um eine Verwässerung des Aufwands durch Mittelwertbildung auf Krankenhausebene zu vermeiden. Kliniken mit hoch spezialisierten Abteilungen sollten verstärkt in die Kalkulation einbezogen werden. Bisher hatten Kliniken jedoch angesichts des hohen zeitlichen und personellen Aufwands keinen Anreiz ohne Ausgleich der entstehenden Mehrkosten an der InEK-Kalkulation teilzunehmen. Auch dies mag eine Ursache für die zahlenmäßig geringe Beteiligung und die unzureichende Qualität der übermittelten Daten gewesen sein. In diesem Zusammenhang ist die mögliche Einführung einer pauschalierten Vergütung zur Abdeckung des wesentlichen Teils dieses Aufwands, die auch an die Qualität der übermittelten Daten geknüpft werden soll, sehr zu begrüßen (Referentenentwurf des BMGS für das 2. Fallpauschalenänderungsgesetz (FPÄndG) vom 28.05.2004).
- Auf der Ebene des InEK sollte die Anwendung des so genannten Ein-Haus-Modells überprüft werden. Dieses Modell wurde von der Selbstverwaltung im Regelwerk zur DRG-Anpassung vorgegeben. Im Rahmen dieses Modells werden die Daten aus allen an der Kalkulation teilnehmenden Krankenhäusern zusammengeführt und so ausgewertet, als ob nur eine einzige Klinik den gesamten Datenbestand übermittelt hätte. Hierdurch kann keine Analyse der Daten in Abhängigkeit unterschiedlicher Versorgungsstufen oder besonderer Strukturmerkmale (z. B. Spezialkliniken) erfolgen. Je nachdem, welche Versorgungsstufe bei der Kalkulation zahlenmäßig dominiert, werden die Analyseergebnisse durch das Ein-Haus-Modell verzerrt. Fallspektren mit hohem Aufwand, aber geringer Fallzahl (z. B. bei Sonderimplantaten, s. oben) sind bei dieser Art der Analyse nicht identifizierbar. Ein vollständiges oder teilweises Abweichen des InEK vom Ein-Haus-Modell ist dringend zu empfehlen. Dies würde die Möglichkeit von Detailanalysen der Daten verschiedener Vorsorgungsstufen oder unterschiedlicher Spezialisierungsformen ermöglichen (s. oben).

Spezialisierung

Die Leistungsabbildung von Kompetenzzentren und Spezialkliniken ist weiterhin problematisch. Das Fallspektrum dieser Einrichtungen ist durch die Konzentration spezifischer Patientenkollektive, verbunden mit der Erbringung spezieller medizinischer Leistungen, charakterisiert. Hierdurch ergeben sich signifikante Abweichungen bezüglich Aufwand und Verweildauer der behandelten Fälle dieser Kliniken im Vergleich zur bundesweiten Kalkulationsstichprobe des InEK, das die Relativgewichte der G-DRG's nach dem so genannten „Ein-Haus-Prinzip" konzipiert. Für Kompetenzzentren und Spezialkliniken besteht demnach trotz erfreulicher Anpassungen bei der Differenzierung komplexer und weniger komplexer Leistungen (s. oben) die Gefahr einer systematischen Unterfinanzierung fort (Franz et al. 2003b; Roeder 2004). Die Etablierung weiterer Zusatzentgelte z. B. für Sonderprothesen (s. oben) und eine umfassende, sachgerechte Umstrukturierung der Polytrauma-DRG's würde für spezialisierte unfallchirurgisch/orthopädische Einrichtungen einen essentiellen Beitrag zu einer Verringerung dieser Gefahr bedeuten. Zur Gewährleistung einer guten Abbildungsqualität sind separate Relativgewichte ausgewählter G-DRG's für exakt definierte Spezialeinrichtungen zu prüfen.

Literatur

Franz D, Engels R, Juhra C, Roeder N (2003a) DRG-Evaluationsprojekt Orthopädie/Unfallchirurgie – Abbildungsqualität orthopädischer und unfallchirurgischer stationärer Therapien und Anpassungsbedarf des G-DRG-Systems. Schüling, Münster

Franz D, Rochell B, Roeder N (2003b), Das G-DRG-System 2003/2004 aus unfallchirurgisch-orthopädischer Sicht. Eine Stärken- und Schwächenanalyse. Unfallchirurg 106: 1057–1073

Institut für das Entgeltsystem im Krankenhaus gGmbH (InEK) (2002) G-DRG German Diagnosis Related Groups, Version 1.0. Definitions-Handbuch Band 1–5. Siegburg (www.g-drg.de)

Institut für das Entgeltsystem im Krankenhaus gGmbH (InEK) (2003) G-DRG German Diagnosis Related Groups, Version 2004. Definitions-Handbuch Band 1–5. Siegburg (www.g-drg.de)

Institut für das Entgeltsystem im Krankenhaus gGmbH (InEK), (2004a) G-DRG-Browser Version 2004. (www.g-drg.de)

Institut für das Entgeltsystem im Krankenhaus gGmbH (InEK) (2004b) Zusammenstellung aus dem „Vorschlagsverfahren für 2005". (www.g-drg.de)

Roeder N (2004) Anpassungsbedarf der Vergütungen von Krankenhausleistungen für 2005. Gutachten im Auftrag der Deutschen Krankenhausgesellschaft

Roeder N, Rochell B (2003) G-DRG-System – Anpassungsnotwendigkeiten aus medizinischer Sicht. In: Klauber J, Robra BP, Schellschmidt H (Hrsg) Krankenhausreport 2003. Schattauer, Stuttgart, S 69ff

Roeder N, Bunzemeier H, Juhlke S, Karzauninkat, Rochell B (2003a) Kalkulation von Zusatzentgelten und Vergütungsforderungen für nicht bewertete G-DRG's. Das Krankenhaus 12: 999–1006

Roeder N, Franz D, Engels R (2003b) Operationen am Fuß – Abbildungen im DRG-System. Fuss Sprungg 1: 80–84

Roeder N, Franz D, Siebert H, Frank D, Stücker R, Meiners T, Tempka A, Siebert CH (2003c) DRG-Anpassungsvorschläge der Fachgebiete Orthopädie und Unfallchirurgie für 2004. Unfallchirurg 106: 777–784

Roeder N, Rochell B, Bunzemeier H (2003d) Kommentar zum Projektbericht zur Kalkulation der ersten deutschen Bewertungsrelationen für die G-DRG Version 1.0. Sonderausgabe „G-DRG-Kalkulation". Krankenhaus, Kohlhammer, Stuttgart

Roeder N, Bunzemeier H, Glocker S (2004) G-DRG's 2004: Erreichtes und nicht Erreichtes. Krankenhaus 4: 251–260

22

Mindestmengen und deren Konsequenzen aus Sicht der Kostenträger

U. Neumann

Der Gesetzgeber hat mit dem Fallpauschalengesetz u. a. vorgeschrieben, dass die Entgelte für allgemeine Krankenhausleistungen (z. B. DRG-Fallpauschalen, Zusatzentgelte, ergänzende Entgelte) grundsätzlich nur im Rahmen des Versorgungsauftrages berechnet werden dürfen. Des Weiteren hat der Gesetzgeber vorgegeben, dass bestimmte Leistungen nur noch erbracht werden dürfen, wenn Mindestmengen pro Krankenhaus und/oder Arzt erreicht werden. Dies wird im Bereich der planbaren orthopädischen Leistungen zu einer regionalen Konzentration führen.

Vorgabe von Mindestmengen aus Gründen der Qualitätssicherung

Eine der zurzeit am meisten diskutierten Neuerungen im Fallpauschalengesetz ist die Regelung zur verbindlichen Einhaltung von Mindestmengen: Nach § 137 Abs. 1 Satz 3 Nr. 3 SGB V vereinbaren die Spitzenverbände der Krankenkassen und der Verband der privaten Krankenversicherung mit der Deutschen Krankenhausgesellschaft unter Beteiligung der Bundesärztekammer sowie der Berufsorganisationen der Krankenpflegeberufe einen Katalog planbarer Leistungen, bei denen die Qualität des Behandlungsergebnisses in besonderem Maße von der Menge der erbrachten Leistungen abhängig ist, sowie Mindestmengen für die jeweiligen Leistungen je Arzt oder Krankenhaus und Ausnahmetatbestände. Nach der Gesetzesbegründung besteht ein in verschiedenen Studien (s. z. B. Artikel „Klinikwahl nach Operationszahlen" in Deutsches Ärzteblatt 2002, 16: B 877; Gandjour et al. 2002) nachgewiesener Zusammenhang zwischen der Häufigkeit durchgeführter Operationen und der Qualität des Behandlungsergebnisses, d. h. der Erfahrung bei der Leistungserbringung und im Umgang mit Komplikationen.

Die Regelungen wurden im Vermittlungsausschuss abgemildert, indem sie zum einen auf *planbare* Leistungen begrenzt wurden, zum anderen die für die Krankenhausplanung zuständige Landesbehörde begründete Ausnahmen erteilen kann. Dies ist der Fall, wenn ein Krankenhaus einen Antrag zur weiteren Erbringung bestimmter Leistungen stellt, weil sonst die flächendeckende Versorgung in diesem medizinischen Bereich gefährdet wäre (vgl. § 137 Abs. 1 Sätze 4 und 5 SGB V). Die Mindestmengen gelten ab 01.01.2004. Der Gesetzgeber sichert mit der Vorgabe von Mindestmengen die Qualität und folgt dem international üblichen Vorgehen und der im September 1995 publizierten Vorgehensweise der Arbeitsgemeinschaft der Sozialleistungsträger im Ruhrbezirk mit dem sechswöchigen Medienrummel durch die Blockadepolitik und Kirchturmspolitik der Krankenhausgesellschaft NRW und diverser Landtagsabgeordneter; insoweit werden die Kostenträger im Ruhrbezirk durch die jetzige gesetzliche Regelung rehabilitiert.

Der erste bundesweite Katalog der Leistungen und Mindestmengen ist am 31.12.2003 in Kraft getreten und beruht auf folgenden Prozeduren und Leistungen in der OPS-Version 2004:

- Lebertransplantation,
- Nierentransplantation,
- Komplexe Eingriffe am Organsystem Ösophagus,
- Komplexe Eingriffe am Organsystem Pankreas,
- Stammzelltransplantationen.

Das heißt, für die orthopädischen Leistungen gibt es im Jahre 2004 noch keine Mindestmengenregelung.

Im BQS-Qualitätsreport 2002 wurde bei Hüft-TEP eine Wundinfektionsrate von 2,4% während des stationären Aufenthaltes dokumentiert. Die Spannweite der Krankenhausergebnisse umfasst Werte von 0,0–13,0%. Auffallend ist, dass mit steigenden Fallzahlen die Infektionsrate erheblich niedriger ausfällt, d. h. um fast die Hälfte: In der Fallzahlklasse 1 (1 bis 19 Fälle) wurde eine Wundinfektionsrate von 3,0% und in der Fallzahlklasse 2 (20 und mehr Fälle) eine Wundinfektionsrate von 1,8% berechnet.

Ziele der Mindestmengen

Orientiert am Nutzen für die Patienten verfolgt die Vorgabe von Mindestmengen insbesondere folgende Ziele:

1. Gewährleistung einer angemessenen Versorgungsqualität sowie die Verbesserung des Versorgungsniveaus,
2. Ergänzung der verpflichtenden Maßnahmen zur Qualitätssicherung nach § 135 a Abs. 2 SGB V,
3. Ermittlung von Leistungsbereichen mit Potenzialen zur Verbesserung der Qualität der medizinischen Versorgung, die im besonderen Maße von der erbrachten Leistungsmenge abhängen und durch Anwendung von Mindestmengen realisiert werden können, sowie
4. Leistungsbereiche mit Qualitätsdefiziten in besonderer Abhängigkeit von der erbrachten Leistungsmenge systematisch zu identifizieren, für die Mindestmengen erforderlich sind.
5. Die Identifikation von Leistungen bzw. Leistungsbereichen hat sich dabei an epidemiologisch und empirisch gesicherten Zusammenhängen von Qualität und Leistungsmenge zu orientieren. Dabei sollen auch Erkenntnisse aus dem internationalen Umfeld Beachtung finden

(Vereinbarung gemäß § 137 Abs. 1 Satz 3 Nr. 3 SGB V – Mindestmengenvereinbarung – vom 03.12.2003, http://www.krankenhaus-aok.de/m04/mo4_06/)

Die Vertragspartner und -beteiligten der Mindestmengenvereinbarung stimmen überein, dass die Anwendung der nach der Vereinbarung festgelegten Mindestmengen nicht zur Gefährdung einer angemessenen flächendeckenden Versorgung und nicht zu einer Verschärfung bereits bestehender Unterversorgung führen darf (vgl. § 2 Abs. 2 Satz 2 der Mindestmengenvereinbarung). Die Gefahr für die Gewährleistung einer flächendeckenden Versorgung, wie der 107. Deutsche Ärztetag sie sieht (vgl. Entschließung zum Tagesordnungspunkt II, Deutsches Ärzteblatt 2004, 22: B 1306), ist damit ausgeschlossen.

Seit dem Inkrafttreten des GKV-Modernisierungsgesetzes (GMG) am 01.01.2004 ist der Gemeinsame Bundesausschuss nach § 91 SGB V für die Festlegung der Mindestmengen und der allgemeinen Ausnahmetatbestände zuständig (vgl. § 137 Abs. 1 Satz 3 Nr. 3 SGB V).

Mindestmengen führen zu regionalen Konzentrationen

Der Katalog der Mindestmengen in der Orthopädie und die erforderliche Mindestfallzahl für die Ärzte oder Krankenhäuser ist noch nicht erstellt. Mögliche Konstellationen für einen solchen Katalog können aus der Literatur abgeleitet werden. So kann für den Bereich der G-DRG I04 (Kniegelenkersatz) auf die Studie von Norton et al. (1998) zurückgegriffen werden. Danach liegt die Mindestmenge bei 107 Fällen jährlich. Nach einer Studie der Zeitschrift „führen und wirtschaften im krankenhaus" (f&w-Studie) erreichen von 26 Krankenhäusern mit 1621 betrachteten Fällen 23 Krankenhäuser (88,5%) die Mindestmenge von 107 nicht. Ursächlich dafür ist offensichtlich, dass sich die f&w-Studie primär auf chirurgische Abteilungen bezog. Die Auswertung der Situation im Ruhrbezirk, differenziert nach Allgemeiner Chirurgie, Unfallchirurgie und Orthopädie, ergibt sich aus ◘ Tabelle 22.1.

Während 82,4% der Allgemeinchirurgien und 91,7% der Unfallchirurgien im Ruhrbezirk von der Vergütung der Knieendoprothetik bei einer Mindestmenge von 107 Fällen ausgeschlossen wären, würden 9 der 14 orthopädischen Fachabteilungen im Ruhrbezirk (64,3%) die o.g. Mindestmenge zurzeit erreichen.

Die Kostenträger im Ruhrbezirk hatten bereits 1996 einen so genannten Mindestmengenkatalog erstellt. Die möglichen Auswirkungen dieser fiktiven Mindestmengen haben wir anhand der im Jahre 2002 abgerechneten Fallpauschalen und Sonderentgelte (Datenbasis: V2 und V3 LKA Ist 2002) mit folgenden Ergebnissen analysiert (◘ Tabelle 22.2):

Die Implantation einer Hüftgelenksprothese (zurzeit nicht mindestmengenrelevant) wird von nahezu allen Krankenhäusern im Ruhrbezirk erbracht. Die durchschnittliche Anzahl erbrachter Leistungen betrug 97, die minimale Anzahl erbrachter Leistungen 1 (wahrscheinlich ein Notfall), die maximale Anzahl erbrachter Leistungen 554. Eine Mindestmenge von 100 würde 34 (65,4%) Krankenhäuser von der Leistungserbringung ausschließen, es müssten 889 der 5036 Fälle (17,7%) umverteilt werden; die Bandbreite des Umschichtungspotentials bei der Hüft-TEP reicht von 62,7% in der Allgemeinchirurgie über 31,9% in der Unfallchirurgie bis 2,7% in den Orthopädien.

Die fiktive Mindestmenge bei der Knie-TEP von 60 statt 107 gemäß der internationalen Studie würde dazu führen, dass noch 35,3% der Allgemeinen Chirurgien, 41,7% der Unfallchirurgien und 78,6% der Orthopädien diese Leistung erbringen dürfen.

Bei den Hallux-valgus-Operationen erreichen 89,7% der Allgemeinchirurgien und 91,7% der Unfallchirurgien die fiktive Mindestmenge von 20 Leistungen pro Jahr nicht.

Die Kreuzbandplastiken werden von vielen Krankenhäusern im Ruhrbezirk erbracht, aber nur 25,5% der Krankenhäuser erbringen jährlich die fiktive Mindestmenge von 20 Operationen.

Tabelle 22.1. Auswirkungen fiktiver Mindestmengen bei Implantation einer Kniegelenksprothese

FP/SE	Bezeichnung	Mindest-menge	Fachab-teilung	Anzahl der Leistungen	Durchschn. Leistungen je FA	Bandbreite der Leis-tungen	Anzahl der FA, die die FP/SE abrechnen	FA mit Mindest-menge	Prozent der FA mit Mindest-menge
17.09–17.11	Kniegelenks-	107	ACH	904	53	1–187	17	3	17,6
17.13–17.15	prothesen		UCH	562	47	1–131	12	1	8,3
			Orth.	2331	167	37–418	14	9	64,3
			Insgesamt	3797	88	1–418		13	30,2

Quelle: Krankenhaus-Report 2002, WIdO-KLIP (V2, V3 LKA Ist 2002) eigene Berechnungen

Tabelle 22.2. Auswirkungen fiktiver Mindestmengen bei ausgewählten Fallpauschalen/Sonderentgelten

FP/SE	Bezeichnung	Mindestmenge	Fachabteilung	Anzahl der Leistungen	Durchschn. Leistungen je FA	Bandbreite der Leistungen	Anzahl der FA, die die FP/SE abrechnen	FA mit Mindestmenge	Prozent der FA mit Mindestmenge
17.06–17.08 17.07–17.08	Hüftgelenksprothesen	100	ACH	871	34	1–208	26	2	7,7
			UCH	797	66	7–195	12	4	33,3
			Orth.	3.368	241	36–554	14	12	85,7
			Insges.	5.036	97	1–554	52	18	34,6
17.09–17.11 17.13–17.15	Kniegelenksprothesen	60	ACH	904	53	1–187	17	6	35,3
			UCH	562	47	1–140	12	5	41,7
			Orth.	2.331	167	37–418	14	11	78,6
			Insges.	3.797	88	1–418	43	22	51,2
17.12/17.19	Hallux-valgus-Operation	20	ACH	280	10	1–63	29	3	10,3
			UCH	107	9	1–26	12	1	8,3
			Orth.	833	56	1–120	15	13	86,7
			Insges.	1.220	22	1–120	56	17	30,4
17.13/17.16	Kreuzbandplastiken	20	ACH	563	23	1–160	24	5	20,8
			UCH	146	12	2–35	12	4	33,3
			Orth.	164	15	3–37	11	3	27,3
			Insges.	873	19	1–160	47	12	25,5
17.14/17.17	Platten- und Nagelentfernung	20	ACH	517	14	2–36	37	9	24,3
			UCH	537	45	11–211	12	9	75,0
			Orth.	224	17	1–122	13	3	23,1
			Insges.	1.278	21	1–211	62	21	33,9

Quelle: WIdO-KLIP (V2, V3 LKA Ist 2002); eigene Berechnungen.

Die fiktive Mindestmenge bei der Nagel- und Plattenentfernung von 20 erreichen immerhin 33,9% der Krankenhäuser. Hervorzuheben ist, dass 75% der Unfallchirurgien die Mindestmenge erreichen und die Bandbreite der Leistungserbringung zwischen 11 und 211 Leistungen pro Abteilung liegt.

Konsequenz 1: Fallumverteilungspozential zugunsten anderer Krankenhäuser

Bei Unterschreitung der Mindestmengen erfolgt eine Umverteilung der Fälle zugunsten der Nachbarkrankenhäuser. Da die von den Mindestmengen erfassten Leistungen in der Regel elektive Eingriffe darstellen, die dem Versorgungsauftrag einer Chirurgie und einer Unfallchirurgie nicht entsprechen, sind 1294 Fälle (546 Hüft-TEP, 186 Knie-TEP, 159 Hallux valgus, 107 Kreuzbandplastiken und 296 Platten- und Nagelentfernungen) von den Chirurgien in der Region und 530 Fälle (254 Hüft-TEP, 108 Knie-TEP, 81 Hallux valgus, 43 Kreuzbandplastiken, 44 Platten- und Nagelentfernungen) von den Unfallchirurgien in der Region primär zugunsten der Orthopädien umzuschichten; ferner wären 377 Fälle innerhalb der Orthopädien umzuschichten, damit die Mindestmengen erreicht werden. Im Ergebnis würden die chirurgischen Abteilungen ca. 1,1% der Gesamtfallzahlen und die unfallchirurgischen Abteilungen ca. 2,2% ihrer Fälle verlieren sowie die Orthopädien einen Fallzahlzuwachs von 6,4% verzeichnen (Tabelle 22.3).

Tabelle 22.3. Potenzielle Leistungsumverteilung im Ruhrbezirk

Kennzahl	ACH	UCH	Orthopädie	insgesamt
Anzahl der FA	51	12	15	78
Aufgestellte Betten	3810	737	917	5464
Durchschn. Betten je FA	74,7	61,4	61,1	70,1
Durchschn. Km2 je FA	43,4	184,3	147,5	28,4
Nutzungsgrad	73,6	85,0	86,9	77,4
Pflegetage	1.023.150	228.725	290.944	1.542.819
Fallzahl	112.615	23.705	28.316	164.636
Verweildauer	9,1	9,6	10,3	9,4
Umschichtungspotential insgesamt				
Fallzahl	−1.294	−530	−377	−2201
Veränderung in v.H.	−1,1	−2,2	−1,3	−1,3
Verweildauer	12,93	12,93	12,93	12,93
Pflegetage	−16.732	−6852	−4876	−28.460
Belegte Betten	−46	−19	−13	−78
Planbetten	−54	−22	−15	−92
Veränderung in v.H.	−1,4	−3,0	−1,7	−1,7
Umschichtungen zugunsten der Orthopädien				
Fallzahl	−1294	−530	1824	
Veränderung in v.H.	−1,1	−2,2	6,4	
Verweildauer	12,93	12,93	12,93	
Pflegetage	−16.732	−6852	23.584	
belegte Betten	−46	−19	65	
Planbetten	−54	−22	76	
Veränderung in v. H.	−1,4	−3,0	8,3	

Quelle: WIdO-KLIP (V2, V3 LKA Ist 2002), eigene Berechnungen

Konsequenz 2: Budgetumschichtung nach dem Prinzip: „Das Geld folgt der Leistung"

Mit der Leistungsmengenumverteilung geht in der budgetneutralen Phase der Einführung der DRG's eine Umverteilung der DRG-Erlöse einher sowie Budgetumschichtungen in Höhe der variablen Kosten in der Größenordnung der bisherigen dem Krankenhaus verbleibenden Mehrerlöse von 25–30% (gemäß § 11 Abs. 8 BPflV i. V. m. der Entscheidung der Bundesschiedsstelle aus 1998). Daraus folgt, dass – ausgehend von dem vorstehenden Fallumverteilungspotenzial – ca. 14,4 Mio. Euro Erlösverschiebungen bei Budgetumschichtungen in der Größenordnung von 3,8 Mio. Euro eintreten würden. Für die Kostenträger ist der Erlös- und Budgettransfer, vorausgesetzt dass die Höhe der variablen Kosten sowohl bei den „abgebenden" Krankenhäusern als auch bei den „aufnehmenden" Krankenhäusern prozentual gleich ist, neutral und damit nicht beitragssatzrelevant.

Konsequenz 3: Veränderte Bettennutzung kann zu einer Planbettenanpassung führen

Mit der Fallzahlumverteilung am Beispiel des Ruhrbezirks würden die Chirurgien 46 belegte und die Unfallchirurgien 19 belegte Betten zugunsten der Orthopädien verlieren. Unter Berücksichtigung eines Nutzungsgrades von 85% müssten

- 54 chirurgische Planbetten (1,4%) und
- 22 unfallchirurgische Planbetten (3,0%) zugunsten von
- 76 orthopädischen Planbetten (8,3%)

umverteilt werden. Alsdann würde der Nutzungsgrad der Orthopädie von 86,9% auf 94% steigen, mit der krankenhausplanerischen Konsequenz, dass die Gesamtbettenzahl Orthopädie im Ruhrbezirk rechnerisch von 917 auf 1014 aufgestockt werden müsste. Da aber aufgrund des neuen Vertrages nach § 115 b Abs. 1 SGB V zum „ambulanten Operieren im Krankenhaus" die Orthopädien ein hohes Substituierungspotenzial (ambulant vor stationär) haben, würde sich eine Erhöhung der orthopädischen Gesamtbettenzahl erübrigen. Eine Gefahr für die Gewährleistung einer flächendeckenden Krankenhausversorgung besteht in der Region angesichts dieser Zahlen und der mit Krankenhausbetten überversorgten Region nicht.

Fazit

Eine Mindestmengenregelung für elektive Eingriffe primär in der Orthopädie würde zu einer regionalen Konzentration z. B. der Endoprothetik führen (wozu auch der zielführende Austausch von Leistungen unter Krankenhäusern gehören würde) und den Prozess des Zusammenschlusses der Berufsverbände Orthopädie und Unfallchirurgie mit Auswirkungen auf diese Disziplinen in der Krankenhausplanung beschleunigen.

Literatur

Gandjour A, Günster C, Klauber J, Lauterbach KW (2002) In: Arnold M, Klauber J, Schellschmidt H (Hrsg) Krankenhaus-Report 2002. Schattauer, Stuttgart, S 189–201

Norton EC, Garfinkel SA, McQuay LJ, Heck DA, Wright JG, Dittus R, Lubitz RM (1998) The effect of hospital complication rate in knee replacement patients. Health Serv Res 33: 111–210

Möglichkeiten und Grenzen der DRG's aus Sicht der Politik (Gesetzgebung)

K.W. Lauterbach, M. Lüngen

Ziele der Einführung von DRG's

Nach dem Regierungswechsel im Jahr 1998 hatte die Koalition aus SPD/Die Grünen mehrere große Projekte im Gesundheitsbereich auf den parlamentarischen Weg gebracht, von denen die Einführung einer umfassenden fallpauschalierten Vergütung mittels DRG's (Diagnosis-Related Groups) besondere Bedeutung hatte. Eindeutiges Ziel war und ist es, eine leistungsgerechte Vergütung im Krankenhaus einzuführen und die bis dahin vorherrschende prozentuale Fortschreibung der Krankenhausbudgets anhand der Zahlen des Vorjahres zu beenden. Die Fortschreibung begünstigte diejenigen Krankenhäuser, die in der Vergangenheit Reserven bilden konnten und von einem hohen Niveau in die Fortschreibung starten konnten. Dies waren nicht unbedingt diejenigen Krankenhäuser, die effizient wirtschafteten.

Unmittelbares Ziel der Einführung war hingegen weniger die kurzfristige Kostenreduktion. Auch wenn euphorische Analysen die vermutete Verweildauerreduktion um 20% eilig in monetäre Beträge umrechneten, war den meisten Beteiligten doch klar, dass es nur um die Minderung der Zuwachsraten im mittelfristigen Zeitverlauf gehen konnte, nicht um eine Senkung der absoluten Ausgaben in wenigen Jahren. Die Sorge einiger Krankenkassen, mittels DRG's sogar Mehrkosten in den ersten Jahren zu erleben, ist Ausdruck dieser neuen realistischen Sichtweise.

Wurde das Ziel erreicht?

Entgegen der Mutmaßung einiger Beteiligter und Beobachter wurde das Ziel der leistungsgerechten Vergütung insgesamt erstaunlich stringent verfolgt und über viele Hürden hinweg gerettet. Maßgeblich für diesen Erfolg war die Strategie der Regierung, lediglich Rahmenbedingungen vorzugeben und bei fehlender Einigung der Selbstverwaltung (Deutsche Krankenhaus Gesellschaft und Spitzenverbände der Krankenkassen) über eine Ersatzvornahme eigene Detailregelungen zu erlassen. Eine dauerhafte Blockadesituation während der Einführung konnte so weitestgehend verhindert werden.

Die Selbstverwaltung einigte sich nicht nur auf das konkrete Klassifizierungssystem, sondern war auch erfolgreich beim Aufbau der Strukturen. Je stärker die Verteilungswirkungen des neuen Systems, insbesondere zwischen Krankenhausgruppen, zu Tage traten, desto schwieriger wurden jedoch die Verhandlungen, und desto intensiver wurde der Gesetzgeber als Schlichter per Ersatzvornahme gefordert.

Die Einführung der DRG hat somit tatsächlich dazu geführt, dass die pauschale Fortschreibung der Vergangenheit unterbrochen wurde. Verhandlungen finden stärker inhaltlich, bezogen auf die Zusammensetzung der Fälle, statt. Die völlige Loslösung von einem Budget wurde hingegen noch nicht vorgenommen.

Erfolg mit negativen Begleiterscheinungen?

Für einzelne Krankenhausgruppen muss das Urteil differenziert betrachtet werden. Insbesondere große Krankenhäuser, bis hin zu Universitätskliniken, äußern erhebliche Zweifel, ob die Leistungsgerechtigkeit der Vergütung tatsächlich in angemessener Weise erreicht wurde. Sie weisen in Projektionen erhebliche Einbußen der Budgets nach, die in der Analyse nicht auf Ineffizienzen, sondern auf eine mangelnde Abbildbarkeit ihrer Fallspektren zurückzuführen seien. So wird oftmals der Vergleich mit Australien heran gezogen, wo die Spreizung zwischen teuren und leichten Fällen sehr viel größer ausfällt als in Deutschland. Dadurch werden Krankenhäuser mit überwiegend leichten Fällen vergleichsweise zu hoch entlohnt, während Krankenhäuser mit vergleichsweise komplexen Fällen zu gering vergütet werden.

Ursache für die geringe Spreizung in Deutschland ist erstens die schlechte Datengrundlage für die Kalkulation: So wurden teure Einzelpositionen, wie Implantate oder Arzneien, aufgrund der Unzulänglichkeit der Kostenträgerrechnung nicht dem betroffenen Fall zugeordnet, sondern auf alle Fälle der Fachabteilung (beispielsweise anhand der Verweildauertage) kostenanteilig verteilt. Dadurch wird dem preiswerten Fall ein zu hoher Kostenanteil zugewiesen, während der tatsächlich teure Fall zu geringe Kostenanteile erhält. Zweite Ursache für die geringe Spreizung in Deutschland sind die noch ungenügenden Kodierkenntnisse und -intensitäten in den Krankenhäusern. Werden Nebendiagnosen nicht vollständig dokumentiert, kann ein schwerer Fall statt in die höchste Fallgruppe in eine darunter liegende preiswerte Gruppe rutschen. Die hohen Kosten des Falls führen somit zu einer ungebührlich hohen Bewertungsrelation in dieser preiswerten Gruppe. Nur am Rande muss erwähnt werden, dass die Verweigerung der Universitätskliniken zur Teilnahme an der ersten Kalkulationsrunde dazu führte, dass ihre besonderen Strukturen auch keinerlei Eingang in die Systematik finden konnten.

Beide Kritikpunkte, Kostenrechung und Kodierung, werden jedoch in naher Zukunft abgemildert werden, da Datengrundlage und Kodierverhalten verbessert werden. Es verbleiben mögliche strukturelle Probleme großer Krankenhäuser. Werden Vorhaltung von Kapazitäten für seltene Erkrankungen, Weiterbildung und gesellschaftlich wünschbare Strukturen nicht berücksichtigt, können sich aus einer mangelhaften Abbildung im DRG-System Anreize ergeben, die nicht wünschbar sind. An die Politik werden daher von den Betroffenen fortlaufend konkrete Hinweise gegeben, was zu ändern sei. Die Ausweitung des DRG-Systems auf 824 Fallgruppen im Jahr 2004 ist Ausdruck dafür, dass das System diese Hinweise aufgreift und lernt.

DRG's als Wettbewerbsmotor

Ein weiterer häufig geäußerter Kritikpunkt der Einführungsphase betrifft die Beibehaltung des Krankenhausbudgets als zentrale Steuerungsgröße der Erlöse. Zumindest bis zum Jahr 2007 kann kein Krankenhaus autonom bestimmen, welche Mengenentwicklung es bei welchen DRG's verfolgen möchte. Jede Mengensteigerung steht unter dem Vorbehalt, dass diese im Budget für das gesamte Krankenhaus untergebracht werden muss. Werden dennoch darüber hinaus Behandlungen vorgenommen, müssen erhebliche Rückzahlungen an die Krankenkassen erfolgen. Dies stößt insbesondere bei denjenigen Krankenhäusern auf Kritik, die freie Kapazitäten haben und mit den bestehenden Entgelten positive Deckungsbeiträge erwirtschaften. Würden die Budgets frei gegeben, wäre (unter sonst gleichen Rahmenbedingungen) eine erhebliche Ausweitung der gesamten Fallzahlen zu erwarten, verbunden mit einer Steigerung der Ausgaben der Krankenkassen. Dies ist politisch nicht hinnehmbar, da die Morbidität der Bevölkerung kaum entsprechenden Schwankungen unterworfen ist. Hinzu kommt die Forderung nach einer Verlagerung in den ambulanten Bereich, sodass kurzfristig eher Budgetabsenkungen plausibel wären.

Die Problematik kann letztendlich nur durch einen Übergang zu flexiblen Verhandlungen gelöst werden, in denen entweder nach Regionen Mengenverschiebungen zwischen Krankenhäusern (leichter) möglich werden oder aber diese Flexibilität durch Direktverträge zwischen einzelnen Krankenkassen und einzelnen Krankenhäusern hergestellt wird. Beides führt dazu, dass auf Seiten der Krankenhäuser sehr viel schneller die Verlierer der leistungsorientierten Vergütung erkennbar werden. Kaum aufrecht zu erhalten wäre dann auch die Vornahme der Krankenhausplanung ohne unmittelbare Beteiligung der Krankenkassen. Der Widerstand der Krankenhausseite insgesamt gegen diese Entwicklungen ist vorhanden.

DRG's führen zu intensiver Qualitätsdiskussion

Ein weiterer wesentlicher Einwand gegen DRG's führt an, dass diese Anreize zur Gefährdung der Qualität der Versorgung setzen. Die pauschale Vermutung, dass DRG's die Qualität absenken, gilt jedoch nicht. Überversorgung während der Behandlung, wie beispielsweise im Bereich der Bildgebung oder der Laborinanspruchnahme, wird zurückgehen. Zudem kann das Krankenhaus nicht mehr, wie in der Vergangenheit, die aus vermeidbaren Komplikationen entstehende längere Verweildauer den Krankenkassen in Rechnung stellen. Um mit der neuen DRG-Pauschale auszukommen, ist es für ein Krankenhaus daher lohnend, das interne Qualitätsmanagement zu fördern und Qualitätsmängel zu verhindern. Eine Trennung von Komplikationen (die während der Behandlung auftreten) und Komorbiditäten (die bereits bei Aufnahme des Patienten bestanden) in der Abrechnungskodierung ist dazu jedoch sinnvoll.

Der offensichtlich drohendste Qualitätsmangel ist die zu frühzeitige Entlassung bzw. die Vorenthaltung von notwendigen Leistungen. Eine zu frühzeitige Entlassung würde in der Regel in den Sektor der Rehabilitation erfolgen. Die Rehabilitation weist jedoch seit Jahren darauf hin, dass sie früher Zugriff auf den Akutfall haben möchte, um effektive Rehabilitation betreiben zu können. Die mit DRG's in Gang gesetzte Entwicklung wird derzeit jedoch von Rehabilitationsträgern vielfach als Bedrohung empfunden, die zudem zum parallelen Aufbau von Strukturen der Akutversorgung im Bereich der Rehabilitation führen kann. Notwendig ist daher, die Bereiche stärker zu verbinden. Die vom Gesetzgeber sehr weit gefassten Möglichkeiten der integrierten Versorgung bieten die rechtliche Grundlage zur Vereinbarung von entsprechenden Komplexpauschalen.

Generell sind viele Vorteile des DRG-Systems nur vollständig zu nutzen, wenn auch die angrenzenden Versorgungsformen angepasst werden. Zu nennen sind neben der Rehabilitation die Heimpflege, die häusliche vertragsärztliche Versorgung, die ambulante Notfallversorgung und die ambulante Versorgung in der Nachsorge. Somit geht von der

DRG-Einführung eine mittelfristige Sogwirkung aus, der sich diese Sektoren kaum entziehen können, wollen sie nicht langfristig wesentliche Behandlungsmuster komplett an die Krankenhäuser abgeben. Die Erweiterung der ambulanten Versorgungsmöglichkeiten im Krankenhaus im Rahmen des GMG ist ein ernsthafter Hinweis in diese Richtung. Mittels medizinischer Versorgungszentren ist es denkbar, dass Krankenhäuser bis hin zur hausarztzentrierten Versorgung alle Stufen der Versorgung direkt oder indirekt abdecken.

Welche Aufgaben stellen sich der Politik?

Aus der Darstellung ergibt sich, dass das ursprüngliche Ziel der DRG-Einführung bisher insgesamt erreicht wurde, jedoch sich daraus kein Stillstand für die nächsten Jahre ableiten lässt. Im Gegenteil ist neben der praktischen Umsetzung vieler Details auch eine Ausweitung der Zielsetzung ermöglicht.

Um die in der Systematik der DRG liegenden Potentiale tatsächlich zugunsten eines qualitativ hochstehenden und gleichzeitig effizienten Gesundheitssystems zu nutzen, ist zunächst eine neue Form der Konfliktlösung zwischen Krankenhäusern und Krankenkassen notwendig.

Das Krankenhaus (oder eine Fachgesellschaft) muss seine mögliche Sonderstellung angemessen darstellen können, Krankenkassen müssen ebenso in die Lage versetzt werden, angemessen auf eine Versorgung ihrer Versicherten und ihre Finanzinteressen hinzuwirken. Die bisherigen Formen der Konfliktaustragung sind dabei nur bedingt tauglich. Ein Antragsverfahren bei InEK zur Einfügung neuer DRG's ist zwar geeignet, statistische Ungenauigkeiten zu erkennen. Es ist jedoch begrenzt in seiner Kapazität, da die in Deutschland eingerichteten 824 Gruppen bereits mehr sind als in anderen Ländern üblich.

Ausnahmen vom DRG-System hat der Gesetzgeber in § 17b KHG Abs. 1 Satz 12 ff festgelegt. Zu nennen sind Zusatzentgelte, die additiv zur DRG abgerechnet werden können und krankenhausindividuell vereinbart werden. Eine weitere Möglichkeit sind die Ernennung so genannter besonderer Einrichtungen, deren Leistungen insbesondere aus medizinischen Gründen, wegen einer Häufung von schwer kranken Patienten oder aus Gründen der Versorgungsstruktur mit den Entgeltkatalogen noch nicht sachgerecht abgebildet werden. Die Ausnahmeregelung ist zeitlich befristet.

Alle diese Ausnahmeregelungen zeugen vom Willen des Gesetzgebers, die Forderung der Krankenkassen nach möglichst restriktivem Gebrauch von Ausnahmeregelungen umzusetzen. Die Sorge, dass DRG's aufgrund zu vieler Sonderregelungen ausgehöhlt werden, ist groß. Verständlich wird dies, wenn Sonderregelungen im Gesetzestext immer Gültigkeit für alle Krankenhäuser haben und abstrahieren müssen vom Einzelfall. Die notwendige Flexibilität einer gesetzlichen Regelung wird somit begrenzt zugunsten der notwendigen Effizienzanreize des Gesamtsystems.

Das aufzulösende Paradoxon besteht darin, dass die Vertragspartner von Krankenkassen und Krankenhausträgern vor Ort häufig Verständnis für die Probleme des anderen aufbringen, eine generelle, formale Öffnungsklausel jedoch immer die Gefahr des Missbrauchs birgt. Um diesen möglichst gering zu halten, sind in der Regel recht komplexe Beschreibungen und Klauseln notwendig, die die Verständlichkeit des Systems nicht erhöhen. Ein Beispiel ist die „Fallpauschalenverordnung besondere Einrichtungen 2004“ in der der Gesetzgeber erhebliche Anstrengungen unternimmt, um nach dem Scheitern der Selbstverwaltung die Definition einer solchen Einrichtung für ganz Deutschland vorzunehmen.

Um solche für alle letztlich unbefriedigenden Kraftakte zu vermeiden, sollte die Diskussion um die Abwägung zwischen Gesamteffizienz und lokaler Flexibilität weiter getragen werden auf eine Ebene, die lediglich den Weg vorgibt, nicht jedoch das Ergebnis. Im Idealfall muss dieses anzustrebende System der Krankenhausfinanzierung ein selbstregulierendes System sein.

Die sicher einfachste Lösung wäre, Mehrausgaben für ein Krankenhaus immer aus Minderausgaben anderer Krankenhäuser zu finanzieren. Dies würde de facto an die Idee eines Sektoralbudgets für den akutstationären Bereich anknüpfen, mit dem die Regierung im Jahr 1999 im Bundesrat scheiterte. Auch argumentativ scheiterte die Idee bisher daran, dass in einem Sektoralbudget nicht die Überversorgung zuerst abgebaut wird, sondern Über- und Unterversorgung nebeneinander her laufen können. Aus Patientensicht ist dies nicht sinnvoll. Daher benötigt ein Sektoralbudget ausgedehnte Steuerungsmechanismen beziehungsweise Qualitätsmanagementmaßnahmen.

Eine weitere Lösung besteht in der Einbeziehung weiterer Teile der Leistungen eines Krankenhauses in das Budget. So kann beispielsweise die Problematik der teilstationären Leistungen entschärft werden, indem diese in das Budget aufgenommen werden und das Krankenhaus ohne Rücksicht auf derzeitige Budgetauswirkungen entscheidet, welche Versorgungsform es wählt. Allerdings setzt dies eine eindeutige (und gegenüber heute ausgedehntere) Definition von teilstationären Leistungen voraus. Zudem führt der Vorschlag wieder in die Budgetproblematik mit jährlichen Fortschreibungen.

Letztendlich ist daher der aus Krankenhaussicht wünschbare flexiblere Umgang mit dem DRG-System nur möglich, wenn die Krankenkassen die Gewähr haben, dass kein Unterlaufen des Systems angestrebt wird. Mit bundeseinheitlichen Detailregelungen ist diese Gewähr nur sehr schwierig sicherzustellen. Eine langfristige Lösung besteht daher darin, auch den Krankenkassen eine Verantwortung dafür zu geben, dass Sondereinrichtungen vorgehalten werden, komplexe Fälle ausreichend vergütet werden und somit leistungsgerechte Vergütung in allen Fallschwerebereichen gilt. Dies erfolgt konsequenterweise, indem die Krankenkassen gegenüber ihren Versicherten den entsprechenden Nachweis erbringen müssen. Jede Krankenkasse könnte individuell mit den leistungsstärksten Krankenhäusern nicht nur über Mengen für häufig vorkommende Erkrankungen verhandeln, sondern vor Ort auch Sonderregelungen treffen. Diese können großzügiger als heute vom DRG-System abweichen, da die Krankenkassen eben nicht die Sorge haben müssen, dass die Regelung als Präzedenzfall von anderen Krankenhäusern aufgegriffen und eingefordert wird. Zudem wird durch Direktverträge erstmals explizit die zu leistende Qualität hinterlegt werden. Die heutige Unterstellung, dass nur über Finanzen geredet werden braucht, da die Qualität sowieso immer gut ist, dürfte der Vergangenheit angehören. Unabdingbar würde dieses System dazu führen, dass eine stärkere Spezialisierung der Krankenhäuser erfolgte. In Krankenhäusern der Maximalversorgung wäre eine breite Behandlung leichter Fälle nicht erforderlich. Ebenso würde eine Behandlung singulärer komplexer Fälle in Krankenhäusern der Regelversorgung nicht vorgenommen. Ein Tausch der bestehenden Mengen würde moderiert.

Es wäre illusorisch zu vermuten, dass in einem solchen Modell die derzeitige Krankenhausplanung unverändert Bestand hätte. Ebenso illusorisch ist jedoch die Vorstellung, dass die Krankenhausplanung nach derzeitigem Muster Bestand hat. Sie hinkt bereits mit mehrjähriger Verspätung den methodischen und medizinischen Möglichkeiten der Planung hinterher. Ihre Resistenz gegen die Auswirkungen des Wettbewerbs führt dazu, dass Deutschland doppelt so hohe Bettenkapazitäten hat wie skandinavische Länder oder die USA (◘ Abb. 23.1).

Solange jedoch dieser Überhang an Kapazitäten vorhanden ist, werden Krankenhäuser insgesamt immer in einer schlechten Verhandlungsposition sein. Die Vermutung der Krankenhäuser, dass hohe Bettenzahlen eher zu einer befriedigenden Erlössituation führen, ist zudem falsch. Der Blick auf andere Länder macht deutlich, dass dort die Krankenhäuser selbst den Abbau von Betten unter betriebswirtschaftlichen Aspekten betrieben haben. In den USA stellte die DRG-Einführung im Medicare-Bereich (der rund 40% des Budgets abdeckt), eine gut erkennbare Zäsur dar (Abb. 23.2).

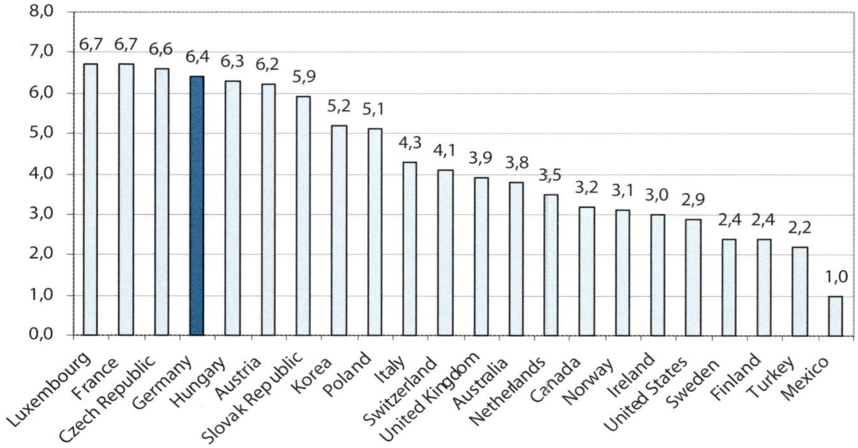

Abb. 23.1. Akutbetten pro 1000 Einwohner im Jahr 2000 (OECD Health Data)

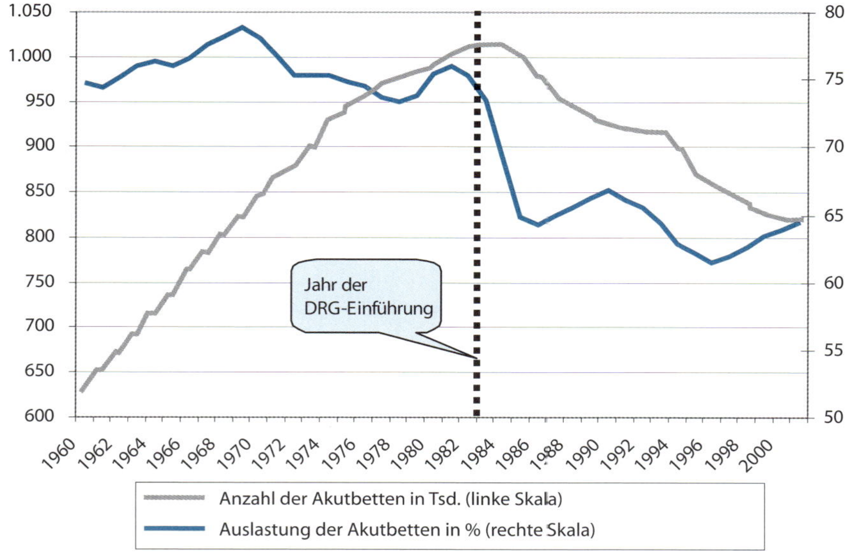

Abb. 23.2. Anzahl der Akutbetten und Auslastungsgrad in den USA der Jahre 1960–2000 (OECD Health Data)

Zusammenfassend hat die Politik bisher diejenigen Möglichkeiten konsequent genutzt, die ihr in der bestehenden Konstellation von Politik, Verbänden und Patientenansprüchen blieben. Die Möglichkeiten der Zukunft sind noch offen. Derzeit sieht es danach aus, als ob die von DRG's in Gang gesetzte Dynamik so stark sein wird, dass nicht mehr der Gesetzgeber die treibende Kraft zu sein braucht, sondern ausgewählte Krankenkassen und Krankenhäuser selbst die Initiative übernehmen werden. Das derzeitige noch vielfach von zentraler Steuerung gekennzeichnete System wurde durch DRG's in ein dezentrales System mit vielen Geschwindigkeiten überführt. Die Vorgabe stabiler Rahmenbedingungen in Bezug auf Qualität, Wachstum und Verknüpfung der Sektoren wird die Herausforderung der nächsten Jahre im Krankenhausbereich sein.

Teil II E Konsequenzen aus Sicht des Niedergelassenen Arztes

24.1

„Integrierte Versorgung" und „DRG's" aus Sicht des niedergelassenen Arztes

Graf N. Stenbock-Fermor, Ch. Eichhorn

Einleitung

IV (Integrierte Versorgung) und DRG's (Diagnosis-Related Groups) sind politisch gewünschte Abrechnungsinstrumente der medizinischen Versorgung im stationären wie im ambulanten Bereich. Die IV hat durch das GMG seit Januar 2004 durch Beseitigung bürokratischer Hemmnisse eine Öffnung erfahren, sodass jetzt ernsthafte Bemühungen der Realisierung beginnen.

Aus Sicht der niedergelassenen Orthopäden kann die Integrierte Versorgung in Teilbereichen der medizinischen Versorgung sinnvoll und notwendig sein. Erste Vorschläge sind eingebracht und erste Verhandlungen mit den Kostenträgern finden bereits statt.

Im Folgenden sollen Risiken und Chancen, Möglichkeiten und Stolpersteine, Perspektiven und Sorgen kurz dargestellt werden.

Integrierte Versorgung

Die IV (§§ 140 ff. SGB V) ist eine vom Gesetzgeber gewollte, fachübergreifende Behandlungsmöglichkeit mit 1% der Gesamtausgaben (ambulant wie stationär) für medizinische Versorgung als Anschubfinanzierung. Die Krankenkassen erwarten eine verbesserte Qualität zu gleichen Kosten oder (bei gleicher Qualität) niedrigere Kosten bei gleichzeitiger Verpflichtung zur Entwicklung eines Qualitätsmanagementsystems.

Die feststellbare initiale Euphorie durch den dafür geschaffenen, aber deutlich begrenzten Honorartopf ist allerdings heute genauso wenig angebracht wie der seinerzeit aufgetretene Run auf Netzwerke und DMPs, wobei Erstere kaum noch effektiv funktionieren und Letztere in Bürokratie ersticken und wenig zur Akzeptanz in der Ärzteschaft beigetragen haben.

Was ist wichtig?

- Die Laufzeit dieser Versorgungsmodelle ist zunächst bis Ende 2006 geplant.
- Die IV bietet den Ärzten eine Möglichkeit, sich mit eigenen Strukturen einzubringen und nicht auf fertige Lösungen zu warten.
- Die KVen nehmen an der IV lediglich beratend teil.

- Die IV birgt im Rahmen der möglichen Vertragsgestaltung ohne Einbeziehung der KVen erhebliche Risiken für den vertragsrechtlich unerfahrenen Arzt.
- Dieser wird unter Umständen nicht in der Lage sein, die tatsächlich anfallenden Kosten gegenüber den Angeboten der Kostenträger zu kalkulieren. Die Folgen einer Fehlkalkulation können für die Gruppe der Leitungserbringer fatal sein. So ist zu überlegen, ob nicht professionelle Institute hier unterstützend tätig werden müssen.
- Die Forderungen, die an die IV gekoppelt werden, bei gleichzeitigem Benefit für den Patienten ist von der Ärzteschaft nur zu erfüllen durch Implementierung eines Qualitätsmanagementsystems. Nur so ist die erwartete Kostenersparnis durch Wegfall unnötiger diagnostischer und therapeutischer Maßnahmen bzw. deren sinnvolle Auswahl zu realisieren, ohne dem Patienten zu schaden. Hierzu ist die sorgfältige Auswahl des Krankheitsbildes bei verifizierter Datenlage für die Einbeziehung in die IV erforderlich.
- Es ist unbestritten, dass eine Vielzahl von Erkrankungen wegen Unkalkulierbarkeit hierfür nicht in Frage kommen kann.
- In jedem Fall empfiehlt es sich, immer mit eigenen Vorstellungen und Kalkulationen die Krankenkassen vom jeweiligen Konzept zu überzeugen. Ideal wäre ein überschaubares homogenes Krankheitsbild wie Osteoporose oder der diabetische Vorfuß.

Klare Zuständigkeiten in einem solchen Netzwerk zwischen den Vertragspartnern und den Leistungserbringern sind unabdingbare Voraussetzungen, ebenso wie ein Kostenmanagement und die geeignete Organisationsform. Hierzu hat der Deutsche Ärztetag in Bremen im Mai 2004 die Voraussetzungen geschaffen. So wurden bisher u. a. Heilkunde-GmbHs und eine Ärzte-AG auf den Weg gebracht; ferner erfolgte die Freigabe zur Gründung überregionaler Gemeinschaftspraxen und ankündbare fachübergreifende Spezialsprechstunden. Als weitere Beispiele sind zu nennen:
- Aufgabe der strikten Bindung an einen Praxissitz,
- eine Unterscheidung zwischen ausgelagerter Praxisstätte und Zweigpraxis findet nicht mehr statt,
- Aufgabe der bisherigen strikten Regelung, nur einer einzigen Berufsausübungsgemeinschaft anzugehören,
- Bildung von Teilgemeinschaftspraxen und/oder auch Teilpartnerschaften,
- Erweiterung der Möglichkeiten, Kolleginnen und Kollegen anzustellen,
- Erweiterung der Kooperationen mit anderen Leistungserbringern,
- Zulassung von Ärztegesellschaften.

Wichtig ist, dass der Arzt Vorkehrungen für eine ordnungsgemäße Versorgung seiner Patienten an allen Orten seiner Tätigkeit zu treffen hat. All diese Punkte helfen, die neuen Versorgungsformen auf den Weg zu bringen. Sie müssen allerdings von den jeweiligen Landesärztekammern genehmigt werden.

Die IV unter Beibehaltung der herkömmlichen Behandlung auf Chipkarte und gleichzeitigem erhöhtem Dokumentationsaufwand kann nur eine Übergangslösung sein. Langfristig muss die IV organisatorisch und finanziell von den Leistungen der kassenärztlichen Vereinigungen und deren Abrechnung abgekoppelt werden und auf ein eigenständiges Vertragswerk mit den Kostenträgern bauen, das ein gut kalkuliertes Vergütungsfundament und damit Planungssicherheit für die Leistungserbringer bietet.

Der erhebliche Dokumentationsaufwand muss mit Hilfe einer durchdachten EDV beherrscht werden, z. B. im Rahmen eines geschützten Dokubereiches auf einer Kommunikationsplattform, wie sie z. B. der Deutsche Orthopäden-Verband zurzeit entwickelt. Hier kann der Anwender nach einem Arbeitstag die tägliche Eingabe in kürzester Zeit vornehmen, das interne Softwareprogramm errechnet sofort die vom Kostenträger gewünschten Daten und Kalkulationen. Später werden dann die zurzeit in Entwicklung befindlichen Schnittstellen der verschiedenen Praxissoftware ggf. in eine einheitliche Dokumentation münden, sodass aus der Software heraus die Dokumentation nur noch einmalig zu leisten ist.

Die erlaubte Ausweitung der ambulanten Krankenhausaktivitäten soll mit der Patientenversorgung der niedergelassenen Ärzte konkurrieren. Hier ist ein Wettbewerb durchaus vom Gesetzgeber gewollt. Allerdings ist bisher nicht erwiesen, ob der Neuaufbau der fachärztlichen ambulanten Krankhausversorgung kostengünstiger als die bestehende fachärztliche Versorgung sein kann bzw. überhaupt organisatorisch möglich ist. Hier ist die niedergelassene Ärzteschaft aufgefordert, sich aller vorhandenen vertragsärztlichen Mittel zu bedienen, um ihre Handlungsfähigkeit unter Beweis zu stellen. Eine sektorenübergreifende Kooperation ist sinnvoll, wenn sie partnerschaftlich organisiert wird. Die Integrierte Versorgung kann nicht ohne die Auswirkungen der DRG's auf das ambulante System bewertet werden, da sie, wenn sie sektorenübergreifend arbeiten soll, im Krankenhaus bestehende DRG's ergänzen muss.

DRG's (Diagnosis-Related Groups)

DRG's werden zu einer verkürzten Verweildauer führen, um hierdurch die Kosten der stationären Versorgung zu senken, gleichzeitig dürfte der Zuwendungsbedarf bzw. der Gesamtaufwand in Behandlung und Pflege steigen.

Die Frühentlassung führt zu einem erhöhten Aufwand an medizinischer Nachsorge, vermehrten Hausbesuchen, Mehrbeanspruchung im Notdienst und zu einem erheblichen Mehraufwand an medizinisch physikalischen Leistungen in der ambulanten Versorgung.

Die Organisationsstruktur der niedergelassenen Orthopäden und Unfallchirurgen ist zweifellos in der Lage, diesen Bereich abzudecken. Erforderlich sind dafür Logistik und Finanzierung. Dies ist nur unter Einbindung der neu geschaffenen Versorgungsmöglichkeiten darstellbar, da in den bisherigen Strukturen jeglicher Spielraum fehlt, in den völlig ausgereizten Budgets der Chipkarte weitere Leistungen zu implementieren.

Zurzeit ist unter dem Druck von Kostenpauschalen, Praxisbudgets, Mengenbegrenzungsmaßnahmen und Richtgrößen kaum ein niedergelassener Arzt zu motivieren, über seine „normalen" schlecht bezahlten Leistungen hinaus diese dann notwendige Art der „Ambulanten Intensivversorgung" zu leisten, wohl wissend, dass jede weitere Leistung „auf Chipkarte" unvergütet bleibt.

Diese nachstationären Leistungen mit hohem Betreuungsaufwand wie
- täglicher Hausbesuch,
- Verbandwechsel,
- Assistenz durch geeignete Mitarbeiter, verbunden mit zusätzlichen Kosten,
- organisierter Wochenend- und Feiertagsdienst,
- ständige Rufbereitschaft,
- Dokumentation des Verlaufs für weitere Dienstleister,
- erhöhter Verordnungsaufwand, z. B. für Hilfsmittel, Verbandmaterial, Thromboseprophylaxe, Antibiotika usw.,
- Kosten für verbesserte Ausstattung, chirurgische Bestecke usw. im Besuchskoffer

müssen also unabhängig finanziert werden, z. B. im Rahmen der IV. Allerdings gilt dies nur für bestimmte Diagnosen bzw. Krankenhausleistungen, wobei somit folgende Fragen ungelöst sind:

1. Wer finanziert diesen hohen Aufwand, wenn die 1% der Gesamtvergütung verbraucht sind, und
2. wer finanziert die Kosten dieser Frühentlassungen, bei Diagnosen, die die IV gar nicht vorsieht?

Im Rahmen der o. g. Pauschalvergütung, die schon jetzt kaum für die normalen Leistungen eines Quartals ausreicht, ist dies jedenfalls nicht zu finanzieren.

Zwar spart das Krankenhaus durch die Frühentlassung einige Kosten, die aber höchstwahrscheinlich bereits durch die Einführung der DRG's „verbraucht" sind. So wird eine Klinik wohl kaum in der Lage sein, diese hohen nachstationären Kosten einer Frühentlassung zu tragen (sonst könnte sie ja die Patienten auch länger „behalten").

Problematisch könnten allerdings Entscheidungskriterien werden, wenn stationäre Aufnahmen in ein Filtersystem im Sinne der „guten und schlechten Diagnosen" oder mit „Gewinn bringenden oder Verlust produzierenden Patienten" gelangen.

Dies würde dazu führen, dass problematische, aufwendige und kostenträchtige Erkrankungen zugunsten von einfachen und überschaubaren sowie preiswert zu behandelnden Leiden abgewiesen oder in eine unzumutbare lange Warteschleife geschoben würden.

Wartelisten für bestimmte Erkrankungen wären die Folge, wie in EU-Nachbarländern bereits geschehen. Diese Zustände könnten bei entsprechend hohem Druck der Versicherten auf die Politiker regulierende Eingriffe auf das System erwarten lassen. Solche politisch motivierten Eingriffe in das System sind unkalkulierbar und führen in der Regel selten zu Verbesserungen.

Dieses Problem wird verschärft durch die gewünschte „Preisgleichheit" für Leistungen des kleinen regionalen Krankenhauses und des Großklinikums.

Aus Sicht des Niedergelassenen kann daher die DRG-Einführung einer verdeckten Grundversorgung mit reduziertem Qualitätsanspruch gleichgesetzt werden.

Zu erwarten sind beim derzeitigen Entwicklungsstand der DRG's:

- eine Verschlechterung der Pflege,
- eine Verringerung der Zuwendung,
- Risikoerhöhung durch weiteren Stellenabbau auf ärztlicher Ebene,
- Entlassungen im Bereich Pflegepersonal,
- preiswertestes OP-Material, z. B. Endoprothesen niedrigerer Qualitätsstufe,
- aus rein wirtschaftlichen Gründen vorgenommene Verlegungen, z. B. vom kleinen in ein großes Haus, mit der Konsequenz der Blockierung von medizinischen Möglichkeiten dort.

Die Konsequenzen daraus sollte der einweisende Arzt dem Patienten vermitteln können. Er sollte darüber informieren, dass

- der Krankenhausaufenthalt kürzer ausfallen dürfte, als bisher gewohnt,
- etwa rechtzeitig abgeschlossene Zusatzversicherungen unter Umständen Verbesserungen
  - bei der Unterbringung und Pflege,
  - bei der Wahl des Arztes,
  - bei Zuzahlungen durch bessere Materialien, Implantate und Hilfsmittel bedeuten können,

- rechtzeitig eine vollstationäre, teilstationäre oder ambulante Anschlussheilbehandlung organisiert werden muss,
- nach der Frühentlassung ein vermehrter Pflegeaufwand durch Angehörige oder ambulante Pflegedienste erforderlich sein wird und organisiert werden muss,
- rechtzeitig die Betreuung durch das eingebundene Fachärzteteam geplant werden muss.

Dabei ist die Bedeutung der Wahl des richtigen Krankenhauses herauszustellen, was wiederum genaue Kenntnisse der Leistungsfähigkeit der Kliniken und Abteilungen, die infrage kommen, voraussetzt.

Allen Beteiligten sollte daran liegen, dem Kranken wenigstens die Wahlmöglichkeit hochwertigerer Versorgung (als die der „Grundversorgung") und deren Absicherung durch Abschluss von Zusatzversicherungen zu ermöglichen.

24.1 Fazit

Es ist Aufgabe der niedergelassenen Ärzteschaft, Handlungsfähigkeit zu zeigen, dergestalt, dass eigene medizinische Behandlungskonzepte den Leistungsgebern dargelegt werden, um so deren Willen zur Mitarbeit und Gestaltung der neuen gesetzlichen Vorgaben zu dokumentieren.

Es ergibt sich die Möglichkeit, durch entsprechende Aktivität im ambulanten und im sektorenübergreifenden Bereich Leistungsfähigkeit zu demonstrieren.

Es ist dies möglich, ohne in eine Bürokratiefalle zu tappen, die uns bei passivem/untätigem Verhalten droht. Überbordender Bürokratismus sowie „Evidence-Gläubigkeit" sind Ausdruck der Hilflosigkeit der Leistungsgeber. Die niedergelassenen Ärzte werden nicht auf Rezepte warten können – sie müssen aus den vorhandenen Möglichkeiten Neues kreieren. Dann haben alle Beteiligten eine Zukunft. Oder anders gesagt/zitiert: Wer nicht handelt, wird behandelt.

Stationär-ambulante Schnittstellenprobleme medikamentöser Behandlungen (Thromboseprophylaxe, Antibiose, Osteoporosemedikation etc.)

S. Götte

Mit der gesetzlichen Vorgabe zur integrierten Versorgung (§ 140) wird beabsichtigt, die unterschiedlichen Versorgungsebenen ambulant und stationär zu verzahnen. Schnittstellenprobleme zwischen ambulanter und stationärer Versorgung bzw. stationärer und ambulanter Versorgung sollen reduziert und die sektorale Trennung zwischen ambulant und stationär permeabel gestaltet werden. Die bisherige Kooperation ambulanter und stationärer Versorgung ist mit diversen Problemen belastet, die auf unterschiedliche Leistungen, unterschiedliche Strukturabläufe und Organisationsformen wie auch auf ein unterschiedliches Bewusstsein für verschiedene Erkrankungen, unterschiedliche Qualitätsnormen und unterschiedliche finanzielle Handlungsspielräume (Budgets) zurückzuführen sind.

Die Versorgungsebenen ambulanter und stationärer Bereich bilden sich sehr unterschiedlich ab. Besonders auffällig ist die Diskrepanz der finanziellen Ausstattung und der Umfang der ambulanten Versorgung, im Vergleich zur Klinik. Während in der ambulanten Versorgung 95% aller Erkrankungen behandelt werden, steht dafür nur eine Vergütung von 16% der Gesamtausgaben zur Verfügung, während die Klinik 5% aller Erkrankungen versorgt, dafür aber 33% der Ausgaben beansprucht. Der hohe Finanzierungsbedarf der Klinik äußert sich zudem in Zuwachsraten von 30% in den Jahren von 1982 bis 1996, während der ambulante Sektor in dieser Zeit von über 20% auf 16% rückläufig ist.

High-Tech-Leistungen in Diagnostik und Therapie erfordern grundsätzlich eine besondere Finanzausstattung und zweifelsohne sind unsere Kliniken High-Tech-Einrichtungen. Für die Ausstattung der ambulanten Versorgung muss die Einhaltung dieses Prinzips gefordert werden, ebenso aber auch für die ständige wohnortnahe und flächendeckende Präsenz. Dies ist bisher lediglich ansatzweise realisiert. Vor dem Hintergrund der Kostendiskussion und der Frage nach Rationalisierungsreserven stehen wir vor der grundsätzlichen Frage: Wo kann welche Leistung am kostengünstigsten bei gleich hoher Qualität erbracht werden?

Abgesehen von der ungleichen Bewertung äquivalenter ärztlicher Leistungen, wie z. B. operative Eingriffe, und den beiden unterschiedlichen Versorgungssektoren, ist auch der Handlungsspielraum bei medikamentösen Behandlungsmöglichkeiten unterschiedlich.

Medikamentöse Behandlungen in der sektorenübergreifenden Versorgung gehören zu den Problemzonen, die zukünftig praktikabel ambulant und stationär bzw. umgekehrt auf eine neue qualitäts-, benefit- und ausgabenorientierte Basis gestellt werden müssen.

Der ambulante Versorgungsrahmen unterliegt im Leistungs- und Verordnungsbereich besonderen Wirtschaftlichkeitskriterien, die an die persönliche Haftung des Arztes gebunden sind. Die ärztlichen Leistungen sind budgetiert, ebenso werden aber auch die Verordnungen von Medikamenten, Heil- und Hilfsmitteln, einer strengen Wirtschaftlichkeitsprüfung unterzogen (§ 106 SGB V/§ 84 – Auffälligkeitsprüfung):

Für den Verordnungsrahmen werden jährliche Richtgrößen pro Fachgruppe mit den Kassen vertraglich vereinbart, die wiederum Teil des Gesamtbudgets und konsentierten überregionalen Verordnungsrahmens sind. Die Richtgrößen bedeuten das individuelle Verordnungsvolumen eines Vertragsarztes pro Quartal und Behandlungsfall.

Im Wortlaut lesen sich die Paragraphen zur Wirtschaftlichkeitsprüfung wie folgt:

§ 106

(1) Die Krankenkassen und die Kassenärztlichen Vereinigungen überwachen die Wirtschaftlichkeit der vertragsärztlichen Versorgung.

(2) Die Wirtschaftlichkeit der Versorgung wird geprüft durch:

1. Arztbezogene Prüfung ärztlicher und ärztlich verordneter Leistungen nach Durchschnittswerten oder bei Überschreitung der Richtgrößenvolumen nach § 84 (Auffälligkeitsprüfung).

24.2

(5 a) Prüfungen bei Überschreitung der Richtgrößenvolumen nach § 84 Abs. 6 und 8 werden durchgeführt, wenn das Verordnungsvolumen eines Arztes in einem Kalenderjahr das Richtgrößenvolumen um mehr als 15 von Hundert (Prüfungsvolumen) übersteigt und aufgrund der vorliegenden Daten der Prüfungsausschuss nicht davon ausgeht, dass die Überschreitung in vollem Umfang durch Praxisbesonderheiten begründet ist (Vorabprüfung).

Eine Klage gegen die Entscheidung des Beschwerdeausschusses hat keine aufschiebende Wirkung,

Bei einer Überschreitung des Richtgrößenvolumens um mehr als 25 v. H. hat der Vertragsarzt nach Feststellung durch den Prüfungsausschuss darüber hinaus den sich aus der Überschreitung des Prüfungsvolumens ergebenden Mehraufwand den Krankenkassen zu erstatten, soweit dieser nicht durch Praxisbesonderheiten begründet ist.

Eine befreiende Wirkung von Regressen ist folglich nur dann gegeben, wenn die Überschreitung durch Praxisbesonderheiten begründet werden kann. Praxisbesonderheiten kennzeichnen einen erhöhten indikationsbezogenen Aufwand, d. h. die Behandlung besonders schwerer Fälle, z. B. multimorbide Patienten oder aber die Erbringung besonderer Leistungen, die nicht von allen Kollegen der Fachgruppe durchgeführt werden.

Neben dem Richtgrößenunterschied im interdisziplinären Vergleich (■ Tabelle 24.1) sind selbst die für die Fachgruppe der Orthopäden geltenden Richtgrößen nicht bundeseinheitlich, sondern orientieren sich an den bisherigen Verordnungszahlen der GKV auf Länderbasis, wie aus ■ Tabelle 24.2 hervorgeht. Schlusslicht bilden die orthopädischen Vertragsärzte in Hessen mit der niedrigsten Richtgröße für Familienmitglieder, Familienangehörige und Rentner, die Spitzenposition nehmen die Orthopäden in Berlin ein mit einer um ca. 400% höheren Richtgröße.

Um bei der Verordnung von Medikamenten die vorgegebenen Richtgrößen unter Berücksichtigung des Wirtschaftlichkeitsgebotes nicht zu überschreiten, erfordert die Durchschnittsbehandlung häufig den Wechsel in der Verordnung von teuren, wenn auch innovativen und qualitativ hochwertigen Originalpräparaten auf billigere Generika. Leider kann nicht ausgeschlossen werden kann, dass Kompensationseffekte auch durch Nichtverordnung realisiert werden.

Tabelle 24.1. Richtgrößen 2004 für Arznei- und Verbandmittel (inkl. SSB)

Fachgruppe	M/F [€]	R [€]
Anästhesie	31,46	116,26
Augenärzte	5,66	11,45
Chirurgen	17,57	35,87
Gynäkologen	14,53	22,35
HNO-Ärzte	14,07	11,26
Hautärzte	20,79	24,69
Internisten – hausärztlich	48,93	96,18
Internisten – fachärztlich	80,01	116,75
Kinderärzte	43,17	43,17
Lungenärzte	80,22	118,67
MKG-Chirurgen	19,28	16,05
Nervenärzte	57,90	77,06
Neurochirurgen – niedergelassen	29,94	54,68
Neurochirurgen – ermächtigt	6,98	14,15
Orthopäden	11,55	20,37
Ärzte für Physiotherapie	6,91	16,32
Allgemeinmediziner/Praktiker	32,91	94,10
Psychiater	42,84	64,80
Kinder- u. Jugendpsychiater	26,93	59,94
Ärztliche Psychotherapeuten[a]	5,63	26,51
Überwiegend psychotherapeutisch tätige Ärzte[b]	10,87	56,42
Urologen	23,46	47,34

[a] Fachärzte für Psychotherapie und Ärzte mit einem Leistungsbedarfsanteil aus Leistungen des Abschnitts G IV von mindestens 90%.

[b] Ärzte mit einem Leistungsbedarfsanteil aus Leistungen des Abschnitts G IV von 60–89,99% (Quelle: KV Berlin, 2004).

Tabelle 24.2. Richtgrößen für Mitglieder, Familienangehörige und Rentner

Orthopäden	Arzneimittel [€]	
KV	M/F	R
Berlin	11,42	20,15
Brandenburg	8,01	18,88
Bremen	4,11	11,06
Hamburg[a]	32,82	47,53
Hessen	2,66	5,52
Koblenz	5,78	10,11
Niedersachsen	3,20	8,31
Nordbaden	6,39	12,27
Nord-Württemberg	7,07	12,69
Pfalz	5,57	8,77
Rheinhessen	5,57	8,77
Thüringen	6,89	13,08
Trier	5,57	8,77
Westf.-Lippe	4,60	11,40

[a] inkl. Heilmittel (Quelle: KBV, Juli 2002).

Für die medikamentöse Behandlung der großen orthopädischen Volkskrankheiten wie Arthrose und Osteoporose stehen in den letzten Jahren innovative und teure Originalpräparate mit hoher Kosten-Nutzen-Relation zur Verfügung. Es ist verständlich, dass bei Tageskosten zwischen 2 und 22 Euro und entsprechender Patientenfrequenz die vorgegebenen Budgets schnell gesprengt sind. Budgetbedingte Wirtschaftlichkeitsaspekte bergen die Gefahr, dass derartige Präparate trotz wissenschaftlich nachgewiesenem Nutzen und trotz der Aufnahme in konsentierte Leitlinien nicht in dem Maß eingesetzt werden, wie gewünscht. Problem ist – wie bereits dargestellt – die persönliche Haftung, wenn es dem Vertragsarzt nicht gelingt, die Richtgrößenüberschreitung indikationsbezogen und gut dokumentiert darzustellen. Eine plausible indikationsbezogene Darlegung der qualitätsgestützten wirtschaftlichen Verordnungsweise unter Berücksichtigung der Praxisbesonderheit hat eine befreiende Wirkung. Die Realität zeigt aber noch immer viele gegenteilige Entscheidungen mit Regressforderungen und nachfolgenden aufwendigen Sozialgerichtsprozessen.

Das bedeutet allerdings, dass der niedergelassene Vertragsarzt bei Überschreitung seines Budgets zunächst in der persönlichen Haftung steht und die nach wissenschaftlicher Erkenntnis dringend notwendige Versorgung seiner Patienten vor dem Beschwerdeausschuss mit ärztlichen und Kassenvertretern rechtfertigen muss. Nur die plausible indikationsbezogene Darlegung der qualitätsgestützten wirtschaftlichen Verordnungsweise hat befreiende Wirkung.

In der Verantwortung steht zunächst der Vertragsarzt und haftet persönlich. Abschlägige Bescheide enden nicht selten vor dem Sozialgericht.

Die Verordnung von Medikamenten entspricht in jeder Hinsicht einer Mischkalkulation: Teure, innovative Medikamente und Originalpräparate im GKV-Bereich zu verordnen, ohne den Rahmen vorgegebener Richtgrößen zu sprengen, setzt eine mengenmäßig reduzierte Verordnung teurer Präparate oder aber das Ausweichen auf Billigprodukte voraus. In der Konsequenz bedeutet das unter Berücksichtigung der Richtgrößenunterschiede eine sehr inhomogene und keinesfalls verlässliche Versorgung der betroffenen Patienten.

Teuer sind zweifelsohne Medikamente zur Thromboseprophylaxe, zur Antibiose, zur Osteoporosebehandlung, für Arthrose und die Basistherapie entzündlich-rheumatischer Erkrankungen.

Erschwerend sind neben restriktiven Budgets grundsätzlich aber auch die vorgegebenen Verordnungshinweise nach stationärem Aufenthalt, d. h. wenn durch Empfehlung des Patienten dem Vertragsarzt kaum Gelegenheit gegeben wird, eine empfohlene medikamentöse Therapie kostengünstigen Präparaten mit ähnlichem Wirkungsspektrum anzupassen. Für diesen Fall kann es häufig zu einer Störung der Compliance in der weiteren Versorgung kommen.

Lässt man Vernunft walten, müsste man meinen, dass innovative Medikamente mit verbessertem Wirkungsspektrum, d. h. schnellere Wirksamkeit und Effizienz sowie Reduzierung eines Risikopotentials mit daraus folgenden Einsparungen bei möglichen Folgeerkrankungen automatisch für eine breite Verordnung legitimiert und Richtgrößen den Leistungsschwerpunkten der Praxen entsprechend angepasst werden. Noch ist dieser Schritt nicht getan. Nach Angabe der Defizite scheuen die Kassen trotz nachgewiesener Einspareffekte die Kosten.

Als beispielhaft anzuführen ist die Kostenrelation zwischen Diagnostik, Therapie und Folgekosten der Osteoporose.

Für die operative Behandlung der Schenkelhalsfraktur wie die Behandlung der übrigen osteoporotischen Frakturen, die Rehabehandlung und Pflege sind aktuell 5 Mrd. Euro zu veranschlagen. Dieser Summe stehen 140 Mio. Euro für die medikamentöse Behandlung gegenüber. Mit Hilfe der modernen Bisphosphonate, wie auch Raloxifen, konnte eine Reduktion der Frakturrate um über 50% nachgewiesen werden. Mit einer moderaten Erhöhung der Primärausgaben für die medikamentöse Behandlung könnten die Folgekosten aber drastisch reduziert werden. Dies wäre nach aktueller Einschätzung jedoch nur zu erreichen, wenn diese Medikamente ganz offiziell aus der richtgrößenorientierten Wirtschaftlichkeitsberechnung herausgenommen würden.

In einem ersten Schritt konnte dies teilweise in der Vereinbarung mit den Krankenkassen erreicht werden, wenngleich dies nicht für alle innovativen Medikamente gilt.

Die integrierte Versorgung stellt somit einen zukunftsweisenden Schritt zur Leistungsanpassung im Sinne einer kontinuierlich möglichen medikamentösen Versorgung stationär wie ambulant dar. Es muss empfohlen werden, dass sich die unterschiedlichen orthopädischen Versorgungsebenen vor Ort, insbesondere in der Struktur der regionalen Kompetenznetze Orthopädie, auf regelhafte Versorgung stationär und ambulant einigen und diese Standards gemeinsam gegenüber der zuständigen kassenärztlichen Vereinigung und den Krankenkassenverbänden vertreten.

Teil III Medizintechnische Innovationen – Quo Vadis?

Zukünftige Entwicklungsfelder orthopädischer Forschung im Zeitalter finanzieller Restriktionen

K.P. Günther, S. Fickert, W.C. Witzleb

> *Um vorwärts zu kommen, gilt es nach einem dritten Weg zu suchen, zwischen Jung und Alt, den beiden eingestürzten Portalen der Lebenszeit, zwischen zyklischer Innovation und stehender Wiederaufbereitung ...*
> (Botho Strauß)

Orthopädische Forschungsaktivitäten sowohl an Kliniken als auch an Einrichtungen der Grundlagenforschung sind von den gegenwärtigen Veränderungen im Gesundheitswesen nicht unberührt. Dennoch muss die thematische Ausrichtung dieses aufgelegten Buches zu „Orthopädie und Unfallchirurgie im gesundheitsökonomischen Spannungsfeld – was bringen die DRG's" für einen Beitrag zur zukünftigen Ausrichtung orthopädischer Forschung ausgeweitet werden:

Die strategische Entwicklung wissenschaftlicher Aktivitäten ist nicht nur durch geänderte Rahmenbedingungen infolge des GKV-Modernisierungsgesetzes (GMG) beeinflusst, sondern in mindestens ebenso großem Umfang durch eine Neuordnung der Forschungspolitik in der BRD und der jüngst modifizierten ärztlichen Weiterbildung sowie durch eine in der Zukunft zu erwartende Veränderung industrieller Drittmittelförderung.

Um diese unterschiedlichen Faktoren in ihrer Bedeutung erfassen und Konsequenzen auf orthopädische Forschung ableiten zu können, soll deshalb zunächst eine Standortbestimmung der aktuellen Forschungssituation und die Darstellung aktueller Trends in der Gesundheits- und Forschungspolitik vorgenommen werden.

Aktuelle Forschungssituation in der Orthopädie

Klinische Forschung

Einen guten Überblick über die grundsätzlichen Rahmenbedingungen klinischer Forschung gibt der kürzlich im Deutschen Ärzteblatt erschienene „Berufsreport 2003" (Rohde et al. 2004). Darin konnten von mehr als 2100 befragten Ärzten (davon etwa 50% in Kliniken tätig) ausführliche Informationen zu wissenschaftlichen Arbeitsbedingungen und zur Projektfinanzierung erhoben werden. Danach arbeiten 54% der Klinikärzte wissenschaftlich (zwei Drittel davon an einer Universitätsklinik und ein Drittel an Kliniken der Maximal- und Schwerpunktversorgung bzw. Grund- und Regelversorgung, wo überwiegend klinische oder Medikamentenstudien betreut werden). Nur 23% der Befragten gaben an, zeitweilig für Forschung freigestellt zu werden. Insgesamt beträgt der Aufwand für wissenschaftliches Arbeiten pro Woche zwischen 4,8 Stunden (Klinikdirektoren) und 7,3 Stunden (Assistenzärzte), wobei ausdrücklich darauf hingewiesen wird, dass sich dieser Zeitbedarf in der Regel zusätzlich zur durchschnittlichen Wochenarbeitszeit von 60 Stunden addiert. 60% der Ärzte werden durch eine Bereitstellung von Räumlichkeiten in ihrer Klinik unterstützt, 42% durch die Bereitstellung von Finanzmitteln und nur 37% geben eine inhaltliche Betreuung an. Vom Charakter her ist die wissenschaftliche Arbeit bei 85% der Befragten klinisch ausgerichtet, 26% betreuen Medikamentenstudien und 21% forschen grundlagenorientiert (chirurgische Fächer sind weniger grundlagenorientiert als konservative Fächer).

Im Hinblick auf die zugrunde liegende Finanzierung wissenschaftlicher Tätigkeit konnten ebenfalls hochinteressante Daten aus dem Berufsreport ermittelt werden: Der Anteil öffentlicher Förderung an den beschriebenen Aktivitäten liegt bei etwa 40% und ist nicht wesentlich höher als die Industrieförderung, die zwischen 25% (Grundlagenforschung) und 44% (Medikamentenstudien) beträgt. Private Institutionen, Stiftungen und andere Einrichtungen tragen dagegen nur ein nachrangiges Fördervolumen. Diese Zahlen belegen, dass fast die Hälfte der medizinisch-wissenschaftlichen Aktivitäten in Deutschland durch industriell-universitäre Kooperation abgesichert ist.

Auch wenn sich diese Zahlen nicht direkt und ohne Einschränkung auf unser Fachgebiet übertragen lassen, geben sie dennoch einen guten Einblick in die Forschungsstruktur vor Einführung des pauschalierten Vergütungssystems an deutschen Kliniken und damit auch in der Orthopädie. Eigene Erfahrung in mehrjährigen Ausbildungs- und Anstellungsverhältnissen an Kliniken unterschiedlicher Trägerschaft sowie eine Vielzahl von Kontakten in wissenschaftlichen Bereichen aus dem In- und Ausland zeichnen ein realistisches Bild: Klinisch orthopädische Forschung hierzulande wurde – und wird weiterhin – in vielen Einrichtungen und von vielen Mitarbeitern praktiziert, wobei jedoch ein Großteil der Tätigkeit nicht als Bestandteil der tariflichen Arbeitszeit gewertet wird und damit häufig nach Dienstschluss erfolgt. Der wissenschaftliche Nachwuchs gerade in der Orthopädie hat daneben oft einen erheblichen Spagat zwischen klinischer Tätigkeit, operativer Ausbildung und Forschung zu bewältigen, der frustrierend sein kann. Wenn zusätzlich noch die Unterstützung von Vorgesetzten ausbleibt oder notwendige Investitionen sowohl in zeitgemäße Labortechnologie (z. B. Molekularbiologie) als auch professionalisierte personelle Unterstützung (Dokumentationsassistenz, Biometrie etc.) ressourcenbedingt nicht mehr getätigt werden können, bleibt vom Wunsch junger Ärzte nach klinikbegleitender wissenschaftlicher Tätigkeit oft nur noch Demotivation.

Grundlagenforschung

In einer Vielzahl von Universitätskliniken sowie anderen Einrichtungen wird grundlagennahe Forschung von und mit Orthopäden betrieben. Beispielhaft können hier die in den vergangenen Jahren institutionalisierten Abteilungen für experimentelle orthopädische Forschung in Berlin, Erlangen, Heidelberg, Jena, Magdeburg, München, Tübingen, Ulm und einigen weiteren Fakultäten genannt werden. In den meisten orthopädischen Universitätskliniken wird ebenfalls experimentelle Forschung auf teilweise durchaus hohem

Niveau praktiziert, wobei diese jedoch häufig eine Individualtätigkeit einzelner Leistungsträger darstellt.

Die genannten Aktivitäten schlagen sich beispielsweise in einer – auf den ersten Blick – respektablen Gesamtzahl von aktuell geförderten DFG-Vorhaben nieder, denn derzeit werden beispielsweise 32 grundlagenorientierte Forschungsprojekte in orthopädischen Kliniken mit DFG-Unterstützung durchgeführt (www.dfg.de/gepris/). Auch sind einige orthopädische Kliniken in Sonderforschungsbereiche bzw. BMBF- oder EU-Forschungsverbünde integriert. Eine aktuelle Übersicht über derzeit bearbeitete Programme kann über die Sektion Grundlagenforschung oder die jeweiligen Leiter unterschiedlicher Arbeitskreise in der DGOOC abgefragt werden.

Wenn man jedoch insgesamt den Versuch unternimmt, anhand einer Übersicht der zurzeit mit öffentlichen Mitteln (DFG, BMBF, EU etc.) geförderten Forschungsprojekte aus dem orthopädischen Bereich deren Zahl mit der Bedeutung von Erkrankungen des Haltungs- und Bewegungsapparates ins Verhältnis zu setzen, wird eine absolut unzureichende Situation offenkundig. Auch der Gesamtumfang der eingeworbenen Fördersummen sowie die Zahl benannter DFG-Gutachter sind bei weitem nicht ausreichend. Zwar wird hier mit immer wiederkehrenden Appellen von Vertretern der wissenschaftlichen Gesellschaft und des Berufsverbandes sowie einer intensivierten Öffentlichkeitsarbeit einschließlich der Aktivitäten der „Bone and Joint Decade“ Aufklärungsarbeit geleistet, doch steht zu befürchten, dass sich dieses Missverhältnis in den nächsten Jahren nur langsam – wenn überhaupt – verändern wird.

Die Orthopädie teilt mit anderen Fächern die grundsätzliche Problematik der Förderung wissenschaftlichen Nachwuchses in Deutschland (fehlende wissenschaftliche Ausbildung im Studium, zunehmende Bürokratisierung, abnehmende finanzielle Ressourcen, Weggang ins Ausland etc.) und leidet darüber hinaus – wie im Übrigen auch die Traumatologie in ähnlicher Weise – an einer inadäquaten Wahrnehmung der gesundheitsökonomischen Relevanz von Erkrankungen des Bewegungsapparates.

Zukünftige Entwicklungen in der Forschungspolitik

Eine zentrale Position in der Forschungspolitik nimmt hierzulande der *Wissenschaftsrat* ein. Dieses Gremium hat in der jüngsten Vergangenheit mehrfach Empfehlungen zur zukünftigen Entwicklung von Forschung, Lehre und Krankenversorgung gegeben, die zumindest jedem klinisch Tätigen in unserem Fach bekannt sein sollten: danach sollen die Ausbildungswege in der Humanmedizin in einen klinischen und forschungsorientierten Zweig differenziert werden. Um die Hochschulmedizinstrukturen effizienter zu gestalten, soll eine Komprimierung und Neuausrichtung der Aus- und Weiterbildungszeiten angestrebt werden (Promotion als wissenschaftliche Arbeit nur noch bei geplanter hochschulmedizinischen Tätigkeit). Selbstverständlich ergibt sich daraus auch eine Differenzierung des Berufsbildes klinisch tätiger Ärzte, denn nach den Vorstellungen des Wissenschaftsrates soll an der traditionellen Personalunion von Arzt und Forscher nicht mehr festgehalten werden. Wenn über diese Vorstellungen zum getrennten Karriereweg von Arzt und forschendem Mediziner, wie sie zuletzt auch im Rahmen eines gemeinsamen Workshops zur Zukunft der Hochschulmedizin von DFG und BMBF im Mai 2004 diskutiert wurden, noch unterschiedliche Auffassungen bestehen können, so darf doch ein weiterer Vorschlag uneingeschränkte Zustimmung finden: Der Wissenschaftsrat empfiehlt einen „Masterplan“

zur sukzessiven Erhöhung der Mittel im Bereich der Forschungsförderung. Insbesondere in der Biomedizin, aber auch in anderen Bereichen, soll über bessere Ausbildungsprogramme, den verstärkten Aufbau professioneller Studienzentren sowie den Aufbau der Infrastruktur für klinische Studien eine Stärkung der patientenorientierten Forschung angestrebt werden. Dies findet zumindest aktuell bereits einen Ausdruck in der jüngsten gemeinsamen Projektausschreibung von BMBF und DFG zur klinischen Forschung.

Im Gegensatz zum Wissenschaftsrat plädiert jedoch die Arbeitsgemeinschaft der Wissenschaftlichen Medizinischen Fachgesellschaften *(AWMF)* für eine fortgesetzte Einheit von Forschung, Lehre und Krankenversorgung (Richter-Kuhlmann 2004). Obwohl auch dieses Gremium strukturelle und finanzielle Defizite beklagt, die zu einer mangelnden Attraktivität des Wissenschaftsstandortes Deutschland führen, werden die Hauptprobleme in der Einführung von Fallpauschalen in den Krankenhäusern sowie in der Kürzung von Länderzuschüssen sowie Hochschulbaufinanzierung gesehen. Weitere Probleme sind neben der Arbeitszeitgesetzgebung eine starre und inadäquate tarifliche Vergütung von Ärzten bzw. Wissenschaftlern, eine übermäßige Belastung mit Verwaltungs- und Dokumentationsaufgaben sowie die unsichere berufliche Perspektive. All dies habe in den vergangenen Jahren dazu geführt – und dieser Einschätzung muss man leider zustimmen – dass Deutschland sein früheres Ansehen in der medizinischen Forschung im Ausland verloren hat. Während beispielsweise im nordwestlichen Europa auf „Wissenschaftlichkeit gesetzt würde, ertrinkt Deutschland in der Krankenversorgung" (Richter-Kuhlmann 2004).

Während die AWMF zusammen mit dem Wissenschaftsrat eine Förderung von Elitegedanken, Quervernetzung durch interdisziplinäre Zentren und leistungsgerechte Mittelverteilung anstrebt, möchte sie auf jeden Fall die Einheit von Forschung, Lehre und Krankenversorgung erhalten. Obwohl sie die Trennung der Leitungsstruktur einer Klinik in den künftigen „Forschungsprofessor" und „Klinischen Professor" nach angloamerikanischem Vorbild ablehnt, bleibt sie jedoch ein schlüssiges Modell schuldig, wie die offensichtlichen Defizite in der klinischen Forschung rasch behebbar wären.

In Anbetracht des großen Umfangs *industrieller Förderung* in der wissenschaftlichen Forschung allgemein und insbesondere auch in der orthopädischen Forschung empfiehlt sich ein Blick auf den Forschungsstandort Deutschland aus der Perspektive der Industrie. Die Überreglementierung bei der Durchführung klinischer Studien und verschärfte Vorgaben beispielsweise beim Strahlenschutz haben mit dazu beigetragen, dass die Bereitschaft von Herstellern abnimmt, ihre Produkte aus dem Bereich der pharmazeutischen Industrie und der Medizintechnik initial auf dem deutschen Markt zu testen. Ein gutes Beispiel hierfür ist die aktuell geplante Novellierung des Arzneimittelgesetzes, bei der die EG-Richtlinie zur Harmonisierung klinischer Prüfungen in nationales Recht umzusetzen ist. Doch der aktuelle Entwurf der Novellierung zeigt, dass sich die Rahmenbedingungen weiter zu verschlechtern drohen, denn nur wenige Hersteller könnten es sich dann noch leisten, Phase-I- und -II-Studien trotz erheblich günstigerer Bedingungen im Ausland – etwa in Großbritannien – noch in Deutschland durchzuführen.

Zusätzlich zur extremen Bürokratisierung befürchten vor allem die Implantathersteller im Zusammenhang mit der Etablierung des pauschalierten Entgeltsystems einen erheblichen Druck auf ihre Preise, da bereits jetzt Einkaufsverbünde und private Klinikbetreiber über entsprechende Reduktionen eine Gewinnspanne bei der Versorgung z. B. mit Knie- und Hüftendoprothesen zu erhalten versuchen. Die DRG-Einführung hat tatsächlich in vielen Fällen zu einem Rückgang der Vergütung für einzelne orthopädische Eingriffe geführt – und wird auch weiter dazu führen. Deshalb bleibt neben der Einführung klinischer Pfade und einer Verweildauerverkürzung vor allem die Implantatstandardisierung und damit auch der günstigere Einkauf als Lösungsweg zur Kostenoptimierung in den Kliniken. Daraus resultiert eine zukünftig abnehmende Gewinnspanne für Implantathersteller in Deutschland, und als logische Konsequenz ist ein Rückgang der zurückgestellten Mittel für die Unterstützung von Forschungsaktivitäten zu erwarten. Dies hat im Juni 2004 beispielsweise O. Wawrik als Fachbereichssprecher des Bundesverbandes Medizintechnologie anlässlich der Jahrestagung der Arbeitsgemeinschaft Mitteldeutscher Orthopädischer Universitätskliniken in Dresden klar formuliert und dabei auf die bereits jetzt deutlich höheren Implantatpreise in anderen europäischen und amerikanischen Märkten hingewiesen. Unabhängig davon, ob die bisherige Industrieförderung wissenschaftlicher Aktivitäten hinsichtlich Inhalt und Selektionsmechanismus immer sinnvoll war, ist hier gesamthaft ein Rückgang der Unterstützung für die meisten Kliniken zu erwarten.

Dies ist vor allem auch deshalb problematisch, weil in Deutschland derzeit nur etwa 2% des Bruttosozialprodukts als öffentliche Unterstützung in wissenschaftliche Projekte fließen, während dies in anderen Ländern teilweise bis zu 4% sind und einer industriellen Forschungsförderung deshalb eine besonders hohe Bedeutung zukommt.

Leider muss wohl nicht erwähnt werden, dass die *Kostenträger* in Deutschland die strukturierte Förderung wissenschaftlicher Aktivitäten kaum als Aufgabe empfinden.

Zwar gab es in der Vergangenheit und auch aktuell einige gemeinsam mit dem BMBF aufgelegte Schwerpunktprogramme (z. B. zur Versorgungsforschung), doch sehen es Kostenträger gemeinhin nicht als ihre Aufgabe an, innovative Forschung in der Medizin zu unterstützen. Selbst bei der Weiterentwicklung des Leistungskatalogs, die von der gemeinsamen Selbstverwaltung betrieben wird, orientieren sich die Kostenträger in der Regel an extern erhobenen Daten zur Effektivität und Effizienz von Diagnostik- und Therapiemodulen, ohne deren Rekrutierung finanziell zu unterstützen.

Zukunftsfeld „Orthopädische Forschung"

Wenn man die einleitend angeführte Forschungssituation an orthopädischen Kliniken und die künftig zu erwartenden Entwicklungen in Gesundheitspolitik, Industrie, Forschungsförderung und Aus- bzw. Fortbildung von Ärzten zusammenfasst, ergibt sich eine recht klare Prognose für die Rahmenbedingungen wissenschaftlicher Tätigkeit in der Zukunft, die in einigen Thesen zusammengefasst werden soll:

1. *Forschung am Bewegungsapparat muss intensiviert werden – primäre Voraussetzungen sind erhöhtes Eigenengagement und bessere Daten.* Die Forderung nach erhöhtem Eigenengagement gilt allen in der Orthopädie Tätigen – ob in Klinik oder Niederlassung –, denn nur eine verbesserte Datenlage aus allen Bereichen zum Bedarf und Nutzen orthopädischer Therapiemaßnahmen kann die öffentliche Wahrnehmung für die Notwendigkeit intensivierter Forschungsunterstützung verbessern. Dies bedeutet, dass als erste „Forschungsaktivität" der Zukunft eine bessere Datenlage zu Prävalenz und Behandlungsbedarf („burden of disease") orthopädischer Erkrankungen sowie der Wirksamkeit etablierter – aber nicht immer wissenschaftlich ausreichend abgesicherter – Therapieverfahren anzustreben ist. Nur damit lässt sich dauerhaft eine Verbesserung der Forschungsförderung in unserem Bereich reklamieren.

2. *Professionelle Forschung erfordert ein professionelles Umfeld.* In Leitungsebenen Orthopädischer Kliniken muss sich die Erkenntnis durchsetzen, dass nur der Aufbau effektiver Forschungsstrukturen mit professionellem Personal langfristig qualitativ gute Forschung gewährleistet. Im Zeitalter finanzieller Restriktionen in der Krankenversorgung und damit einer höheren Ökonomisierung der klinisch ärztlichen Tätigkeit kann Forschung noch weniger als in vergangenen Jahren „Feierabendtätigkeit" sein. Mit einer zu erwartenden Abnahme von Förderungsmitteln der öffentlichen Hand und auch der Industrie ist eine Konzentration der verbleibenden Förderung auf größere Forschungszentren verbunden, die professionelle Ausstattung vorhalten können.
3. *Nur „vernetzte Forschung" überlebt.* Zum Aufbau professioneller Strukturen gehört neben der Einrichtung eigener Schwerpunkte – soweit dies bei zurückgehenden Ressourcen noch möglich ist – vor allem die Zusammenarbeit mit bereits vorhandenen Kompetenzzentren. Aus Gründen der Kostenersparnis und einem höheren Wirkungsgrad ist es sinnvoll, sich auf bestimmte Teilbereiche (thematische Forschungsfelder und auch technisches Know-how) zu spezialisieren. Bei Bedarf kann leichter mit anderen Einrichtungen kooperiert werden als sämtliche Technologie und Kompetenz in allen Bereichen selbst vorzuhalten. Die Rahmenbedingungen öffentlicher Ausschreibungen zeigen immer wieder, dass Nutzung der multiprofessionellen Kooperation in Forschungsverbünden mehr als in der Vergangenheit gefördert wird.
   Dieser Bedarf an Vernetzung wird jedoch auch im engeren Umfeld konkrete Veränderungen erzwingen: mit der geänderten Weiterbildungsordnung und einer zu erwartenden Annäherung der Fächer Orthopädie und Unfallchirurgie werden sich – wo immer möglich – Aktivitäten bündeln und Ressourcen vermehrt gemeinsam genutzt.
4. *Neben „Innovationsforschung" (regenerative Therapien, Optimierung von Biomaterialien, Navigation etc.) ist vermehrt „Präventionsforschung" und „Versorgungsforschung" erforderlich.* In der Vergangenheit lag der Schwerpunkt orthopädischer Forschung oft einseitig auf dem Gebiet innovativer operativer Therapieansätze. Auch wenn diese Gebiete weiterhin intensiv zu bearbeiten sind („tissue engineering", Gentherapie, Optimierung von Biomaterialien und Implantaten bezüglich Resorbierbarkeit, Abrieb oder Infektmodulation, Navigation, Robotik etc.), müssen andere Felder vermehrt erschlossen werden. Dazu gehören in erster Linie die *Präventionsforschung* (z. B. erfordern Adipositas und altersassoziierte degenerative Gelenkerkrankungen als gesellschaftliche Herausforderungen der Zukunft allein aus Kostengründen verbesserte Präventionsmaßnahmen) und die *Versorgungsforschung* (beim zu erwartenden Verteilungskampf medizinischer Disziplinen um abnehmende Ressourcen werden primär diejenigen Therapien finanzierbar bleiben, deren positiver Einfluss auf Lebensqualität bewiesen ist und in einem akzeptierten Verhältnis zu den aufgewendeten Kosten steht). Dies bedeutet zwangsläufig in der klinischen Forschung die intensivierte Anwendung evidenzbasierter Messinstrumente und Designs.

Trotz des Versuchs, mit diesen Thesen eine allgemeine Einschätzung der zukünftigen Entwicklung orthopädischer Forschung aufzuzeichnen, werden viele Fragezeichen bleiben. Das Maß der Ökonomisierung unserer klinischen Tätigkeit in den kommenden Jahren bleibt zwangsläufig noch unklar, die Entwicklung öffentlicher Forschungsförderung hängt in großem Umfang von volkswirtschaftlicher Stabilität ab und die berufspolitischen Veränderungen sind noch nicht in vollem Umfang abschätzbar. Die rechtzeitige Orientierung an einigen der aufgezeigten Punkte mag jedoch für den an Forschung Interessierten eine kleine Hilfestellung sein, die künftigen Herausforderungen, denen wir uns in allen Fächern stellen müssen, klarer zu erkennen und damit auf eine vielleicht neue Weise produktiv umzugehen.

Literatur

Richter-Kuhlmann EA (2004) Medizinische Fachgesellschaften. Mehr Geld und verbesserte Strukturen. Deutsches Ärzteblatt 101: B1552–1553

Rohde V et al. (2004) Klinik, Forschung und Lehre: Ein Spagat. Deutsches Ärzteblatt 101: A908–912

Zukünftige Entwicklungsfelder unfallchirurgischer Forschung im Zeitalter finanzieller Restriktionen

M. Raschke, R. Stange, W. Petersen

Einleitung

Mit der schrittweisen Einführung des diagnoseorientierten Fallpauschalensystems sollen Wirtschaftlichkeit, Transparenz und Qualität in den Krankenhäusern gefördert werden. Hiervon verspricht sich der Gesetzgeber eine angepasste Zuordnung der Mittel entsprechend der Leistungen („Geld folgt Leistung"). Die Fallpauschalen werden die im internationalen Vergleich zu hohen Verweildauern in Deutschlands Krankenhäusern weiter verkürzen, ambulant erbrachte Leistungen werden stärker in den Vordergrund treten. Das neue Entgeltsystem soll die Vergleichbarkeit von Krankenhausleistungen fördern, die medizinische Ausrichtung der Kliniken transparent machen und mit integrierten Versorgungskonzepten die Spezialisierung der einzelnen Häuser fachspezifisch erfolgen.

Von der Einführung des neuen Vergütungssystems erhofft sich der Gesetzgeber eine stärkere Kooperation innerhalb der Krankenhäuser und zwischen den verschiedenen Gesundheitseinrichtungen. Die Übergänge zwischen ambulanter und stationärer Versorgung sollen fließender gestaltet werden als es heute der Fall ist. Unklar bleibt, ob die universitären Einrichtungen eine spezielle Zulage erhalten werden (Ott 2003).

Über die Auswirkungen des neuen pauschalisierten Entgeltsystems auf die universitäre Medizin kann aus heutiger Sicht Folgendes prognostiziert werden:

1. Die bislang bestehende Finanzierungsflexibilität wird nach der Einführung des neuen Entgeltsystems nicht mehr bestehen.
2. Die Kalkulation der Fallpauschalen geschieht retrospektiv und weitgehend außerhalb von Hochschulen, ohne bisher die speziellen Belange der universitären Medizin zu berücksichtigen. Dazu gehören beispielsweise der Ausschluss der Finanzierung von Investitionen, Therapieoptimierungen oder klinischen Studien. Forschungsvorhaben, die nur mittelbaren klinischen Nutzen haben, aber von elementarem Wert für das grundlegende Verständnis von Krankheit und Gesundheit sind, sind derzeit in den Budgetkalkulationen nicht vorgesehen.
3. Universitätskliniken sind weiterhin verpflichtet, ihrem Auftrag von Forschung und Lehre nachzukommen. Sie müssen aber auch – so will es der Gesetzgeber – mit kleineren Kliniken konkurrieren, wenn es um Wirtschaftlichkeit und Effizienz geht.
4. Zusätzlich zur Verpflichtung zur Lehre sollen die Universitäten Spitzenleistungen erbringen und die Ausbildung von zukünftigen Führungskräften gewährleisten. Die

sich hieraus ergebende Personalfluktuation führt bei den nachrückenden Mitarbeitern zu Karrieresprüngen und einem Motivationsschub, allerdings müssen immer wieder Lücken in der medizinischen Versorgung geschlossen werden.

5. Eine Abbildung von erbrachten Leistungen in Forschung und Lehre findet in den DRG's keine Berücksichtigung. Diese Leistungen aber sind es, die die Universitätskliniken von den anderen Häusern der Maximalversorgung unterscheiden. Neue Therapieformen, die aufwendig entwickelt wurden, finden später in nichtuniversitären Häusern abrechnungsfähige Anwendung, ohne dass dort das Risiko der Forschung und Entwicklung getragen werden muss.

Die Bedeutung qualifizierter Forschung für den Standort Deutschland

Forschung und Entwicklung können den Standort Deutschland stärken und neue Arbeitsplätze schaffen. Seit 1998 wurden die Mittel für Forschung und Entwicklung um 1 Milliarde Euro auf jetzt 9 Milliarden Euro gesteigert (www.bmbf.de). Gemessen am gesamten Bruttosozialprodukt der BRD und dem internationalen Vergleich, fallen diese Zahlen immer noch viel zu niedrig aus.

Der wirtschaftliche Nutzen qualifizierter medizinischer Spitzenforschung wird in der öffentlichen Diskussion jedoch oft unterschätzt. Angesichts der hohen Kosten, die Hochschulforschung verursacht, wird mancherorts die Schließung von diesen Einrichtungen gefordert. Andererseits sind Neuerungen wie z. B. in Bereichen der Biotechnologie im Hinblick auf patentfähige Entwicklungen auf universitäres Know-how angewiesen. Neuere Wege stellen Ausgliederungen universitärer Forschungsabteilungen als Start-up-Unternehmen dar. Auf diese Weise kann universitäre Forschung direkt als Arbeitsmarktmotor wirken.

Experimentelle und klinische Forschung in der Unfallchirurgie

Lagen die unfallchirurgischen Forschungsschwerpunkte in der Verbesserung von Implantaten und Bestätigung z. T. bereits klinisch bekannter Phänomene durch (tier-)experimentelle Untersuchungen, so haben sich die Fragestellungen in den vergangenen 5–10 Jahren erheblich gewandelt:

Moderne Methoden der Molekularbiologie – Gentransfer – Zellkultur – Navigation und Robotik ergänzen die reine biomechanische Forschung der 80er- und 90er-Jahre. Die qualifizierten Beiträge auf hochkarätigen wissenschaftlichen Tagungen (z. B. Orthopaedic Research Society) spiegeln diesen Trend wider. Auf diese Weise steigt die „messbare" Qualität unfallchirurgischer Forschung und ermöglicht Publikationen auch in hochrangigen wissenschaftlichen Zeitschriften (z. B. Nature und Science). Mit hochrangigen Publikationen unseres Fachgebietes lassen sich trotz dieses günstigen Trends im Vergleich zu anderen „Grundlagenwissenschaften" deutlich geringere Impaktfaktoren erzielen. Eine Publikation aus der Unfallchirurgie mit einem Impaktfaktor höher als 2 kommt bereits einer herausragenden Forscherleistung gleich (Gunzberg et al. 2002; Kurmis 2003).

Unter wissenschaftlichen Gesichtspunkten erlauben molekularbiologische Techniken Einblicke in die Entstehung und Behandlung von frischen Verletzungen und degenerativen Erkrankungen auf zellulärer und molekularer Ebene. So unterstreichen die Forschungsergebnisse der letzten Jahre die Bedeutung einzelner Wachstumsfaktoren und Zytokine für Heilungsreaktionen (Knochenbruchheilung, Sehnen- und Bandheilung; ◘ Abb. 25.1). Durch die gezielte Applikation von Wachstumsfaktoren (z. B. BMP, IGF-1, TGF-β) konnte die Knochenbruchheilung in verschiedenen experimentellen Modellen positiv beeinflusst werden (Schmidmaier et al. 2001). In diesem Zusammenhang wurde auch die größte prospektiv kontrollierte Studie in einem unfallchirurgischen Patientenkollektiv durchgeführt. In dieser multizentrischen und multinationalen Untersuchung wurden 450 Patienten mit offenen Tibiaschaftfrakturen und intramedullärer Osteosynthese eingeschlossen (Govender et al. 2002). Dabei kam erstmalig die lokale Applikation von rekombinant produzierten Wachstumsfaktoren (BMP-2) zum Einsatz. Von der Entdeckung des Proteins BMP-2 bis zur klinischen Erprobung hat es über 40 Jahre gedauert (Urist 1965).

Die lokale Applikation von Wirksubstanzen kann alternativ einerseits über Implantatbeschichtung erfolgen (z. B. beschichtete Marknägel oder Nähte). Andererseits können Wachstumsfaktoren im Wundgebiet über gentransfizierte Zellen (Biokatalysatoren) freigesetzt werden. Zum systemischen Einsatz von Wachstumshormon (GH = growth hormone) zur Förderung der Frakturheilung wurde nach erfolgreichen Tierversuchen (Raschke et al. 2001) bereits eine klinische Phase-II-Studie durchgeführt. Eine Phase-III-Studie ist in Vorbereitung.

Auch die biomechanische Forschung hat in den letzten Jahren eine rasante Weiterentwicklung erfahren. So beinhalten unfallchirurgische Forschungslabore heute hochspezialisierte biomechanische Messgeräte, bei denen weniger die absolute Stabilität des Knochen-Implantat-Verbundes im Vordergrund steht, sondern Fragen der Stabilität unter Dauerbelastung, präziserer Implantationstechnik etc. beantwortet werden sollen (◘ Abb. 25.2). Diese können dann mit modernen Simulationsverfahren (finite Elementeanalytik) kombiniert und evtl. verifiziert werden. Industrielle Kooperationspartner schätzen die Möglich-

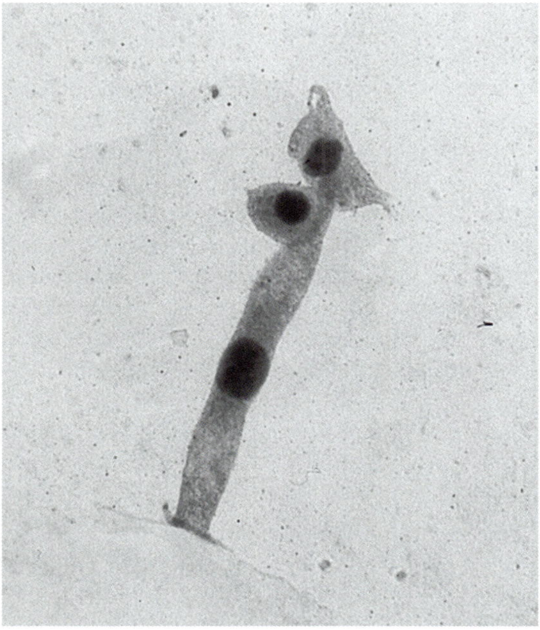

◘ **Abb. 25.1.** Sehnenzellen in Kultur. Mit der Zellkultur kann der Einfluss verschiedener Faktoren auf Zellen des Muskel- und Skelettsystems untersucht werden

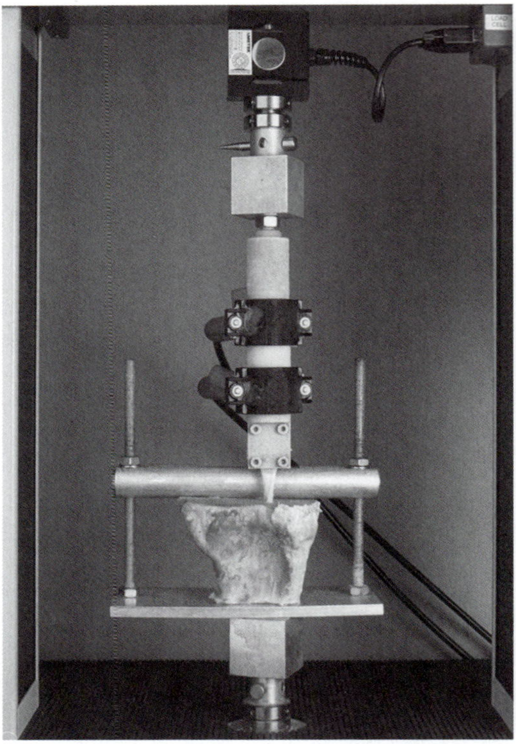

25.2

■ **Abb. 25.2.** Die Testung von Fixationstechniken wird weiterhin ein Schwerpunkt unfallchirurgischer Forschung sein. Die Abbildung zeigt den Versuchsaufbau zur Testung von Fixationsmöglichkeiten von Kreuzbandtransplantaten

keiten universitärer Einrichtungen zur Testung neuer Produkte nicht nur unter Marketing-Gesichtspunkten. Durch Gutachten, die für CE-Zertifizierungen oder FDA-Zulassungen benötigt werden, entstehen neue Quellen für finanzielle Mittel.

Ein neuer Trend in der biomechanischen Forschung ist der Einsatz von Robotersystemen, die an hochsensible Sensoren gekoppelt sind und es erlauben, die Gelenkkinematik zu untersuchen. An der Klink für Unfall-, Hand- und Wiederherstellungschirurgie des UKM wurde im vergangenen Jahr in Kooperation mit der Firma Kuka Robotics (Augsburg) und dem „Musculosceletal Research Center" der Universität in Pittsburgh ein Robotersystem etabliert, mit dem moderne Operationsverfahren am Kniebandapparat biomechanisch getestet werden können (■ Abb. 25.3). Der Einsatz der Robotik erlaubt die exakte Simulation und Testung komplexer dreidimensionaler Bewegungsmuster in der Kinematik. Im Rahmen der deutschsprachigen Gesellschaft für Arthroskopie (AGA) sollen u. a. Untersuchungen zu neuen Techniken zur Doppelbündelrekonstruktion der Kreuzbänder durchgeführt werden.

Ein weiterer großer Bereich in der biomechanischen Forschung ist die Bewegungsanalyse am lebenden Objekt (Becker et al. 1997; Eils et al. 2002). Moderne Kamerasysteme, die mit Kraftmessplatten und EMG-Geräten gekoppelt sind, erlauben Untersuchungen zur Gelenkkinematik und Belastung unter In-vivo- Bedingungen. So können Rückschlüsse auf die Gelenkbelastung geschlossen werden. Auf diese Weise konnten z. B. Präventionsstrategien im Hinblick auf die Entstehung von Kreuzbandrupturen bei weiblichen Sportlern entwickelt werden (Lephart et al. 2002). Prospektive klinische Studien konnten die Effizienz

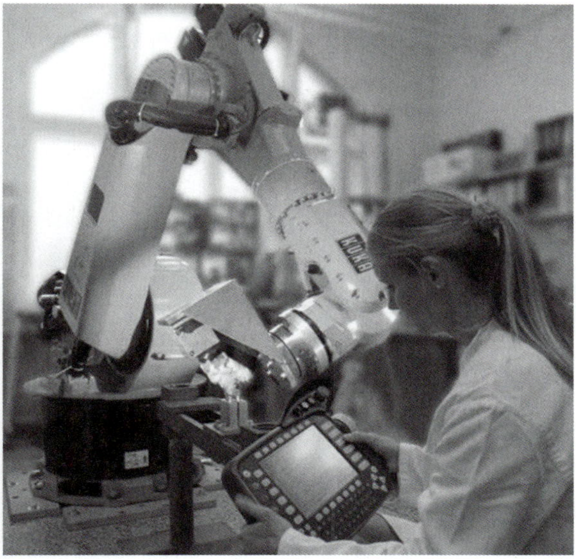

Abb. 25.3. Modernes Robotersystem, mit dem die Gelenkkinematik an Kniegelenken untersucht werden kann

dieser Präventionsprogramme belegen (Griffin et al. 2000). Auch im Hinblick auf die Prävention von Stürzen beim alten Menschen sind diese Untersuchungsverfahren hilfreich.

Die Anforderungen an klinische Studien sind in den letzten Jahren ebenfalls gestiegen (Bhandari et al. 2003). Selbst heute können die Ansprüche, die unter den Gesichtspunkten der evidenzbasierten Medizin an klinische Studien gestellt werden, in der Unfallchirurgie nur selten verwirklicht werden. Speziell die Plazebochirurgie ist unter ethischen Gesichtspunkten kaum zu rechtfertigen. Ein anderer Gesichtspunkt ist der hohe (Personal-)Aufwand prospektiver randomisierter Studien. Eine prospektive randomisierte Doppelblindstudie wurde z. B. von Moseley et al. (2002) zum Einsatz der arthroskopischen Lavage in der Arthrosetherapie durchgeführt. In dieser Studie bestand hinsichtlich des klinischen Ergebnisses kein Unterschied zwischen plazebooperierten Patienten und Patienten nach Arthroskopie. Hier werden universitäre Einrichtungen in Kooperation mit wissenschaftlichen Organisationen – wie z. B. der AO Clinical Investigation and Documentation (AOCID) relevante Studien und Fragestellungen im Verbund mit Häusern der Schwerpunkt- und Maximalversorgung oder Spezialkliniken erarbeiten.

Bildung von Forschungszentren und Forschungsschwerpunkten

Diese komplexen Anforderungen und Themenschwerpunkte können zukünftig nur mit Hilfe von Forschungszentren gelöst werden, in denen eine enge Kooperation unterschiedlicher Forschungsdisziplinen (Biologie, Biomechanik, klinische Forschung) mit den am Bewegungsapparat arbeitenden klinischen Fächern gewährleistet ist (Unfallchirurgie-Orthopädie – Sportmedizin – Radiologie).

Die enge Kooperation von Grundlagenforschung und Klinik ist mit hohen Synergieeffekten verbunden. So kann das hohe technische „Know-how" von Grundlagenforschern für die Lösung klinisch relevanter Fragestellungen genutzt werden (Abb. 25.4).

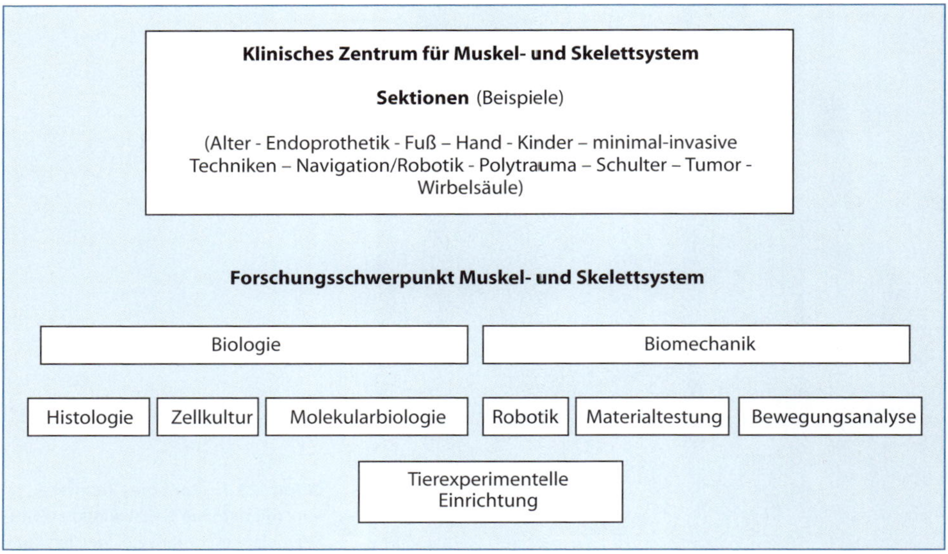

Abb. 25.4. Vorschlag für die zukünftige Struktur eines Forschungsschwerpunktes Muskel- und Skelettsystem

25.2

An Universitäten werden Forschungsschwerpunkte gebildet, die sich mit der Erforschung des Muskel und Skelettsystems befassen und Kernkompetenzen in verschiedenen Bereichen vorhalten. Durch die Konzentration auf thematische Schwerpunkte und inner- sowie interuniversitärer Kooperation werden weitere Forschungsverbände, wie Sonderforschungsbereiche oder Forschergruppen entstehen. Derartige Entwicklungen werden zukünftig verstärkt durch die DFG gefördert werden.

Forschungsaufenthalte an deutschen Hochschulen werden hierdurch an Attraktivität gewinnen, deutsche Hochschulen könnten im Wettbewerb um Gastwissenschaftler aus dem Ausland eine bedeutendere Rolle einnehmen.

Die Zusammenführung Orthopädie – Unfallchirurgie eine Chance?

Die berufspolitischen Entwicklungen im Hinblick auf die Zusammenführung der Fachgebiete Unfallchirurgie und Orthopädie zu einem gemeinsamen Facharzt (Stürmer 2000) werden dieser Entwicklung gerecht. Gerade im Bereich der Forschung bestehen starke Synergiepotentiale. Überschneidungen der Forschungsvorhaben und unnötige Konkurrenz bei der Behandlung und Erforschung des Stütz- und Bewegungsapparates lassen sich so vermeiden. Beide Fachgebiete müssen in der Zukunft lernen, auch und gerade auf dem Gebiet der Forschung zu kooperieren und zusammen zu wachsen.

Durch die Zusammenlegung von Abteilungen werden Zentren entstehen, die sich in spezialisierte Sektionen gliedern (Kniechirurgie, Schulterchirurgie, Wirbelsäulenchirurgie, Fußchirurgie etc.). Durch die Spezialisierung kann in den jeweiligen Sektionen höchster klinischer Standard im Sinne der „Spitzenmedizin" angeboten werden. Von diesem Trend wird auch die unfallchirurgische und orthopädische Forschung profitieren und neue therapierelevante Fragestellungen formulieren.

Die Neugestaltung der Facharztausbildung bietet weiterhin die Chance wissenschaftliche Arbeit in die Ausbildung zu integrieren. So könnte eine Forschungsrotation an den Universitäten, die ein klinischer Mitarbeiter im Rahmen der Ausbildung durchlaufen muss, in zukünftige Facharzt-Curricula als Voraussetzung für die weitere akademische Laufbahn gefordert werden.

Professionalisierung: Trennung von Forschung und Klinik?

Das immer größere Wissen unseres Faches führt dazu, dass eine grundlegende Übersicht und Ausbildung in allen Fächern und Teilgebieten der Medizin bereits im Studium unmöglich geworden ist. Immer wieder tritt in diesem Zusammenhang die Forderung auf, schon in diesem Ausbildungsabschnitt eine Trennung der Ausbildung für forschende- und klinisch tätige Ärzte zu etablieren. Dies soll evtl. helfen, hoch qualifizierte Spezialisten zu auszubilden, führt aber dazu, dass die Basis an klinisch relevanter Erfahrung fehlt. Diese Entwicklung ist mit Skepsis zu sehen, fördert sie doch die oben beschriebene Entfremdung der Forschung von den klinischen Problemen, deren Lösung sie ja dienen soll.

Findet diese Trennung bereits in der Ausbildung statt, wird der junge angehende Arzt nie die Möglichkeit haben, Fragestellungen aus dem klinischen Alltag heraus zu entwickeln. Er wird sich früh entscheiden müssen, welchen Weg er einschlägt und wird diesen – einmal gewählt – weiter verfolgen müssen.

Forschungsfinanzierung

Gerade aufwendige Projekte der Grundlagenforschung haben es heute schwer, eine Finanzierung zu finden. Dies liegt daran, dass aus ihnen nicht unmittelbar ein klinischer Nutzen folgt, der eine Investition rechtfertigen könnte. Sie sind zudem meist teuer in der Methodik und Analyse und erfordern einen hohen (personellen) Arbeitsaufwand. Dieser kann nicht durch Klinikpersonal und den zusätzlichen Mitarbeiterschlüssel für Forschung und Lehre (30% der Mitarbeiter) aufgefangen werden.

Molekularbiologische und gentechnische Methoden sind so aufwendig, dass sie nicht wie an vielen Stellen praktiziert, neben dem klinischen Alltag – in sog. „Freizeitforschung" nach 18.00 Uhr – durchgeführt werden können, sondern die langfristige Freistellung von Mitarbeitern erfordern. Um die Patientenversorgung sicherzustellen, ist es nötig, die forschenden Kollegen in der Zeit ihrer Abwesenheit zu ersetzen, zusätzliches Personal einzustellen oder die klinisch orientierten Kollegen mit Mehrarbeit zu belasten.

Die mit der Einführung der DRG's verbundene zusätzliche Aufgabenübertragung an ärztliche Mitarbeiter (Dokumentationspflicht für Ärzte) führt zur weiteren Reduktion der Kapazitäten für Forschung, sodass zumeist naturwissenschaftlich ausgebildetes Personal die Forschungsaufgaben im Labor übernimmt. Dadurch entsteht im Laufe der Zeit eine immer größer werdende Diskrepanz zwischen den klinisch tätigen Mitarbeitern und denen, die diese in Forschungsvorhaben bearbeiten. Dies kann dazu führen, dass die im Labor tätigen Forscher sich immer weiter von der Praxis und den klinischen Problemen entfernen und den Bezug zur angewandten Medizin verlieren.

Eine der wichtigsten Förderorganisationen ist die Deutsche Forschungsgemeinschaft (DFG). Im Jahre 2004 wird von der DFG im Rahmen der „Normalverfahren" ein Fördervolumen von ca. 3,5 Mio. Euro für die Fächer Unfallchirurgie und Orthopädie ausgeschüttet (pers. Mitteilung Frau Dr. P. Hintze – DFG). Andere große öffentliche Förderorganisationen sind das Bundesministerium für Forschung und Technologie (BMFT) und die Europäische Union.

Die knapper werdenden Ressourcen für Forschungsvorhaben und -förderung werden dazu führen, dass die geförderten Projekte genauer geplant und strenger begutachtet werden. Es wird noch mehr als derzeit notwendig sein, klare Fragestellungen zu formulieren und klinisch relevanten Themen zu bearbeiten, um Forschungsvorhaben zu rechtfertigen. Ein Nachteil dieser Entwicklung ist, dass Grundlagenforschung, deren zukünftiger Nutzen noch nicht klar erkennbar ist, in Zukunft noch schwerer finanzierbar sein dürfte.

Forschung in der Chirurgie des Stütz- und Bewegungsapparates sollte weiter der Lösung klinisch relevanter Probleme dienen. Industrie und Universitäten werden vermehrt aufeinander angewiesen sein, um ihre Projekte umzusetzen und zu finanzieren. Im Gegensatz zu anderen Ländern, wie den USA, Großbritannien oder Australien, wo Forschungsvorhaben durch großzügige Unterstützung der Industrie gefördert werden, ist diese Form der Finanzierung in unserem Lande noch unterentwickelt. Die Verwaltung von Indusriedrittmitteln an universitären Einrichtungen wird immer schärferen Kontrollen unterworfen, die eine flexible Verwendung dieser Mittel erschweren. Die Medien haben in den letzten Jahren diese Entwicklung unterstützt, indem sie immer wieder jenseits der Sachebene über Fälle persönlicher Vorteilsnahme berichteten. Zur Vorbeugung sind die Offenlegung und das Anzeigen finanzieller Quellen auch in den Publikationen erforderlich.

Trotz der Vorteile, die industrielle Geldquellen bieten, sollte die Nutzung der finanziellen Ressourcen ausgewogen erfolgen. Ein Übergewicht industrieller Geldgeber kann auch Risiken bergen. Die Publikation negativer Ergebnisse industriefinanzierter Forschung kann vertraglich untersagt werden. Die Objektivität kann durch persönliche Zuwendungen oder durch den Missbrauch klinischer Mitarbeiter zu Marketingzwecken beeinträchtigt werden. Ein weiterer Nachteil industrieller Forschungsförderung ist, dass überwiegend profitorientierte Projekte gefördert werden. Grundlagenforschung oder klinische Studien, die nicht mit Medizinprodukten in Zusammenhang stehen, finden ein nur geringes Interesse seitens der Industrie.

Als Beispiel für einen Irrweg industriefinanzierter Forschung hat sich in den letzten Jahren der Einsatz von Fräsrobotern bei der Implantation von Hüftprothesen erwiesen. Hier wurde versucht, eine Marketing-Idee über den Weg der Forschung zunächst an Universitätskliniken und berufsgenossenschaftlichen Unfallkliniken zu etablieren. Dem Trend zur scheinbaren „High-Tech-Medizin" folgten dann kleinere Häuser. Klinisch haben sich inzwischen relevante Nachteile der Robotertechnik zur Implantation von Hüftprothesen offenbart („Robodoc"). Nachteile sind eine hohe Luxationsrate, ausgedehnter Muskelschaden und eine lange Operationszeit verglichen mit der manuellen Implantation (Honl et al. 2003). Investitionen in sechsstelliger Höhe (Euro) stehen nunmehr im ungenutzten Gerätepark nicht weniger Kliniken.

Forschungsvorhaben, die grundlegende, aber nicht primär profitorientierte Fragen behandeln, werden es auch in Zukunft schwer haben, industrielle Geldgeber zu finden. Hier werden die DFG, das BMFT oder die Fördermöglichkeiten durch die EU durch gemeinnützige Stiftungen genutzt werden müssen. In angloamerikanischen Ländern helfen gemeinnützige Stiftungen im universitären Bereich, Forschungsprojekte und Studien zu finanzieren. Diese Form der Finanzierung, die sich häufig aus Schenkungen und Spenden ehemaliger Patienten und Absolventen der Hochschulen finanziert (Alumni-Organisationen), wird an unseren Universitäten noch zu wenig genutzt. Dies könnte auch bei uns eine zukünftige zusätzliche Geldquelle zur Unterstützung der Forschung sein. Voraussetzung ist jedoch eine stärkere Identifizierung des Absolventen mit „seiner" Hochschule. Somit könnten auch kleinere Projekte, insbesondere zur Anschubfinanzierung vor Antragstellung bei der DFG eine Chance erhalten.

Attraktivität wissenschaftlicher Stellen

Spitzenforschung setzt hochqualifiziertes wissenschaftliches Personal voraus. Attraktivere Angebote aus der Industrie und anderen Ländern mit besseren Arbeitsbedingungen und finanziellen, leistungsgerechten Rahmenbedingungen führen zu einem hohen Schwund von Spitzenforschern. Eine flexible und leistungsorientierte Gestaltung der Forschungseinrichtungen an den Universitäten ist notwendig, um das Abwandern deutscher Forscher in die Industrie oder in das Ausland zu verhindern.

Zudem ist zu überlegen, ob die Attraktivität wissenschaftlicher Laufbahnen an den Universitäten auch durch bessere Aufstiegschancen innerhalb der Universität, wie z. B. in den USA, gesteigert werden kann.

Zusammenfassung

Die deutsche Unfallchirurgie steht am Anfang dieses Jahrhunderts vor großen und verschiedenartigen Aufgaben. Die Forschung in der Unfallchirurgie wird im Zeichen knapper werdender finanzieller Mittel bei zunehmenden Patientenzahlen und Fragestellungen stehen. Die synergistischen Potentiale, die durch die Verschmelzung der beiden Fächer Unfallchirurgie und Orthopädie frei werden können besonders in der Forschung sinnvoll genutzt werden. Neue Konzepte werden notwendig sein, die Forschung am Stütz- und Bewegungsapparat in den Zeiten der DRG's zu finanzieren und auch in Zukunft international konkurrenzfähig zu halten. Zum einen muss gefordert werden, dass Forschungsleistung universitärer Einrichtungen im DRG-System abgebildet wird. Zum anderen muss sich die unfallchirurgische Forschung umstrukturieren, um effektiv alle verfügbaren Ressourcen zu nutzen.

Literatur

Bhandari M, Tornetta P 3rd, Guyatt GH (2003) Glossary of evidence-based orthopaedic terminology. Clin Orthop 413: 158–63

Becker HP, Rosenbaum D, Claes L, Gerngross H (1997) Dynamic pedography for assessing functional ankle joint instability. Unfallchirurg 100: 133–139

Eils E, Demming C, Kollmeier G, Thorwesten L, Volker K, Rosenbaum D (2002) Comprehensive testing of 10 different ankle braces. Evaluation of passive and rapidly induced stability in subjects with chronic ankle instability. Clin Biomech (Bristol, Avon) 17: 526–535

Govender S, Csimma C, Genant HK et al., BMP-2 Evaluation in Surgery for Tibial Trauma (BESTT) Study Group (2002) Recombinant human bone morphogenetic protein-2 for treatment of open tibial fractures: a prospective, controlled, randomized study of four hundred and fifty patients. J Bone Joint Surg Am 84-A: 2123–2134

Griffin LY, Agel J, Albohm MJ et al. (2000) Noncontact anterior cruciate ligament injuries: risk factors and prevention strategies. J Am Acad Orthop Surg 8: 141–150

Gunzburg R, Szpalski M, Aebi M (2002) The impact factor: publish, be cited or perish ... Eur Spine J 11 [Suppl 1]: S1

Honl M, Dierk O, Gauck C, Carrero V, Lampe F, Dries S, Quante M, Schwieger K, Hille E, Morlock MM (2003) Comparison of robotic-assisted and manual implantation of a primary total hip replacement. A prospective study.J Bone Joint Surg Am 85-A: 1470–1478

Kurmis AP (2003) Understanding the limitations of the journal impact factor. J Bone Joint Surg Am 85-A: 2449–2454

Lephart SM, Abt JP, Ferris CM (2002) Neuromuscular contributions to anterior cruciate ligament injuries in females. Curr Opin Rheumatol 14: 168–173

Moseley JB, O'Malley K, Petersen NJ, Menke TJ, Brody BA, Kuykendall DH, Hollingsworth JC, Ashton CM, Wray NP (2002) A controlled trial of arthroscopic surgery for osteoarthritis of the knee. N Engl J Med 11: 81–88

Ott R (2003) Grenzen und Lösungsansätze einer Kostenzuordnung auf Forschung, Lehre und Krankenversorgung in Universitätsklinika. Bayrisches Staatsinstitut für Hochschulforschung und Hochschulplanung Monographien, Neue Folge, Bd 65, München

Stürmer KM (2000) Das neue Fach „Unfallchirurgie, Orthopädie und Orthopädische Chirurgie" nimmt Konturen an. Der Unfallchirurg 103: 914–916

Raschke M, Kolbeck S, Bail H, Schmidmaier G, Flyvbjerg A, Lindner T, Dahne M, Roenne IA, Haas N (2001) Homologous growth hormone accelerates healing of segmental bone defects. Bone 29: 368–373

Schmidmaier G, Wildemann B, Bail H, Lucke M, Fuchs T, Stemberger A, Flyvbjerg A, Haas NP, Raschke M (2001) Local application of growth factors (insulin-like growth factor-1 and transforming growth factor-beta1) from a biodegradable poly(D,Llactide) coating of osteosynthetic implants accelerates fracture healing in rats. Bone 28: 341–350

Urist MR (1965) Bone formation by autoinduction. Science 150: 893–899

DRG-gerechte Strategien zur Markteinführung medizinisch-technischer Innovationen in der Orthopädie

G. Neubauer, R. Ujlaky

Ausgangslage und Ziel

Der medizinisch-technische Fortschritt verlangt von forschenden Unternehmen hohe Aufwendungen. Nur wenige Innovationen schaffen den Weg von der Entwicklung bis hin zur direkten Etablierung und Anwendung beim Leistungserbringer bzw. Patienten. Zur breiten Marktetablierung ist es nicht ausreichend, die Innovation über Einzelanträge und Kostenerstattung finanzieren zu können, sondern eine generelle Kostenübernahme der Gesetzlichen Krankenversicherung (GKV) ist Voraussetzung. Die vielfältige staatliche Regulierung macht diesen Weg oftmals schwierig und langwierig. In Akutkrankenhäusern weist die Etablierung von Innovationen durch die Einführung des neuen pauschalierten Entgeltsystems (DRG's), das seit 01.01.2004 für Krankenhäuser Pflicht ist, Besonderheiten auf. So besteht vor allem das Problem der nicht sach- und auch nicht zeitgerechten Abbildung von vor allem sachkostenintensiven Innovationen. Eine nicht zeitgerechte Abbildung ist insbesondere in den langwierigen und bürokratischen Prüfungs- und Entscheidungsprozessen zu sehen. Die nicht sachgerechte Abbildung zeigt sich primär in der Kalkulation der DRG's, die Innovationen weitgehend nicht oder nur ungenügend beinhalten. Dies spielt auch für die Orthopädie eine wesentliche Rolle. So wird beispielsweise für die Revision eines Hüftgelenks die DRG I 03 zwar nach Schweregraden unterteilt, die spezifische Anwendung innovativ unterschiedlicher Produkte mit verschiedenen Kosten wird nicht berücksichtigt. Hier stellt sich die Frage, ob eine sachgerechte Vergütung vorliegt.

Ziel dieser Ausführungen ist es, mögliche Strategien zur Markteinführung medizinisch-technischer Innovationen unter besonderer Berücksichtigung der Orthopädie aufzuzeigen. Hierzu werden in einem ersten Schritt die Besonderheiten von medizinisch-technischen Innovationen aufgezeigt. In einem zweiten Schritt wird der Weg einer Innovation bis zur Übernahme der Kosten durch die GKV im DRG-System typologisiert und alternative Ansätze als Übergangslösungen systematisiert. In einem dritten Schritt werden die Besonderheiten für die Orthopädie aufgezeigt.

Medizinisch-technische Innovationen als Basis

Eine erste Definition von Innovationen ist bei Schumpeter (1964) zu finden. Innovationen sind demzufolge die „Durchsetzung neuer Kombinationen". Damit wird impliziert, dass es sich einerseits um eine Neuerung handelt, andererseits eine Markteinführung erfolgt sein muss.

In Bezug auf den Gesundheitssektor ist eine Klassifizierung von Innovationen vor allem hinsichtlich der medizinischen und ökonomischen Sichtweise vorzunehmen. Diese Differenzierung ist in ◘ Tabelle 26.1 beschrieben (Bantle 1996).

Eine medizinische Innovation liegt immer dann vor, wenn sich die Wirksamkeit bzw. der Nutzen für Patienten durch die Innovation erhöht. Die ökonomische Sichtweise geht noch einen Schritt weiter und bezieht die Kosten bzw. Ausgaben mit ein. So handelt es sich um eine ökonomische Innovation, wenn sich das Verhältnis von Nutzen zu Kosten durch die Innovation verbessert. Favorisiert ist der Fortschritt, der eine höhere Wirksamkeit aufweist und gleichzeitig kostensenkend wirkt. Faktisch ist es aber so, dass Innovationen meist Wirksamkeit und Kosten erhöhen. Dies liegt oftmals auch in den hohen Ausgaben für Forschung und Entwicklung begründet. Durch den Patentschutz wird forschenden Unternehmen ein zeitlich begrenztes Vermarktungsrecht eingeräumt. Die dadurch vorliegende Monopolstellung ermöglicht höhere Preise als bei einer Konkurrenzsituation. Dies soll helfen, die Ausgaben für Forschung und Entwicklung zu amortisieren. Beispielsweise kostet die Entwicklung eines neuen Medikaments nach Angaben der Hersteller zwischen 500.000 und einer Milliarde Euro, mit steigender Tendenz.

Für Krankenhäuser spielen Innovationen im Wettbewerb eine entscheidende Rolle. Im Zeitalter der neuen Informations- und Kommunikationstechniken – an erster Stelle das Internet – informieren sich Patienten über ihre Krankheit und mögliche Behandlungen. Folglich wählen Patienten, soweit kein Notfall vorliegt, das Krankenhaus weitgehend nach seiner medizinisch-technischen Kapazität aus. Um sich entsprechend zu positionieren, ist es für Krankenhäuser wichtig, ihr Leistungsspektrum nach dem aktuellen Stand der Medizin und Medizintechnik auszurichten.

Einen weiteren wesentlichen Aspekt stellt die Vergütung dar. So ist es für Krankenhäuser nicht attraktiv, Innovationen vorzuhalten, die zwar höhere Behandlungskosten verur-

◘ **Tabelle 26.1.** Fortschritt aus medizinischer und ökonomischer Sicht (Aus: Bantle 1996)

Kosten/Ausgaben	Wirksamkeit/Nutzen		
	höher	konstant	niedriger
Niedriger	Medizinisch-technischer & ökonomischer Fortschritt	Ökonomischer Fortschritt	Ökonomischer Fortschritt (wenn $N_0:K_0 < N_1:K_1$)
Konstant	Medizinisch-technischer & ökonomischer Fortschritt	Kein Fortschritt	Kein Fortschritt
Höher	Medizinisch-technischer & ökonomischer Fortschritt (wenn $N_0:K_0<N_1:K_1$)	Kein Fortschritt	Kein Fortschritt

sachen, aber gleichzeitig keine zusätzliche Vergütung einbringen. Hier wird im Folgenden aufgezeigt, welche Strategien existieren, um solche Innovationen im System zu etablieren.

Markteinführung von Innovationen im deutschen DRG-System

Mit der Einführung des pauschalierten Entgeltsystems in deutschen Akutkrankenhäusern zum 01.01.2004 ist die Marktetablierung von Innovationen im Krankenhaussektor erschwert worden. So besteht bei festen Erlösen pro Behandlungsfall der ökonomische Anreiz in einer kostenminimalen Behandlung des Patienten. Im früheren Vergütungssystem über weitgehend tagesgleiche Pflegesätze konnte der Erlös durch eine Verlängerung der Verweildauer erhöht werden. Im Folgenden wird geprüft, wie sich Innovationen im Rahmen von DRG's in das System einführen lassen (Bundesverband Medizintechnologie e.V. 2003).

Typologisierung von Innovationen

Um festzustellen, in welchem Stadium der Einführung sich eine Innovation befindet, müssen mehrere Ebenen geprüft werden (◘ Abb. 26.1).

Wir gehen davon aus, dass eine Innovation im medizinischen Sinne vorliegt und eine entsprechende Wirksamkeit gegeben ist. In einem ersten Schritt muss festgestellt werden, welche Art von Innovation vorliegt. Es können Produkt- und Prozessinnovationen bzw. eine Mischform aus beiden (Hybride) unterschieden werden. Diese Differenzierung ist notwendig, da verschiedene Innovationsarten unterschiedlich behandelt werden, vor allem in Bezug auf die Zuständigkeitskompetenz bei der Prüfung.

In einem zweiten Schritt wird auf Ebene 2 geprüft, ob die Innovation kostenerhöhend oder kostensenkend wirkt. Zusätzlich muss im ersten Fall festgestellt werden, ob die Innovation wirtschaftlich ist. Hierzu ist aus Sicht der Krankenhäuser eine Kosten-Erlös-Betrachtung, bezogen auf das Gesamtsystem eine Nutzen-Ausgaben-Betrachtung erforderlich.

Auf der Ebene 3 kommt das DRG-System zum Tragen. Hier gilt es einerseits zu prüfen, ob eine Kodierung möglich ist und eine entsprechende Operationsziffer (OPS) existiert. Trifft dies nicht zu, ist für die Generierung eines OPS das Deutsche Institut für Medizinische Dokumentation und Information (DIMDI) zuständig. Andererseits muss untersucht werden, ob eine korrekte Gruppierung möglich ist bzw. eine zutreffende DRG existiert. Ist dies nicht der Fall, muss das Institut für das Entgeltsystem im Krankenhaus (InEK) als Prüfungsinstanz eingeschalten werden.

Sind sowohl eine Kodierung als auch eine korrekte Gruppierung möglich, stellt sich auf Ebene 4 die Frage nach der sachgerechten Abbildung gemäß § 6 KHEntG*. Soweit es sich um keine kostenneutrale Innovation handelt, kann diese auch nicht sachgerecht im DRG-System abgebildet sein. Es muss nun vom Krankenhaus eine Auskunft von den Spitzenverbänden eingeholt werden, ob mit der vorhandenen DRG abgerechnet werden kann. Faktisch besteht für ein Krankenhaus hierzu nur ein Anreiz, wenn eine kostenerhöhende Innovation

* Gesetz über die Entgelte für voll- und teilstationäre Krankenhausleistungen (Krankenhausentgeltgesetz – KHEntG) vom 23. April 2002 (BGBl. I, S. 1412) zuletzt geändert durch Art. 207 Achte ZuständigkeitsanpassungsVO vom 25. November 2003 (BGBl. I, S. 2304)

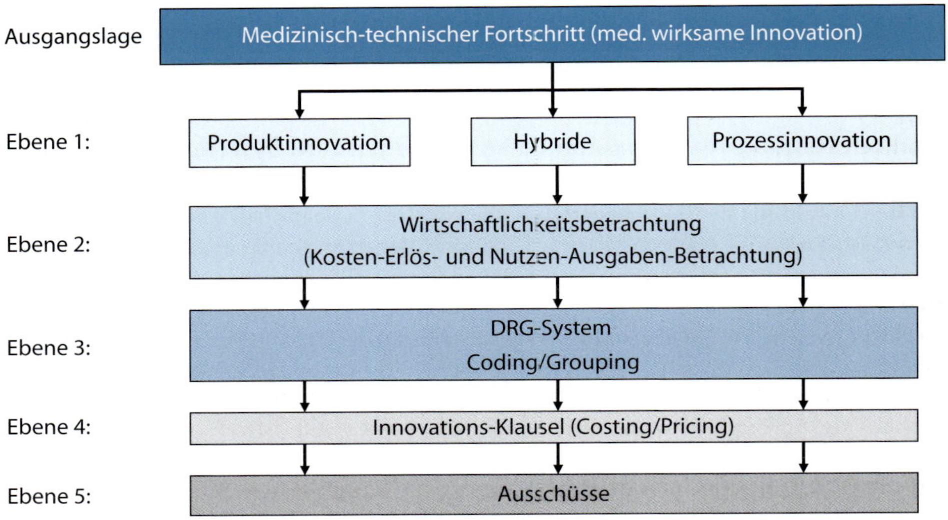

Abb. 26.1. Typologisierung zur Etablierung von Innovationen unter DRG-Bedingungen

vorliegt. Bei einer kostensenkenden Innovationen und konstanter Vergütung können Überschüsse realisiert werden. Soweit nicht mit einer vorhandenen DRG abgerechnet werden kann, müssen sich das Krankenhaus und die Krankenkassen über die Vergütung eines befristeten Innovationszusatzentgeltes nach § 6 Abs. 2 KHEntG einigen. Bei Nichteinigung kann die zuständige Landesschiedsstelle angerufen werden. Das Innovationszusatzentgelt wird dann bei einer künftigen Anpassung des lernenden DRG-Systems berücksichtigt.

Die Ebene 5 der Abb. 26.1 ist insofern als optional anzusehen, als die Ausschüsse zur Prüfung einer Innovation nur auf Antrag der Selbstverwaltung tätig werden bzw. auf Ebene 4 die Landesschiedsstelle eine Stellungnahme beantragen kann. Für Prozess- und Hybridinnovationen ist der Gemeinsame Bundesausschuss für die stationäre Versorgung nach § 91 Abs. 7 SGB V, bei Produktinnovationen das InEK zuständige Prüfungsinstanz. Wird ein positives Urteil gefällt, ist ein befristetes Innovationszusatzentgelt zu kalkulieren; soweit der Beschluss negativ ausfällt, ist die Innovation nicht GKV-zulässig.

Alternative Ansätze

Neben diesem Weg, Innovationen vorübergehend durch ein Innovationszusatzentgelt zu vergüten bzw. langfristig in die DRG-Kalkulation zu integrieren, sind alternative Ansätze möglich, Innovationen zu etablieren. Diese Ansätze beziehen sich vor allem auf Modellversuche und die Integrierte Versorgung. Folgende Alternativen sind möglich:

- Modellvorhaben nach § 6 Abs. 1 BPflV i.V.m. § 26 BPflV,
- Weiterentwicklung der Versorgung nach § 63 SGB V,
- Integrierte Versorgung nach § 140 a und c SGB V,
- Komplexfallpauschalen/integrierte Pauschalen,
- Beauftragung des Gemeinsamen Bundesausschusses stationäre Versorgung nach § 91 Abs. 7 SGB V.

Relevanz für die Orthopädie

In der Orthopädie spielen sowohl Produkt- und Prozessinnovationen als auch Hybridinnovationen eine wichtige Rolle. So verbessern sich beispielsweise Hüft- oder Knieendoprothesen durch neuere, bessere und verträglichere Materialien (Produktinnovationen). Neben den Produktinnovationen sind aber vor allem auch neuartige computergestützte Verfahren zur Implantation von Prothesen als Prozessinnovationen festzustellen. Anhand zweier Beispiele wird nachfolgend das Typologisierungsschema angewandt.

Als erstes Beispiel wird die Revision einer Hüftendoprothese mit modularem, zementfreiem Implantat dargestellt, für die derzeit Wirksamkeitsstudien der Evidenzstufe IIa vorliegen. Es handelt sich dabei um eine hybride Innovationsform, die ein neues Verfahren in Verbindung mit einem neuen Medizinprodukt vergleichend zur herkömmlichen Methode – Revision einer Hüftendoprothese mit zementiertem oder zementfreiem Monoblockimplantat – darstellt. Die Innovation wirkt aufgrund des teureren Medizinproduktes kostensteigernd. Im DRG-System ist eine Kodierung aufgrund des vorhandenen Operationsschlüssels (5–821.- Revision, Wechsel und Entfernung einer Endoprothese am Hüftgelenk) möglich (Deutsches Institut für Medizinische Dokumentation und Information 2003). Ebenso wird in die korrekte DRG I 03A (Eingriffe am Hüftgelenk, Revision des Hüftgelenkes oder Ersatz des Hüftgelenkes mit äußerst schweren oder schweren CC) mit einem Relativgewicht in Höhe von 4,033 eingruppiert*. Zwar ist die Eingruppierung korrekt, jedoch erfolgt aufgrund der ressourcenintensiveren Innovation keine sachgerechte Abbildung. Als mögliche Handlungsalternative bietet sich für ein Krankenhaus an, eine Auskunft bei der gemeinsamen Selbstverwaltung einzuholen, ob die Innovation mit der DRG I 03A abgerechnet werden darf. Lehnt die Selbstverwaltung dies ab, besteht die Möglichkeit ein Innovationszusatzentgelt gemäß § 6 KHEntG zu kalkulieren und mit den Krankenkassen zu vereinbaren. Zudem kann beim InEK ein DRG-Split beantragt werden. Optional kann die Selbstverwaltung den Gemeinsamen Bundesausschuss zur Überprüfung der Innovation anrufen.

Das zweite Beispiel bezieht sich auf ein neues, computerunterstütztes Verfahren (Navigation) zur Implantation einer Knieprothese. Dies stellt eine reine Prozessinnovation dar, da die Art der zu implantierenden Prothese gleich ist. Es ist sowohl ein Operationsschlüssel vorhanden (z. B. 5–822.- Implantation einer Endoprothese am Kniegelenk; Deutsches Institut für Medizinische Dokumentation und Information 2003) als auch eine korrekte Eingruppierung in die DRG I 04Z (Ersatz des Kniegelenkes und Replantation am Kniegelenk) bei einem Relativgewicht von 2,877 möglich. Doch muss festgestellt werden, dass das neue Verfahren nicht sachgerecht abgebildet wird, da sich vergleichsweise zur herkömmlichen Implantation die Operationszeit um 10–15 Minuten verlängert. Die zu verfolgende Strategie ist analog zum ersten Beispiel. Ein Unterschied liegt in der Zuständigkeitskompetenz. So ist bei einer reinen Prozessinnovation nicht der Gemeinsame Bundesausschuss, sondern das InEK zuständige Prüfungsinstanz.

Die Problematik der Etablierung von Innovationen in der Orthopädie ist aus den beiden Beispielen direkt erkennbar. Aufgrund der höheren Ressourcenintensität wird

* Verordnung zum Fallpauschalensystem für Krankenhäuser für das Jahr 2004 (Fallpauschalenverordnung 2004 – KFPV 2004) vom 13. Oktober 2003 (BGBl. I S. 1995)

die Innovation in den bestehenden DRG's nicht sachgerecht abgebildet. Soweit es sich um substitutive Innovationen handelt, sollten diese direkt in die bestehenden DRG's integriert werden, indem das Relativgewicht angepasst wird. Für additive Innovationen, die die herkömmliche Methode nicht ersetzen, sollte zunächst ein Innovationszusatzentgelt vereinbart und dann ein DRG-Split angestrebt werden. Gerade in den beiden obigen Beispielen ist das DRG-System im neuen Fallpauschalenkatalog für 2004 angepasst worden. So werden für die DRG I 03 vier Schweregrade vergleichsweise zu den früheren drei Schweregraden unterschieden. Die Differenzierung liegt in einer zusätzlichen Kopplung an frührehabilitative oder geriatrische Komplexbehandlungen. Die Anpassung der DRG I 03 beinhaltet damit nicht das modulare Hüftimplantat. Bezogen auf die DRG I 04 wurden im Jahr 2003 noch zwei Schweregrade unterschieden, die im neuen Fallpauschalenkatalog eliminiert wurden.

Wichtigste Ergebnisse und Ausblick

Die Regelungen zur Etablierung von Innovationen durch das neue pauschalierte Entgeltsystem in deutschen Akutkrankenhäusern wirkt innovationshemmend. Bis eine Innovation regelhaft in den Relativgewichten oder eigenen DRG's Berücksichtigung findet bzw. eine Überprüfung durch den Gemeinsamen Bundesausschuss erfolgt, sind rund drei Jahre anzusetzen. Dies behindert eine breite Anwendung von Innovationen. In der Orthopädie ist dies an den Beispielen des modularen Hüftimplantats und des computerunterstützten Ersatzes eines Kniegelenks festzustellen.

An dieser Stelle sind Ansätze zu diskutieren, wie Innovationen dem Patienten schneller zugute kommen können. Hilfreich wäre hier ein Optionsrecht für Versicherte der Gesetzlichen Krankenkassen zwischen Sachleistung und Kostenerstattung. Heute werden Innovationen aufgrund des Sachleistungsprinzips erst nach positiver, vollendeter Prüfung übernommen, die im Durchschnitt mehrere Jahre beansprucht. Während dieser Zeit haben Kassenpatienten keinen bzw. einen sehr restriktiven Zugang zu Innovationen. Unser Vorschlag wäre, dass die Gesetzlichen Krankenkassen den Betrag der herkömmlichen Untersuchungs- oder Behandlungsmethode bzw. Medizinprodukte übernehmen, während den übersteigenden Betrag bei kostenerhöhenden Innovationen der Patient selbst solange übernimmt, bis diese ins DRG-System aufgenommen sind. Dadurch werden medizinisch-technische Innovationen als Wahlleistungen schneller verfügbar, wenn auch nur für zahlungsfähige und zahlungsbereite Patienten. Patienten, die nach Sachleistungsprinzip behandelt werden, erhalten, wie heute, verzögert Zugang. Doch wird ihr Status nicht verschlechtert, so dass es, verglichen zu heute, Gewinner, aber keine Verlierer gibt. ▫ Abbildung 26.2 gibt unseren Vorschlag graphisch wieder.

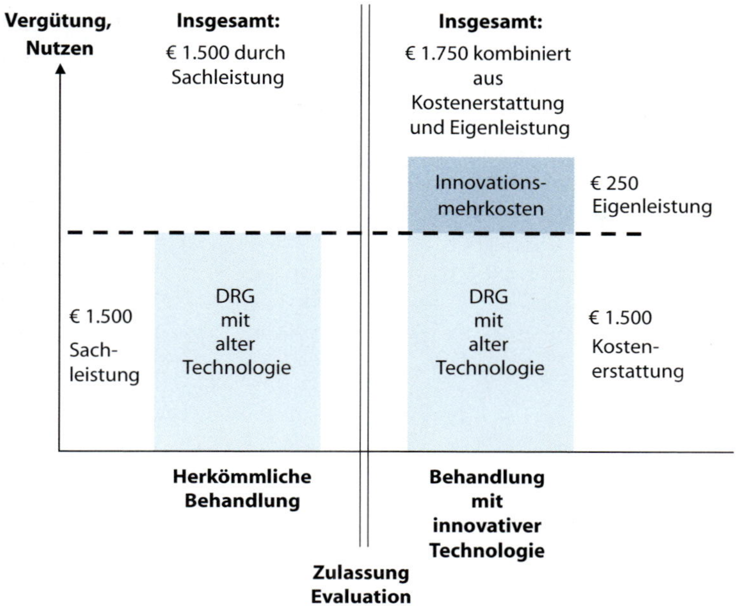

Abb. 26.2. Alternativer Ansatz zur Finanzierung von Innovationen

Literatur

Schumpeter JA (1964) Theorie der wirtschaftlichen Entwicklung: eine Untersuchung über Unternehmensgewinn, Kapital, Kredit, Zins und den Konjunkturzyklus, Nachdruck der 1934 erschienen 4. Auflage. Duncker & Humblot, Berlin

Bantle R (1996) Determinanten der Innovation und Diffusion des medizinisch-technischen Fortschritts. pco-Verlag, Dissertation, Bayreuth

Bundesverband Medizintechnologie e.V. (2003) Leitfaden für eine lokale und dezentrale Marktetablierung innovativer und neuer Medizinprodukte. Berlin

Sozialgesetzbuch (SGB) Fünftes Buch (V) – Gesetzliche Krankenversicherung vom 20. Dezember 1988 (BGBl. I S. 2477, 2482) zuletzt geändert durch Artikel 4 des Gesetzes vom 27. Dezember 2003 (BGBl. I S. 3022)

Deutsches Institut für Medizinische Dokumentation und Information (2003) Operationen- und Prozedurenschlüssel nach § 301 SGB-V, Version 2004, einschließlich Erweiterungskatalog, Stand 15.08.2003. Systematisches Verzeichnis

Neubauer G (2000) Medizinischer Fortschritt und Krankenversicherung. In: Maydell B, Shimomura T, Tezuka K (Hrsg) Entwicklungen der Systeme in Japan und Europa. Schriftenreihe für Internationales und Vergleichendes Sozialrecht, Band 17. Duncker & Humblot, Berlin, S 169–181

Gesundheitsbezogene Lebensqualität nach operativen Eingriffen: Optimierbar unter DRG-Bedingungen?

G. Schelling, K. Peter

Einsparmaßnahmen unter den Bedingungen des Diagnosis-Related-Group-(DRG-)Systems könnten negative Effekte auf die erreichte Ergebnisqualität operativer Maßnahmen haben. Neben anderen, über physiologische oder statistische Methoden erfassbare Parameter der Ergebnisqualität in der operativen Medizin stellt die erreichte Lebensqualität einen ganz wesentlichen Ergebnisparameter in der Chirurgie dar (Bullinger 2002). Oftmals ist eine Verbesserung der gesundheitsbezogenen Lebensqualität des Patienten eine der wichtigsten Indikationen für den Eingriff selbst. Verglichen mit anderen, über leicht erfassbare physiologische oder statistische Parameter zu quantifizierende Ergebnisparameter (z. B. myokardiale Pumpfunktion bzw. Reinfarktrate nach Herzchirurgie oder die erreichte Gehstrecke nach einem Eingriff an den unteren Extremitäten), ist die gesundheitsbezogene Lebensqualität methodisch und konzeptionell schwieriger zu quantifizieren (Bullinger 1991). Daher könnten unter DRG-Bedingungen zwar „klassische“ Ergebnisparameter unverändert bleiben, eine möglicherweise tatsächlich erfolgte Verschlechterung (oder fehlende Verbesserung) der gesundheitsbezogenen Lebensqualität der Patienten aber unentdeckt bleiben. Zwar haben einige wenige Arbeiten gezeigt, dass dies nicht zwangsläufig so sein muss (Ljunggren u. Sjoden 2003), diese Möglichkeit wurde jedoch bisher nicht systematisch untersucht, und für den deutschsprachigen Raum existieren diesbezüglich kaum Daten. Da eine Verschlechterung der gesundheitsbezogenen Lebensqualität nach einem operativen Eingriff den gesamten Erfolg einer chirurgischen Intervention infrage stellen kann (auch wenn der Eingriff an sich komplikationsfrei verläuft) (Schelling et al. 2003), erfordert die Einführung eines veränderten Abrechnungssystems mit unmittelbarem Einfluss auf wesentliche Behandlungsparameter (z. B. Krankenhausaufenthaltsdauer und Dauer der postoperativen Nachsorge) auch ein systematisches Monitoring der erzielten Ergebnisqualität.

Messung der gesundheitsbezogenen Lebensqualität

Lebensqualität ist ein multifaktorielles Konstrukt, für das keine einheitliche und allgemein akzeptierte Definition existiert, Sie wurde daher auch als „schillernder Begriff in einem unscharfen Wortfeld“ bezeichnet. Um die Entwicklung geeigneter Instrumente zur Messung von Lebensqualität zu ermöglichen, musste die empirische Sozialforschung erst eine spezielle Form *gesundheitsbezogener* Lebensqualität definieren. Diese Definition wurde in Anlehnung an den Gesundheitsbegriff der WHO entwickelt und lautet: Lebensqualität ist die vom Patienten ausgehende Beurteilung von Befinden und Funktionsfähigkeit in psychischen, physischen, sozialen und emotionalen Lebensbereichen. Auf dieser Definition beruht die Operationalisierung des Konstruktes Lebensqualität und die Entwicklung einer Reihe von Instrumenten zu deren Messung (Westhoff 1993).

Krankheitübergreifende Messung der gesundheitsbezogenen Lebensqualität

Mittlerweile steht eine Vielzahl von Instrumenten zur Quantifizierung der gesundheitsbezogenen Lebensqualität zur Verfügung. Diese Messinstrumente lassen sich in Verfahren, die die gesundheitsbezogene Lebensqualität von Populationen krankheitsübergreifend erfassen, sog. „generic instruments", und in krankheitsspezifische Verfahren differenzieren. Ein besonderer Vorteil der krankheitsübergreifendenden Instrumente liegt in der Erfassung der gesundheitsbezogenen Lebensqualität unabhängig von der vorliegenden Grunderkrankung. Damit erlauben diese Instrumente einen direkten Vergleich der gesundheitsbezogenen Lebensqualität zwischen Patientenkohorten mit unterschiedlichen Erkrankungen und der Normalbevölkerung. Die Mehrzahl der derzeit verfügbaren Instrumente zur Messung der gesundheitsbezogenen Lebensqualität entstammen dem angloamerikanischen Raum, z. B. das Sickness Impact Profile (Bergner et al 1981), das Nottingham Health Profile (Hunt et al. 1981), die Quality of Wellbeing Scale (Kaplan 1993) oder der weit verbreitete Short Form-36-(SF-36-)Fragebogen (Ware u. Sherbourne 1992), für den auch eine validierte deutsche Übersetzung vorliegt (Bullinger u. Kirchberger 1995a). Der SF-36 Fragebogen bildet ein Standardinstrument zur Quantifizierung der gesundheitsbezogene Lebensqualität in zahlreichen Bereichen der Medizin (Bouillon et al. 2002; Johanson et al. 2004). Eine Alternative zum SF-36 bildet ein neueres europäisches Instrument, der EuroQol (EQ 5-D) (EssinkBot et al. 1997; Fransen et al. 1998; Tidermark et al. 2002, 2003), das sich auch für ökonomische Analysen eignet (Norum 1996; Busschbach et al. 1999).

Krankheitsspezifische gesundheitsbezogene Lebensqualität

Eine wirksame und methodisch sinnvolle Ergänzung zu den generischen Instrumenten in der Lebensqualitätsmessung bilden die sog. krankheitsspezifischen Fragebögen. Diese erfassen die gesundheitsbezogene Lebensqualität spezifischer, durch Erkrankung definierter Populationen. Auch in diesem Bereich entstand in den letzten Jahren eine große Zahl von Messinstrumenten, die die gesundheitsbezogene Lebensqualität von Populationen aus den verschiedensten Bereichen der Medizin von der Onkologie (de Haes et al. 2000) bis hin zu polytraumatisierten Patienten erfasst (Pirente et al. 2002). Eine wesentliche Eigenschaft der krankheitsspezifischen Messinstrumente ist, möglichst nahe am klinischen Bild einer Erkrankung die therapiebedingten Veränderungen und des Erlebens und Verhaltens von Patientengruppen zu erfassen.

Lebenszufriedenheit

Ein nicht seltenes Phänomen im Bereich der Lebensqualitätsforschung sind Patienten, die einerseits erhebliche Einschränkungen ihrer gesundheitsbezogenen Lebensqualität zeigen, andererseits aber mit ihren näheren Lebensumständen durchaus zufrieden erscheinen. Man beobachtet dies nicht selten bei Überlebenden lebensbedrohlicher Erkrankungen oder Verletzungen, aber auch bei vielen älteren Menschen. Bei älteren Individuen kann dies an ihrer unterschiedlichen Einstellung bezüglich funktioneller Einschränkungen liegen. Während z. B. beim jungen Patienten die Unfähigkeit, die häusliche Umgebung ohne fremde Hilfe zu verlassen, zu einer katastrophalen Verschlechterung seiner Lebensqualität führt, gilt dies nicht notwendigerweise auch für den alten Menschen. So berichten viele alte Patienten trotz funktioneller Einschränkungen, wie z. B. eine schwere Gehbehinderung, von einer akzeptablen Lebensqualität. Man muss sich also davor hüten, alten Patienten mit funktionellen Behinderungen pauschal eine schlechte Lebensqualität zu unterstellen. Obwohl die Theoriebildung zur Lebenszufriedenheit durch die empirische Sozialforschung lange nicht so weit entwickelt ist wie die der gesundheitsbezogenen Lebensqualität (Chen 2003; Helmes et al. 1998; Schimmack et al. 2002), existieren einige validierte Instrumente zur Messung der Lebenszufriedenheit, die sich auch zum Vergleich und zur Erfassung der Lebenszufriedenheit in der prä- und postoperativen Phase chirurgischer Eingriffe eignen (Fahrenberg et al. 2000; Stoll et al. 2000). Daher sollten im Rahmen eines Monitorings der Ergebnisqualität in der Medizin auch Veränderungen in der Lebenszufriedenheit der Patienten erfasst werden.

DRG's und gesundheitsbezogene Lebensqualität

Erfahrungen in den USA bei der Einführung des DRG-Systems haben gezeigt, dass es durch den dadurch erzeugten Kostendruck zu einem Qualitätsverlust in der medizinischen Versorgung kam. Da nur wenige europäische Länder das DRG-System bisher eingeführt haben, existieren im europäischen Bereich kaum diesbezügliche Daten. Eine europäische Untersuchung aus Portugal konnte zwar zeigen, dass es nach Einführung eines Abrechnungssystems nach DRG-Prinzipien zumindest nicht zu einer Erhöhung der Krankenhausletalität kam. Diese Untersuchung bezog sich jedoch nur auf eine DRG-Kategorie und über andere, patientenzentrierte Ergebnisparameter wie die gesundheitsbezogene Lebensqualität wurde nichts berichtet (Dismuke u. Guimaraes 2002). Eine schwedische Longitudinalstudie verglich die gesundheitsbezogene Lebensqualität orthopädischer Patienten vor und nach Einführung eines Abrechnungssystems nach DRG-Kriterien und fand keinen Unterschied (Ljunggren u. Sjoden 2003). Auch diese Studie betrachtete jedoch nur eine relative kleine Stichprobe an nur zwei orthopädischen Kliniken, sodass die Frage, ob die Einführung eines fallgruppenorientierten Abrechnungssystems einen Einfluss auf die erreichte gesundheitsbezogene Lebensqualität hat, derzeit nicht befriedigend beantwortet werden kann.

Daher ist zu fordern, dass mit Einführung eines DRG-Systems auch eine systematische Evaluation der jeweils erzielten Ergebnisqualität aus der Sicht des betroffenen Patienten erfolgt. Hierzu eignet sich das Konstrukt gesundheitsbezogene Lebensqualität in hervorragender Weise. Während der Einführungsphase des DRG-Systems sollten – soweit die Daten nicht bereits zur Verfügung stehen – Verbesserungen der gesundheitsbezogene Lebensqualität durch operative Eingriffe unter den Bedingungen des alten Abrechnungssystems dokumentiert werden. Nur so lassen sich Veränderungen nach Einführung der DRG's verlässlich belegen. Die Dokumentation sollte dabei aber nicht auf einige wenige spezialisierte Zentren beschränkt bleiben, sondern möglichst Teil der Standarddokumentation aller durch die Reform betroffenen Einrichtungen werden. Als Instrumente empfehlen sich dabei der oben erwähnte SF-36 Fragebogen (Bullinger u. Kirchberger 1995a), für den auch Normwerte für Personen mit häufigen Erkrankungen zur Verfügung stehen (Bullinger u. Kirchberger 1995b). Nur so können valide Informationen über den Einfluss einer Umstellung auf das DRG-Abrechnungssystem auf einen der wichtigsten Aspekte der Ergebnisqualität in der Medizin erzielt werden. Dabei kann es allerdings nicht angehen, dass eine solche Dokumentation – wie im Rahmen der gesetzlich verordneten Qualitätssicherung nach § 137 SGB V gegeben – ohne zusätzliche Bereitstellung finanzieller und personeller Ressourcen auf die Ärzteschaft „umgelegt" wird. Der politische Verordnungsgeber ist gefordert, hier entsprechende strukturelle Voraussetzungen zu schaffen, damit das hohe Gut der gesundheitsbezogenen Lebensqualität adäquat erfasst werden kann. Denn ein wesentliches Kriterium um den Wert einer Gesellschaft einschätzen zu können, ist die Art des Umgangs mit kranken Menschen und der für diese erzielbaren Lebensqualität.

Literatur

Bergner M, Bobbitt RA, Carter WB, Gilson BS (1981) The Sickness Impact Profile: development and final revision of a health status measure. Med Care 19: 787–805

Bouillon B, Kreder HJ, Eypasch E et al. (2002) Quality of life in patients with multiple injuries-basic issues, assessment, and recommendations. Restor Neurol Neurosci 20: 125–134

Bullinger M (1991) Lebensqualität auf der Basis subjektiver Theoriebildung, Lebensqualität bei kardiovaskulären Erkrankungen. Hogrefe, Göttingen Toronto Zürich, S 24–124

Bullinger M (2002) Assessing health-related quality of life in medicine. An overview over concepts, methods and applications in international research. Restor Neurol Neurosci 20: 93–101

Bullinger M, Kirchberger I (1995a) Der SF-36-Fragebogen zum Gesundheitszustand, 1. Aufl. Hogrefe, Göttingen

Bullinger M, Kirchberger I (1995b) SF-36 Werte für erkrankte Personen. Der SF 36 Fragebogen zum Gesundheitszustand. Handbuch für die deutschsprachige Version, 1. Aufl. Medical Outcomes Trust, Boston, S 50–63

Busschbach JJV, McDonnell J, Tangelder MJD, Eikelboom BC, Buskens E, Algra A, Lawson JA (1999) EuroQol values for economic modeling quality of life after infrainguinal bypass grafting surgery: a rectification. J Vasc Surg 30: 1162–1163

Chen CN (2003) Revisiting the disengagement theory with differentials in the determinants of life satisfaction. Social Indicators Research 64: 209–224

de Haes J, Curran D, Young T et al. (2000) Quality of life evaluation in oncological clinical trials – the EORTC model. Eur J Cancer 36: 821–825

Dismuke CE, Guimaraes P (2002) Has the caveat of case-mix based payment influenced the quality of inpatient hospital care in Portugal? Applied Economics 34: 1301–1307

EssinkBot ML, Krabbe PFM, Bonsel GJ, Aaronson NK (1997) An empirical comparison of four generic health status measures – The Nottingham Health Profile, the Medical Outcomes Study 36-item Short-Form Health Survey, the COOP/WONCA charts, and the EuroQol instrument. Medical Care 35: 522–537

Fahrenberg J, Myrtek M, Schuhmacher J, Brähler E (2000) Fragebogen zur Lebenszufriedenheit (FLZ). Handanweisung. Hogrefe, Göttingen

Fransen M, Salkeld G, Edmonds J (1998) Validity of the EuroQol in patients with osteoarthritis of the knee. Arthritis Rheum 41: S224

Helmes E, Goffin RD, Chrisjohn RD (1998) Confirmatory factor analysis of the Life Satisfaction Index. Social Indicators Research 45: 371–390

Hunt SM, McKenna SP, McEwen J, Williams J, Papp E (1981) The Nottingham Health Profile: subjective health status and medical consultations. Soc Sci Med [A] 15: 221–229

Johanson NA, Liang MH, Daltroy L, Rudicel S, Richmond J (2004) American academy of orthopaedic surgeons lower limb outcomes assessment instruments – Reliability, validity, and sensitivity to change. J Bone Joint Surg Am 86A: 902–909

Kaplan RM (1993) Quality of life assessment for cost/utility studies in cancer. Cancer Treat Rev 19 [Suppl A]: 85–96

Ljunggren B, Sjoden PO (2003) Patient-reported quality of life before, compared with after a DRG intervention. Int J Qual Health Care 15: 433–440

Norum J (1996) Quality of life (QoL) measurement in economical analysis in cancer: A comparison of the EuroQol questionnaire, a simple QoL-scale and the global QoL measure of the EORTC QLQ-C30. Oncology Reports 3: 787–791

Pirente N, Bouillon B, Schafer B, Raum M, Helling HJ, Berger E, Neugebauer E (2002) Systematic development of a scale for determination of health-related quality of life in multiple trauma patients. The Polytrauma Outcome (POLO) Chart. Unfallchirurg 105: 413–422

Schelling G, Richter M, Roozendaal B, Rothenhausler H, Stoll C, Nollert G, Schmidt M, Kapfhammer H (2003) Exposure to high stress in the ICU may have negative effects on health-related quality of life outcomes after cardiac surgery. Crit Care Med 31: 1971–1980

Schimmack U, Diener E, Oishi S (2002) Life-satisfaction is a momentary judgment and a stable personality characteristic: The use of chronically accessible and stable sources. J Pers 70: 345–384

Stoll C, Schelling G, Goetz AE et al. (2000) Health-related quality of life and post-traumatic stress disorder in patients after cardiac surgery and intensive care treatment. J Thorac Cardiovasc Surg 120: 505–512

Tidermark J, Zethraeus N, Svensson O, Tornkvist H, Ponzer S (2002) Femoral neck fractures in the elderly: Functional outcome and quality of life according to EuroQol. Qual Life Res 11: 473–481

Tidermark J, Bergstrom G, Svensson O, Tornkvist H, Ponzer S (2003) Responsiveness of the EuroQol (EQ 5-D) and the SF-36 in elderly patients with displaced femoral neck fractures. Qual Life Res 12: 1069–1079

Ware JE, Sherbourne CD (1992) The MOS 36-Item Short-Form Health Survey (SF-36): I. Conceptual framework and item selection. Med Care 30: 473–481

Westhoff G (1993) Handbuch psychosozialer Messinstrumente. Hogrefe, Göttingen

Sachverzeichnis

A

B

C

D

E

F

G

H

I

L

M

N

O

P

Q

R

S

T

U

V

W

Z